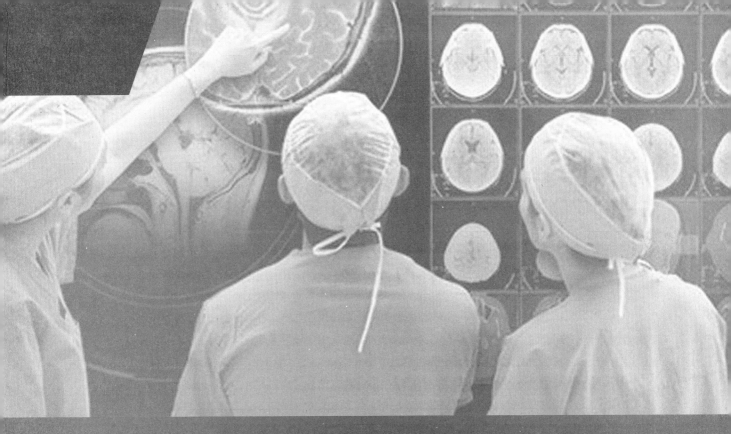

王有才 等/主编

医学影像
检查技术与临床应用

U0304230

吉林科学技术出版社

图书在版编目（CIP）数据

医学影像检查技术与临床应用 / 王有才等主编. --
长春：吉林科学技术出版社, 2018.10
ISBN 978-7-5578-5174-3

Ⅰ.①医… Ⅱ.①王… Ⅲ.①影象诊断 Ⅳ.①R445

中国版本图书馆CIP数据核字(2018)第239473号

医学影像检查技术与临床应用

出 版 人	李 梁
责任编辑	孟 波 孙 默
装帧设计	陈 磊
开 本	787mm×1092mm 1/16
字 数	776千字
印 张	24
印 数	1-3000册
版 次	2019年5月第1版
印 次	2019年5月第1次印刷

出 版	吉林出版集团
	吉林科学技术出版社
发 行	吉林科学技术出版社
地 址	长春市人民大街4646号
邮 编	130021
发行部电话/传真	0431-85635177 85651759 85651628
	85677817 85600611 85670016
储运部电话	0431-84612872
编辑部电话	0431-85635186
网 址	www.jlstp.net
印 刷	三河市天润建兴印务有限公司

书 号	ISBN 978-7-5578-5174-3
定 价	148.00元

前　言

近年来，随着科学技术的不断进步，医学影像专业的各种新方法、新技术也层出不穷，呈现出百家争鸣的局面。为了使大家更全面地了解医学影像诊疗技术的进展，我们特组织了多位影像学专家在总结自身临床经验并参考国内外相关文献的基础上编纂了此书。

本书内容以临床实用为特点，对临床各种常见疾病的影像诊断与治疗技术特点进行了较为全面的介绍，并重点突出了影像诊断技术的内容，同时引入了近年来影像学专业领域最新的研究成果。本书精选了临床典型病例的影像图片，图文并茂，内容丰富。本书语言简练，条理清晰，适用于医学院校师生、临床医生阅读与参考。

本书因编写时间有限，遗漏或不足之处恐在所难免。对此恳请各位专家、医学界同仁批评指正，以便今后再版时修正完善。

目　　录

第一章　X线检查技术

第一节　普通检查

一、透视

荧光屏透视已基本淘汰，目前主要采用影像增强电视透视或平板探测器透视系统组成的数字透视，并且透视检查已经逐步被X线摄影所取代，只在少数情况下作为辅助检查方法。

【透视前准备】

(1)仔细阅读申请单，了解透视目的要求和检查部位。

(2)患者除去身体上过多的衣物，特别是受检部位的装饰物、膏药等异物。

(3)根据患者体型、检查部位及病理情况，设定透视条件，并在透视过程中随时调整。

【临床应用】

1.胸部透视　一般取立位，幼儿和年老体弱者可取坐位或卧位。透视时双手叉腰，两肘内旋，使肩胛骨外移，不与肺野重叠。同时转动患者体位，上下移动肩部进行检查。应自上而下、由内向外地观察肺野、肋膈角、横膈、纵隔、肺门及心脏大血管。透视时让患者做深呼吸动作，观察肺尖、肺野透过度、膈肌运动及病变的变化。

2.心脏透视

(1)正位：观察心脏及大血管的大小、形态及搏动情况；心尖及相反搏动点的位置、右心缘有无双边现象，主动脉弓的位置、形态、高度等，肺动脉段及肺门血管状态。

(2)右前斜位(第一斜位)：观察肺动脉段及心前缘的状态、有无膨突。观察食道各段，尤其中下段有无压迫移位。

(3)左前斜位(第二斜位)：观察左右房室有无增大的迹象。右室增大时，心脏前缘中下段向前膨隆；左房增大时，心脏向后上膨隆并推压左主支气管移位；左室增大，心后下间隙缩小或消失。

3.腹部透视　多用于急腹症的检查，观察胃肠道有无穿孔或梗阻。可以发现和确定腹部的钙化、结石、金属异物的大致部位。通常取卧位或斜位作胸腹联合透视，观察膈下游离气体需作立卧位对照。下腹透视主要用于节育环的检查，可以确定其有无及位置形态的变化。

4.四肢透视　多用于观察四肢骨有无骨折、脱位及异物。还可在透视下进行骨折复位、异物摘除等。

二、普通 X 线摄影

【摄影前准备】

头颅、胸部、四肢等部位无需特殊准备;腹部、下部脊柱、骨盆和尿路等部位摄影时,要事先进行肠道准备以清除肠道内容物,否则影响诊断。

【摄影步骤】

(1)认真核对患者的姓名、性别、年龄、摄片部位。

(2)确定摄片部位。

(3)依据检查部位的实际大小选择适当的照射视野。

(4)胶片上的各种标记要核对清楚,放到规定位置,避开照片的诊断区。

(5)胸部、腹部、脊柱、骨盆和头颅等较厚的部位,需使用滤线栅;根据摄影距离选择适当栅比的滤线栅。

(6)除去衣物或身体部位上能影响 X 线穿透力的物质,如发卡、金属饰物、膏药和敷料等。

(7)选择适当的曝光条件,如焦点大小、毫安、时间等。

(8)摄影部位与呼吸有关者,如胸部、腹部应做呼气、吸气、屏气的训练。

(9)摆好体位、对准中心点、调整曝光视野、手动曝光;摄影完毕,作好摄影条件记录并签名。

【注意事项】

1.骨关节系统

(1)患者处于最舒适体位。

(2)摄影部位与胶片长轴平行,置于暗盒中心。

(3)一张胶片上拍摄两个位置时,身体的同一端,必须放在胶片的同一侧。

(4)拍摄范围要全,要包括软组织。四肢骨要包括邻近的一个关节,腰椎要包括下部胸椎,胸椎要包括下部颈椎或上部腰椎。

(5)两侧对称的部位,应在同一技术条件下拍摄对侧,或一张胶片包括两侧结构。

(6)任何部位都要有正、侧两个摄影位置,必要时还要拍摄斜位、切线位和轴位。

(7)单侧摄影需在胶片显著位置标明方向。

2.胸部

(1)常规采用深吸气后屏气曝光,怀疑气胸或支气管异物时,可同时摄深呼气相以资对比。

(2)使用滤线栅;摄影距离 150~180cm;短时间、高千伏曝光。

3.腹部

(1)摄片前清除肠内容物。

(2)曝光时屏气;使用滤线栅;摄影距离 100cm。

(3)必要时,检查当日禁食及禁服任何药物。

(4)摄片前可进行腹部透视,观察有无其他影响诊断的影像(气影或对比剂影),如有需进行处理。

(伯志勇)

第二节 造影检查

一、循环系统造影检查

心血管造影是显示心脏大血管的内部解剖结构、内脏血管的形态学及血流动力学方面的方法,为心血管疾病的主要检查方式之一,目前多采用 DSA 技术,但传统 X 线血管造影检查技术仍普遍应用,且为 DSA 检查的基础,故本节也一并介绍。

(一)胸主动脉造影

【适应证】

(1)胸主动脉瘤和主动脉夹层。

(2)主动脉瓣病变,如主动脉瓣狭窄或关闭不全。

(3)先天性升主动脉及其分支畸形,如主动脉缩窄、头臂动脉畸形等。

(4)胸主动脉及其主要分支狭窄或阻塞性病变。

(5)心底部分流,如动脉导管未闭等。

【禁忌证】

1.绝对禁忌证 多系统功能衰竭的临床表现极不稳定的患者。

2.相对禁忌证

(1)碘过敏者。

(2)急性或慢性肾功能不全者。

(3)肝功能不正常或肝功能严重损害者。

(4)心力衰竭,严重心律失常者(尤以室性为甚)。

(5)严重的凝血功能紊乱者。

(6)不能稳定平卧在检查床上的患者。

(7)刚刚做完口服钡剂检查的患者。

(8)孕妇。

【造影方法】

1.设备和器械

(1)带有影像增强器-电视系统的大型 X 线机(100kv,500mA 以上)或数字减影血管造影机。

(2)高压注射器:能够使造影剂的最高流速达到 25～35ml/s,一般临床应用 15～20ml/s。

(3)导管造影室相关监护及抢救设备:包括心电监护仪、除颤器、中心供氧及麻醉机、吸引器等,以及必要的抢救治疗药物。

(4)血管穿刺针、导管鞘、猪尾导管(5～7F)145cm 长导丝(0.035～0.038 英寸)。

2.造影剂 非离子型造影剂,成人 35ml/次,儿童 15～20ml/次;流速 15～20ml/s;造影剂用量按 0.8～1.5ml/(kg·次)计算;成人每次最大量不超过 55ml,腹主动脉造影不超过 35ml;小儿一次造影最大量不超过 6ml/kg。

3.造影前准备

(1)认真检查患者(病史、体检、辅助检查等),明确诊断,适应证是否明确,有无禁忌证。

(2)仔细核对和阅读申请单,了解临床对诊断的要求,设计合理的造影方法。

(3)向患者及其家属仔细说明检查目的、操作过程、可能出现的并发症、患者应注意的事项,以消除恐惧心理,争取合作;特别应将可能发生的合并症和意外情况向患者及其家属交代清楚,并要求签字。

(4)常规心电图、超声心动图检查及结果。

(5)血尿常规、出凝血时间、乙肝五项和丙肝抗体(HCV-Ab)人类免疫缺陷病毒(HIV)部分凝血活酶时间(APTT)凝血酶原时间(PT)和活动度、纤维蛋白原(Fib),有条件可查国际标准比值比(INR)。

(6)拟定穿刺部位皮肤准备(清洁、备皮)。

4.操作步骤及投照方法

(1)经皮穿刺股动脉或者肱动脉后,建立导管入路。

(2)可根据诊断要求将猪尾导管头端置于主动脉根部、升部、弓部或降部;进行造影。

投照体位:正侧位,左前斜位,长轴斜位(适用于动脉导管未闭或主动脉缩窄),双斜位;根据诊断需要决定摄影时间。

【术后处理】

(1)住院患者送返病房,门诊患者留院观察24小时。静脉穿刺者应静卧6小时。动脉穿刺者穿刺部位加压12小时,静卧24小时,期间注意观察肢体远端皮肤温度颜色和动脉搏动是否良好,有无血栓栓塞等并发症发生。

(2)使用造影剂剂量较大者,应注意毒副反应,特别是心肾功能不全,如出现应予对症治疗。

【并发症及处理】

(1)造影剂过敏反应,严重者为过敏性休克、肺水肿、喉头水肿甚至死亡(造影剂使用、过敏试验、急救常规与预防见相关章节)。

(2)局部血管损伤、出血、血肿、假性动脉瘤、血管撕裂、血栓形成。严重者需要外科手术修补。

(3)导管打结,导管导丝断裂造成体内异物,需用介入或手术方法取出。

(4)心律失常、心衰,予以对症处理。

(5)神经系统并发症:脑栓塞、横断性脊髓炎造成偏瘫或截瘫。请神经科处理。

(二)腹主动脉造影

【适应证】

(1)各种原因引起的腹主动脉及其主要分支狭窄梗阻性病变。

(2)各种类型主动脉瘤、动静脉畸形、动静脉瘘及腹部搏动性肿块的诊断和鉴别诊断。

(3)高血压原因待查,除外肾血管性高血压。

(4)髂-股动脉疾患。

(5)腹主动脉移植术后。

(6)外伤,疑内脏损伤、血管破裂等。

(7)妇科疾患,宫外孕、子宫和盆腔肿瘤等。

【禁忌证】

1.绝对禁忌证　多系统功能衰竭的临床表现极不稳定的患者。

2.相对禁忌证

(1)碘过敏者。

（2）急性或慢性肾功能不全者。

（3）肝功能不正常或肝功能严重损害者。

（4）心力衰竭，严重心律失常者（尤以室性为甚）。

（5）严重的凝血功能紊乱者。

（6）不能稳定平卧在检查床上的患者。

（7）刚刚做完口服钡剂检查的患者。

（8）孕妇。

【造影方法】

1.设备和器械

（1）带有影像增强器—电视系统的大型X线机（100kv，500mA以上）或数字减影血管造影机。

（2）自动高压注射器：能够使造影剂的最高流速达到25～35ml/s，一般临床应用15～20ml/s。

（3）血管穿刺针、导管鞘、猪尾导管（5～7F）145cm长导丝（0.035～0.038英寸）。

2.造影剂　非离子型造影剂，成人35ml/次，儿童15～20ml/次；流速15～20ml/s。

3.造影前准备

（1）认真检查患者（病史、体检、辅助检查等），明确诊断，适应证是否明确，有无禁忌证。

（2）仔细核对和阅读申请单，了解临床对诊断的要求，设计合理的造影方法。

（3）向患者及其家属仔细说明检查目的、操作过程、可能出现的并发症、患者应注意的事项，以消除恐惧心理，争取合作；特别应将可能发生的合并症和意外情况向患者及其家属交代清楚，并要求签字。

（4）常规心电图、超声心动图检查及结果。

（5）血尿常规、出凝血时间、乙肝五项和丙肝抗体（HCV-Ab）人类免疫缺陷病毒（HIV）部分凝血活酶时间（APTT）凝血酶原时间（PT）和活动度、纤维蛋白原（Fib），有条件可查国际标准比值比（INR）。

（6）拟定穿刺部位皮肤准备（清洁、备皮）。

4.操作步骤及投照方法

（1）经皮穿刺股动脉或者肱动脉后，建立导管入路。

（2）可根据诊断要求将猪尾导管头端置于腹主动脉进行造影。

高位腹主动脉造影，导管末端置于第12胸椎上缘，用于观察全腹动脉；低位腹主动脉造影，导管末端置于第3腰椎水平，用于观察髂动脉及其分支。

投照体位：正位，必要时加侧位或斜位。

【术后处理】

（1）住院患者送返病房，门诊患者留院观察24小时。静脉穿刺者应静卧6小时。动脉穿刺者穿刺部位加压12小时，静卧24小时，期间注意观察肢体远端皮肤温度颜色和动脉搏动是否良好，有无血栓栓塞等并发症发生。

（2）使用造影剂剂量较大者，应注意毒副反应，特别是心肾功能不全，如出现应予对症治疗。

【并发症及处理】

（1）造影剂过敏反应，严重者为过敏性休克、肺水肿、喉头水肿甚至死亡。

（2）局部血管损伤、出血、血肿、假性动脉瘤、血管撕裂、血栓形成。严重者需要外科手术修补。

（3）导管打结，导管导丝断裂造成体内异物，需用介入或手术方法取出。

（4）心律失常、心衰。予以对症处理。

（5）神经系统并发症：脑栓塞、横断性脊髓炎造成偏瘫或截瘫。请神经科处理。

(三)选择性腹腔动脉造影

【适应证】

(1)肝、胆、胰、脾、胃、十二指肠的血管性病变

①各种原因引起的动脉狭窄、栓塞、血栓形成。

②动脉瘤、动静脉畸形、动静脉瘘。

③外伤或溃疡性血管破裂、血液外渗、血肿形成等。

(2)肝、胆、胰、脾、胃、十二指肠的占位性病变,如良恶性原发性肿瘤、转移瘤及囊肿、脓肿。

(3)肝、胆、胰、脾、胃、十二指肠病变行介入治疗前的定性定位诊断。

(4)门脉高压症外科分流术后的疗效评估。

(5)寄生虫性疾病。

【禁忌证】

1.绝对禁忌证　多系统功能衰竭的临床表现极不稳定的患者。

2.相对禁忌证

(1)碘过敏者。

(2)急性或慢性肾功能不全者。

(3)肝功能不正常或肝功能严重损害者。

(4)心力衰竭,严重心律失常者(尤以室性为甚)。

(5)严重的凝血功能紊乱者。

(6)不能稳定平卧在检查床上的患者。

(7)刚刚做完口服钡剂检查的患者。

(8)孕妇。

【造影方法】

1.设备和器械　5～7F 内脏动脉造影导管(如 Cobra 导管)及血管穿刺针、导管鞘、145cm 长导丝(0.035～0.038 英寸)等。

2.造影剂　非离子型造影剂,成人 30～40ml,儿童 0.8～1.5ml/kg;流速 6～8ml/s。

3.造影前准备

(1)认真检查患者(病史、体检、辅助检查等),明确诊断,适应证是否明确,有无禁忌证。

(2)仔细核对和阅读申请单,了解临床对诊断的要求,设计合理的造影方法。

(3)向患者及其家属仔细说明检查目的、操作过程、可能出现的并发症、患者应注意的事项,以消除恐惧心理,争取合作;特别应将可能发生的合并症和意外情况向患者及其家属交代清楚,并要求签字。

(4)常规心电图、超声心动图检查及结果。

(5)血尿常规、出凝血时间、乙肝五项和丙肝抗体(HCV-Ab)人类免疫缺陷病毒(HIV)部分凝血活酶时间(APTT)凝血酶原时间(PT)和活动度、纤维蛋白原(Fib),有条件可查国际标准比值比(INR)。

(6)拟定穿刺部位皮肤准备(清洁、备皮)。

4.操作步骤及投照方法

(1)经股动脉穿刺,送入动脉穿刺套管,经套管送入内脏动脉造影导管,将导管尖端置于第 12 胸椎至第 1 腰椎水平,于腹主动脉前壁找到腹腔动脉开口。当感觉导管尖端进入分支后手推 2ml 造影剂于透视下观察,如确定为腹腔动脉后则选择投照体位固定床面。

(2)投照体位正位,必要时摄斜位和侧位。根据诊断需要决定摄影时间。

【术后处理】

(1)住院患者送返病房,门诊患者留院观察24小时。静脉穿刺者应静卧6小时。动脉穿刺者穿刺部位加压12小时,静卧24小时,期间注意观察肢体远端皮肤温度颜色和动脉搏动是否良好,有无血栓栓塞等并发症发生。

(2)使用造影剂剂量较大者,应注意毒副反应,特别是心肾功能不全,如出现应予对症治疗。

【并发症及处理】

(1)造影剂过敏反应,严重者为过敏性休克、肺水肿、喉头水肿甚至死亡。

(2)局部血管损伤、出血、血肿、假性动脉瘤、血管撕裂、血栓形成。严重者需要外科手术修补。

(3)导管打结,导管导丝断裂造成体内异物,需用介入或手术方法取出。

(4)心律失常、心衰,予以对症处理。

(5)神经系统并发症:脑栓塞、横断性脊髓炎造成偏瘫或截瘫。请神经科处理。

(四)选择性肠系膜上动脉造影

【适应证】

主要为胰头、十二指肠、小肠、右半结肠病变。如胰头癌及胰腺其他肿瘤,十二指肠溃疡大出血的定位,小肠平滑肌瘤和平滑肌肉瘤,小肠病变所致消化道大出血,其他小肠肿瘤及右半结肠肿瘤等。

【禁忌证】

1.绝对禁忌证　多系统功能衰竭的临床表现极不稳定的患者。

2.相对禁忌证

(1)碘过敏者。

(2)急性或慢性肾功能不全者。

(3)肝功能不正常或肝功能严重损害者。

(4)心力衰竭,严重心律失常者(尤以室性为甚)。

(5)严重的凝血功能紊乱者。

(6)不能稳定平卧在检查床上的患者。

(7)刚刚做完口服钡剂检查的患者。

(8)孕妇。

【造影方法】

1.设备和器械

(1)带有影像增强器—电视系统的大型X线机(100kv,500mA以上)或数字减影血管造影机。

(2)自动高压注射器:能够使造影剂的最高流速达到25~35ml/s,一般临床应用15~20ml/s。

(3)血管穿刺针、导管鞘、猪尾导管(5~7F)145cm长导丝(0.035~0.038英寸)。

2.造影剂　非离子型造影剂,成人30~40ml,儿童0.8~1.5ml/kg;流速6~8ml/s。

3.造影前准备

(1)认真检查患者(病史、体检、辅助检查等),明确诊断,适应证是否明确,有无禁忌证。

(2)仔细核对和阅读申请单,了解临床对诊断的要求,设计合理的造影方法。

(3)向患者及其家属仔细说明检查目的、操作过程、可能出现的并发症、患者应注意的事项,以消除恐惧心理,争取合作;特别应将可能发生的合并症和意外情况向患者及其家属交代清楚,并要求签字。

(4)常规心电图、超声心动图检查及结果。

(5)血尿常规、出凝血时间、乙肝五项和丙肝抗体(HCV-Ab)人类免疫缺陷病毒(HIV)部分凝血活酶时间(APTT)凝血酶原时间(PT)和活动度、纤维蛋白原(Fib),有条件可查国际标准比值比(INR)。

(6)拟定穿刺部位皮肤准备(清洁、备皮)。

4.操作步骤及投照方法

(1)基本同选择性腹腔动脉造影,将导管送于腹主动脉后,尖端置于第十二胸椎至第一腰椎水平于腹腔动脉开口下方1.5～2cm处,找到肠系膜上动脉开口处。

(2)投照体位:同选择性腹腔动脉造影。

【术后处理】

(1)住院患者送返病房,门诊患者留院观察24小时。静脉穿刺者应静卧6小时。动脉穿刺者穿刺部位加压12小时,静卧24小时,期间注意观察肢体远端皮肤温度颜色和动脉搏动是否良好,有无血栓栓塞等并发症发生。

(2)使用造影剂剂量较大者,应注意毒副反应,特别是心肾功能不全,如出现应予对症治疗。

【并发症及处理】

(1)造影剂过敏反应,严重者为过敏性休克、肺水肿、喉头水肿甚至死亡。

(2)局部血管损伤、出血、血肿、假性动脉瘤、血管撕裂、血栓形成。严重者需要外科手术修补。

(3)导管打结,导管导丝断裂造成体内异物,需用介入或手术方法取出。

(4)心律失常、心衰,予以对症处理。

(5)神经系统并发症:脑栓塞、横断性脊髓炎造成偏瘫或截瘫。请神经科处理。

(五)选择性肠系膜下动脉造影

【适应证】

主要为左半结肠、乙状结肠、直肠病变。如结肠血管畸形等所致下消化道大出血,结肠肿瘤等。

【禁忌证】

1.绝对禁忌证　多系统功能衰竭的临床表现极不稳定的患者。

2.相对禁忌证

(1)碘过敏者。

(2)急性或慢性肾功能不全者。

(3)肝功能不正常或肝功能严重损害者。

(4)心力衰竭,严重心律失常者(尤以室性为甚)。

(5)严重的凝血功能紊乱者。

(6)不能稳定平卧在检查床上的患者。

(7)刚刚做完口服钡剂检查的患者。

(8)孕妇。

【造影方法】

1.设备和器械

(1)带有影像增强器—电视系统的大型X线机(100kv,500mA以上)或数字减影血管造影机。

(2)自动高压注射器:能够使造影剂的最高流速达到25～35ml/s,一般临床应用15～20ml/s。

(3)血管穿刺针、导管鞘、猪尾导管(5～7F)145cm长导丝(0.035～0.038英寸)。

2.造影剂　非离子型造影剂8～12ml,流速2～4ml/s。

3.造影前准备

(1)认真检查患者(病史、体检、辅助检查等),明确诊断,适应证是否明确,有无禁忌证。

(2)仔细核对和阅读申请单,了解临床对诊断的要求,设计合理的造影方法。

(3)向患者及其家属仔细说明检查目的、操作过程、可能出现的并发症、患者应注意的事项,以消除恐惧心理,争取合作;特别应将可能发生的合并症和意外情况向患者及其家属交代清楚,并要求签字。

(4)常规心电图、超声心动图检查及结果。

(5)血尿常规、出凝血时间、乙肝五项和丙肝抗体(HCV-Ab)人类免疫缺陷病毒(HIV)部分凝血活酶时间(APTT)凝血酶原时间(PT)和活动度、纤维蛋白原(Fib),有条件可查国际标准比值比(INR)。

(6)拟定穿刺部位皮肤准备(清洁、备皮)。

4.操作步骤及投照方法

(1)基本同选择性腹腔动脉造影,将导管送于腹主动脉后,使其尖端置于第3~4腰椎水平,于腹主动脉左前壁找到肠系膜下动脉开口处。

(2)投照体位:正位,必要时摄斜位和侧位。

【术后处理】

(1)住院患者送返病房,门诊患者留院观察24小时。静脉穿刺者应静卧6小时。动脉穿刺者穿刺部位加压12小时,静卧24小时,期间注意观察肢体远端皮肤温度颜色和动脉搏动是否良好,有无血栓栓塞等并发症发生。

(2)使用造影剂剂量较大者,应注意毒副反应,特别是心肾功能不全,如出现应予对症治疗。

【并发症及处理】

(1)造影剂过敏反应,严重者为过敏性休克、肺水肿、喉头水肿甚至死亡。

(2)局部血管损伤、出血、血肿、假性动脉瘤、血管撕裂、血栓形成。严重者需要外科手术修补。

(3)导管打结,导管导丝断裂造成体内异物,需用介入或手术方法取出。

(4)心律失常、心衰,予以对症处理。

(5)神经系统并发症:脑栓塞、横断性脊髓炎造成偏瘫或截瘫。请神经科处理。

二、消化系统造影检查

(一)食管造影

【适应证】

(1)吞咽困难及吞咽不适。

(2)咽部肿瘤或异物感。

(3)门脉高压患者,了解有无静脉曲张。

(4)观察肺、纵隔病变是否压迫食管。

(5)食管异物。

(6)患者误服强酸、强碱后造成化学烧伤,了解食管狭窄程度。

【禁忌证】

(1)妊娠。

(2)食管静脉曲张出血。

【方法】

1.检查前准备 禁食4小时,余无特殊准备。

2.造影剂 硫酸钡混悬液。

3.造影步骤

(1)胸部透视。

(2)口服钡剂,正、侧位观察咽部结构是否对称,有无吞咽功能障碍。

(3)直立位,先取右前斜位,再转至正位及左前斜位,多个角度观察食管情况,显示清晰时摄像点片。

(4)食管静脉曲张以卧位检查为宜。

(5)食管异物患者用钡棉检查。

(二)上消化道气钡双对比造影

【适应证】

(1)消化不良、上腹部不适等症状。

(2)体重下降。

(3)上腹部肿块。

(4)上消化道出血。

(5)消化道部分梗阻。

(6)食管裂孔疝。

(7)上消化道术后复查。

【禁忌证】

(1)完全性消化道梗阻。

(2)消化道出血急性期。

(3)消化道穿孔。

(4)患者体质差,难以耐受检查。

(5)妊娠。

【方法】

1.检查前准备

(1)禁食6小时。

(2)检查当日尽量不吸烟(吸烟可增加胃动力)。

(3)检查前3天禁服影响胃肠道功能和不透X线的药物。

2.造影剂　硫酸钡混悬液。

3.造影步骤

(1)胸、腹透视。

(2)口服发泡剂。

(3)正、侧位观察咽部结构及吞咽功能情况。

(4)多个体位观察食管情况,必要时点片。

(5)口服钡剂约150～200ml后,将检查床放平,让患者翻身,使钡剂均匀涂布于胃黏膜上,透视下不同体位观察胃及十二指肠并点片。

(6)观察裂孔疝及胃食管反流,需采用俯卧、右后斜及头低脚高位,让患者吞服钡剂的同时令其作 Valsalva 动作,增加腹压,观察有无疝囊及食管胃环的出现。

【并发症】

(1)钡剂自未知的穿孔处漏出。

(2)部分结肠梗阻因钡剂嵌塞转变成完全梗阻。

【注意事项】

嘱患者多喝水以避免大便干结,必要时可口服泻药。

(三)全消化道造影

【适应证】

(1)腹部疼痛。

(2)腹泻。

(3)贫血或消化道出血查因。

(4)消化道部分梗阻。

(5)吸收不良。

(6)腹部肿块。

(7)小肠灌肠失败。

【禁忌证】

(1)完全梗阻。

(2)可疑穿孔。

(3)妊娠。

【方法】

1.检查前准备

(1)禁食6小时。

(2)检查当日尽量不吸烟(吸烟可增加胃动力)。

(3)检查前3天禁服影响胃肠道功能和不透X线的药物。

2.造影剂　硫酸钡混悬液。

3.造影步骤

(1)按上消化道气钡双对比造影常规检查至十二指肠。

(2)口服促胃肠道动力药(甲氧氯普胺)20mg(腹泻及吸收不良的患者除外),再次口服钡剂100～150ml左右。

(3)每隔15～20分钟检查一次,观察各组小肠的形态、分布及钡剂通过情况并摄片,直至钡剂到达结肠。

(4)各组小肠及回盲部的良好显示常需压迫器的辅助才能做到。

(四)十二指肠低张造影

【适应证】

(1)黄疸,疑有胰头、十二指肠壶腹及胆总管下端占位性病变。

(2)十二指肠肿瘤、溃疡、炎症或憩室。

(3)因十二指肠球部溃疡变形致内镜不能通过者。

【禁忌证】

(1)青光眼。

(2)前列腺增生肥大。

(3)心脏疾患,尤其是心律不齐、心动过速者。

(4)妊娠。

【方法】

1.检查前准备　禁食6小时。

2.造影剂　硫酸钡混悬液。

3.造影步骤

(1)嘱患者口服发泡剂(约为上消化道造影检查的2倍)。

(2)口服200ml左右的钡剂,透视下观察,当钡剂通过十二指肠后,静脉注射平滑肌松弛剂。

(3)让患者翻身,使钡剂均匀涂布于十二指肠黏膜上。

(4)透视下观察,当十二指肠蠕动消失后,于多个体位拍摄点片。

【并发症】

口干、心动过速、视物模糊、尿潴留,系平滑肌松弛剂山莨菪碱不良反应所致。

(五)小肠气钡双对比造影

【适应证】

(1)小肠部分梗阻。

(2)小肠炎性疾病。

(3)消化道出血,已排除其他部位者。

(4)腹部肿块需除外小肠来源。

(5)消化道多发息肉。

【禁忌证】

(1)消化道穿孔。

(2)小肠坏死。

(3)消化道完全梗阻。

(4)年老体弱不能耐受检查。

(5)上消化道局部有狭窄变形,不能插管者。

(6)妊娠。

【方法】

1.检查前准备

(1)检查前2天进食少渣食物,并停用镇静或低张药物。

(2)造影前1天服缓泻剂。

(3)禁食6小时以上。

2.造影剂　硫酸钡混悬液。

3.造影步骤

(1)口服促胃肠道动力药(甲氧氯普胺)20mg。

(2)患者取坐位,头后仰,将导管经患者鼻孔插入胃内。

(3)仰卧位,透视下借助导丝将导管送过幽门进入十二指肠直至Treitz韧带,将导管外侧固定。

(4)经导管将钡剂灌入小肠内,透视下观察钡首走行情况并摄片,当钡首到达回盲部时停止灌钡。

(5)经导管注入空气,形成双对比,观察各段小肠情况并摄片。

【并发症】

导管、导丝所致的肠穿孔。

【注意事项】

检查后5小时内禁食。

【优点】

可使小肠更好地显示。因为快速、大量而连续地把钡剂灌入小肠可有效防止钡柱分节现象及钡剂沉淀。

【缺点】

(1)插管可给患者造成一定的痛苦,少数情况下,插管可不成功。

(2)耗时较长。

(3)接受射线量较高。

(4)患者呕吐可造成检查失败。

(六)结肠气钡双对比造影

【适应证】

(1)大便习惯改变。

(2)腹部疼痛。

(3)腹部肿块。

(4)黑便或贫血。

(5)消化道梗阻。

【禁忌证】

1.绝对禁忌

(1)中毒性巨结肠。

(2)伪膜性结肠炎。

(3)直肠活检术24小时内。

(4)妊娠。

2.相对禁忌

(1)肠道准备不充分。

(2)7～10天内做过钡餐造影。

(3)患者年老体弱不能耐受检查。

【方法】

1.检查前准备

(1)检查前3天进食少渣食物。

(2)检查前1天吃流食,下午开始服泻药,并大量饮水。

(3)检查当日早晨用开塞露,促使患者排便,若患者大便次数较少,应做清洁洗肠。

2.造影剂　硫酸钡混悬液。

3.造影步骤

(1)静脉或肌内注射平滑肌松弛剂(青光眼、前列腺增生、心脏疾病患者禁用)。

(2)患者左侧卧位于检查床上,右腿屈曲,将肛管插入直肠内,嘱患者平卧,灌入钡剂,透视下观察,当钡首到达结肠脾曲时停止灌钡。

(3)向患者结肠内注入空气,当钡剂到达盲肠,整个结肠充气满意后停止注气。

(4)嘱患者翻身,使钡剂均匀涂抹在结肠黏膜面,多种体位拍摄各段结肠。

【并发症】

(1)结肠穿孔。

(2)短暂菌血症。

(3)平滑肌松弛剂的不良反应。

(4)直肠扩张导致的心律失常。

(5)钡剂静脉栓塞。

(七)经皮肝穿刺胆管造影(PTC)

【适应证】

(1)黄疸的鉴别诊断、胆管结石、肿瘤、损伤引起的胆管狭窄或梗阻、节段性硬化性胆管炎、先天性胆管系统畸形。

(2)胆红素过高,不适于口服或静脉胆管造影者。

(3)ERCP 检查不成功者。

(4)外科手术前胆管减压。

【禁忌证】

(1)年龄较大,全身情况衰弱,不能耐受手术者。

(2)凝血机制障碍有出血倾向者。

(3)碘过敏者。

(4)急性梗阻性化脓性胆管炎。

【方法】

1.术前准备

(1)测定凝血功能,化验血型。

(2)造影前禁食 8 小时,建立静脉输液通道。

(3)造影前进行腹部透视定位。

2.造影剂   非离子型碘造影剂 20～30ml。

3.造影步骤

(1)常规仰卧位,穿刺点为右腋中线肋膈角下 1～2 个肋间或胸骨剑突下,消毒后局部麻醉。

(2)穿刺针向第 11 胸椎水平刺入,止于椎体右侧 3～5cm 处,然后徐徐退针并同时注入少量造影剂,直至胆管显影。

(3)穿刺成功,固定穿刺针并先抽出胆汁 5～10ml,然后注入造影剂约 20ml,直至整个胆道系统显影清楚,多体位摄片。

(4)摄片后,先将造影剂尽量抽出,然后令患者屏气拔针,局部包扎。注意观察生命体征。

【并发症】

疼痛、腹腔出血、胆血瘘、胆汁性腹膜炎、胆道感染、其他脏器损伤。

(八)术后经 T 形管胆道造影

胆道手术后留置 T 形胆汁引流管,经引流管注入造影剂使胆道显影,以了解胆道通畅情况及有无残留结石。

【适应证】

胆道手术后留置 T 形引流管者。

【禁忌证】

(1)严重的胆系感染和出血者。

(2)碘过敏者,甲状腺功能亢进症、有胰腺炎病史者。

(3)严重的心、肾功能不全者。

【方法】

1.造影剂   60％泛影葡胺。

2.造影步骤

(1)患者取头低 30°仰卧位。

(2)消毒 T 形管体外部分,用生理盐水冲洗胆管,注意勿将空气带入。

(3)在透视监视下缓慢注入造影剂 15～20ml,充盈满意后立即拍片,15 分钟后再拍一片,观察造影剂排空情况。

三、泌尿生殖系统造影检查

(一)静脉肾盂造影

经静脉注入的造影剂在通过肾脏排泄过程中,使尿路各部位显影的方法。

【适应证】

(1)肾脏、输尿管及膀胱疾病,如先天畸形、结核、肿瘤等。

(2)不明原因的血尿或脓尿。

(3)泌尿系结石,以确定结石位置及了解有无阴性结石。

(4)尿路狭窄或患者有恐惧心理时,以此法行膀胱造影。

【禁忌证】

(1)碘过敏。

(2)严重的心、肝、肾功能不全。

(3)妊娠。

(4)甲状腺功能亢进症。

(5)严重蛋白尿,如多发骨髓瘤等。

(6)失水或休克状态。

【方法】

1.术前准备

(1)造影前一晚服缓泻剂,常用酚酞 2 片。

(2)禁食、禁水 12 小时。

(3)造影前排尿。

(4)摄腹平片,包括双肾区及膀胱区。

2.造影剂　非离子型碘造影剂。成人用量 20～30ml,儿童 1 岁以下 4～6ml,2～6 岁 5～10ml,7～14 岁 10～15ml,15 岁以上 20ml。肥胖患者双倍剂量。

3.造影步骤

(1)患者仰卧平躺在 X 线检查台上,腹部加压迫带以阻断两侧输尿管通路(使用有气袋的压迫袋可等注射完造影剂后再充气压迫)。

(2)经肘静脉将造影剂于 5 分钟内注完。

(3)造影剂注射完毕后第 5～7 分钟、15 分钟各摄一片。如肾功能良好,此时肾盂肾盏多能充盈理想,待 30 分钟时松开压迫带,拍全尿路像(包括双肾、输尿管和膀胱)。

(4)如肾功能差,显示不满意,则需加拍 30 分钟、60 分钟乃至 120 分钟片。如疑有肾下垂,最后一张全尿路像应取立位。

(5)儿童、大量腹水或腹部肿瘤患者不便加压,可取头低位同上述时间摄片。

（二）逆行性肾盂造影

通过膀胱镜,将特制的导管插入输尿管并注入造影剂,使肾盂、肾盏、输尿管和膀胱充盈,用以观察全尿路情况。

【适应证】

(1)不适于做静脉肾盂造影者,如心、肝、肾功能不全者。

(2)静脉法不显影的肾、输尿管疾患,如严重的肾结核、肾积水及先天性多囊肾等。

(3)多次静脉肾盂造影显影不满意者。

(4)证实平片所示阴影是否位于输尿管内,并能够肯定二者的关系。

(5)了解肾、输尿管与邻近器官的关系,观察有无受累情况。

【禁忌证】

(1)尿道狭窄不能做膀胱镜检查者。

(2)急性下尿路感染及出血。

(3)严重的心脑血管疾患等身体极度虚弱的情况。

(4)妊娠。

【方法】

1.术前准备　同静脉肾盂造影,但不禁水。

2.造影剂　10%～15%泛影葡胺或稀释后的碘海醇(欧乃派克)或碘普罗胺(优维显),一般每侧用量7～10ml。

3.插管　借助膀胱镜将导管插入输尿管内,一般插至肾盂下方一个椎体水平为宜。

4.造影　透视监视下缓慢注入造影剂,充盈满意时点片。

（三）尿道造影

尿道造影是将造影剂注入尿道内显示其解剖形态的检查方法,主要用于男性。

【适应证】

(1)尿道先天畸形。

(2)外伤后了解尿道的损伤部位及范围。

(3)前列腺病变。

(4)尿道周围炎及瘘管。

(5)尿道结石。

【禁忌证】

(1)尿道急性炎症及龟头炎症。

(2)尿道出血。

(3)碘过敏。

(4)妊娠。

【方法】

1.术前准备　一般不需特殊准备。

2.造影剂　60%泛影葡胺稀释至10%左右。

3.逆行尿道造影　自尿道外口插入导管,注入造影剂过程中拍摄尿道的斜卧位像。

4.排泄法尿道造影　在静脉肾盂造影后,或通过导管注入造影剂使膀胱充盈,在排尿过程中摄片。

（郭士军）

第三节　数字X线成像检查技术

目前临床上主要有两种数字化成像技术,即计算机X线摄影(CR)和数字化X线摄影(DR)。

一、计算机X线摄影(CR)

CR机的主要部件是成像板,它的作用类似X线胶片,板内涂布有氟卤化钡晶体。成像板在接受X线照射后,X线光子的能量以潜影的形式储存在板内,当成像板经激光扫描激发后,其潜影可产生荧光,并被读取、转换成电信号(数字信号)输入计算机进行影像处理和储存。与传统的X线摄影相比,CR图像的密度层次更为丰富,比胶片更能显示组织结构的细节。CR可利用原有的X线机进行摄影,而不需更换X线设备。

二、数字化X线摄影(DR)

与CR相比,DR具有更高的空间分辨率,图像层次更为丰富,显像迅速,工作流程简单,工作效率更高。DR系统最重要的部件是平板探测器,它利用非晶硒的光电导性,将X线直接转换成电信号,经模数转换器形成数字化影像。

DR的优点在于:①数字图像密度分辨率高,多达400多个灰阶,而胶片的密度分辨率只能达到26个灰阶。数字图像可经窗宽、窗位和转换曲线等调节使全部灰阶以分段方式得到充分显示,从而扩大了密度分辨的信息量,有利于诊断。②数字图像可进行多种后处理,如特征提取、灰度变换、图像放大和反转、图像计算、图像标注等。特别是根据数字图像可进行计算机辅助诊断。③数字化图像可在图像储存和传输系统(PACS系统)中海量储存,可随时进行调阅。④数字化图像可通过网络进行远程传输,进行远程会诊和远程教学等。

三、数字减影血管造影

数字减影血管造影(DSA)是通过计算机把血管造影图像上的骨与软组织消除、突出显示血管的一种影像技术。广义上,DSA所获取的图像也是数字化图像。

(一)DSA成像的简易原理

DSA设备架呈"C"形,故称之为"C臂"。在用"C臂"做造影时,先摄兴趣区的无对比剂的原始图像(称mask图像),随后向血管内注入碘剂,在相同部位快速摄取系列造影后图像,然后按照时间顺序分别将含碘造影片与无碘剂的原始图像上对应的像素值单位相减,仅留下清晰的血管影像。整个过程由计算机完成,可实时动态地显影。

(二)DSA的临床应用

(1)应用直接数字成像技术使DSA空间分辨率和密度分辨率更高,可使密度差值为1‰的影像显示出来。使用明显少于传统血管造影对比剂量的DSA即可显示直径为200μm和以下的细小血管。

(2)DSA是诊断心内解剖结构异常、冠状动脉和大血管病变的重要方法;也常用于诊断身体各部位血管性病变,如动脉瘤、动静脉血管畸形、动脉闭塞和狭窄以及急性血栓栓塞等疾病。目前,DSA仍然是诊断心血管疾病的金标准的检查手段,也是血管内介入治疗不可缺少的影像手段。

(3)数字化的 DSA 有强大的图像后处理功能,它能做动态的心血管功能研究。例如,确定对比剂在血管内的流动情况,可定量测定器官的相对血液流量和灌注时间等参数;DSA 还具有很多测量和计算功能,如对血管狭窄程度的评估。

(4)DSA 还有在手术中帮助医师简化操作的功能,例如利用 DSA 的路径技术,可使操作者在术中快速而准确地找到靶血管,并引导导管插入其内,大大缩短了手术时间,减少 X 线曝光量,还可避免盲目插管而造成血管的损伤。

(5)在 DSA 的导引下,可开展肿瘤的栓塞治疗、急性血栓栓塞的溶栓治疗;血管狭窄或闭塞的血管成形治疗;实体性病变的穿刺活检术,多种部位的积液以及梗阻性病变的抽吸和引流术。

(伯志勇)

第二章　超声成像概论

超声是指声波振动频率大于 20000 赫兹(Hz)的机械波,其频率超过人耳听觉范围的上限。超声成像是利用超声波的物理特性和人体的声学参数对人体内部结构进行成像的技术。超声诊断是通过超声声像图对人体生理和病理状态进行分析确定的医学学科,是医学影像学的重要组成部分。

一、超声的物理特性

(一)超声波的传播

振动在介质中以波的形式进行传播称为声波。声波产生需要两个条件:产生和发出声波振动的物体,即声源;声波传播的介质。超声成像中的探头晶片为声源,大部分人体组织细胞都是良好的超声介质。声波的传播形式分为纵波和横波两种,超声成像所获取的主要是纵波回声。超声频率高,波长短,在介质中呈直线传播,具有良好的方向性。

(二)声速、介质密度与声阻抗

声速(C)是声波在介质中每秒传播的距离,其单位为米/秒(m/s)或厘米/秒(cm/s)。超声的声速与介质的密度(ρ)关系密切,人体组织的介质密度是影响声速的主要因素。声速随密度增大而增快。人体软组织如肝、肾、肌肉、脂肪及血液等的声速平均为 1540m/s。声阻抗(Z)是介质密度与声速的乘积。超声成像时回声水平的强度,是由构成界面的各种组织之间声阻抗值差异的大小所决定的。两介质声阻抗值相差越大,界面处反射越多,回声越强,反之亦然。由于气体与软组织声阻抗差最大,会产生全反射,超声无法通过。因此,不能应用超声成像技术对肺和胃肠等含有气体的脏器进行常规检查。

(三)反射、透射、折射与散射

超声在介质中传播至声阻抗不同的两种介质的界面上时会发生反射、透射、折射和散射。当声波遇到远大于波长的界面时会产生反射和折射,反射所产生的回声是形成人体组织界面轮廓的基础;当声波遇到界面远小于波长的微小粒子时会发生散射。人体内的散射源主要包括血液中的红细胞和脏器内的微细结构,散射是产生人体正常组织结构及病变内部回声的重要基础。超声检查就是利用超声波在人体内正常组织及异常病变中产生的反射和散射等变化,从而获得不同强度的回声,经过接收、放大和信息处理等过程,在超声仪器的显示屏上以超声图像进行显示,即形成超声声像图。通过分析声像图可获得人体组织的生理与病理信息,从而进行超声诊断。

(四)声衰减与吸收

声衰减是指超声在介质传播过程中,随着传播距离增大,声能逐渐减弱的现象。造成声衰减的原因主要是介质的黏滞性、导热性和弛豫性,使声能吸收损耗、声束在远场因扩散而造成的能量分散以及能量在声阻抗不同的介质界面上被散射等。人体组织声衰减程度从大到小依次为:骨＞肌腱＞肝、肾＞血液＞尿液、胆汁。

（五）多普勒效应

当声源与介质界面发生相对运动时,介质接收到的频率与声源的固有发射频率之间会产生一定差异,即当界面朝向探头运动时,频率会增高,当界面背离探头运动,频率会减低,这种现象称为多普勒效应。接收频率和发射频率之间的差异,称为频移。人体内的心脏瓣膜、心壁等的运动和血液的流动等,均可产生多普勒效应。利用多普勒效应可以检测血流的速度和方向,判断血流性质。影响多普勒效应的主要因素是超声束与物体运动方向的夹角(θ),θ须经过校正才能测到较为准确的血流速度。如在心血管检查中θ角度应<20°,而外周血管检查中θ角度应<60°。多普勒频移公式为:

$$多普勒频移(fd) = \pm \frac{2V\cos\theta}{C}f_0$$

公式中 V:血流速度;f_0:发射频率;C:声速;θ:声速与物体运动方向的夹角。

二、超声诊断的检查方法

（一）A 型诊断法

A 型诊断法属于幅度调制显示法,其以波幅高低来表示界面反射信号的强度,声像图的纵坐标显示回波的幅度和波形,横坐标显示深度。以反射波的高低对波进行命名,包括饱和波、高波、中波、低波、微波等,如果无反射则表现为液平段。根据组织界面回波距离,对组织或脏器的大小或厚度进行测量;根据回波的特点对其物理特性进行判定。A 型诊断法目前临床已较少使用,现仅应用于对眼轴、脑中线的探测和测量。

（二）B 型诊断法

B 型诊断法即辉度调制显示法,又称二维切面诊断法。其以辉度明暗表示界面回声反射信号的强度,回声强则亮,回声弱则暗。超声显示屏上的图像由像素点构成,像素点的亮度代表回声强度(单位为分贝,dB),从最黑色到最白色的像素变化,称为灰度,灰度从黑到白分为若干等级,称为灰阶。因此,B 型超声又称为灰阶超声。B 型诊断法可获得实时的二维切面图像,反映的是人体内某一断面上的信息,可清晰观察脏器及病变的形态、解剖位置、动态变化、毗邻关系,是目前在临床上应用最广泛的超声诊断法。同时,其他超声诊断法(M 型诊断法、D 型诊断法)均需同 B 型诊断法相结合才能得到更好的超声图像。B 型超声图像可显示不同强度的回声,根据图像中回声强度的不同,将人体组织(包括病变)的超声回声强度分为 5 级,由弱至强依次为:

1.无回声　所有的液性物质(如血液、胆汁、胸腹水、尿液等),超声通过时不产生界面反射。无回声型在声像图上表现为最暗。

2.低回声　灰度较暗,可见于正常组织,如正常的肾皮质、皮下脂肪组织、淋巴结的皮质等,也可见于病变,如低回声型的肝癌等。

3.中等回声　图像灰度强度中等,如正常肝、脾、甲状腺等实质脏器。

4.高回声　灰度较明亮,可见于正常组织,如心瓣膜、血管壁、肾窦等。也可见于病变,如高回声型的肝血管瘤等。

5.强回声　灰度非常明亮,超声波遇到这类结构时几乎全部反射,后方伴声影,如骨骼、结石、钙化及胃肠气体等。

正常人体组织回声强度按由强到弱排列如下:肾窦>胰腺>肝、脾实质>肾皮质>肾髓质>血液>胆汁和尿液。在病理组织中,结石、钙化的回声最强,为强回声。

(三)M 型诊断法

M 型诊断法亦属于回声辉度调制显示法,是在单声束 B 型扫描中取样获得活动界面回声,然后以慢扫描方法将活动界面展开,使反射光点在显示屏上自左向右移动显示,得到的是距离-时间曲线。在图像上以亮度表示回声的强弱,反映的是脏器在一维空间中的动态信息。此法主要用于心脏超声诊断,又称为 M 型超声心动图。M 型超声心动图常以胸骨左缘左室长轴为标准切面进行取样,包括心尖波群、心室波群、二尖瓣波群以及心底波群等。M 型超声心动图曲线显示的是心脏各层结构的相对距离随时间的变化。

M 型超声心动图的特点是:①连续显示多个心动周期改变,可清楚观察心脏收缩期和舒张期瓣膜和心壁的活动幅度,并进行准确测量;②通过测量收缩末期与舒张末期左室前后径获得心脏收缩功能参数;③可与心电图、心音图、心内压力曲线同步显示,进行综合分析。

(四)D 型诊断法

D 型诊断法即多普勒超声诊断法,包括频谱多普勒超声和彩色多普勒血流显像。其成像基础是多普勒效应,只适用于检查运动结构。

1.频谱多普勒超声 根据多普勒效应原理,将超声声束在传播途径中各个活动界面产生的频移进行提取,获得的图像以频谱形式显示,纵坐标代表频移,以速度表示,横坐标代表时间。基线上、下方的频移信号分别代表着朝向探头和背离探头。根据具体的成像原理不同,频谱多普勒超声又分为脉冲波多普勒(PW)和连续波多普勒(CW)。脉冲波多普勒用一定宽度的调制脉冲获得取样容积内运动物体的多普勒信号,具有很高的距离分辨力,可清晰地显示扫描线上某一部位、深度的血流方向、速度、性质。脉冲波多普勒技术的主要缺点是所测速度的大小受到脉冲重复频率(指每秒钟超声脉冲发射的次数)的限制。连续波多普勒分别连续发射和接收脉冲波,无时间延迟,因而不受脉冲重复频率的限制,能够检测高速($>7m/s$)血流,具有良好的速度分辨力。其缺点是将声束轴上所有的信号全部叠加到一起,因此不能定点显示血流状态。

2.彩色多普勒血流显像 彩色多普勒血流显像(CDFI)技术利用多普勒效应原理,采用自相关技术,在二维超声切面上提取所有频移回声,以彩色方式显示,并重叠于同一幅二维图像的相应区域内。彩色多普勒血流显像由红、蓝、绿三基色实时显示血流多普勒频移回声。通常朝向探头运动的血流用红色显示,背离探头运动的血流用蓝色显示。纯红、纯蓝色代表层流。血流速度越快,色彩越鲜亮,流速越慢,色彩越暗淡。发生湍流时,血流方向、速度、离散度不一致,出现红、黄、蓝、绿、青五彩镶嵌血流图像。彩色多普勒血流显像实现解剖结构与血流状态两种图像的互相叠合,是 B 型超声与血流彩色的完美结合,可以直观显示出血流运动的状态,被誉为"无创的心血管造影术",是超声技术革命性的进步。频谱多普勒超声和彩色多普勒血流显像相互结合,多用于检测心脏及血管内血流流速、方向、性质,对心脏分流、瓣膜口狭窄、反流性疾病以及血管狭窄的诊断具有重要的临床价值。

三、超声仪器和检查途径

超声仪器主要由换能器(探头)和主机两部分构成。由主机提供交变电讯号作用于换能器,换能器中压电晶体发生振动从而产生超声。超声在体内传播产生反射波,再返回换能器,由换能器进行声能-电能转换,由主机接收、放大,最后以声像图形式显示于超声仪器显示屏上。

超声探头主要分为凸阵探头、线阵探头和相控阵探头等种类。凸阵探头频率较低($2\sim5MHz$),主要用于腹部和妇产科检查,线阵探头频率较高($5\sim15MHz$),多用于浅表器官和外周血管检查,相控阵探头主要用于心脏检查。根据探头频率,还可进一步分为单频探头、变频探头、宽频探头和高频探头。

目前在临床上使用的超声仪器主要有两种:①B型超声诊断仪,俗称黑白超声,用于二维灰阶扫查,可具备M型和频谱多普勒超声的功能,但是不具有彩色多普勒显像功能。这类机器随着彩色多普勒超声诊断仪的不断普及,临床使用逐渐减少。②彩色多普勒超声诊断仪,俗称彩超,除了B型超声诊断仪的常规功能外,可进行彩色多普勒超声显像检查。彩色多普勒超声诊断仪除了常规的超声检查功能外,还可配备一些超声新技术检查方法软件,如三维超声、超声弹性成像、超声造影等,目前已成为临床上主要应用的超声仪器。

超声检查的途径方式一般有以下几种。

1.体表超声检查   如经胸壁、腹壁等,是最常用的超声诊断方法。该扫查方法直接将探头置于体表,同时,为了使探头与皮肤间耦合好,要使用特定的导声剂(常称为耦合剂),其目的是消除探头与皮肤间的气体,以利于超声波进入人体。

2.腔内超声检查   如经食管、阴道、直肠等。该扫查方法探头与扫查器官或者病变距离很近,同时使用高频率探头,能够获得较为清晰的图像。

3.术中超声检查   手术中将超声探头置于脏器表面直接扫查,如心、肝、胰腺等。该扫查方法的准确性高于经体表超声,尤其是对于常规经体表超声显示不清楚或者无法显示的较小病灶。

四、超声检查的安全性

超声对于生物组织的物理作用可分为热效应、机械效应和空化效应三类,当超声达到一定强度时,可引起生物体功能、结构或状态变化,会产生损伤。超声对生物组织的损伤类型、部位和范围由多种因素决定,如超声照射的声强、时间、频率和方式等。当超声强度小于 $100mW/cm^2$ 或聚焦的超声强度小于 $1W/cm^2$ 时,对活体组织器官不会产生明显的生物效应,而诊断用的超声仪器频率高、功率小,一般声强在 $15mW/cm^2$ 左右,故常规超声检查对生物体一般没有不良反应。因此,与其他影像学成像技术比较,超声检查具有较高的安全性。但是对于早期胚胎以及眼球等敏感组织,在进行超声检查时应该用尽量小的声强、尽量短的时间完成检查。

五、超声检查的诊断价值

(一)定位诊断价值

一般来讲,超声对于各个脏器进行检查,通过扫查部位的解剖位置、方向以及声像图表现,能够准确地对病变进行定位,并可显示其在该脏器内的位置,以及病变与周围组织的毗邻关系。例如肝肿瘤,不仅可以将肿瘤定位于肝,还可以具体显示其位于肝的叶段,是否侵及肝门、压迫胆管等。但是如果肿瘤较大,占据的范围较广,定位诊断也存在困难。如左上腹的巨大肿瘤,其来源可能有多种,如脾、胰腺尾部、胃以及后腹膜等,将其准确定位于一种脏器往往存在困难。此外,超声还可以定位引导穿刺,如各种积液,脓肿,需要进行活检明确性质的实质性肿物。有时肿物较小,但是常规超声显示困难时,也需要超声进行术前以及术中定位。

(二)定量诊断价值

超声检查通过切面显像以及相应的测量手段,可以对脏器和病变进行准确测量,为临床提供定量诊断,为临床的疾病诊断提供了更加客观的依据。主要体现在以下几个方面。

①评估脏器的大小,判断脏器是否肿大或者萎缩等。②判断病灶的数量、大小及变化,包括肿瘤性以

及炎症等病灶。③脏器位置的判断,如肾下垂等。④测定容量的大小及变化,如膀胱容量及膀胱残余尿的测定,胆囊收缩功能的测定等。⑤血流动力学状态的检测,多普勒超声技术对心脏、血管内血流的方向、速度、血流性质和状态进行观察,定量测定血流动力学参数,有助于疾病的准确诊断。⑥胎儿生长发育的评估,通过超声测量多项指标客观地反映胎儿生长发育情况。

(三)定性诊断价值

超声在液性病变,以及含有液性的病变中可以直接给出明确的定性诊断,如游离积液,包括心包积液、胸腔积液、腹腔积液等;各类囊肿性疾病,包括单纯的肝囊肿、肾囊肿、卵巢囊肿等;肝内外胆管扩张、肾盂积水、输尿管积水等;胆囊结石、胆管结石、膀胱结石等。但是如果囊肿合并感染或者非单纯囊肿、脓肿、血肿等,其诊断也要密切结合临床。

在脏器的弥漫性病变中,如在各类肝炎,早期肝硬化,弥漫性肝癌,各类肾炎、肾病等的诊断上,超声表现常常缺乏特征性改变,虽然可以显示脏器形态学的变化及内部实质回声的异常改变,但是一般难以提示病理性质的定性诊断。

超声诊断的一个重要内容就是对肿瘤病变的诊断,其定位诊断分为物理性质诊断和病理性质诊断。物理性质诊断即把局灶性病变分为囊性、实质性和混合性三种。根据病变的不同回声类型一般较易进行诊断,除了无回声为囊性外,其余回声型均为实质性。其中混合回声为实质性回声和囊性无回声兼有,且混合分布的比例不同,有的以实质性为主,有的以囊性为主,有的囊性、实质性各占一半。超声在发现肿瘤上是较敏感的,各种良恶性肿瘤具有一定的超声声像图特征,尤其是当病变具备典型的超声表现时,对于提示病变的病理诊断就更有帮助。例如,具有典型超声声像图改变的原发性、继发性肝癌,肝血管瘤等。但是超声诊断是一种影像学诊断,而不等于病理诊断,也不能代替病理诊断,尤其对于不具备典型的声像图表现的病灶,超声诊断直接提示病理诊断往往存在困难,此时超声往往提示物理性诊断,或仅提示病理诊断的可能性。

超声检查无创、操作简便、无电离辐射、易进行重复性检查、价格相对低,目前已经广泛应用于临床,成为许多疾病首选的影像学诊断方法。但是,超声诊断也有其局限性。超声不能用于含气的脏器,如肺的检查,也不能对骨骼等特别致密的组织进行检查。超声图像质量会受到超声伪像的影响,与受检者的条件也有较大的关系,比如肥胖、腹腔胀气重都会造成某个脏器图像不清楚,甚至扫查失败。超声结果在较大程度上依赖于操作者的手法、经验等。因此,超声诊断在密切结合临床的基础上,一定要结合并且结合其他影像学检查,才能提高诊断率。

六、超声检查新技术

(一)彩色多普勒能量成像

彩色多普勒能量成像(CDE)简称能量多普勒。能量多普勒彩色信号的色彩和亮度反映的是多普勒能量的大小,与红细胞的数量正相关。能量多普勒提高了血流显示的敏感度,与彩色多普勒血流显像不同,其不受声束与血流方向夹角的影响,对于微小血管和迂回血管的检查,尤其是低速血流的显示更具价值。但其缺点是不能够判定血流方向,更易发生闪烁伪像。

(二)三维超声

三维超声图像可以由计算机在获得大量的二维图像基础上,通过重组获得三维立体图像。也可利用容积探头进行实时三维成像。超声图像从二维到三维,可以对人体的立体结构进行显示,对解剖结构和病变的定位更加准确,获得更丰富的诊断信息。超声三维成像在心脏、腹部、眼部等部位以及妇产科等领域均有重要的应用价值。

（三）实时超声弹性成像

实时超声弹性成像（RTE）是近些年来基于常规超声显像技术而发展起来的新兴超声显像技术。该技术利用体内组织应变分布和弹性模量形成图像来分析组织的硬度，开辟了超声诊断的新角度。RTE的基本原则是利用施加在组织上的压力引起其变化，从而分析不同组织弹性的不同。其中压迫式弹性成像技术是最常见的技术，在弹性图像中最软的组织以红色显示，中间者为绿色，最硬者呈蓝色，已经常规应用于乳腺、甲状腺、前列腺等疾病的诊断中。其他一些新的RTE技术，如声辐射力脉冲弹性成像、剪切波超声弹成像技术等也逐渐应用于临床诊断。

（四）超声造影

超声造影（UC）是通过外周静脉或心导管向心血管内注入造影剂，能够产生强烈回声对比效果，从而清晰地显示组织结构、血流状态以及病变的技术。该技术被认为是超声发展史上的一次重大革命。超声造影技术主要应用于心、肝疾病的诊断。心脏超声造影技术又称为心脏声学造影，可观察心脏解剖结构及内部分流、心内膜边界、心功能和心肌灌注状态等。主要包括右心声学造影、左心声学造影以及心肌声学造影。肝超声造影技术对肝占位病变如肝癌、肝转移癌、肝血管瘤的诊断与鉴别诊断，以及肝肿瘤介入后疗效的评价均具有重要价值。随着更新的、直径更小的超声造影剂（如纳米级超声造影剂）的问世，超声造影技术将在更多的领域发挥重要作用。不仅用于常规诊断，超声造影剂在基因转染、靶向治疗以及分子影像等方面的应用也取得了令人瞩目的进展。

（五）组织多普勒成像

组织多普勒成像（TDI）利用滤波器滤去了高频率的血流信号，专门显示组织（如心肌）的运动信号，以速度、加速度、分散度或者能量作为参数，经彩色编码得到二维图像，可以非常直观地显示心壁的运动信息，对心壁异常运动进行评价。

（周忠文）

第三章　磁共振成像

第一节　MRI 发展历史回顾

物理学上"核感应"现象,而后被称为"核磁共振(NMR)",最先由 Bloch 和 Purcell 等在 1946 年提出。一经发现,核磁共振(NMR)便被广泛应用于物质构成的分子水平研究。在应用于医学时,为避免人们与核辐射的"核"字误会,"核磁共振"的"核"被隐去,只称"磁共振"。

1971 年,Damadian 发现离体动物肿瘤具有增高 MR 信号的特点,这成为了 MR 医学应用的开端。应用 MR 进行成像需解决的关键问题在于如何实现空间定位,Lauterbuer 在 1973 年发表的线性可变磁场的方法解决了这个问题。1977 年,第一幅人类活体磁共振影像问世了。1980 年,人们已经可以对人体进行多平面成像。磁共振技术不断发展,就连最初作为 MR 成像禁忌部位的肺,现在也可通过应用超极化气体实现肺通气成像。磁共振扩散、灌注、血流以及波谱成像,作为在医学应用上发展的 MR 技术,为临床工作提供了不可或缺的信息。

(闫　萌)

第二节　MRI 基本设备

磁共振成像系统包含四大主件:第一主件是能产生强而适合应用于人体的磁场(主磁场,外磁场,静磁场 B_0),主磁铁用于诱导(被检查病人体内的)质子磁矩极化。第二主件是射频(RF)系统,用于产生 Larmor 频率(亦称进动频率,(ω_0))的射频,可以使质子产生变化磁场(B_1),该磁场产生的弱核磁信号可被探测进而处理成像。第三主件是梯度磁场,附加在主磁场上用来产生并控制磁场中的梯度,以实现核磁信号的空间编码。第二、第三主件通常集中放置在主磁体孔内。第四主件则是由多计算机组成的系统,用来提供使用界面,检测射频及梯度磁场的数字信号,进行数字运算(傅里叶转换,过滤等),利用数字信号重建图像。

(闫　萌)

第三节　MRI 成像基本原理

(1)MRI 研究的对象是质子。原子包括一个核与一个壳,壳由电子组成,核内有带正电荷的质子,质子像地球一样不停地围绕一个轴做自旋运动,产生磁场,称为核磁。正常情况下,人体内质子产生的磁场方向杂乱无章。

（2）将患者置于磁体通道后，体内质子的磁场方向发生定向排列，稍过半数的质子的磁场方向顺着主磁场方向排列，稍不足半数的质子的磁场方向逆着主磁场方向排列，最终形成净的纵向磁化矢量。

（3）发射特定频率的射频脉冲，导致部分质子的磁场方向发生变化，形成净的横向磁化矢量。

（4）关闭射频脉冲后，被激发的氢原子核把所吸收的能逐步释放出来，其相位和能级都恢复到激发前的状态，这一恢复过程称为弛豫。犹如拉紧的弹簧在外力撤除后会迅速恢复到原来的平衡状态。弛豫的过程即为释放能量和产生 MRI 信号的过程。

弛豫包括两个同时发生而又相互独立的过程：纵向弛豫和横向弛豫。

1）纵向弛豫：关闭射频脉冲后，在主磁场的作用下，质子释放能量，从高能状态恢复到低能状态，纵向磁化矢量逐渐增大并恢复到激发前的状态即平衡状态，这一过程称为纵向弛豫；纵向磁化由零恢复到原来数值的 63％时所需的时间称为纵向弛豫时间，简称 T_1（图 3-3-1）。

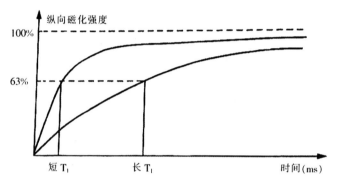

图 3-3-1　纵向弛豫时间

2）横向弛豫：关闭射频脉冲后，质子不再处于同步、同相位状态，指向同一方向的质子散开，导致横向磁化矢量从最大衰减到零，此过程称为横向弛豫。横向磁化由最大衰减到原来值的 37％所需的时间称为横向弛豫时间，简称 T_2（图 3-3-2）。

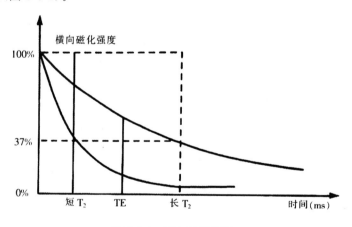

图 3-3-2　横向弛豫时间

T_1 和 T_2 反映的是物质的特征，而不是绝对值，常用 T_1 值来描述组织纵向弛豫的快慢。不同组织弛豫速度存在差别，导致 T_1 值不同；各种组织的不同 T_1 值是 MRI 能够区分不同组织的基础。影响 T_1 的主要因素是组织成分、结构和磁环境，并与外磁场场强有关。常用 T_2 值来描述组织横向弛豫的快慢，正因为不同组织有着不同的弛豫速度，导致各种组织 T_2 值不同，并可区分正常组织和病变组织。影响 T_2 的主要因素是外磁场和组织内磁场的均匀性。

（5）通过计算机 A/D（模/数）转换器→D/A（数/模）转换器→图像。

（魏明湘）

第四节　MRI 成像的优势与限度

一、磁共振成像的优势

1.多参数成像　包括 CT 在内的 X 线成像,只有密度 1 个参数,而 MRI 则是多参数成像,其成像参数主要有 T_1、T_2 和质子密度等。T_1 加权像(T_1WI)主要反映组织间 T_1 的差别;T_2 加权像(T_2WI)主要反映组织间 T_2 的差别;质子密度加权像(PDWI)主要反映组织间质子密度的差别。MRI 在同一层面可分别获得 T_1WI、T_2WI 和 PDWI,不仅可提供解剖、病理的诊断信息,还可提供生理、生化的诊断信息,有助于提高对病灶的检出率和诊断的准确率。

MRI 图像呈黑白对比分明的清晰影像,高信号呈白色影像,中等信号呈灰色,低信号呈黑色。在 T_1WI脂肪组织信号高为短 T_1,呈白色影像;脑与肌肉信号中等为等 T_1,呈灰色;脑脊液信号低为长 T_1,呈黑色;骨与空气信号弱也为长 T_1,呈黑色。在 T_2WI 因组织成分不同而表现各异,如脑脊液信号高为长 T_1,呈白色影像。病理组织因其所含成分不同,在 MRI 图像上亦呈高低不等信号。

2.多方位成像　MRI 不需要后处理重组技术即可获得人体横断面、冠状面、矢状面及任意方位的断面图像,为其较突出的优势之一,有利于解剖结构和病变的显示及空间立体定位。

3.流空现象　血管内快速流动的血液,在磁共振成像过程中虽受到射频脉冲激励,但在采集磁共振信号时已经流出成像层面,因此接收不到该部分的血液信号,呈无信号的黑色影像,称为流空现象。在不使用对比剂的情况下,可观察心脏和血管腔内结构、测定血流流速和分布及进行心脏电影等;但需注意的是,流动血液并不总是表现为无信号,其信号因流动方向、流动速度、层流及湍流等因素影响而表现不同,有时可为明显的高信号表现。MRI 因具有流空现象,使其在心脏和大血管成像方面具有独特的优势,其显示效果常可与 DSA 媲美。

4.软组织分辨力高　与 CT 相比,MRI 具有更高的软组织分辨力,能清晰显示其他影像检查难以显示的肌腱、韧带、筋膜、关节软骨等结构,大大拓展了影像检查的范围。

5.质子弛豫增强效应与对比增强　部分顺磁性物质可缩短周围质子弛豫时间,此效应称为质子弛豫增强效应。此效应是 MRI 进行对比剂增强检查的基础。如钆作对比剂行增强扫描效果好,副反应少。

6.提供细胞活动情况进行人体代谢研究

7.无骨伪影干扰　自旋同波序列扫描时,骨皮质和钙不发射信号,避免造成某些部位如小脑、脑干和椎管内组织检查的误诊和漏诊。

8.对人体安全、无任何电离辐射　增强扫描所用的钆对比剂较 CT 所用的含碘对比剂的安全性大大提高,同时检查前不需要对患者进行特殊的准备。因此,MRI 是一种安全、无创性的检查方法。

二、磁共振成像的限度

1.禁忌证较多

(1)装有心脏起搏器、药物泵、电子耳蜗和神经刺激器的患者:因电子仪器受到磁场和射频的干扰可能会出现运行障碍。

（2）铁磁性金属夹用于动脉瘤夹闭术后的患者：由于磁场可能引起夹子移位导致大出血。

（3）心脏安装人工金属瓣膜的患者。

（4）体内有铁磁性金属（假牙、假肢、人工关节、避孕环、枪炮弹片、眼球内金属异物）置入者：均可干扰成像产生伪影，发生置入物移动和产热。

（5）妊娠3个月以内的孕妇。

（6）病情特别危重的监护患者：因监护和急救设备不能进入MRI室。

随着MRI设备和技术的更新及软件的不断升级、医疗新材料（如钛合金）的出现，使MRI的应用范围大大拓宽，以往的部分禁忌证已不复存在。

2.听觉噪声　可引起受检者不适，对听觉具有潜在的暂时性听力丧失；特别是高场强的机械振动噪声有"不堪入耳"之感，检查时需佩戴耳机以减轻噪声、保护听力。

3.幽闭恐惧症　是一种在封闭空间内感到明显而持久的过度恐惧的状态。发生率为3%～10%，甚至不能完成MRI检查。可通过宣教、有人陪伴及播放音乐等来降低其发生率。

4.扫描速度较慢　不适合急症、不合作患者的检查，对运动器官的检查也有一定限度。但新型MRI设备在此方面已有明显改善。

5.易产生伪影　伪影是指扫描物体中并不存在而出现在MRI扫描图像上的各种假性阴影。要正确认识和分析不同伪影及其产生的原因，以免造成误诊或漏诊。

（1）设备相关伪影：因MRI设备结构比CT更加复杂，故更易产生伪影。

1）截断伪影：又称为环状伪影，两个对比度高的组织界面处（如颅骨与脑实质、脂肪与肌肉）出现多个同心低信号强度弧形线（图3-4-1）。可采用较大的采集矩阵或降低FOV来消除。

2）化学位移伪影：在含水组织和脂肪组织界面处（如视神经、肾脏和膀胱、椎间盘和椎骨）出现黑色和白色条状或月牙状影。多在器官的一侧出现明显高信号带，另一侧则出现低信号带。可通过增加体素尺寸和采用脂肪抑制技术来消除伪影。

3）折叠伪影：表现为图像折叠，因成像视野FOV以外的解剖结构翻转过来，与FOV内的结构重叠在一起（图3-4-2）。可通过选用表面线圈、增加FOV和预饱和技术来消除伪影。

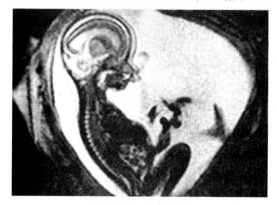

图 3-4-1　截断伪影

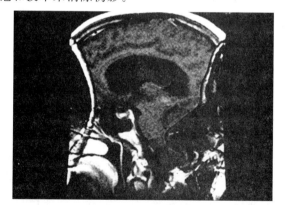

图 3-4-2　折叠伪影

矢状面 T_1WI 示枕部折叠于图像前部，而面部则折叠于图像后部

4）黑边界伪影：是一种勾画出组织区域的轮廓线。在梯度回波序列反相位图像上最常见于腹部脏器周围、肌肉间隙等部位。它一方面可以清楚区分两种相邻的组织结构有利于诊断，另一方面因黑边界轮廓线可掩盖相应的组织结构不利于诊断。

5)中心线状伪影:既可是图像中心线上的一条射频线,又可是锯齿状黑白交换强度线。前者因射频泄露而产生,可通过将射频激发相位转换180°并重复采集来消除,后者与激励回波有关,可通过合理选择扰动梯度场来消除。

6)数据伪影:多因硬件故障数据出错而产生,单个或多个数据点出错分别出现条纹状和"人"字形伪影(图3-4-3)。最常见的数据出错的原因为在北方干燥的冬季受检者着装易产生静电,可通过增加扫描室的湿度来解决。

7)拉链伪影:其产生原因是自由感应衰减还没有完全衰减之前,180°脉冲的侧峰与它产生重叠,或者邻近层面不精确的射频脉冲造成一个未经相位编码就激励的回波。沿频率编码轴(0相位)交替的亮点与黑点组成中心条带(或噪声带)。根据产生原因的不同可分为射频噪声拉链伪影(图3-4-4)和Zoom线圈拉链伪影。前者起因于不需要的外界无线电频率的噪声,可通过关紧扫描间的门,去除监护装置来解决。后者是由于前置饱和脉冲激发了Zoom线圈以外的组织,被卷褶进了扫描区,可通过在Zoom线圈模式时根据扫描范围选择相应的线圈及采用whole模式解决。

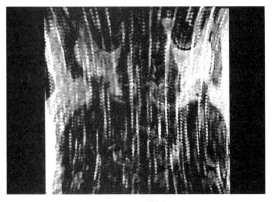

图3-4-3 数据伪影

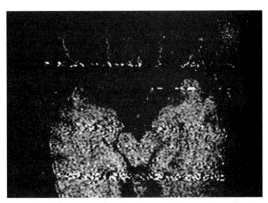

图3-4-4 射频噪声拉链伪影

(2)运动伪影:在进行胸、腹部MRI扫描时,心跳、呼吸、肠蠕动及吞咽等均可形成运动伪影。

(3)金属伪影:体内铁磁性金属(假牙、假肢、人工关节、避孕环等)置入物均可干扰磁场和射频形成伪影,表现为金属周围较大范围的无信号区,其边缘见高信号环带,邻近组织常明显失真变形。

(4)磁敏感性伪影:将任何一个物质放入磁场后,这个物质会部分磁化。但不同的物质磁化程度不同,即不同物质具有不同的磁敏感性。在不同磁敏感性组织的交界面(如空气和软组织、骨骼和软组织、液体和软组织)出现磁共振信号较低或缺失的情况,即所谓的磁敏感性伪影。伪影常出现在垂体、鼻窦、颅骨、鞍区、肺、胃肠道、骨骼等部位。选择合适的脉冲序列和参数有助于减少和消除这方面伪影。

(5)鬼影:回波中心偏移、持续相位编码偏移,或同波幅度不稳定,往往可由于系统不稳定或患者运动所致,可通过患者制动及请工程师检修来解决。

(6)部分容积伪影:由于体素体积过大,导致像素内信号平均,使一个体素内混合多种组织对比,分辨率降低,可通过降低层厚、增加矩阵来解决。

由于新型磁共振设备和医疗材料的较广泛应用,使磁共振伪影已经大大减少。

6.对钙化显示不敏感 因钙化灶在 T_1WI 和 T_2WI 均表现为低信号,特征性不强,尤其对于斑点状钙化更不易显示。这给含有特征性钙化表现的病灶诊断带来难度。

(刘继明)

第五节　正常组织和病变组织的磁共振信号表现

一、正常组织的磁共振信号表现

1.水　水含氢质子密度极高,MRI对组织含水量的轻微变化非常敏感。脑脊液、胆汁、胃肠液及尿液等水样成分 T_1WI 呈低信号, T_2WI 呈高信号。人体组织中的水分为自由水和结合水。自由水是指分子游离的水,其 T_1 值很长;结合水是指分子与其他组织分子相结合的水,其 T_1 值缩短。当组织中自由水的成分增加,如脑水肿 T_1WI 信号强度降低;当结合水的成分增加,如含黏液成分的囊肿、脓肿中黏稠的脓液等 T_1WI 信号强度增加,甚至可为高信号。脓肿或部分肿瘤囊变中,除自由水外还有结合水,所以在 T_1WI 其信号强度不同程度地高于主要由自由水构成的脑脊液。梗阻性脑积水时,脑脊液渗漏进脑室周围的脑白质后变为结合水, T_1WI 其信号强度明显高于脑脊液, T_2WI 又低于脑脊液信号。

2.骨骼组织

(1)骨

1)因骨皮质内所含质子密度很低,故在MRI所有序列中骨皮质均呈低信号,即长 T_1 、短 T_2 信号(图3-5-1)。

2)成人黄骨髓因含较多的脂肪组织,其信号与脂肪相似, T_1WI 和 T_2WI 均呈高信号(黄骨髓含脂肪和水分别约为40%和10%,红骨髓含脂肪和水均约为4%)。

3)新生儿红骨髓 T_1WI 信号强度等于或低于肌肉,儿童和成人的红骨髓高于肌肉低于脂肪(5岁以后,长骨骨干内的红骨髓被脂肪组织代替,呈黄色称黄骨髓,失去造血功能,但在慢性失血过多或重度贫血时,黄骨髓可转化为红骨髓,恢复造血功能)。 T_2WI 红骨髓信号强度增高,类似皮下脂肪表现。

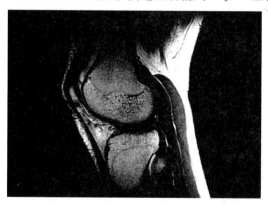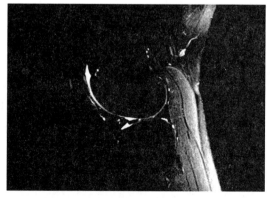

图3-5-1　正常成人膝关节MRI

A.B.骨皮质 T_1WI 和 T_2WI 均呈极低信号,成人骨髓腔内主要是黄骨髓,因此 T_1WI 呈高信号, T_2WI 抑脂序列呈低信号

(2)关节

1)关节软骨:透明软骨如膝关节在 T_1WI 和 T_2WI 呈等或稍高信号,信号均匀,表面光滑;纤维软骨在 T_1WI 和 T_2WI 呈低信号。

2)关节软骨下的骨性关节面: T_1WI 和 T_2WI 均呈一薄层清晰锐利的低信号。

3)骨性关节面下的骨髓腔: T_1WI 和 T_2WI 均呈高信号。

4）关节内肌腱、韧带和关节囊的纤维层：T_1WI 和 T_2WI 均呈低信号。

5）正常关节腔内少量滑液：T_1WI 呈薄层低信号，T_2WI 呈高信号。

（3）脊柱

1）椎间盘：T_1WI 无法辨别髓核和内、外纤维环，均呈低信号；T_2WI 髓核和内纤维环呈高信号，外纤维环呈低信号。随年龄增长，椎间盘因变性和脱水呈低信号。

2）椎体：骨皮质 T_1WI 和 T_2WI 均呈低信号，骨髓 T_1WI 呈高信号，T_2WI 呈等或稍高信号。

3）椎管内脑脊液：T_1WI 呈低信号，T_2WI 呈高信号。

4）椎体前、后韧带、黄韧带、椎间盘外纤维环及椎体骨皮质 T_1WI 和 T_2WI 均呈低信号，区别困难。

3.肌肉和神经组织　肌肉所含质子密度明显高于骨骼，T_1WI 呈等或稍低信号，T_2WI 呈低信号。神经 T_1WI 和 T_2WI 均呈等信号。

4.韧带、肌腱及纤维组织　所含质子密度低于肌肉组织，T_1WI 和 T_2WI 均呈低信号，在 T_2WI 上为明显低信号。

5.脂肪组织　具有较高的质子密度，信号强度大，T_1WI 和 T_2WI 均呈高信号，尤以 T_1WI 上信号最高。

6.流动血液

（1）其信号强度取决于血流流速、血流形式、血流方向、脉冲序列及成像参数等。血管内流速快的血液，在 T_1WI 和 T_2WI 均表现为流空现象，多呈无信号或极低信号，也可呈 T_1WI 高信号、T_2WI 极低信号。

（2）静脉内血流非常缓慢，在 T_2WI 可表现为高信号，如在椎旁静脉丛或盆腔静脉丛等处。

（3）有时血管内血液可因层流和湍流（涡流）出现信号强度改变。

7.气体　因氢质子密度最低，信号很微弱，MRI 上呈极低信号。

8.颅脑

（1）脑实质

1）脑白质（髓质）较脑灰质（皮质）含脂量多而含水量少，在 T_1WI 信号高于脑灰质，T_2WI 则低于脑灰质。PDWI 两者信号近乎一致。

2）苍白球、红核、黑质及齿状核等核团：因铁质沉积较多，在高场 T_2WI 呈低信号，在低场 PDWI 和 T_2TI 信号强度常与灰质一致，但红核除外。

（2）脑脊液：呈典型长 T_1、长 T_2 信号。

（3）脑神经：在 T_1WI 上显示较佳，呈等信号。

二、病变组织的磁共振信号表现

1.水肿　水肿分为血管源性（脑肿瘤、出血、创伤和炎症等）、细胞毒性（超急性期的缺血性脑血管病）和间质性（脑积水时脑脊液透过室管膜进入脑室周围的白质），均引起局部含水量增多，故 T_1WI 水肿区呈低信号、T_2WI 呈高信号，其信号强度取决于水肿的程度。

2.变性　变性组织 MRI 表现由其含水量多少而决定。如含水量增加的多发性硬化病灶，T_1WI 信号强度增高呈高信号；含水量减少的变性椎间盘，信号明显降低。

3.坏死　其信号强度因组织类型、内容物及坏死程度不同而异。液化性坏死由于坏死组织内含水量多增加，另外形成的肉芽组织含大量新生血管和纤维结缔组织，故 T_1WI 多呈低信号，T_2WI 呈高信号。局部肉芽组织修复呈慢性过程，纤维组织增多，T_1WI 和 T_2WI 均呈低信号。

4.囊变

(1)信号强度因囊变内容物不同而异,通常主要由液性成分组成,故 T_1WI 呈低信号,T_2WI 呈高信号。

(2)囊变组织 T_1WI 和 T_2WI 的信号强度,可根据其蛋白含量的增多而增加,甚至均呈高信号,但蛋白含量极高时,T_1WI 呈低信号。

(3)出血液化形成的囊变,其信号强度因出血的不同期相而表现各异,多呈高信号。

(4)良性囊变边缘常光滑,信号强度均匀,边缘与中心一致.

(5)恶性肿瘤囊变多伴有壁结节,边缘不光滑。

5.出血　MRI在诊断出血方面有其独特的优势.MRI信号可准确反映含氧血红蛋白-脱氧血红蛋白-正铁血红蛋白-含铁血黄素的演变规律。

6.梗死

(1)超急性期(<6h):DWI呈高信号,MRI灌注呈低灌注状态。

(2)急性期(7~72h):梗死区因水肿 T_1WI 呈低信号,T_2WI 和 FLAIR 呈高信号。DWI呈高信号,PWI表现同前,呈低灌注状态。

(3)亚急性期(3~10d):T_1WI、T_2WI 和 FLAIR 表现同急性期,DWI呈高或等信号,PWI呈低灌注。

(4)慢性期:T_1WI 呈低信号,T_2WI 呈高信号,FLAIR 在慢性早期呈高信号,在慢性晚期呈低信号,周边胶质增生呈高信号,DWI呈等或低信号。

(5)血性脑梗死:在梗死的异常信号基础上,出现不同期相出血的信号。

7.钙化

(1)钙化因质子密度非常低,在 T_1WI 和 T_2WI 均呈低信号(图3-5-2)。

(2)因钙化在 T_1WI 上的信号强度与钙化颗粒的大小及钙与蛋白结合与否有关,有时钙化在 T_1WI 呈高信号,在 T_1WI 呈等或低信号。

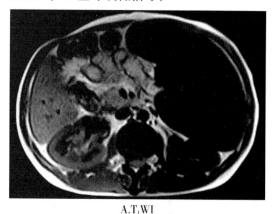
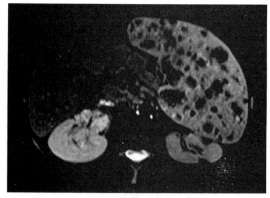

A.T_1WI　　　　　　　　　　　　　　B.T_2WI

图 3-5-2　脾脏多发钙化

A.B.脾脏多发结节状钙化灶,T_1WI 和 T_2WI 均呈低信号

8.脂类物质　脂肪瘤和畸胎瘤等富含脂类物质,其脂肪成分在各序列上均与皮下脂肪信号一致。

9.铁质沉积　高场强磁共振设备对铁含量的变化非常敏感。

(1)生理性:脑神经核团各部在不同年龄阶段开始出现铁沉积。新生儿无明显铁沉积,苍白球铁沉积始于6个月的婴儿,小脑齿状核处始于3~7岁,壳核铁含量在人至70岁才与苍白球接近。发生铁沉积的神经核团在 T_2WI 呈明显的低信号。

(2)病理性

1)部分脑部变性、脱髓鞘及血管性病变,如老年性痴呆表现为大脑皮质铁沉积增多;帕金森病表现为壳核和苍白球铁沉积增多;慢性血肿周围表现为含铁血黄素沉积。

2)肝血红蛋白沉着症(肝铁质沉着症):肝脏信号下降,特别是 T_2WI 信号强度明显下降。

10.骨质改变

(1)骨质疏松:指单位体积内骨组织的含量减少。骨微细结构变脆弱,骨折危险性增加。可分为局限性骨质疏松和全身性骨质疏松。局限性骨质疏松多见于感染、外伤、肿瘤及血管神经功能障碍等,全身性骨质疏松多见于甲状旁腺功能亢进、老年、绝经后、酒精中毒、糖尿病等。

1)老年性骨质疏松:①松质骨:因骨小梁变细、减少及黄骨髓增多, T_1WI 和 T_2WI 信号均增高。②骨皮质:因哈氏管扩张和黄骨髓侵入,骨皮质变薄,其内可见较高信号区。

2)病理性骨质疏松:感染、肿瘤和骨折等周围的骨质疏松区,因局部充血、水肿呈长 T_1、长 T_2 信号(图3-5-3)。MRI 很少用于诊断骨质软化。

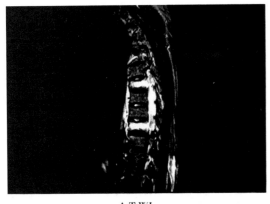 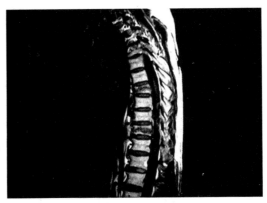

A.T_1WI　　　　　　　　　　　　　　　　B.T_2WI

图 3-5-3　椎体转移瘤

A.B.多发胸椎椎体变扁,其内破坏区 T_1WI 呈低信号,T_2WI 呈高信号

(2)骨质破坏:指局部骨质被病理组织所取代而造成的骨组织缺失。多见于感染、肉芽组织、肿瘤和肿瘤样病变及神经营养性障碍等。

1)骨皮质:正常骨皮质 T_1WI 和 T_2WI 均呈低信号,骨皮质破坏时 T_1WI 和 T_2WI 上信号均增高,可表现为骨皮质变薄、连续性中断或破坏。

2)骨松质:表现为高信号的骨髓被较低或混杂信号所取代。

(3)骨质增生硬化:指单位体积内骨质数量增多、变致密。全身性多见于代谢性骨病(肾性骨硬化)、金属中毒(铅、氟中毒)、遗传性骨发育障碍(石骨症)及老年退行性改变;局限性多见于慢性感染、外伤后修复及成骨性肿瘤等。

骨质增生硬化 T_1WI 和 T_2WI 均呈低信号,因其骨小梁间骨髓组织相对较少,所以较正常骨松质呈较低信号。

(4)骨膜增生:指病理情况下的骨膜性成骨,又称骨膜反应。多见于感染、外伤及肿瘤等。表现为骨膜增厚,T_1WI 呈等信号,T_2WI 呈高信号。矿物质沉积明显时,T_1WI 和 T_2WI 均呈低信号。

(5)骨质坏死:指骨组织的局限性代谢停止、细胞成分死亡。坏死的骨称为死骨。多见于感染、外伤、梗死、减压病、药物及放射性损伤等。

1)T_1WI 病灶呈形态不规则、均匀或不均匀低信号,T_2WI 呈等至高信号。

2)坏死区周边的骨质硬化带 T_1WI 和 T_2WI 均呈低信号。

3)病变最外侧可见 T_2WI 呈高信号的肉芽组织和软骨化生组织的修复带。

4)病变晚期出现纤维化和骨质增生硬化，T_1WI 和 T_2WI 均呈低信号。

11.肿瘤　因所含质子密度较正常组织高，故 T_1WI 呈等或稍低信号，T_2WI 呈高信号。由于不同肿瘤所含成分各异，所以信号变化多样。

（魏明湘）

第六节　MRI检查技术及其应用

一、MRI脉冲序列

MRI成像技术主要是依靠所选择的某种特定的脉冲序列来完成。把射频脉冲、梯度场和信号采集时刻等相关各参数的设置及其在时序上的排列称为 MRI 的脉冲序列。MRI 脉冲序列有多种，常用的序列有：①自由感应衰减（FID）类序列：所采集的信号为 FID 信号，如饱和恢复序列、反转恢复（IR）脉冲序列等。②自旋回波（SE）类序列：为最基本、最常用的脉冲序列，所采集到的信号是利用180°聚焦脉冲产生的自旋回波，包括 SE 序列、快速自旋回波（FSE）序列。③梯度回波（GRE）类序列：所采集的信号是利用读出梯度场切换产生的梯度回波，包括常规 GRE 序列、扰相 GRE 序列、稳态进动成像序列等。④平面回波成像（EPI）：通过梯度的不断反转产生回波信号，包括 SE-EPI 和 GRE-EPI。⑤杂合序列：所采集到的信号有两种以上的回波，通常为 SE 和 GRE，包括快速自旋梯度回波序列和平面回波序列等。

二、MRI脉冲序列相关的概念

1.时间相关的概念　主要包括重复时间、回波时间、有效回波时间、回波链长度、回波间隙、反转时间、激励次数及采集时间等。

（1）重复时间（TR）：是指脉冲序列相邻的两次执行的时间间隔。在 SE 序列中 TR 即指相邻两个 90°脉冲中点之间的时间；在梯度回波序列中 TR 是指相邻两个小角度脉冲中点之间的时间；在单次激发序列（包括单次激发快速自旋回波和单次激发 EPI）中，由于只有一个 90°脉冲激发，TR 则等于无穷大。

（2）回波时间（TE）：是指产生宏观横向磁化矢量的脉冲中点到回波中点的时间。在 SE 序列中 TE 指90°脉冲中点到测量回波中点的时间。在梯度回波序列中指小角度脉冲中点到测量回波中点的时间。

（3）有效回波时间（TE）：是指在快速自旋回波（FSE）序列或平面回波成像（EPI）序列中，射频脉冲中点到填充 K 空间中央的那个回波中点的时间。K 空间是指傅立叶变换的频率空间，作为原始数据填写空间。在数据采集时，依次将原始数据写入 K 空间，对 K 空间数据进行一次傅立叶变换就得到所需的图像数据。

（4）回波链长度（ETL）：回波链长度的概念出现在 FSE 序列或 EPI 序列中。ETL 是指一次 90°脉冲激发后所产生和采集的回波数目，也称为快速系数。

（5）回波间隙（ES）：是指回波链中相邻两个回波中点之间的时间间隔。

（6）反转时间：在反转恢复序列或与反转恢复序列联合应用的序列中，180°反转脉冲中点到 90°脉冲中点之间的时间称为反转时间（TI）。

（7）激励次数（NEX）：又称信号平均次数（NSA）或采集次数（NA），是指每次相位编码时收集信号的次数。NEX 增加，扫描时间将延长，但可提高图像信噪比（SNR）。

(8)采集时间(TA)：是指整个脉冲序列完成信号采集所需的时间。二维 MRI 的采集时间 TA＝TR× n×NEX，式中 TR 为重复时间，n 为相位编码数，NEX 为激励次数。FSE 序列的 TA＝TR×n×NEX/ ETL-三维 MRI 采集时间 TA＝TR×n×NEX×S，式中 S 为容积范围的分层数，其他参数同二维采集。

2.空间分辨力相关的概念　任何脉冲序列在应用中都会涉及空间分辨力的问题。空间分辨力是指图像像素所代表体素的实际大小，体素越小空间分辨力越高。空间分辨力受层厚、层间距、扫描矩阵、视野等因素影响。

(1)层厚：被激发层面的厚度称为层厚，它是由层面选择梯度场强和射频脉冲的带宽来决定的。

(2)层间距：是指相邻两个层面之间的距离。实际应用中，二维成像时常常要有一定的层间距以尽可能减少层间干扰或层间污染。

(3)视野(FOV)：是指 MRI 成像的实际范围，即图像区域在频率编码方向和相位编码方向的实际尺寸，如 35cm×35cm，是个面积概念。在矩阵不变的情况下，FOV 越大，成像体素越大，图像层面内的空间分辨率越低。

(4)矩阵：是指 MR 图像层面内行和列的数目，其大小是由频率编码数和相位编码数决定的，即矩阵＝频率编码数×相位编码数。像素是构成图像的基本单位。像素面积取决于 FOV 的大小和矩阵的大小，即像素面积＝FOV/矩阵，而体素容积：像素面积×层厚。图像中具体像素的亮度代表着体素容积的信号强度。改变体素大小的参数，都将影响信噪比(SNR)的增与减。SNR 与 FOV 及层厚呈正比，而与矩阵的大小成反比，但是层厚增加所致的部分容积效应可使图像的空间分辨力下降，因而图像质量下降。

3.偏转角度　在射频脉冲的激励下，宏观磁化矢量将偏离静磁场即 B_0 方向，其偏离的角度称为偏转角度，又称激发角度或反转角。宏观磁化矢量偏转的角度取决于射频脉冲的能量，能量越大偏转角度越大，而射频脉冲的能量取决于脉冲的强度和持续时间，增加能量可通过增加脉冲的强度和/或持续时间来实现。

三、常用 MRI 脉冲序列及其应用

1.饱和恢复(SR)序列

(1)SR 序列结构：由多个以一定时间间隔(TR)的 90°脉冲构成，在每个 90°脉冲后采集 FID 信号。

(2)临床应用：主要用于早期低场 MR 机器上，进行颅脑 T_1WI，对颅内亚急性期出血的检查较为敏感。目前高场 MR 机器一般已不再使用该序列。

2.采集 FID 信号的 IR 序列　IR 序列结构：首先给 1 个 180°脉冲，然后以与组织 T_1 相似的间隔再给 1 个 90°脉冲；180°射频脉冲把组织的宏观纵向磁化矢量偏转 180°，即反转到与主磁场相反的方向上；180°脉冲激励后纵向磁化矢量以组织 T_1 弛豫速度向主磁场方向增长；在组织发生纵向弛豫的过程中施加 90°脉冲，来记录不同组织间纵向弛豫的差别。90°脉冲后可以采集 FID 信号，为早期 MR 机器上多采用的序列，目前机器上一般采集的是白旋回波信号。

3.自旋回波(SE)序列　是 MRI 使用最为普遍的经典序列。

(1)SE 序列结构：由 1 个 90°射频脉冲后随 1 个 180°聚焦脉冲组成。90°脉冲产生一个最大的宏观横向磁化矢量，间隔 Ti 后利用 180°聚焦脉冲产生一个自旋回波，TE＝2Ti。

(2)临床应用：通过选择不同的 TR 与 TE 可以获得突出反映组织 T_1 特性的 T_1WI、反映组织 T_2 特性的 T_2WI 以及反映组织质子密度的 PDWI。SE 序列 T_1WI 选用短 TE 和短 TR，TE 一般为 8～20ms，TR 一般为 300～600ms；SE 序列 T_2WI 选用长 TE 和长 TR，0.5T 以下低场机器 TR 一般为 1500～2000ms，

1.0～1.5T 高场机器 TR 一般为 2000～2500ms，TE 一般为 70～150ms；SE 序列 PDWI 选用短 TE 和长 TR，TE 一般为 15～25ms，TR 一般为 1500～2500ms。SE T_1WI 序列成像具有图像分辨率高、成像速度较快等优点，广泛用于颅脑、四肢骨骼软组织及脊柱等部位的常规平扫和增强扫描。

4.快速自旋回波序列及其衍生序列

(1)弛豫增强快速采集(RARE)技术

1)RARE 技术结构：如果在一次 90°脉冲激发后，利用多个 180°聚焦脉冲采集多个自旋回波，就可以填充 K 空间的多条相位编码线，那么序列所需要重复执行的次数也即 TR 需要重复的次数将明显减少，从而加快成像速度。这种技术称为 RARE，在临床上也被称为快速自旋回波(GE 公司，FSE；西门子或飞利浦 TSE)。

2)临床应用：本序列具有以下特点：①快速成像；②回波链中每个回波信号的 TE 不同；③FSE 图像模糊效应；④脂肪组织信号强度高；⑤对磁场不均匀、不敏感；⑥能量沉积增加，即特殊吸收率(SAR)明显提高，高场强 MRI 仪器中表现更加突出。FSE 序列是目前临床上应用最广泛的序列之一，主要用于颅脑、躯干四肢骨骼软组织、腹部的 T_2WI 成像。

(2)FSE 衍生序列：随着软硬件技术的进步，快速自旋回波序列有了很大的改进，衍生出许多新的序列，并在临床上得到了广泛应用。具体序列有：①快速弛豫快速自旋回波 FRFSE(TSE-Restore 或 TSE-DRIVE)序列；②单次激发 RARE 序列；③半傅里叶采集单次激发 RARE 序列或称为半傅里叶采集单次激发快速自旋回波 HASTE 序列。

5.反转恢复序列及快速反转恢复序列

(1)反转恢复(IR)序列：

1)IR 序列结构：该序列是一个 T_1WI 序列，实际上是在 SE 序列前施加一个 180°反转脉冲。IR 序列中，180°反转脉冲中点到 90°脉冲中点之间的时间定义为反转时间(TI)，90°脉冲中点到回波中点之间的时间定义为 TE，相邻的两个 180°反转预脉冲中点的时间间隔定义为 TR。IR 序列中 T_1 对比和权重不是由 TR 决定，而是由 TI 决定。

2)临床应用：本序列具有以下特点：①T_1 对比明显高于 SE T_1WI；②扫描时间很长，TA 相当于 SE T_2WI；临床主要用于增加脑灰白质 T_1 对比，对儿童髓鞘发育研究有较高价值。

(2)快速反转恢复(FIR)序列：FIR 序列也称 TIR 序列或反转恢复快速自旋回波序列(IR-FSE 或 IR-TSE 序列)。

1)FIR 序列结构：由 1 个 180°反转预脉冲后随 1 个 FSE 序列构成；

2)临床应用：本序列具有以下特点：①与 IR 相比，成像速度加快；②ETL 的存在使 T_1 对比受 T_2 污染而降低；③由于 ETL 的存在，可出现与 FSE 序列相同的模糊效应；④与 FSE T_1WI 相比，FIR T_1WI 序列的 T_1 对比有提高；⑤选择不同的 TI 可选择性抑制不同 T_1 值的组织的信号(一般以组织 T_1 值 70%计算)。临床主要用于：①短反转时间反转恢复(STIR)序列主要用于 T_2WI 的脂肪抑制，广泛用于诊断腹膜后肿块(原发性肿瘤、转移性淋巴结肿大等)、诊断含成熟脂肪组织的肿瘤(脂肪瘤、畸胎瘤等)、诊断富含脂肪背景区域(骨髓质、躯干四肢皮下软组织等区域)的肿瘤、诊断新鲜骨折以及与椎体陈旧性楔形改变鉴别等方面；②液体衰减反转恢复(FLAIR)即黑水序列，可以有效地抑制脑脊液等自由水的信号，主要用于颅脑疾病的诊断，如观察脑肿瘤周边的水肿与腔隙性梗死周边胶质增生、皮质下梗死与血管周围间隙(VR 间隙)鉴别、脑室内肿瘤的显示、较早期蛛网膜下隙出血诊断、显示脑膜病变的增强后扫描等；③FIR T_1WI 实际上是短 ETL 的 FSE T_1WI 序列的每个 90°脉冲前加一个 180°反转脉冲，以增强图像的 T_1 对比，主要用于脑实质的 T_1WI，灰白质的 T_1 对比优于 SE T_1WI 序列或 FSE T_1WI 序列，但是不及 IR T_1WI 序列。

（3）单次激发快速反转恢复序列：利用180°反转预脉冲与单次激发FSE相结合可得到反转恢复单次激发FSE（IR-SS-FSE）序列。其应用主要有：①采用STIR技术进行脂肪抑制；②采用FLAIR技术抑制脑脊液；③选用合适的TI并选用最短的TE（最早的回波填充到K空间的中心）可获得SS-FSE超快速T_1WI。主要用于检查配合欠佳的患者。

（4）多反转预脉冲序列：每执行一次使用2个或3个180°反转预脉冲，被称为双反转或三反转脉冲技术，可以利用T_1值的不同选择性抑制2～3种组织信号。常用的有：①利用双反转快速自旋回波显示脑灰质，对反转时间（TI）进行调整，可以选择性抑制脑脊液和脑白质信号而突出脑灰质信号；②多反转快速自旋回波序列在心血管黑血技术中的应用，是心血管MRI检查非常重要的技术之一。

6.基于螺旋桨技术或刀锋技术的FSE及FIR序列　　GE公司推出的螺旋桨技术和SIEMENS公司的刀锋技术均是K空间放射状填充技术与FSE或FIR序列相结合的产物。

（1）序列结构：Propeller是FSE（TSE）或FIR（TIR）与K空间放射状填充相结合的技术，具有回波链（ETL），即在一个TR间期采集一个回波链（ETL）。回波链中的每个回波需要进行频率编码和相位编码，在某角度上平行地填充于K空间，这组填充信息被称为Propeller（螺旋桨）的叶片或刀锋；下一个TR间期回波链填充时旋转一个角度，如此反复填充。

（2）临床应用：本序列成像具有以下优点：①图像信噪比高；②可为数据校正提供更多的机会；③运动伪影沿着放射状的方向被抛射到FOV以外，从而明显减轻运动伪影；④不易产生磁敏感伪影。Propeller技术的临床应用主要包括以下几个方面：①Propeller FSE（Blade TSE）T_2WI可以明显减轻运动伪影，主要用于不能控制自主运动的患者，多用于头颅和腹部检查；②Propeller（Blade）T_2-FLAIR用于头颅以减少运动伪影；③Blade T_1-FLAIR，目前西门子公司还把Blade技术运用于TSE T_1WI及TIR（T_1-FLAIR）序列，可不同程度减少运动伪影；④PropellerFSE DWI：水分子扩散加权成像（DWI）通常采用SE-EPI序列，但此序列对磁场不均匀非常敏感，在颅底区有严重的磁敏感伪影；Propeller技术采用FSE序列，因此可以明显地降低磁敏感伪影及减轻金属伪影。

7.梯度同波（GRE）序列　　是目前临床上常用的一组MRI脉冲序列。GRE序列具有扫描快、较高的空间分辨力与信噪比等优点。临床应用主要包括扰相GRE序列、稳态自由进动序列（SSFP）、磁化准备快速梯度回波序列（MP-FGRE）以及包括采集刺激回波GRE序列在内的其他GRE序列等。以下分类介绍其序列组成、特点及其临床应用。

（1）GRE序列基本结构与扰相GRE序列：

1）GRE序列基本结构：

①一般采用小于90°的小角度脉冲进行激发；②采用1个强度一样、时间相同、方向相反的读出梯度场（频率编码梯度场）进行切换来代替1800脉冲，使得分散的相位回归而产生回波。

在GRE序列基本结构的基础上，如在下一次小角度激发之前在层面选择梯度上施加一扰相技术（梯度扰相或射频扰相）来消除残留的横向磁化矢量，即可获得扰相GRE序列。GE公司所称的SPGR、SIEMENS的快速小角度激发（FLASH）序列及PHILIPS的T_1-FFE均是此类序列。三维容积内插快速扰相GRE T_1WI序列亦属于扰相GRE序列，近年来广泛用于体部快速动态扫描。西门子设备称之为"容积内插体部检查"（VIBE），飞利浦称为"高分辨力各向同性容积激发"（THRIVE），而GE公司初期称为"多时相增强快速采集梯度回波"（FAME）。通过对FAME序列的改良，后又推出了"肝脏容积加速采集"（LAVA）。后者的优势在于比FAME序列的速度、覆盖范围及空间分辨力均增大了25%，并且脂肪抑制效果更好。

2）临床应用：根据GRE序列的基本特点而广泛应用于临床：①GRE采用小角度激发，加快成像速度，二维扰相 GRE 腹部屏气 T_1WI 广泛用于中上腹脏器(肝脏、胰腺、肾脏等)占位性病变的常规平扫和对比增强后屏气多期动态扫描、心脏单层单时相的亮血成像、单层多时相的心脏大血管电影等。②GRE 反映的是 T_2^* 弛豫信息而非 T_2 弛豫信息,可获得颅脑、体部脏器的准 T_2WI、准 N(H)WI 和准 T_1WI,目前二维扰相 GRE T_2^*WI 主要用于大关节脊柱病变的检查,另外利用 GRE 对主磁场的不均匀性敏感的特点而用于能够造成局部磁场不均匀的病变的检查,如脑微灶性出血、血色病等检查;三维扰相 GRET T_2^*WI 序列用于磁敏感加权成像(SWI),可用此技术显示小静脉及一些顺磁性物质的沉积。③GRE 中血流信号常呈现高信号,应用其有利于对正常血管的识别、判断肿瘤邻近血管与肿瘤瘤体关系等。④二维扰相 GRE T_1WI 双回波序列用于化学位移成像,利用梯度场切换两次,获得不同的 TE 的两个回波信号,可以进行化学位移成像,也称同/反相位成像,可用于病灶内少量脂肪的检出。⑤利用扰相 GRE T_1WI 序列进行流动相关的 MR 血管成像,无论是时间飞跃(TOF)MRA,还是相位对比(PC)MRA,也无论二维或三维 MRA 均采用 GRE T_1WI 序列。⑥三维快速扰相 GRE T_1WI 用于对比剂增强 MRA(CE-MRA),广泛用于头颈部、体部及四肢较大血管造影及其病变的诊断。⑦扰相 GRET * 2WI 用于关节软骨成像,此脂肪抑制序列可以很好地显示关节软骨。在该序列图像上,透明软骨呈高信号,关节液呈更高信号,而纤维软骨、韧带、肌腱、骨及骨髓均呈现低信号,形成良好的对比。⑧三维扰相 GRE T_1WI 序列广泛用于腹部脏器占位性病变的屏气动态增强扫描。⑨三维容积内插快速扰相 GRE T_1WI 序列用于无须屏气的体部软组织动态增强扫描,主要用于没有明显宏观生理运动且对动态增强扫描时间分辨力不高的部位,如乳腺、体部或四肢软组织等,TR 会设置得稍长一些(1.5T 通常为 5~30ms),所用的快速采集技术也会少一些,扫描时间会有所延长,每个时相通常需要 20~60s,但图像的信噪比、对比度及空间分辨力都会有所增加,利用其多时相动态增强,可以获得增强曲线,有助于病变的定性诊断;通过减影技术可更清楚地显示病变特征。⑩三维容积内插快速扰相 GRE T_1WI 序列用于体部脏器屏气动态增强扫描,主要用于对时间分辨力要求较高的脏器(如胸部的肺和纵隔及腹部的肝脏、胰腺、肾脏等)的动态增强扫描。以肝脏增强为例,每个时相三维容积采集时间可以缩短到 3~10s,一次屏气可进行双动脉期或动脉期扫描。

(2)磁化准备快速梯度回波(MP-FGRE)序列:

1)MP-FGRE 序列结构:在扰相梯度回波序列中,为了加快采集速度,提高时间分辨力,常需要缩短 TR 及 TE,但会造成图像的 SNR 明显降低。如果在快速梯度回波采集之前先施加一个磁化准备脉冲,则不但可以保证图像采集速度,还可以提高图像的对比度,称之为 MP-FGRE。MP-FGRE 序列主要由两个部分组成,第一部分是磁化准备脉冲,第二部分为超快速小角度激发来采集梯度回波,不同的 MP-FGRE 的差别仅仅在于第一部分。

在 GE 公司的设备上,根据准备脉冲及加权类型的不同,分别有 2D Fast GRE with IR-PREP 序列(亦称为 FIRM 序列)进行 2D 超快速 T_1WI、3D Fast GRE with IR-PREP 序列进行 3D 超快速 T_1WI 和 Fast GRE with DE-PREP 序列进行超快速 T_2WI。两门子公司设备上称该序列为超快速 FLASH,其中 3D Turbo FLASH T_1WI 序列也被称为 MPRAGE。飞利浦公司的设备上的 MP-FGRE 序列被称为超快速场回波(TFE)序列。

2)MP-FGRE 序列临床应用:

①反转恢复快速梯度回波(IR-FGRE)T_1WI 序列:准备脉冲为 $180°$ 反转脉冲,后随超快速梯度技术采集信号,因此为 T_1WI 序列,其组织对比取决于有效反转时间(有效 TI);$180°$ 反转脉冲激发使各种组织的纵向宏观磁化矢量反转到平衡状态的反方向,关闭后磁化矢量从负 100% 开始,先是负值逐渐减小,过零点后为正值加大。利用这一特点,改变 T_1 可以选择性地抑制某一特定 T_1 值组织的信号,也可以制造出不同的组织对比。单次激发 IR-FGRE 序列的 T_1 一般设置在 200~500ms。临床应用主要包括以下几方面:

a.心脏首过灌注及延时扫描评价心肌活性；b.腹部超快速 T_1WI，主要用于不能很好屏气的患者；c.腹部脏器灌注成像如肝脏、肾脏等；d.颅脑高分辨 3D 成像，进行脑表面重建，用于功能磁共振成像的立体定位，其灰白质对比优于三维扰相梯度回波 T_1WI 序列。

②饱和恢复快速梯度回波（SR-FGRE）T_1WI 序列：该序列的脉冲多为 90°脉冲（也可为 100°～150°脉冲），90°脉冲关闭后，经过一段延时时间（TD），各种组织中已经恢复的宏观磁化矢量大小出现了差异，因此存在 T_1 对比，这时利用超快速梯度技术采集梯度回波信号来记录这种 T_1 对比，所获得的也是 T_1WI，其组织对比取决于有效 TD。其临床应用主要是：a.心脏对比剂首过灌注成像，是目前首过法心肌灌注最常用的序列；b.腹部脏器的灌注成像。

③T_2 准备的快速梯度回波（T_2-FGRE）T_2-WI 序列：该序列准备脉冲多为 90°～180°或负 90°的组合脉冲，第一个 90°脉冲把组织的宏观纵向磁化矢量转变成横向磁化矢量，90°脉冲关闭后在适当的时刻（1/2TE）施加 180°聚焦脉冲，横向磁化矢量发生重聚，各种组织残留横向磁化矢量存在差别，即 T_2 对比，然后再利用负 90°脉冲把横向磁化矢量打回纵向磁化矢量，则各组织中的纵向磁化矢量的差别实际上也是 T_2 对比，这时候利用超快速梯度回波技术采集梯度回波信号来记录这种 T_2 对比，所获得的是 T_2WI，其组织对比取决于准备脉冲的 TE。临床上主要用于高场 MRI 上进行 3D 无创性冠状动脉 MRA，与平衡式稳态进动快速梯度回波序列相比，磁敏感伪影明显减轻，尤其适用于 3.0T 的冠脉 MRA。

④其他磁化准备快速梯度回波序列：把双反转黑血预脉冲应用于 FGRE 序列，进行梯度回波的黑血成像。在 Balance-SSFP 序列前面施加 T_2 准备脉冲，可以增加图像的 T_2 对比，有助于冠脉成像。

（3）普通稳态自由进动序列（SSFP）

1）普通 SSFP 序列结构：普通 SSFP 序列是临床常用的 GRE 序列之一。它是在 SSFP-FID 过程中利用读出梯度场的切换采集一个回波，但是不去除 SSFP-Refocused，让这种残留的 Mxy 对以后的回波信号作出贡献，对其产生的条带状伪影，可以在相位编码方向上施加一个重绕相位编码梯度场加以消除。GE 公司称此序列为 GRE 序列，西门子公司称其为稳态进动快速成像（FISP）序列，飞利浦公司称之为 conventional FFE。

2）普通 SSFP 序列的组织对比特点及其临床应用：临床应用主要包括以下几个方面：①长 TR 二维普通 SSFP T_2^*WI 序列用于大关节疾病的检查，尤其是纤维软骨如膝关节半月板病变的检查。②三维普通 SSFP 序列用于大关节疾病的检查，可以增加透明软骨的信号，但关节液信号高于透明软骨。另外，可以运用 MPR 进行任意断面的图像重建；③利用三维普通 SSFP 序列进行常规流入增强 MRA 即三维时间飞跃法（TOF）MRA，一般 TR＝15～30ms，TE 选择最短，激发角 15°～25°，以避免其他液体高信号掩盖，但目前 TOF 法 MRA 多采用扰相 GRE 序列。④采用超短 TR、TE 和小偏转角的三维普通 SSFP 序列进行对比增强 MRA（CE-MRA）。TR 小于 10ms，TE 小于 3ms，软组织及液体均为低信号，注射对比剂后血液 T_1 值缩短呈高信号，但目前更多采用扰相 GRE 序列。⑤二维或三维的普通 SSFP 序列可用于心脏的结构及心功能分析。

（4）平衡式稳态自由进动序列（Balance SSFP）

1）Balance SSFP 序列的结构：Balance SSFP 序列是在层面选择、相位编码和读出梯度场方向上，在回波采集后均施加一个与相应空间编码梯度场大小相同、方向相反的梯度场，则因空间编码梯度场造成的 SSFP-Refocused 相位干扰将被完全抵消，SSFP-Refocused 将得到最大程度的保留，并达到真正的稳态或真正的平衡。西门子公司称该序列为真稳态进动快速成像（True FISP），GE 公司称之为稳态采集快速成像（FIESTA），飞利浦公司则称之为平衡式快速场回波（B-FFE）。

2）临床应用：常应用于制造液体和软组织之间的对比，而不适用于实质性脏器内部实质性病变的检查。其临床应用主要包括以下几个方面：①配用心电门控或心电触发技术进行心脏结构成像，可清晰地显示心脏结构，并可进行心功能分析；②配用心电触发技术进行冠状动脉成像，可以不用对比剂即可较为清楚地显示冠状动脉；③大血管病变如动脉瘤、主动脉夹层等的检查；④快速冠状面有助于显示胆道梗阻病变及其与门静脉的关系；⑤用于尿路占位病变的检查，尤其是冠状面或矢状面扫描有利于直接显示梗阻病变与上段积水关系；⑥可用于胃肠占位性病变的检查，特别是肠梗阻的梗阻病因的筛查以冠状面大 FOV 扫描较为有效，有利于定位定性诊断；⑦可用于食管肿瘤的吞水食管腔造影检查；⑧可进行化学位移成像（即同反相位成像）；⑨腹腔巨大占位病变的定位诊断，大 FOV 多方位扫描可清晰显示肿块与毗邻结构的关系。

（5）双激发 Balance-SSFP 序列：双激发 Balance-SSFP 序列是 Balance-SSFP 的改进序列，它是利用 Balance-SSFP 序列两次射频脉冲激发来采集两组回波，且两次激发时 Mxy 处于不同的相位（如相差 180°），把两组图像融合成一组就可以消除因磁场不均匀而产生的条纹样伪影。西门子公司称之为 CISS，GE 公司称之为 FIESTA-C。主要采用 3D 模式用于小 FOV 高分辨力的细微解剖结构的显示，如内耳水成像、脑神经及脊神经根的显示等。

（6）其他梯度回波序列：

1）采集刺激回波的 GRE 序列：如果不去采集 SSFP-FID 的回波，而是在 SSFP-Refocused 过程中采集一个刺激回波，其采集方向正好与 FISP 序列相反，西门子公司的设备上称该序列为 PSIF，而飞利浦公司的设备称之为 T_1-FFE；GE 公司以前的设备称为对比增强稳态梯度回返采集 CE-GRASS（CE-GRASS），目前该公司新型的 MRI 仪已不再使用此序列。

PSIF 序列中水样信号，如脑脊液信号很高，而软组织呈现相对低信号，两者形成较好的对比。目前主要用于大关节的三维 T_2WI。

2）同时采集两种回波的 GRE 序列：该序列是指在一个 TR 间期内，分别在 SSFP-FID 和 SSFP-Refocused 过程中各采集一个回波信号，然后把两者融合在一起进行图像重建。西门子公司的设备上使用该序列，其序列名称为 DESS。其同时采集了 F-ISP 和 PSIF 信号，可获得 SNR 较高且 T_2 权重较重的图像。目前多用于大关节 3D 成像，与 3DFISP 序列成像时间类似，但 T_2 权重更重，关节液为很高信号，关节透明软骨呈中等信号，形成较好的对比。

3）多回波合并的 GRE 序列：多数梯度回波在一次小角度激发后，仅利用一次梯度场切换.填充 K 空间一条编码线，使得图像的 SNR 较低，特别是进行 T_2^*WI 时，SNR 更低。为了保证图像的 SNR，往往要采用较窄的采集带宽，这样又会使采集速度减慢，由于 T_2^* 衰减将引起图像的畸变，引起图像空间分辨力的损失。多回波合并序列的梯度回波序列能够解决上述问题。

该序列两门子公司的设备上被称为多回波合并成像（MEDIC）序列，而 GE 公司的设备上该序列的 2D 采集模式被称为 MERGE 序列，3D 采集模式被称为 COSMIC 序列。

MEDIC 序列在一次小角度射频脉冲激发后，利用读出梯度场的多次切换，采集多个梯度同波（通常为 3～6 个），这些梯度回波采用同一个相位编码，最后这些回波合并起来填充于 K 空间的一条编码线上，相当于采集单个回波的梯度回波序列进行多次重复，可获得更高的 SNR，因此可以增加采集带宽、加快采集速度和提高空间分辨力并减少磁敏感伪影。其有效 TE 为各个回波的 TE 平均值。

利用 MEDIC 序列 2D 或 3D 的 T_2^*WI，主要用于：①脊髓灰白质结构显示；②膝关节关节软骨成像，关节软骨呈略高信号，用于评价关节软骨损伤程度；③3DMEDIC T_2^*WI 用于脊神经根和脑神经的显示。

8.平面回波成像(EPI)序列

(1)G 般 EPI 序列

1)EPI 序列结构:EPI 是在梯度回波的基础上发展而来的,采集到的 MR 信号属于梯度回波。它是在一次射频脉冲激发后,利用读出梯度场连续正反向切换,每次切换产生一个梯度回波,因而产生梯度回波链。按激发次数可分为多次激发 EPI(MS-EPI)及单次激发 EPI(SS-EPI),而按 EPI 准备脉冲可分为梯度回波 EPI 序列(GRE-EPI)、自旋回波 EPI 序列及反转恢复 EPI(IR-EPI)序列。

2)临床应用:

①单次激发 GRE-EPI T_2^* WI 序列:多在 1.0T 以上的扫描机上使用,TR 无穷大。在 1.5T 扫描机上,TE 一般为 30～50ms,单层 TA 仅需要数十毫秒,1s 可完成数十幅图像的采集。主要用于:a.对比剂首次通过的灌注加权成像;b.基于血氧水平依赖(BOLD)效应的脑功能成像。②多次激发 SE-EPI T_2WI 序列:在临床应用较少,激发次数常为 4～16 次,一般用于腹部屏气 T_1WI。③单次激发 SE-EPI T_2WI 序列:在临床应用较多,TR 无穷大,TE 一般为 50～120ms,单层图像 TA 在数十到 100ms。临床上主要用于:a.脑部超快速 T_2WI,该序列图像质量不及 FSE T_2WI,用于不能配合检查的患者;b.屏气腹部 T_1WI,成像速度快,即使不屏气也没有明显的呼吸运动伪影,图像 T_2 对比较好,缺点是磁敏感伪影较明显;c.在该序列的基础上施加扩散敏感梯度场即可进行水分子扩散加权成像(DWI)和扩散张量成像(DTI)。

④多次激发 IR-EPI T_1WI 序列:该序列在临床应用也较少,ETL 一般为 4～10,相位编码步级一般为 128,因此要进行 16～32 次激发。GE 公司称之为 FGRE-ET 序列,一般用于心肌灌注加权成像。也可用于腹部脏器的灌注加权成像。

⑤单次激发反转恢复 SE-EPI 序列:临床应用不多,可作为脑部超快速 FLAIR 扫描,在此序列上施加扩散敏感梯度场也可进行 DWI。

(2)基于 EPI 的衍生序列

1)PRESTO 序列:PRESTO 和 GRASE 实际上基本属于 EPI 序列,但与一般 EPI 序列有所不同。主要是利用回波转移技术成像:其优点:①与单次激发 GRE-EPI 序列相比,EPI 回波链明显缩短,提高了回波信号的强度,改善了图像的质量;②该序列具有较长的 TE,保证图像有足够的 T_2^* 权重;③该序列 TR 短于 TE,保证了成像速度:

临床应用:①对比剂首过法脑 PWI;②基于 BOLD 效应的 fMRI;③用于 DWI。另外,回波移位技术也可用于 GRE 序列,进行 TE 大于 TR 的快速 T_2WI,可以用于磁敏感加权成像(SWI)。

2)GRASE 序列:该序列是自旋回波与梯度回波的结合,而实际上是快速自旋回波(FSE)与 EPI 的结合。在两个相邻的 180°脉冲之间,即每个自旋回波信号产生前后,利用读出梯度线圈的连续切换(EPI 技术),伴随一个自旋回波会有两个甚至更多的梯度回波,从而实现两者之间的结合。一般把自旋回波信号填充于 K 空间中心,决定图像对比,而把梯度回波信号(或 EPI 回波链)填充在 K 空间周边区域,决定图像的解剖细节。其优点:①与 FSE 相比,GRASE 序列单位时间内可采集更多的回波,从而可提高时间分辨力;②由于采用 EPI 模式采集了梯度回波,所需的 180°高能聚焦脉冲明显减小,从而明显降低了 SAR 值,这一点对于 3.0T 设备尤为重要;③180°聚焦脉冲的减少也降低了脂肪组织的信号;④与 EPI 相比,由于采用了 180°聚焦脉冲,从而减轻了单纯 EPI 常见的磁敏感伪影和图像变形。当然 FSE 和 EPI 的一些缺陷也被带入了 GRASE 序列。

GRASE 序列的对比与 FSE 序列近似,而且对出血性病变等比 FSE 序列敏感,但目前临床应用并不广泛,可用于颅脑的 T_2WI,由于 SAR 值低,可能在 3.0T 的设备上有一定的优势。

四、脂肪抑制技术

1.常用的脂肪抑制技术

(1)频率选择饱和法:也称为化学位移选择饱和(CHESS)技术。脂肪分子中氢质子的进动频率比水分子要慢 3.5ppm(1ppm＝10^{-6}),即脂肪与水的化学位移效应。利用该效应,在成像序列的激发脉冲施加前,先连续施加一个或数个带宽较窄的脂肪饱和预脉冲,其频率与脂肪中的质子进动频率一致,使得脂肪组织发生饱和现象,产生的 Mxy 可利用梯度技术予以消除;然后再施加真正的成像射频脉冲,脂肪组织因为饱和不再接受能量产生信号,从而达到脂肪抑制的目的。频率选择饱和法为最常用的脂肪抑制技术之一。

该技术的优点有:①高选择性或特异性;②可用于多种序列;③由于脂肪与水的化学位移的程度与主磁场强度成正比,故在 1.0T 以上的设备中可以取得很好的脂肪抑制效果。缺点有:①场强依赖性较大(用于 0.5T 以下场强设备效果较差);②对磁场均匀度要求很高;③进行大 FOV 扫描时,由于视野周边区域磁场均匀度降低,故脂肪抑制效果较差;④增加了人体吸收射频的能量;⑤脂肪饱和预脉冲占据 TR 间期的一个时段,因此要获得相同的采集层数则需要延长 TR,从而扫描时间将延长,还有可能影响图像的质量。

(2)短反转时间反转恢复(STIR)技术:STIR 技术是基于脂肪组织短 T_1 特性的脂肪抑制技术,也是最常用的脂肪抑制技术之一,可用 IR 或 FIR 序列来完成,目前多采用 FIR 序列。由于人体组织中的脂肪的 T_1 值最短,因此 180°脉冲后其纵向磁化矢量从反向最大到零点所需要的时间很短,因此选择短的 T_1 则可有效地抑制脂肪组织的信号,T_1 值取脂肪组织 T_1 值的 69%。不同的场强的设备,脂肪组织的 T_1 值不同,所选择的 T_1 值也不同。

STIR 技术的优点有:①场强依赖性低,无论是高场还是低场设备,都可获得满意的脂肪抑制效果;②对磁场的均匀度要求较低;③大 FOV 扫描也可获得满意的脂肪抑制效果。缺点有:①信号抑制的选择性较低,与脂肪组织 T_1 值接近的组织如胆汁、血肿等也能达到信号抑制,故脂肪组织判定的特异性较低;②扫描时间较长;③因被增强的组织的 T_1 值缩短与脂肪组织接近而被抑制,故一般不用于增强扫描。

(3)化学位移成像与 Dixon 技术:化学位移成像也称同相位/反相位成像:如在某一像素中同时有脂肪和水,射频脉冲激发后,脂肪和水的横向磁化矢量处于同相位,经过数毫秒后,水分子中的质子的相位将超过脂肪中质子半圈,两者的相位差为 180°,其宏观磁化矢量(Mxy)将相互抵消,此时采集到的 MR 信号相当于这两种成分的信号相减的差值,把这种图像称为反相位图像。过了这一时刻后,水分子又将赶上脂肪中的质子,两种相位差又开始缩小,并将超过脂肪中质子一整圈,这时候两种质子的 Mxy 相互叠加,其 MR 信号为这两种成分信号相加的和,称之为同相位图像。须注意:本序列反相位图像上信号抑制降低的是水与脂肪两种成分的混合区域,对于几乎只有水的组织(如肝实质、胰腺实质等)和几乎只有脂肪组织(如皮下脂肪、腹膜后脂肪等)的区域信号无明显降低,因此不要把本序列误认为是一般的脂肪抑制序列,因为在同层面上皮下脂肪、腹膜后脂肪等仍呈高信号。临床主要用于:①肾上腺病变的鉴别诊断;②脂肪肝的诊断及鉴别诊断;③判断肝脏局灶性病灶内是否存在脂肪变性;④有助于肾脏或肝脏血管平滑肌脂肪瘤等含脂肪病变的诊断和鉴别诊断:

Dixon 技术系一种水脂分离成像技术,在 SE 或 FSE 序列中采用脉冲位移技术或在梯度回波序列中利用双回波技术来获得水脂同相位图像和水脂反相位的图像,再通过两组图像信息相加或相减可得到脂肪抑制的单纯水质子图像或水抑制的单纯脂肪质子图像。

2.临床应用　适当选用脂肪抑制技术可减少病灶的漏诊和提高病变的定性诊断价值。临床主要应用有:①急性骨折骨挫伤,特别用于 X 线平片或 CT 检查阴性的骨小梁骨折骨髓水肿的诊断;②鉴别脊椎椎体陈旧性压缩性骨折或发育楔形异常与新鲜压缩性骨折;③提高纵隔、腹膜后间隙、肌间隙、骨髓质等区域的肿瘤或淋巴结肿大等的检出率,病灶周边的脂肪信号被抑制,使得病灶信号得到进一步提高,总的效果是"背景呈低信号而病灶呈高信号",以便更好地显示和辨认病灶;④提高含脂病变的定性诊断价值,如脂肪瘤、脂肪肉瘤、畸胎瘤、血管平滑肌脂肪瘤等,此时病灶内脂肪组织信号得到了抑制,从而有助于病灶的定性诊断;⑤用于颈丛神经成像,直接显示神经损伤、肿瘤等病变的位置与范围;⑥用于对比增强扫描,为了了解肿瘤的血供情况在对比增强的 CE-T$_1$WI 扫描时,加用脂肪抑制技术一方面有利于去除肿块内含脂组织高信号的干扰,另一方面病灶周边脂肪得到抑制以提高病灶的对比度。

五、MR 血管成像

MR 血管成像(MRA)多数情况下具有不需要对比剂、无创、简单、快速及可重复等优点,故临床普及应用非常迅速而广泛。现介绍常见的 MR 血管成像技术及其应用。

1.时间飞跃(TOF)法

(1)成像原理:一般采用快速扰相 GRE T$_1$WI 序列,使得成像容积或层面内的静止组织反复激发而处于饱和状态以达到背景组织的抑制;而成像容积之外的血液没有受到射频脉冲的饱和,未饱和的血液质子群流入成像容积或层面时可产生较高信号,与抑制的背景静止组织之间形成较好的对比;结合预饱和带置于成像容积或层面的任一侧可达到选择性地抑制动脉或静脉内的血流信号,从而获得静脉或动脉图像。采用最大强度投影(MIP)3D 重建获得 MRA 图像。TOF MRA 技术可以分为二维(2D)TOF MRA 和三维(3D)TOF MRA。TOF MRA 的优点主要有成像时间较短,但背景组织抑制较差,尤其是用于脑部检查时亚急性期出血高信号对图像的干扰。

(2)临床应用:TOF MRA 技术目前在临床上应用最为广泛,主要用于:①颅脑血管成像:常采用 3D-TOF MRA 技术获得动脉系图像,用于诊断脑动脉狭窄、动脉瘤、动静脉畸形等疾病(图 3-6-1,图 3-6-2),采用 2D-TOF MRA 技术获得静脉窦成像,用于诊断静脉窦血栓、静脉畸形等;②颈部大血管成像:采用 2D-TOF MRA 技术获得椎动脉和颈总动脉及其颈内颈外动脉分支图像,用于椎动脉狭窄及其发育异常、颈动脉粥样硬化等检查;③腹主动脉、下腔静脉、盆腔动静脉、四肢动静脉成像:常采用 2D-TOF MRA 技术来获得,广泛用于大隐静脉曲张术前检查、静脉血栓、真性动脉瘤的筛查、动静脉畸形等检查。分析 TOF MRA 图像时需要注意假阳性和假阴性出现,一般 MRA 显示某段血管腔光滑、没有狭窄,可以认为该段血管没有狭窄,但由于血管内血液湍流的影响,在血管转弯处和血管分叉处(如颈内动脉虹吸段、颈动脉分叉处)出现血管狭窄假象,夸大血管狭窄的程度,颅内动脉瘤漏诊,所以在分析图像时需要结合原始薄层图像和增强图像。

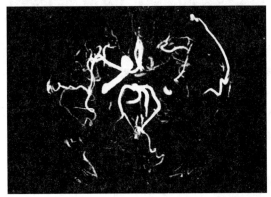

图 3-6-1　常规 3D-TOF MRA 技术在脑动脉狭窄诊断中的应用

颅脑常规 3D-TOFMRA,提示左侧颈内动脉、左侧大脑中动脉血栓性重度狭窄-闭塞

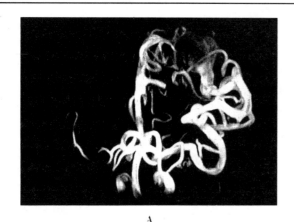 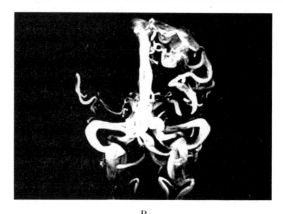

A B

图 3-6-2 常规 TOF MRA 技术在颅脑血管畸形诊断中的应用

A.为脑部 3D-TOF MRA,清楚显示左侧额顶叶 AVM 的供养动脉来自左侧大脑中动脉、异常血管巢及粗大引流静脉引流至上矢状窦;B.为 2D-TOF MRA,对显示异常血管巢及粗大引流静脉引流至上矢状窦较有优势

2.相位对比 MRA(PC MRA)法

(1)成像原理:利用流动所致的宏观横向磁化矢量(Mxy)的相位变化来抑制背景、突出血管信号的一种方法。在层面选择梯度与读出梯度之间施加两个大小和持续时间完全相同,但方向相反的梯度场即双极梯度场。对于静止的质子群,两个梯度场作用抵消,在 TE 时刻相位回归,并形成同波;而流动的质子群由于在两次施加梯度场时位置发生改变,在 TE 时刻相位离散,因此两种组织间形成相位差异,产生相位对比。PC MRA 技术可以分为二维(2D)PC MRA 和三维(3D)PC MRA。PC MRA 优点主要为背景组织抑制好,有助于对小血管的显示,其缺点为成像时间较长;

(2)临床应用:PC MRA 应用较 TOF MRA 为少,主要用于静脉病变的检查:当有脑出血存在时为了消除出血的干扰可选用本技术成像(图 3-6-3)。

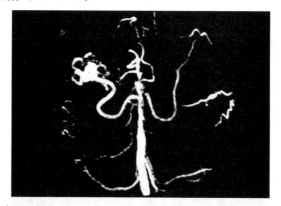

图 3-6-3 3D PC MRA 技术在脑 AVM 诊断中的应用

右侧颞叶 AVM,PC MRA 可清晰显示异常血管巢、粗大的引流至上矢状窦的静脉,另对正常小静脉及矢状窦均显示满意,且背景抑制较好

3.新鲜血液成像(FBI) Miyazaki 曾提出新鲜血液成像 FBI 的概念,即为心电触发短同波间隙的三维半傅里叶快速自旋回波序列,利用收缩期与舒张期的减影,消除背景组织与静脉信号,获得独立的动脉信号。之后 Miyazak 进一步提出改变相位编码方向,使读出梯度场方向平行于血液方向,并在读出梯度场方向上加上流动扰相梯度脉冲,即流动扰相新鲜血液成像(FS-FBI)。它利用血液的长 T_1 特性采用单次激发快速自旋回波(FASE)序列心电门控双期采集,心脏舒张期动静脉血流速慢,均表现为"亮血",而心脏收缩期动脉血流速增快为"黑血",静脉血流速变化不大仍表现为"亮血",对收缩期与舒张期进行减影,可获得

独立动脉图像。流动扰相脉冲实现动静脉流速差别最大化冠状面采集,扫描时间大大缩短,更有利于高分辨率采集采用减影技术,有效实现动静脉分离和背景抑制,从而有利于外周肢端流速差别小的血管显示。

4.对比增强 MRA(CE-MRA)

(1)成像原理:利用对比剂使血管内血液的 T_1 值明显缩短,短于扫描区的其他组织,在超快速 T_1WI 上血液呈显著的高信号,而血管外其他组织则呈相对明显低信号,二者产生了信号强度的显著差异,因此达到衬托血管的造影效果;一般采用对比剂(常用 Gd-DTPA)经肘前静脉团注法来实现,对于下肢静脉、髂静脉或下腔静脉检查时最好采用足背部浅静脉为入路。常选择减影技术来抑制背景脂肪组织信号,提高造影血管中的血液信号。对采集的原始图像,常采用 MIP 来重建出 CE-MRA 图像。

(2)临床应用:CE-MRA 应用较为广泛,主要用于:①确定常规 MRA 难以确定的动静脉管腔狭窄,如脑动脉狭窄、静脉窦血栓等,尤其是在血管走行曲度过大而易产生假阳性段的血管;②对于蛛网膜下腔出血患者,当常规 MRA 阴性时,加做 CE-MRA 可弥补常规 MRA 对少部分动脉瘤漏诊之不足;③主动脉夹层术前破裂口的寻找;④肺动脉栓塞的肺动脉成像;⑤腹主动脉瘤及肾动脉狭窄、肠系膜血管畸形等的造影检查;⑥门静脉高压及其侧支循环的检查;⑦四肢血管病变如动脉炎、假性动脉瘤、动静脉畸形、深静脉血栓等的检查。

六、MR 水成像

1.成像原理　人体的一些管道结构内充盈着水样成分(如胆道内胆汁、尿道内尿液、内耳内淋巴液、椎管内脑脊液等),水具有长 T_1 特性,其 T_2 值远远大于其他组织。如果采用 T_2 权重很重的 T_2WI 序列,即选用很长的 TE(500ms 以上),其他组织的横向磁化矢量几乎完全衰减,而水由于 T_2 值很长仍然保持较大的横向磁化矢量,其图像信号主要来自于水样成分,从而获得充盈水的管道结构的图像。常采用 FSE/TSE 或单次激发 FSE/TSE T_2WI 序列以及 Balance SSFP 类序列。利用二维或三维采集水成像原始图像后,常通过 MIP 进行后处理重建图像。

2.临床应用　实际临床应用中,单纯依靠人体内某结构的 MR 水成像多数情况下是不能做出完整的诊断的,一定要结合原始单层图像与常规 MRI 来分析以减少漏诊或误诊。

(1)MR 胰胆管成像(MRCP):MRCP 是最常用的 MR 水成像之一,主要用于:①确定有无胆道或胰管梗阻以及梗阻的程度;②确定胆道或胰管梗阻的详细部位,如肝内或肝外胆管梗阻、胰管的胰腺头部或体部梗阻等;③做出肯定的或可能的梗阻病因学诊断,如结石、良性或恶性肿瘤、炎症等。

(2)MR 尿路水成像(MRU):主要用于:①确定有无尿路积水以及积水的程度;②确定尿路梗阻的详细部位,如输尿管上、中或下段梗阻等;③做出肯定的或可能的梗阻病因学诊断,如结石、良性或恶性肿瘤、炎症狭窄、肾盂输尿管发育异常(双肾盂双输尿管畸形、UPJO 等)、先天性巨输尿管症等。

(3)MR 内耳水成像:主要用于耳显微外科疾病的诊断,可直观而清晰地显示内耳膜迷路与内听道的精细结构和解剖位置关系,可在术前为内耳显微外科手术提供可靠的解剖信息,但不适合耳蜗移植术后的复查。

(4)MR 椎管水成像(MRM):主要用于显示椎管和神经根鞘内的脑脊液形态,对诊断椎管梗阻的部位、范围、硬膜囊受压的程度和脊髓膨出有一定的价值。

七、功能磁共振成像

广义的功能磁共振成像(fMRI)包括扩散加权成像(DWI)、扩散张量成像(DTI)、灌注加权成像

(PWI)、磁敏感加权成像(SWI)、磁共振波谱分析(MRS)及血氧水平依赖成像(BOLD)。狭义的 fMRI 仅指 BOLD,现简要分述如下:

1.DWI

(1)基本原理:人体组织内水分子随机的热运动,即布朗运动,又称为水分子扩散。当施加扩散敏感梯度场时水分子扩散将引起横向磁化矢量的失相位,导致 MR 信号减低。衰减的程度依赖于水分子的表观扩散系数(ADC)ADC(mm^2/S)和 b 值(s/mm^2)的大小。水分子扩散的敏感度取决于扩散敏感系数(b值),b 值越高则对水分子扩散越敏感,组织信号衰减越明显,但 DWI 信噪比(SNR)降低。DWI 信号强度与 ADC 图信号强度相反。

(2)临床应用:DWI 最常用于颅脑疾病的检查。主要用于:①诊断超急性期或急性期脑梗死,该期病灶DWI 上呈明显高信号;②从常规 MRI 显示的多发性脑梗死中区别出急性病灶,DWI 上急性病灶呈明显高信号而陈旧性病灶则表现为较低信号;③提高脑脓肿准确诊断的信心,脓肿的脓液在 DWI 上呈明显高信号,而肿瘤性病变内部液化区常呈低信号;④与 PWI 联合应用评价脑梗死的梗死核心区与半暗带的范围,为临床治疗方案的选择提供依据;⑤为体部脏器脓肿的诊断提供依据,如肝脓肿、软组织深部脓肿等,脓液在 DWI 上呈明显高信号,有别于肿瘤的液化坏死区呈低信号;⑥全身 DWI(WB-DWI)也称为类 PET 技术,主要用于血液系统肿瘤的评价及恶性肿瘤的全身评价。

2.DTI

(1)基本原理:是一种用于描述水分子扩散方向特征的 MRI 技术。其主要的成像参数为本征向量 γ 和本征值 λ。每个本征向量对应一个本征值,如果一个方向上的本征值大于其他 2 个方向的本征值,则该向量为主要扩散方向。通常使用的矢量具有 3 个成分,而张量则具有 9 个成分,因此张量可以被排列成一个矩阵。张量可以对水分子的扩散运动进行更加精确的描述,要采集张量的数据就需要对人体进行张量成像(DTI)。扩散张量成像,是指在 DWI 的基础上施加 6～55 个非线性方向的梯度场获取扩散张量成像。与 ADC 不同的是,DTI 需要在 6 个非线性、非同一平面内变换方向,而且 b 值为非零。DTI 可用于观察白质纤维束各向异性的扩散,但难以显示白质纤维束各向异性的扩散方向和空间关系。采用特殊设计的方法,如彩色编码的 FA 图和白质纤维束成像术,即可观察白质纤维束的走行方向和空间关系。

(2)临床应用:主要用于脑白质纤维束示踪成像技术,应用 DTI 数据选择专用的软件可以建立扩散示踪图,来描述白质纤维束的走行形态。临床用于:①脑梗死区白质纤维受损程度的评价;②脑肿瘤对白质纤维束侵犯的手术前或放化疗后的评价。

3.PWI

(1)基本原理:灌注过程是指血流从动脉向毛细血管网灌注然后汇入静脉的过程。PWI 常用 Gd-DTPA 对比剂作为示踪剂。用对磁化率效应敏感的梯度回波成像序列进行检测时不难发现组织内 Gd-DTPA 的分布和浓聚情况。可获得时间-浓度变化线性相关的曲线。定量观察到脑血容量(CBV)、脑血流量(CBF)、平均通过时间(MTT)和相对局部血容量(rrCBV)。

(2)临床应用:①脑梗死后的推测、脑梗死的溶栓治疗效果等,如当 DWI<PWI 时(范围比较),因为DWI 所显示异常区域可能代表梗死核心,而 PWI 所显示者可能包括了梗死核心和半影区,提示积极治疗可能减少最终梗死的范围;当 DWI>PWI 时,常见于已出现再灌注的患者,不需要溶栓治疗。②脑肿瘤的定性诊断和胶质瘤级别的评估。③用于评价癫痫、Alzheimer 病(AD)等疾病,研究认为发作间期颞叶癫痫患者其内侧颞叶低灌注、AD 患者的淀粉样斑块影响血流调节等。

4.SWI

(1)基本原理:SWI 是通过三维采集、完全流动补偿的高分辨力的薄层重建的梯度回波序列来完成的,运用分别采集强度数据和相位数据的方式,并在此基础上进行数据的后处理,可将处理后的相位信息叠加到强度信息上,更加强调组织间的磁敏感性差异,形成最终的 SWI 图像。

(2)临床应用:SWI 充分显示组织之间内在的磁敏感特性的差别,如显示静脉血、出血(红细胞不同时期降解成分)、铁离子等的沉积等。目前主要应用于中枢神经系统。具体应用有:①脑创伤的弥漫性轴索损伤(DAI)诊断,显示 DAI 伴发出血;②脑微灶性出血诊断;③小血管畸形诊断,如毛细血管扩张症、静脉瘤、海绵状血管瘤及脑三叉神经血管瘤病(斯特奇-韦伯综合征)等病变的检出明显优于常规 MRI;④可更好地显示脑梗死伴发出血及梗死区域小静脉的情况;⑤一些退行性神经变性疾病在病理上表现为某些神经核团中铁的沉积增加,如亨廷顿病、帕金森病、多系统萎缩、阿尔茨海默病、多发性硬化、肌萎缩侧索硬化及某些血液系统疾病等均能造成脑内铁质异常沉积;⑥观察脑肿瘤的静脉引流、肿瘤内微血管形成和合并微出血的情况,从而有助于肿瘤的分期。

5.MRS

(1)基本原理:加在原子核上的强磁场对所测原子核周围的电子以及相邻原子中的电子都会产生影响,所以外加磁场对电子的作用会引起原子核位置的微小变化,即所谓的"化学位移",以 ^1H 或 ^{31}P 为对象行频谱检查,将得出 ^1H 或 ^{31}P 的频谱。MRS 是由一组窄峰组成的波谱,谱线的横轴代表化学位移,即频率,所能探测到的化合物表现为在一个或几个特定频率上的峰,它代表一个频率的微小改变与整个实验的共振频率之间的比例,用"百万分之一"(ppm)表示;纵轴是化合物的信号强度,各窄峰面积的大小与所测定原子核的数量成正比,也可理解为峰高度和峰下面积与该化合物的浓度成正比。目前用于临床的 MRS 主要是 ^1H 和 ^{31}P 的波谱,以 ^1H 质子 MRS 应用于颅脑的较广泛。颅脑 1HMRS 可监测的最常研究的代谢物有:①N-乙酰天门冬氨酸(NAA):脑组织神经元标志,波峰 2.0ppm(1ppm＝10-6);②乳酸(Lac):无氧酵解启动的标志,波峰 1.3ppm,正常见不到;③胆碱(Cho):主要含有磷酸甘油胆碱和磷酸胆碱,两者都参与细胞膜的合成和降解,波峰 3.2ppm;④肌酸(Cr):存在于神经元及胶质细胞中,参与细胞的能量代谢,反映细胞的能量利用和储存,为能量代谢标志物,其浓度在各种状态包括病理状态下量化相对恒定,常被作为参照物。

(2)临床应用:以用于颅脑的 1HMRS 检查最为常见,主要用于:①癫痫研究:如颞叶海马硬化时,NAA 下降,Cho 升高。②脑胶质瘤级别评价:肿瘤级别越高,Cho/NAA 值越大。③脑内脑外肿瘤鉴别:脑外肿瘤,NAA 缺乏,如脑膜瘤等;而脑内肿瘤,NAA 可检测到,如胶质瘤等。④肿瘤复发、放射性坏死及胶质增生的鉴别:肿瘤复发 Cho 明显增高、NAA 明显下降等,多数会出现 Lac 峰;胶质增生 Cho 有所升高,NAA 下降;放射性脑坏死 Cho、NAA、Cr、Lac 均明显下降或消失。⑤Alzheimer's 病研究:早期诊断困难,而早期 AD 的海马和顶枕区 NAA 下降。⑥急性期脑梗死研究:超急性期(0～6h)在脑缺血后数分钟即可显示 Lac 升高,此时无明显 NAA 变化;1～2W 稳定期,多数病例 NAA 下降;＞2W 进入慢性期 NAA 将逐渐平稳或上升。⑦缺血缺氧性脑病:正常新生儿看不到 Lac 峰,而缺血缺氧性脑病病变区出现 Lac 峰。CO 中毒脑缺氧病变区出现 Lac 峰,NAA 下降,动态鉴别 NAA 和 Lac 峰对临床疗效的判定有一定价值。

6.BOLD

(1)成像原理:任务态 fMRI 是给予不同的活动刺激后,如手动、声音、光、色、针灸穴位等,相应的脑皮质局部血流量会明显增加,氧合血红蛋白水平升高而去氧血红蛋白的水平降低。去氧血红蛋白是种顺磁性物质,在用于对 T_2^* 敏感的 MRI 成像序列时,因成像体素内失相位的原因,可造成局部信号降低,因此,总的结果出现相应的脑皮质局部信号升高,从而获得 BOLD 图像。这种活动刺激是通过 fMRI 实验设计来完成,包括组块设计、事件相关设计及混合设计三大类。近年来,静息态 fMRI(rfMRI)研究因为具有检测操作简单的优势,故正在迅猛发展,有着良好的临床应用前景。rfMRI 是基于种子点的相关分析,分析的内容很多,其中最基本的也是最常用的是功能连接分析,研究功能上相互关系的脑区表现为时间序列信号具有较高的相关度,具体方法是选择一个或多个感兴趣区作为种子点,提取该区域的时间序列信号作为刺激函数,分析其与其他脑区的相关性。

(2)临床应用:目前 BOLD 用于以正常人为研究对象进行研究的较多,用于疾病研究的较少。主要用于:①可能涉及脑功能区的手术前,BOLD 技术可预先了解脑功能区受损情况及采取何种手术入路以尽可能减少手术损伤相应的功能区的机会;②针灸穴位的优化选择;③临床戒毒效果的评价;④记忆的研究等。

八、磁共振弹性成像

1.成像原理　从工程学角度,触诊实际上是评价人体组织对抗变形的物理特性,这种特性称为弹性模量。正常组织与病理组织相比,两者的弹性存在较大差异。近年来,一些研究者开始致力于探索组织的弹性成像,即采用影像方法显示或测量组织的弹性模量。磁共振弹性成像(MRE)作为一种新的能直观显示和量化组织弹性的非侵入性成像方法显示出了良好的研究和应用前景,使"影像触诊"成为可能,弥补了临床医生触诊的局限性。

MRE 的脉冲序列以梯度回波序列为基础,在 X、Y/或 Z 轴上施加运动敏感梯度(MSG)。MSG 是一系列极性振荡梯度,其频率可以调节,并与激发器产生的剪切波频率一致,且两者保持同步。通常 MSG 的方向与质点运动的方向平行,而与波传播的方向垂直。当 MSG 存在时剪切波传播所致质子自旋的周期性移动可使接收信号中产生周期性相位位移。从测得的相位位移就能计算出每个体素的移位值,直接显示介质内机械波的传播。每个像素的信号代表运动速度的矢量。通过在多个周期内重复采集,可获得累积相位位移,因此对周期性的微小位移非常敏感。

2.临床应用　目前处于初步临床研究阶段,主要应用于乳腺、脑、前列腺、肌肉等。在乳腺方面的应用相对较成熟,在乳腺癌患者病变部位显示了局灶性剪切模量增高区域,其平均值比周围乳腺组织的平均值高 4.18 倍。MRE 也为研究脑组织的生物力学特性提供了新的方法,脑白质的平均剪切模量是 14.6kPa,而脑灰质为 6.43kPa,两者差异有统计学意义,而剪切模量与年龄间未见相关性。MRF 对脑外伤和脑肿瘤也具有潜在的应用价值。

(刘继明)

第七节　MRI 检查适应证

一、中枢神经

MRI 在中枢神经系统中应用最为广泛,颅脑和脊柱扫描约占全部磁共振扫描的 70%,且效果最佳。多方位成像有利于解剖结构和病变的显示及空间立体定位;血管流空现象在不使用对比剂的情况下,可观察病变与血管的关系及血管性病变;对脑干、幕下区、枕大孔区、脊髓和椎间盘病变的显示明显优于 CT 检查。

1.颅内肿瘤　由于 MRI 具有多参数和多方位成像、图像对比清晰和组织分辨率高的优点,对肿瘤的定位和定性诊断更加准确。在显示肿瘤,尤其是垂体瘤、听神经瘤、脑膜瘤和多发小转移瘤方面优于 CT 检查;MRI 因无骨伪影干扰,在检查后颅窝、颅底和头顶部时明显优于 CT;应用扩散、灌注和 MRS 在判断肿瘤的良恶性、瘤周浸润等方面价值较高。

2.脑血管病变

(1)脑梗死：发现病灶较 CT 更早、更准确，尤其应用扩散、灌注及 FLAIR 序列，大大提高了诊断的敏感性和特异性，可在发病 30min 后发现病灶。

(2)脑出血：对急性期脑实质、蛛网膜下隙及硬膜下腔出血 MRI 均不如 CT，但在显示亚急性期和慢性期出血方面优于 CT。

(3)脑动脉瘤、血管畸形：对脑动脉瘤、动静脉畸形、海绵状血管瘤、烟雾病、颈动脉海绵窦瘘、静脉畸形和静脉窦及脑静脉闭塞诊断价值较高。

3.颅脑外伤　　MRI 对颅骨骨折显示不如 CT，但对脑挫伤的诊断较 CT 更为敏感。

4.颅内感染和炎性病变　　MRI 在这方面的显示优于 CT，尤其是病变累及脑膜时。

5.先天性颅脑畸形、脑白质病及变性疾病、脑退变和理化损伤　　MRI 显示均十分满意，明显优于 CT。

6.椎管内病变　　对肿瘤、脊髓空洞症、感染、脊髓先天性畸形及动静脉畸形诊断价值远高于 CT。

二、五官与颈部

(1)五官和颈部结构复杂，由于 MRI 具有多方位成像、组织分辨率高和无骨伪影的特点，在病变的定位和定性方面明显优于 CT。

(2)MRI 具有的流空效应在区别血管断面和淋巴结方面价值较高。

(3)MRI 适合眼部占位病变、炎症、外伤和视网膜病变的检查，对视网膜脱离、黑色素瘤具有特征性表现，并可清晰显示视神经全貌。

(4)水成像技术可清晰显示内耳前庭、耳蜗及半规管，对先天性发育异常诊断价值较高，还可用于内听道肿瘤的诊断。

(5)对鼻窦病变可作出定性诊断，对鼻咽癌、上颌窦癌的早期诊断、累及范围及鉴别鼻咽癌放疗后肿瘤复发和纤维瘢痕有重要作用。

(6)对喉部和颞颌关节病变诊断价值较高。

(7)MRI 在区别甲状腺实性肿瘤和囊肿、胶样囊肿和出血囊肿方面，以及显示较小的甲状旁腺肿瘤方面较为敏感。

三、胸部

(1)肺部病变

1)磁共振对肺癌病灶本身的显示不如 CT，但在肺癌分期方面具有优势，因为 MRI 显示纵隔和肺门淋巴结及肺癌胸膜胸壁侵犯效果较佳。

2)MRI 能清楚地区分肿瘤与不张肺组织的分界以及放疗后纤维化与局部复发。

3)血管流空效应对鉴别血管性和非血管性病变方面有优势，尤其对肺动静脉瘘、肺隔离症诊断价值高。

4)肺部为含气器官，MRI 上呈无信号，故应用受限。对肺气肿、肺大疱、气胸和支气管扩张无诊断价值，对肺部感染、肺内小病灶、钙化灶及弥漫性病变的显示不如 CT。

(2)纵隔病变：MRI 在显示纵隔病变及其定位、定性诊断，在鉴别肿瘤的侵袭性与非侵袭性方面优于

CT。对恶性淋巴瘤放疗后疗效评价帮助较大。

（3）胸膜病变：MRI 对显示胸膜占位、区分胸腔积液性质优于 CT，但对胸膜肥厚、粘连和钙化的显示不如 CT。

（4）由于 MRI 具有多方位成像，在鉴别肺内外、纵隔内外及隔上下病变方面具有优势，对确定病变的起源大有帮助。

四、心血管系统

MRI 在心血管系统检查中的优势主要为无创性、无放射性辐射损伤及无须注射含碘对比剂，安全性高，不仅多方位成像，同时又具有血管流空效应，可提供心脏和大血管的解剖和病理解剖细节；在显示复杂的结构异常时较二维超声心动图和心血管造影更具优势；结合心脏电影对心功能进行全面而准确的评估；通过血流定量技术可测得血流速度和血流量；采用心肌灌注和延迟强化在评价存活和无活性的心肌方面具有优越性。

1.大血管病变　MRI 对动脉瘤、主动脉夹层、大血管狭窄和闭塞性病变诊断价值较高。

2.先天性心脏病　MRI 对房、室间隔缺损，主动脉、肺动静脉异常，动脉导管未闭和法洛四联症等均可清楚显示；并可直接显示心腔大小和心壁厚度的改变；心脏电影在评价血流的异常分流和反流方面价值较高。

3.冠心病　MRI 不仅对冠心病诊断帮助较大，而且对粥样硬化斑块的成分及其稳定性的评价更具临床意义；并对心肌梗死、室壁瘤和心腔内血栓诊断价值较高，另可评价心功能、心肌血流灌注和心肌缺血及心肌活力等。

4.心肌病变　对原发性心肌病诊断价值高，可鉴别肥厚性心肌病和扩张性心肌病，MRI 可直接显示心肌纤维、测量心腔大小和室壁厚度等；因继发性心肌病的原发病变不同，故心肌信号的变化亦各有所异。

5.心脏瓣膜病　不仅可清楚地显示风湿性心脏病瓣膜改变，而且可显示前负荷增加所引起的继发性改变。通过 MRI 电影技术和相关软件并可对血流方向、血流速度及血流量等进行测定。

6.心脏肿瘤　在心脏原发性和继发性肿瘤诊断方面价值较高，优于 CT 检查，并对肿瘤侵犯心包、心肌、累及大血管显示较优越。

7.心包病变　对心包先天性变异，心包增厚、积液及肿瘤有较高的诊断价值。

五、腹部

MRI 对腹部大多数病变组织的定性优于 CT，对肝内外胆管内病变的显示明显优于 CT，对脂肪肝诊断的敏感性优于 CT；在急腹症中，CT 检查作为首选，但考虑为胆管结石或胆源性胰腺炎时应首先行 MRI 检查；对腹部外伤多行 CT 检查。

1.肝脏病变　MRI 因具有很高的软组织分辨力，并能多角度、多序列成像，在肝脏病变的定位和定性诊断方面，特别对肝癌和肝海绵状血管瘤的鉴别诊断帮助很大。

2.胆系病变　MRI 对胆系结石和炎症、肿瘤及瘤样病变诊断价值较高，尤其是磁共振胰胆管成像（MRCP），不仅具有无创、无放射性和不使用对比剂，而且可三维成像多角度观察胆管和胰管，又可显示胆管周围的组织信息，因此目前 MRCP 是胆系，尤其是梗阻性黄疸患者最有诊断价值的检查方法。

3.胰腺病变　无创性 MRCP 检查对胰管的显示价值较高，优势十分明显，在诊断上可完全取代有创的

ERCP 检查：

MRI 对胰腺疾病的诊断具有较高的敏感性和特异性,尤其在显示肿瘤、判断肿瘤外侵范围和血管受累、周围淋巴结转移方面优于 CT;其动态增强扫描有助于小胰腺癌和胰岛细胞瘤的检出;MRI 的多方位成像结合 MRCP 对慢性胰腺炎和胰腺癌的鉴别诊断价值较高;但 MRI 对有胰石、钙化的慢性胰腺炎检查的敏感性不如 CT。

4.脾脏病变　　虽然 T_2WI 对脾脏病变显示敏感性较高,但由于在 T_2WI 上脾本身为稍高信号,而脾肿瘤多表现为高信号,此时应多加注意。单纯性的脾肿大 MRI 信号强度和均匀度均无改变。

5.胃肠道和腹膜腔病变　　由于 MRI 图像空间分辨率较低,故对胃肠道病变的显示和诊断多不如 CT,对胃肠道黏膜、小肿瘤和溃疡难以显示,但对直肠癌术后复发诊断价值较高。

6.腹膜后病变　　主要用于腹膜后肿瘤和常见的大血管病变的诊断,对确定部分肿瘤性质方面优于 CT,因其对病变的组织成分特征的敏感性较高,但对腹膜后间隙的筋膜显示不如 CT。

7.肾上腺病变　　由于 MRI 图像组织分辨力高,对组织成分敏感性高,所以在肿瘤的定性诊断方面价值较高,但是在显示肿瘤和肾上腺增生方面不如 CT。

六、泌尿生殖系统

MRI 在泌尿系统的应用优于 CT,能清楚地显示肾、输尿管、膀胱、前列腺及子宫等组织结构,并对确定病变的组织成分和内部结构均有较高的价值:对泌尿系统肿瘤、畸形、炎症、梗阻及血管性疾病诊断价值较高,在肿瘤分期、肿瘤复发、监测肾移植后排斥反应等方面明显优于 CT,另外磁共振尿路水成像对尿路梗阻可明确诊断,但 MRI 对肾外伤和泌尿系结石不如 CT 敏感。

MRI 在生殖系统的应用也优于 CT,对前列腺增生和前列腺癌的鉴别诊断明显优于 CT 检查,特别对于位于被膜内病灶小的前列腺癌的诊断和肿瘤范围的评价,对子宫内膜癌、宫颈癌、子宫平滑肌瘤、子宫内膜异位及卵巢癌的诊断和分期明显优于 CT 检查;MRI 多方位、多参数和多序列的成像,也有助于病变的发现、起源和组织成分的确定,并对病变的定性有重要的参考价值。

七、骨骼与软组织

MRI 对组织分辨力高的优势在骨骼和软组织病变中表现最为明显。因为不同组织具有不同的弛豫参数和质子密度,使 MRI 图像具有良好的天然对比,能清楚显示骨、关节和软组织解剖结构并能显示 CT 无法显示或显示不佳的关节软骨、韧带、肌腱等组织结构和软组织水肿、变性及骨髓病变等病理变化。

MRI 是评价关节软骨损伤、剥脱性骨软骨炎、早期股骨头缺血性坏死、骨髓挫伤和浸润、血液病骨骼系统的累及和软组织肿瘤等病变的首选和最佳检查方法,明显优于 CT 检查。但对骨折、死骨、骨质疏松和增生等改变的显示不如 CT 敏感。

八、乳腺

由于 MRI 特制乳腺线圈的使用,能清楚地显示乳腺的微细结构。对乳房小、乳腺组织致密、病变部位深、明确病灶数目诊断价值较高,并在鉴别乳腺局限性结构紊乱和实质性肿块、良性和恶性肿瘤、恶性肿瘤和瘢痕组织及复发癌有较大帮助,另外可检查植入假体附近的癌瘤。

（闫　萌）

第八节   MRI 对比剂的应用

一、使用磁共振对比剂的目的

虽然 MRI 具有较高的组织分辨力,又可通过多种不同的序列和技术参数以产生良好的对比度,但在某些情况下,仅行 MRI 平扫检查难以提供必要的诊断和鉴别诊断依据,此时需向静脉内快速注射对比剂采用增强扫描的方法来扫描。主要目的为:①提高组织之间、组织与病变之间的对比度和图像信噪比,有助于病变的检出。②根据病变的不同增强形式和类型,有利于病变的定性。③提高磁共振血管造影的图像质量。④应用组织和器官的特异性对比剂,使该对比剂进行选择性分布,可明显提高病变的检出率和定性诊断的准确率。

二、磁共振对比剂的作用原理

MRI 对比剂本身不产生信号,而是通过影响质子的弛豫时间,可选择性地增加或减低组织的信号强度,通过人工对比的方法达到提高组织对比度的目的。

三、磁共振对比剂的分类

可从不同角度进行分类:①按对 T_1、T_2 的作用:分为 T_1 加权对比剂和 T_2 加权对比剂。②按渗透压高低:分为离子型(高渗)对比剂和非离子型(等渗或高渗)对比剂。③按对信号强度的影响:分为阳性对比剂和阴性对比剂。一般 T_1 加权对比剂为阳性对比剂,而 T_2 加权对比剂为阴性对比剂;④按其在体内的生物分布特点:分为非特异性和特异性对比剂,前者为细胞外间隙对比剂,主要由肾脏排泄故又称肾性对比剂;后者选择性分布于某些器官和组织,不经过或仅部分经过肾脏清除,故称非肾性对比剂。⑤按对物质的磁化作用:分为顺磁性、超顺磁性、逆磁性(抗磁性)和铁磁性对比剂。⑥按分布和用途:分为血池、胃肠道、肝胆系统、网状内皮系统、肿瘤定向对比剂。目前大部分使用的是顺磁性和超顺磁性对比剂。

四、离子型非特异性细胞外液对比剂

目前最常用的 MRI 对比剂为离子型非特异性细胞外液对比剂,即钆喷替酸葡甲胺(Gd-DTPA)。其主要临床应用在:①脑和脊髓病变,Gd-DTPA 可通过受损的血脑屏障进入病变组织,如肿瘤、炎症、梗死等。病变是否增强,以及增强程度因血脑屏障破坏程度及病变血供的多少而异;有助于发现病变和病变的鉴别诊断。②垂体腺瘤和微腺瘤的检查。③脑膜病变的诊断。④脑灌注加权成像主要用于急性脑缺血和肿瘤等病变。⑤心脏灌注加权成像主要用于心肌缺血和心肌活性的评价。⑥腹、盆腔脏器和乳腺的动态增强扫描。⑦对比增强 MRA(CE-MRA),提高磁共振血管造影的图像质量。⑧提高全身其他部位病变的检出率和定性诊断的准确率。

Gd-DTPA 安全有效且价格适中,其安全系数(半数致死量/有效剂量)高达 200(碘对比剂安全系数为

8～10),不良反应发生率很低,为 1.5%～2.5%。严重不良反应表现为呼吸困难、血压降低、支气管哮喘、肺水肿,甚至死亡,其发生率极低,为百万分之一至百万分之二。Gd-DTPA 不良反应的高危因素及其预防和处理均与碘对比剂相仿。

为了进一步提高 MRI 对比剂的安全性和效能,新型对比剂不断被研发和应用:①非离子型细胞外液对比剂:其渗透压低,更加安全。②单核-巨噬细胞系统特异性对比剂:对小肝癌的检出敏感性接近经肝动脉 CT 扫描(CTHA),特异性高于 CTHA;另在诊断肝硬化结节和局灶性结节增生并与肝癌鉴别等方面优势明显。③肝细胞特异性对比剂(靶向对比剂):对提高肝脏肿瘤的检出率、明确肿瘤是否肝细胞来源诊断价值较高,还可进行肝脏磁共振功能成像。④血池性对比剂:主要用于灌注加权成像和对比增强 MRA。

(刘继明)

第九节　MRI 检查的安全性

进行 MR 检查或在 MR 环境下工作,不发生电离辐射损伤,同时也无明确长期损伤的相关报道。然而,在 MR 环境下工作以及进行检查的患者,依然存在潜在风险。应通过明文规定,对在该环境下的人员进行约束,MR 的工作人员更应熟知相关的安全条例。

下列情况为绝对禁忌证,不宜进行磁共振检查:①戴有心脏起搏器、神经刺激器,人工金属心脏瓣膜等的患者;②戴有动脉瘤夹者(非顺磁性如钛合金除外);③有眼内金属异物、内耳植入物、金属假体、金属假肢、金属关节、体内铁磁性异物者;④妊娠 3 个月内的早期妊娠者;⑤重度高热患者(一般 39℃)。

下列情况为相对禁忌证,经适当处置可进行磁共振检查:①体内有金属异物(金属植入物、义齿、避孕环)、胰岛素泵等患者如必须进行 MR 检查,应慎重或取出后行检查。②危重患者需要使用生命支持系统者;③癫痫患者(应在充分控制症状的前提下进行 MR 检查);④幽闭恐怖症患者,如必须进行 MR 检查,应在给予适量镇静剂后进行;⑤不合作患者如聋哑人、小儿,应在给予适量镇静剂后进行;⑥孕妇和婴儿应征得医生、患者及家属同意后再行检查。

(刘继明)

第四章 CT 检查技术

CT 是计算机体层成像的简称。目前,CT 可用于身体任何部位组织器官的检查,因其密度分辨率高,解剖结构显示清楚,对病变的定位和定性诊断较普通 X 线有明显提高,已成为临床常用的影像检查方法。

一、基本检查技术

【检查前准备】

(1)扫描前详细询问病史,复习有关影像检查资料和化验结果,了解申请检查的部位和目的,以确定适宜的扫描方案,如需进行增强扫描要告知患者检查的风险并取得患者或家属签字同意。

(2)腹部检查前 4 小时应禁食,急诊除外。扫描前两天不服泻药,少食水果和蔬菜。扫描前一周不作胃肠钡剂造影,不服含金属的药物。(扫描前口服 2%～3% 的含碘水溶液 800～1000ml)检查前 30 分钟口服 1000ml 饮用水,扫描前 10 分钟再次口服 300ml 饮用水,使胃肠道充盈。盆腔检查前需憋尿。

(3)胸腹部检查前应训练患者平静呼吸与屏气,喉部扫描时嘱患者不要做吞咽动作,眼眶扫描时嘱患者两眼球向前凝视,闭眼不动。

(4)儿童或不合作的患者可用镇静剂甚至麻醉药以制动,危重患者需采取监护,并准备急救措施。

(5)增强扫描的患者检查前应禁食 4 小时并口服苯海拉明、地塞米松等预防过敏药物,最好采用非离子型对比剂,如采用离子型对比剂必须作碘过敏试验。

(6)去除扫描范围内患者穿戴的金属物体,例如发卡、耳环、假牙、金属拉链、皮带扣等。

【适应证】

CT 可用于全身各系统器官的检查,但由于其空间分辨率和时间分辨率的限制,以及主要依靠密度差异和形态变化来显示病变,因此其对于细小病变和空腔器官的观察有一定的限度,主要适应证包括如下。

1.中枢神经系统　主要用于颅内肿瘤、脓肿与肉芽肿、寄生虫病、外伤性血肿与脑损伤、脑梗死与脑出血、先天性畸形、椎管内肿瘤与椎间盘突出等的诊断。

2.头面颈部　对眼眶和眼球良恶性肿瘤、眼肌病变、乳突及内耳病变、耳的先天发育异常、鼻窦和鼻腔的炎症及肿瘤、鼻咽部肿瘤、喉部肿瘤、甲状腺肿瘤以及颈部肿块等有较大诊断价值。

3.胸部　可用于诊断气道、肺、纵隔、胸膜、胸壁、膈肌、心脏、心包和大血管疾病等。

4.腹盆部　主要用于肝、胆、胰、脾、腹膜腔及腹膜后间隙以及泌尿和生殖系统的疾病诊断,尤其是占位性、炎症性和外伤性病变等。

5.脊柱和骨关节　可用于脊柱退行性病变(如椎管狭窄、椎间盘病变)脊柱外伤和脊柱肿瘤等、骨与关节外伤、炎症及肿瘤的诊断,也可用于显示细微的骨质结构变化。

【禁忌证】

1.绝对禁忌证　多系统功能衰竭的临床表现极不稳定的患者。

2.相对禁忌证

(1)碘过敏者。

(2)急性或慢性肾功能不全者。

(3)肝功能不正常或肝功能严重损害者。

(4)心力衰竭,严重心律失常者(尤以室性为甚)。

(5)严重的凝血功能紊乱者。

(6)不能稳定的平卧在检查床上的患者。

(7)刚刚做完口服钡剂检查的患者。

(8)孕妇。

【检查方法】

CT检查时患者摆好位置后先扫定位图以确定扫描范围,然后按设好的扫描程序开始扫描。CT常用的检查技术有普通扫描(即平扫)、增强扫描、特殊扫描(如薄层扫描、重叠扫描、靶区扫描、高分辨率扫描、延迟扫描、动态扫描等)造影CT以及CT容积扫描和三维重建等,根据不同的检查部位和检查目的采用不同的检查方法。扫描结束后,进行必要的图像后处理,调节窗宽和窗位,进行照片和存档。

1.普通扫描　是指不使用对比剂的单纯CT扫描,常规采用轴位即横断层面扫描,颅面还可作冠状层面扫描(现在多排螺旋CT可以通过对容积数据后处理获得冠矢状面等重建图像,就没有必要再单独进行冠状面扫描)。

2.增强扫描　一般通过静脉注射水溶性有机碘对比剂后进行扫描,目前最常用的是静脉快速推注的增强扫描。目的是增加组织与病变之间的密度差,有利于发现平扫未显示或显示不清楚的病变,也可以根据病变的强化特点,有助于病变的定性,还可以观察血管性病变。CT血管造影(CTA)是经周围静脉快速注入水溶性碘对比剂,在靶血管对比剂充盈的高峰期,用螺旋CT对其进行快速容积数据采集,由此获得的图像再经计算机后处理技术,重建成三维血管影像。CTA是一种创伤小的血管造影检查,可清楚显示较大动脉的主干和分支,清晰地显示动脉与肿瘤的关系,从不同角度观察血管狭窄、闭塞或动脉瘤等情况。

二、特殊扫描技术

为了更清楚地显示解剖结构或病变,除普通扫描外,对某些部位还需应用一些特殊扫描技术。

1.薄层扫描　指扫描层厚≤5mm的扫描,主要优点是减少部分容积效应,真实反映病灶及组织器官的内部结构,一般用于检查较小的病灶和较小的组织器官,如脑垂体、肾上腺、胰腺、眼眶、内耳等。进行三维重建等图像后处理时,也需进行薄层扫描以获得较好的图像质量。

2.重叠扫描　重叠扫描是指层间距小于层厚,使相邻扫描层面部分重叠的扫描。重叠扫描可以减少部分容积效应,图像更真实的反映病灶,提高小病灶的检出率。但重叠越多,接受X线照射量也增多。

3.高分辨率扫描　采用较薄的扫描层厚和高分辨率图像重建算法(或骨算法重建)获得良好的组织细微结构极高的图像空间分辨率。空间分辨率高、层厚薄,对显示小病灶及病灶的细微变化优于常规CT扫描,一般是在常规扫描的基础上对兴趣区进一步检查或用于小器官或小病变的检查,例如肺部弥漫性与结节性病变、垂体微腺瘤、内耳和肾上腺等检查。

4.靶扫描　也称目标CT扫描、放大CT扫描,是仅对于感兴趣区进行局部扫描,常用小的FOV、薄层(1～5mm)以获得清晰的放大图像,可明显提高空间分辨率。常用于组织结构比较小的器官或病灶,如垂体、内耳、肾上腺和肺内小结节等。

5.造影CT　造影扫描与普通扫描的区别是在扫描前或扫描中需向体内引入造影剂。可使用阴性造影剂如空气等,阳性造影剂如碘剂等,来增加靶器官与周围对比。在某些情况下还可使用中性造影剂如水等,目的是使靶器官如胃肠道等空腔器官充分扩张,避免褶皱折叠造成诊断困难,同时又不至于遮盖由其他阴性或阳性造影剂造成的改变。造影CT可分为血管造影CT和非血管造影CT两种。血管造影CT是将血管造影和CT扫描两种技术相结合的一种检查方法,主要用于肝脏占位性病变的检查,对肝内小肿瘤的检出率高于常规CT、动态CT和血管造影,目前被认为是检测小肝癌最敏感的方法;非血管造影CT主要包括脑池造影CT、脊髓造影CT和胆系造影CT等。随着多排螺旋CT和磁共振技术的普及,这些方法多已不再采用。

6.动态扫描　即多期扫描,指静脉团注对比剂后,在较短时间内对某一部位进行快速连续扫描,可以获得动脉早期、动脉期、静脉期、静脉晚期及延迟期等不同时相的强化图像。

7.灌注扫描　指在对比剂首次通过受检组织的过程中对选定的区域进行快速连续扫描,然后利用灌注软件测量图像的CT值变化,采用灰阶或色彩在图像上表示,利用一定的数学模型计算组织的血容量(BV)、血流量(BF)、对比剂达峰时间(TTP)、对比剂平均通过时间(MIT)和组织通透性等参数,从而反映这一组织的血供和血流动力学变化情况。

8.心电门控成像　随着CT时间分辨率的提高,利用ECG门控技术采集心脏在某一相对静止时相的图像,从而解决了心脏运动与CT成像的矛盾,获得清晰的心脏和冠脉图像。

9.低剂量扫描　指在保证诊断要求的前提下,降低扫描参数,从而降低患者接受的剂量,主要用于肺癌患者的复查和高危人群的筛查。

10.双能量扫描　采用两种不同能量的X线对同一部位进行扫描,根据不同物质的能谱变化利用软件进行区分和诊断。

11.结肠CT扫描技术　针对临床结肠镜检查困难或失败的患者,在按结肠镜检查肠道准备后,于CT室由肛门插管注入二氧化碳或空气1000～3000ml后,行CT扫描,并利用相关计算机软件进行处理,可用于结肠肿瘤、息肉等病变的观察。

三、CT三维重建技术

CT三维重维技术是指在工作站上应用计算机软件将螺旋扫描所获得的容积数据进行后处理,重建出直观的立体图像。主要后处理重建有多层面重建、容积再现技术、表面遮盖显示、最大密度投影、CT仿真内窥镜技术等。

1.多层面重建(MPR)　多层面重建是将扫描的容积数据,按照需要划线重新组合成冠状、矢状、斜位和曲面图像。MPR图像仍然是二维图像,但它能从不同角度反映目标的解剖关系,而且保留了像素的CT值信息,可以进行密度测量。曲面的MPR图像可以了解复杂目标的解剖结构。其缺点是没有直接展示三维模型,因此不能直接进行三维测量。

2.容积再现技术(VRT)　是将容积数据按照CT值分别定义为不同的色彩、灰阶和透明度,采用三维显示扫描范围内的各种结构。人为改变体素的亮度和对比度,可以在不失真的情况下改变组织与周围的对比度,突出目标的形态。通过不同的颜色可以更好地区分不同组织器官。通过改变透明度可以更形象地显示不同组织和器官的三维关系。由于保留了全部原始的断层数据,使目标的三维现实层次更丰富,形态准确逼真。但是,也正是由于采用了全部数据,没有给特定目标确定表面界限,使得三维的距离、角度和容积的测量无法实现。

3.表面遮盖显示(SSD)　是将连续平面图像形成的三维模型,以不同CT值或CT值范围为界限形成多组界面,并以光照和投影的方式显示不同界面的关系。通过计算扫描范围内组织表面的所有相关像素的CT值,保留所选CT阈值范围内的像素影像,将超出阈值范围的像素作透明处理,从而形成阈值范围内的组织表面影像。表面遮盖法优势在于图像直观立体,目标的三维关系明确清晰,不易混淆。其缺点是在大量的原始数据中仅保留了简单的界面关系,而内部信息丢失,无法进行内部结构的进一步分析。同时由于器官的界面是由人为规定的CT值范围确定的,造成明显失真,不能反映形态复杂器官的实际情况,形态受主观影响较大,可重复性差。

4.最大密度投影(MIP)　是将扫描的容积数据按照CT值的大小进行投影,在投影方向上仅保留CT值最大的像素而忽略掉CT值较低的像素,这样形成的二维投影就是最大密度投影,多应用于血管成像。相应的如果投影仅保留最小CT值的像素形成的就是最小密度投影(MinIP)。这种方法由于使用了计算机自动提取模型,目标简化,突出目标与周围的对比,使目标的三维关系显示清楚。这种方法的主要缺点是对于周围对比度不高的实体目标,很难捉取准确的影像。另外,由于这种方法一般仅使用灰度对比,对于微小病变有时会受周围物体遮盖而被忽略;而且这种方法在显示相对简单的三维关系时比较可靠,对于复杂的关系,由于相互遮盖,很难做出准确判断。

5.CT仿真内窥镜(CTVE)　是利用计算机软件,将螺旋CT容积扫描获得的图像数据进行后处理,重建出空腔器官内表面的立体图像,类似纤维内窥镜所见。目前多用于观察气管、支气管、胃肠道、鼻腔、鼻窦、鼻咽、喉、膀胱和主动脉等。这种方法的优点是有利于了解目标的走行及内部有无狭窄或隆起、凹陷性病变。由于受到视野、视距、视角的影响,仿真内镜的影像经常出现畸变,因此很少用作精确的测量诊断。与纤维内镜相比,仿真内镜具有检查无痛苦、无需麻醉、可以观察阻塞部位以远的情况等优点,同时也有患者须承受辐射、无法进行活检和无法观察黏膜充血、出血等颜色改变等缺点。对于1cm以上病变,仿真内镜与纤维内镜的检出率相似。

6.透明显示技术　是一种三维透明显示生物体结构的计算机图像处理技术,对所选择的三维组织或物体内的所有像素进行投影,可以观察内部结构,类似透明法图像,多应用于含气的脏器(如鼻咽部、气道、肺、胃肠道等)的三维CT成像,一般在应用时可与阈值技术合并应用。

(魏明湘)

第五章　呼吸系统 X 线诊断

第一节　呼吸系统正常 X 线表现

X线检查常用的方法是摄影,即胸片,体位包括正位和侧位,必要时加斜位。过去曾使用过的透视、体层摄影、支气管造影等已基本不用。血管造影包括肺动脉及支气管动脉造影,用于检查肺血管性病变及不明原因的咯血等,现也常用 CT 血管成像替代。

1.**胸壁**　包括皮肤和皮下组织、肌肉、乳腺、骨性胸廓结构。胸锁乳突肌下端与颈根部软组织影呈现为外缘锐利、均匀致密的阴影,位于两肺尖内侧。胸大肌于肺野中外带形成扇形阴影(图 5-1-1a)。女性乳房影位于两侧肺下野,呈半圆形,下缘清楚,上缘模糊(图 5-1-1b),乳头影呈圆点状,两侧对称,一般位于第五前肋间水平(图 5-1-1c)。其他软组织由于缺乏对比常不能显示,骨骼表现为高密度。

2.**肺野**　X线胸片上含气的两肺呈均匀一致的透亮区域,在第 2 和第 4 肋骨前端的下缘划一水平线把肺野分为上、中、下三野,纵行三等分将肺野分为内、中、外三带(图 5-1-2)。肺尖指第一肋骨内缘以内的部分。

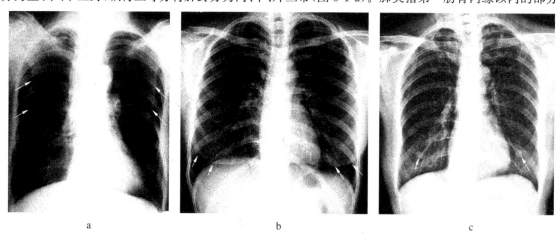

图 5-1-1　正常胸部 X 线正位片

正常胸大肌(a,箭);正常女性乳房影(b,箭);正常乳头影(c,箭)

3.**肺门**　两肺野内带中部血管、支气管、神经、淋巴进出肺组织的集中区域,称为肺门,主要由肺动脉主干、肺叶动脉、伴行支气管及肺静脉构成,在 X 线胸片上位于内带中部,左肺门较右侧肺门略高。肺门影分为上、下两部分,中间可形成一钝角,称为肺门角,一般右侧清楚(图 5-1-3)。

4.**肺纹理**　肺纹理由肺动脉、肺静脉、支气管、淋巴管及少量间质组织组成,在肺野中呈树枝状分布,自肺门部向周边延伸,逐渐变细(图 5-1-4)。

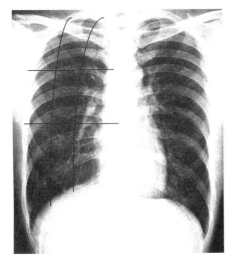

图 5-1-2　肺野划分图

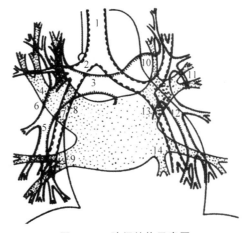

图 5-1-3　肺门结构示意图

1.气管;2.右主支气管;3.右肺动脉;4.下后静脉干;5.右下肺动脉;6.肺门角;7.中间支气管;8.右上肺静脉;9.右下肺静脉;10.左肺动脉弓;11.舌叶动脉;12.左下肺动脉;13.左上肺静脉;14.左下肺静脉

　　5.肺叶与肺段　叶间胸膜将右肺分为上、中、下 3 叶,左肺分上、下 2 叶(图 5-1-5)。肺叶由 2～5 个肺段组成,右肺共 10 段,包括上叶尖、后、前 3 段,中叶内、外 2 段,下叶的背段以及内、前、外、后 4 个基底段。左肺共 8 段,包括上叶尖后、前及上、下舌段,左下叶为背段及内前、后、外 3 个基底段。X 线胸片上有时可根据叶间胸膜确定肺叶的位置,但肺段间并无明确分界,因此,不能显示肺段界限。

　　6.纵隔　纵隔位于两肺之间,前方为胸骨,后方为胸椎,上缘是胸廓入口,下界为横膈。纵隔两侧边缘为纵隔胸膜覆盖。纵隔内器官和组织包括心脏、大血管、气管、主支气管、食管、淋巴组织、胸腺、神经及脂肪等。在侧位上,纵隔可分为 6 区,以胸骨柄体交界处至第 4 胸椎下缘连线,其上为上纵隔,下为下纵隔;以气管、升主动脉及心脏前缘的连线分前、中纵隔,以食管前壁及心脏后缘连线区分中、后纵隔(图 5-1-6)。

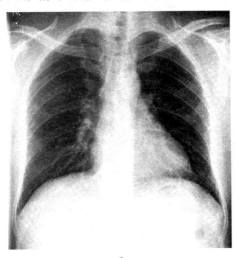

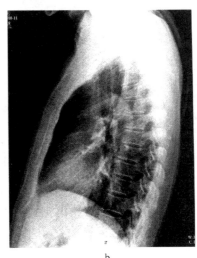

a　　　　　　　　　　　b

图 5-1-4　正常胸部

X 线胸片,正位后前位(a),右侧位(b)

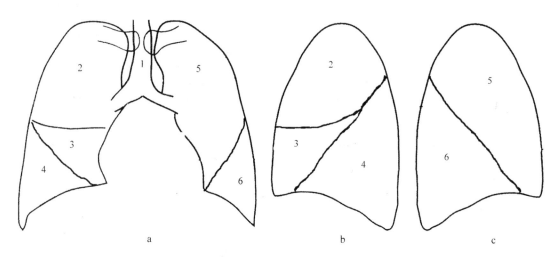

图 5-1-5　肺叶线图

胸正位(a);右侧位(b);左侧位(c)

1.气管;2.右肺叶;3.右肺中叶;4.右肺下叶;5.左肺叶;6.左肺下叶

7.胸膜　胸膜分脏层与壁层,两层胸膜之间形成潜在的胸膜腔,其内正常情况下有少量润滑液体。X线胸片正常胸膜通常不能显影,但脏层胸膜在肺叶分界处反折形成叶间裂,正位上可见右肺上叶与中叶之间的水平裂呈线状,侧位上斜裂胸膜表现为自后上斜向前下方的线状致密阴影(图 5-1-7)。

8.横膈　横膈介于胸、腹腔之间,由薄层肌腱构成,分为左膈和右膈,呈圆顶状,一般右膈位置较左膈高1～2cm。横膈与侧胸壁之间形成肋膈角,与心脏之间形成心膈角。侧位 X 线胸片上,横膈与前后胸壁形成前后肋膈角。

9.气管和支气管　气管上缘为环状软骨,至第 5～6 胸椎平面分为左、右主支气管,分叉角度为 60°～85°,气管分叉部下壁形成支气管隆突。两侧主支气管逐级分支,分出叶、段、亚段、细支气管、呼吸细支气管等(图 5-1-8),最后是肺泡管和肺泡囊。正常 X 线胸片上,气管及大的支气管显示为管状透亮影(图 5-1-4)。

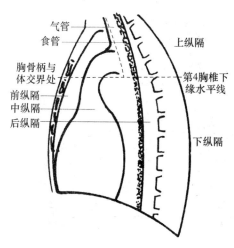

图 5-1-6　纵隔分区线图

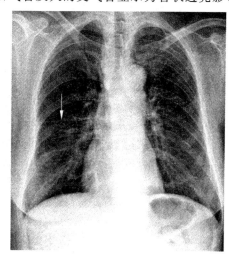

图 5-1-7　右侧水平裂

胸部 X 线正位片可见右侧水平裂(箭)

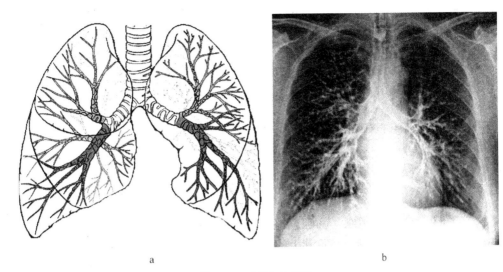

图 5-1-8　气管、支气管

线图(a)和支气管造影(b)显示分支状支气管

（伯志勇）

第二节　气管和支气管疾病

一、先天性支气管肺疾病

(一)肺隔离症

又称支气管肺隔离症,分为肺叶内型和肺叶外型,为胚胎时期一部分肺组织和正常肺分离而单独发育,与正常支气管树不相通,其血供来自体循环的分支,引流静脉可经肺静脉、下腔静脉或奇静脉回流。

【影像学表现】

1.X 线　下叶后基底段密度均匀,边缘清楚致密阴影。合并感染时,病灶可增大模糊,形成单发或多发含气囊腔阴影。

2.CT　肺叶内型:膈上肺基底部脊柱旁软组织密度影,呈蜂窝状改变;肺叶外型:边缘清楚,密度均匀,软组织密度影。增强扫描,实质部分强化,动态检查可显示肺隔离症供养动脉源于体循环(主动脉最多见)。

3.MRI　信号不均,多方位显示病灶与周围组织关系及供血动脉起源,内部血管结构及静脉引流情况,利于区别肺内及肺外型。

4.血管造影　主动脉造影显示来自体循环的供血动脉和引流静脉。

【鉴别诊断】

肺脓肿,多房性肺囊肿,阻塞性肺不张,肺炎,肺癌。

【影像检查优选评价】

CT 为首选检查手段。

(二)肺动静脉瘘

又称肺动静脉畸形,是肺部动脉和静脉直接相通而引起血流短路。

【影像学表现】

1.X 线　单发或多发结节;异常血管影;瘤囊搏动;大小可改变;肋骨下缘切迹。

2.CT　肺门附近肺内带圆形致密影;动态增强检查病变强化,清楚显示供应动脉及引流静脉。

3.MRI　多方位成像,血流呈流空信号,根据所选序列及血流快慢不同,病灶内血流信号亦可呈高或等信号。

4.血管造影　显示 AVM 供养动脉来源、血管粗细、数目及瘤囊情况。

【鉴别诊断】

典型表现结合病史诊断明确。不典型者需与肺结核球、良性肿瘤、肺癌鉴别。

【影像检查优选评价】

CT 和 MRI 可更清晰显示病灶,必要时行动脉造影确诊。疑为本病时避免穿刺活检。

(三)先天性支气管囊肿

一种由胚胎发育障碍引起的先天性疾病,最常见。囊肿为单发或多发,发生于肺内者称肺囊肿。

【影像学表现】

1.X 线　单发囊肿:下叶多见,分含液、含气及液气囊肿,边界清晰,壁薄,大小可改变;多发囊肿:见于一叶、一侧或双肺野,含气囊肿大小不等,占据整侧肺时,称蜂窝肺,伴胸膜增厚,肺体积缩小改变;伴发感染时边界模糊,壁厚。

2.超声　位于胸膜下含液囊肿或气液囊肿,前者显示无回声区及包膜回声,后者显示液平线。

3.CT　有助于定位及定性诊断。

4.MRI　囊内液体成分不同,MR 信号强度不同,T_1WI 呈低或高信号。

【鉴别诊断】

与肺隔离症,肺结核空洞,肺包虫囊肿,急性肺脓肿鉴别。

【影像检查优选评价】

X 线可诊断,CT 有助于确诊,MRI 有助于了解囊液成分,超声显示含液囊肿包膜。

【影像检查优选评价】

X 线胸片为首选方法,CT 或高分辨 CT 检查可观察细微变化。

二、支气管疾病

(一)慢性支气管炎

一种多病因呼吸道常见病,老年人多见,是指支气管黏膜及其周围组织的慢性非特异性炎症。

【影像学表现】

1.X 线　早期无异常,进展期表现如下。①肺纹理改变:增多、紊乱、扭曲及变形。②肺气肿:弥漫性及小叶中心性。③肺动脉高压:肺门处血管纹理增粗。④肺部炎症。

2.CT　支气管壁增厚,管腔狭窄、扩张,肺组织密度低,胸膜下肺大疱,气管"刀鞘状"改变,HRCT 可显示肺间质及实质微细改变。

【鉴别诊断】

结合临床病史及症状不难诊断,需与间质性肺炎、结缔组织病、尘肺鉴别。

(二)支气管扩张

常见,多见于儿童及青壮年,常继发于支气管、肺化脓性炎症、肺不张及肺纤维化。

【影像学表现】

1.X 线　①柱状扩张表现为管状透明影或杆状致密影,囊状扩张表现为多个薄壁空腔,可有液平。②肺内炎症:小斑片状影。③肺不张。

2.CT　①柱状支扩:"双轨"征或呈"戒指"环状。②囊状支扩:葡萄串状阴影。③曲张形支扩:管径粗细不均,囊柱状改变。④支扩内充满黏液栓时显示棒状、结节状高密度阴影。

【鉴别诊断】

结合临床及 X 线、CT 检查不难诊断,需与特发性肺纤维化的蜂窝肺鉴别。

【影像检查优选评价】

高分辨 CT 是最佳检出方法。

(三)支气管异物

80%～90%见于 5 岁以下儿童,植物性异物最多见。

【影像学表现】

1.X 线　直接征象:显示不透 X 线异物、部位、形态及大小。间接征象:①肺不张;②纵隔摆动;③阻塞性肺气肿;④肺部感染。

2.CT　发现不透及透 X 线异物,确定位置、大小、形态。

【影像检查优选评价】

CT 较 X 线敏感,对 X 线不能确诊的可行 CT 检查。

(郭士军)

第三节　肺气肿

一、分类

肺气肿主要指肺脏终末细支气管远端部分,包括呼吸性细支气管、肺泡管、肺泡囊和肺泡的过度充气,或由于它们的扩大或壁的破坏所引起。肺气肿还包括气体异常的进入肺间质内。

根据病因、病变性质及病变范围分为 4 类:①慢性弥漫性阻塞性肺气肿;②局限性肺气肿;③代偿性肺气肿;④间质性肺气肿。

根据病理解剖学可分为:①小叶中心型肺气肿;②全小叶型肺气肿;③间隔旁肺气肿(即肺小泡);④瘢痕旁肺气肿;⑤间质性肺气肿。

小叶中心型、全小叶型及间隔旁肺气肿常见于慢性支气管炎、各种原因的肺间质纤维化及支气管哮喘等。小叶中心型(需 CT 诊断)及全小叶型肺气肿可融合成肺大疱。

二、慢性弥漫性阻塞性肺气肿

【病因病理】

这种病变可继发于许多疾病,以慢性支气管炎、支气管哮喘和各种尘肺最多见。其基本病理机制是细小支气管因痉挛或肿胀而引起部分性阻塞,使肺内空气易进难出,因而使肺泡过度充气,逐渐膨胀,进而肺泡壁破裂并相互融合。肺泡壁因血供受阻、弹性纤维受到破坏,以致肺泡不能回缩。

必须强调的是肺气肿是一解剖学诊断,其形态学定义是需要有肺泡壁的破坏和小气道阻塞。肺气肿可进一步分为全小叶(全腺泡)型和小叶中央型(中央腺泡)。如果破坏终末细支气管远端的所有肺组织称为全小叶型肺气肿;若终末细支气管远端的肺组织没有全部被破坏称为小叶中央型肺气肿。小叶中央型肺气肿的破坏多发生在小叶的中央,但亦可偏心发展。小叶中央型肺气肿病理为2～3级呼吸性细支气管扩张,其位置相当于小叶中心部位,病变进展后可累及全小叶。轻度的小叶中心型肺气肿与正常肺特别是老年肺鉴别困难。小叶中央型肺气肿好发于上叶,而全小叶型肺气肿以肺底为甚。

【影像学表现】

1.X 线表现　大多将肺部的过度充气膨胀以及肺血管纹理变细和减少现象作为诊断肺气肿的两个主要 X 线表现。但肺血管纹理的改变实际上具有如下两种类型。

(1)肺纹理减少型:这种肺气肿的 3 项主要 X 线表现为:①肺过度充气膨胀;②肺血管纹理减少;③肺大疱。肺过度充气膨胀,表现为肺透亮度加深和肺容积增大。肺容积增大表现横膈位置下降和膈顶变平、胸骨后肺透亮区增宽、胸廓呈桶状及心影呈垂直型。这种类型常多见于全小叶型肺气肿。

(2)肺纹理增多型:其 X 线表现肺纹理不是纤细减少,反而比正常者更为显著(图 5-3-1)。有的轮廓不规则、不清晰,提示有严重的慢性支气管炎现象。肺部只有轻度或中度的过度肺充气膨胀(肺大疱很少见到)。这种类型多见于小叶中央型肺气肿。

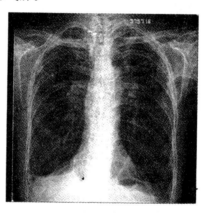

图 5-3-1　肺气肿(肺纹理增多型)

测量弥漫性阻塞性肺气肿时应注意:早期肺气肿的诊断是困难的,需结合临床、肺功能测量等综合诊断。深呼气下摄片观察膈肌的位置及肺透亮度;透视下观察膈肌动度及透亮度变化会提供有力的诊断依据。用深吸气片诊断肺气肿是绝不可靠的。

有人认为膈顶变平对肺气肿的诊断亦较为重要。其测量方法如下:正位片从心膈交界点至肋膈交界点画一横线,然后从膈面最高点向横线画一垂直线,垂直线的距离<1.5cm,则认为膈顶变平。

胸骨后透亮区增宽。在侧位片上此透亮区宽度需达 4～5cm 或更宽才为可靠。同时见该透亮区向下延伸,将心影稍推向后方,使心前缘与前胸壁的接触点随之下降。

肺血管纹理减少表现为直径变细和向外带迅速变尖和消失,以及在一个肺野区内数目减少。右下肺动脉的增宽亦有助于肺气肿的诊断。

2.CT 表现

(1)全小叶型肺气肿:两较广泛的密度减低区,无壁,且大小形态多不规则(图 5-3-2A)。其分布不均,以下叶及前部为重。有学者认为 10mm 层厚扫描 CT 值<－910Hu,1mm 层厚扫描 CT 值<－950Hu 可诊断为肺气肿。支气管血管束变细、稀疏,小叶间隔变薄、数目减少。可见肺大疱。胸廓前后径及横径增

加,呈横断的桶状。膈肌位置下降。可合并肺动脉高压和肺心病。本病往往根据支气管血管束、胸廓的改变结合肺脏密度异常才能诊断,对于轻度的病变 CT 诊断较为困难。

（2）小叶中心型肺气肿:在肺内可见散在的、无明确边界的、近圆形低密度区,周围的肺组织正常或基本正常(图 5-3-2B)。常规 CT 可以发现直径≥1cm 的病变,HRCT 能够显示 2～3mm 的低密度区,<2mm 的病灶发现比较困难。此型肺气肿多见于上叶,尤其上叶的尖后段;下叶的背段亦较常见。

此外,应该注意:肺气肿继发感染,炎症区可出现假空洞征和假蜂窝影。

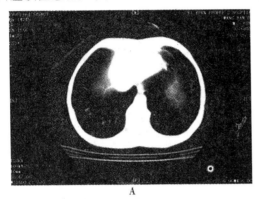
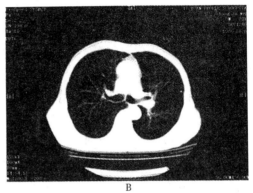

图 5-3-2 肺气肿

A.全小叶型肺气肿;B.小叶中心型肺气肿

三、肺大疱

【病因病理】

是因小支气管呈活瓣性阻塞,肺泡过度膨胀、破裂互相合并而成。其直径>1cm。

【影像学表现】

肺大疱呈薄壁环形低密度区,壁薄如线。平片常只能见到部分囊壁,甚至有时不易见其囊壁,只见局限性透亮区,其中无结构(图 5-3-3A)。巨大肺大疱可压迫周围肺组织,使囊壁增厚。肺大疱可单发或多发,大小不一;多位于肺的周边,以肺尖、肺底常见;可有液平面。较小的大疱以 CT 显示为优(图 5-3-3B)。肺大疱即可见于弥漫性肺气肿,亦可见于局限性阻塞性肺气肿。

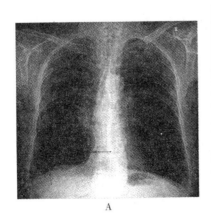
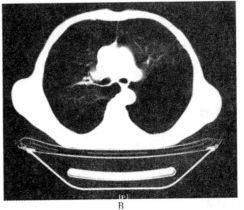

图 5-3-3 肺大疱

A.右肺大疱(箭头所示);B.双肺部均有多个近圆形低密度区,壁薄如线

四、特发性肺大疱综合征

本病又称消失肺综合征。系原因不明的一种大疱性肺气肿,有别于慢性支气管炎、肺结核、尘肺等引起的继发性肺大疱。国外学者 Burke 于 1937 年发现这类肺大疱区内肺纹理逐渐消失,首次提出"消失肺"。1987 年 Roberts 等确定了放射诊断标准,即一侧或双侧肺上叶肺大疱至少占据一侧胸腔的 1/3 以上,正常肺组织受压。

本病的发病机制尚不清楚,可能系肺弹力纤维组织的先天性发育不良或缺乏,导致肺泡壁扩张,形成肺大疱。当大疱胀到一定程度则破裂发生气胸。家族性发病者可能与遗传因素有关。本病在气胸前多无特殊症状和体征。

从上述诊断标准不难看出,该症的肺大疱好发于上肺叶(亦可多在中、上肺),但也有同时分布于下肺野者。

常规胸透、平片可发现本病。CT 平扫尤其 HRCT 能更全面地观察肺大疱的分布位置、形态、数量及大小,并可显示可能存在的肺气肿及其类型(如间隔旁肺气肿、小叶中心型肺气肿)和少量气胸等。

五、局限性阻塞性肺气肿

局限性阻塞性肺气肿是由于一个较大的支气管产生部分性阻塞所引起。可见于支气管内异物、小儿急性肺炎、早期支气管肿瘤和支气管慢性炎性狭窄(包括结核等病史)。

【X 线表现】

在影像学上呈局限性密度减低和膨胀区。其部位和范围取决于支气管的阻塞部位。深呼吸透视或深呼气摄片有利于局限性阻塞性肺气肿的显示。至于有无胸廓、横膈等改变取决于病变的范围和部位。

六、代偿性肺气肿

代偿性肺气肿属于局限性非阻塞性肺气肿,是由于一部分肺的纤维化或不张或手术切除后,其余的肺膨胀代偿其胸腔内失去的体积所致。

【X 线表现】

代偿性肺气肿的范围和程度取决于肺萎缩的程度或肺切除的多少。如果一侧肺完全切除或不张,对侧的肺可全部产生代偿性肺气肿,甚至形成纵隔疝。一叶、一段或少于一叶的代偿性肺气肿较为常见。由于其范围小,一般不产生明显的胸廓、横膈或心脏、纵隔的改变。

七、间隔旁肺气肿

亦有肺小疱之称。肺气肿位于肺小叶的外周部肺泡。病人多无症状,但易发生气胸,而出现相应症状。

【影像学表现】

以 CT 检查显示为优。典型者表现为胸膜下局限性低密度区,一般≤1cm(图 5-3-4)。多数病变长轴与胸膜平行,多个间隔旁肺气肿可相互融合,其间有线形的分隔。HRCT 有助于显示较小的病灶。常与小叶中心型肺气肿并存。

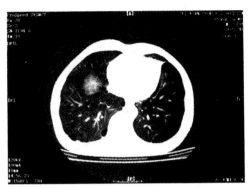

图 5-3-4　间隔旁肺气肿
双侧胸膜下有局限性低密度灶,与小叶中心型肺气肿并存

八、瘢痕旁肺气肿

【病因病理】

此型肺气肿为肺脏纤维化瘢痕病变周围的异常的含气腔隙。引起此型肺气肿的纤维化或瘢痕病变常见为肺结核、尘肺进行性块状纤维化等。

【影像学表现】

有可见的肺内纤维灶时,识别本型肺气肿较易。可见瘢痕病变周围有片状、不规则含气腔隙,其内无血管、支气管。但当它与仅在显微镜下能见到的肺纤维化共存时,则 CT 上不能与小叶中心型肺气肿相鉴别。

九、间质性肺气肿

本病是由于支气管或肺泡破裂后,空气进入间质所引起。随后气体可沿着支气管或血管周围间隙流入纵隔或心包,产生纵隔积气或心包积气,并可到达皮下形成皮下积气。

【病因】

1.外伤性　可由于胸部穿刺、胸廓切开以及严重的胸廓外伤所引起。后者以在车祸事故中较多见,不一定伴有肋骨骨折或气胸。

2.自发性　可随支气管哮喘、百日咳的阵咳或其他原因的支气管刺激而发生。

【影像学表现】

X 线平片难以显示肺内异常改变。CT 可见支气管、血管周围类圆形的气体影或伴随支气管、血管影的线条状气体影。HRCT 可显示小叶细支气管、血管周围的气体影,小叶间隔增宽并见细线状透亮影。X 线平片及 CT 还可见纵隔积气、皮下积气和心包积气,偶有气腹表现。

十、慢性阻塞性肺病

慢性支气管炎、支气管哮喘、闭塞性细支气管炎、支气管扩张和肺气肿,总称为慢性阻塞性肺病。

【X线表现】

慢性阻塞性肺病其低密度的肺气肿内往往可见纤维性改变,网状纤维大而不规则,分布不均匀,以中下肺居多。膈肌位置较老年肺更低平。可见肺动脉增粗、肺心病的表现。

【鉴别诊断】

应注意与老年肺鉴别。老年肺是指发生退行性变的老年人的肺脏。老年肺形态上类似肺气肿的表现,但把它看作肺气肿的一个类型是不合理的。老年肺可见两肺透亮度增强(密度减低)。两肺血管纹理呈细网状,粗细近似、分布均匀。膈肌低平,活动度下降。国内有学者发现老年肺 HRCT 可有间质性改变、肺气肿、马赛克样灌注、肺叶密度阶梯差异(通常斜裂前方的上叶后部比斜裂后方的下叶前部密度更高)和胸膜肥厚等。

十一、肺疝

肺疝是指部分肺组织突出于胸腔范围之外。其分类可根据部位和病因而定。在解剖上可分为颈、肋间(胸)和膈疝。每一类又分为先天性和获得性。获得性肺疝可分为创伤性、自发性和病理性(肿瘤或炎症过程的结果)。

获得性颈疝常见,可见于慢性咳嗽、肺气肿的老年人。此外,创伤、举重或吹奏乐器亦可引起获得性颈疝。常规胸片诊断肋间疝,须切线位观察;对肋间疝 CT 易于显示,并能确定其大小和范围。膈肺疝较为罕见。

总之,肺疝不常见,胸内高压或胸壁抵抗力减弱为其常见原因,CT 诊断优于 X 线平片。

十二、过度透明肺的 X 线分析

1.过度透明肺可以是单侧或双侧的病变。若是单侧的,它可以侵及全肺、一叶、一段甚至一个小叶。

2.单侧过度透明肺的人为原因包括投照技术的错误。

3.乳腺切除可能是单侧过度透明肺的常见原因。

4.真正的肺疾病导致单侧过度透明肺是肺血流量减少的反应。其原因包括心脏分流、肺栓塞、肺气肿、支气管内肿块和闭塞性细支气管炎。

5.X 线诊断肺气肿是一个有争论的课题。大多数人同意血管的变化与肺气肿的病理诊断紧密相关。对早期肺气肿的诊断 CT 较平片敏感。

6.慢性阻塞性肺病一词是一临床名称,这些疾病的 X 线特点不一样。过度透明区是由肺实质的破坏所造成。

7.在大气道阻塞患者,首先决定过度透明侧异常,还是密度增高侧异常。拍摄呼气片、透视或侧卧位片来肯定空气积聚是很容易的。

(郭士军)

第四节　肺水肿

一、概论

肺水肿是由于液体从毛细血管渗透至肺间质或肺泡所造成的。故病理上分为间质性和肺泡性两类，但多混合存在，而以某类为主。而在临床上分为急性和慢性，间质性肺水肿多为慢性，肺泡性肺水肿可为急性或慢性。

在临床上，肺水肿最常见于心脏病患者，另有一部分见于肾脏病、肝病患者。急性肺水肿偶可为神经源性肺水肿，即中枢神经系统疾病如脑炎（如重症手足口病所致）、脑外伤、脑肿瘤，特别是伴有颅内高压时产生，其原理尚不清楚，有血流动力学说和毛细血管渗透学说两种。急性肺水肿还可见于少数新近到高原的患者。溺水肺由于持续缺氧亦出现肺水肿（还出现肺出血、吸入性肺炎、气道阻塞等改变）。

肺水肿根据病因可分为心源性和非心源性。其形成因素主要有两个：①毛细血管压力的改变；②毛细血管通透性的改变。

毛细血管压力增高是肺水肿的最常见原因，大多随着左心疾患时肺静脉血流阻力增高而产生。左心衰竭是引起肺水肿的主要病因，但如右心亦发生衰竭则肺水肿可以减退或消失。

毛细血管通透性改变大多由于血管壁层受损引起。产生这种改变的因素有两类：①体内因素：可为低血氧、贫血、低蛋白血症，亦可由肾脏疾病（产生的机制是肾源性氮质血症，损害毛细血管壁引起通透性增强；尿毒症可有高血压，引起左心衰竭；肾脏病可有水钠潴留）、急性风湿热和菌血症等所产生的毒素，以及对某些药物的过敏反应等引起。②体外因素：包括各种吸入性病变，如吸入各种毒气和吸入酸性胃液等。

此外，淋巴回流障碍亦可促成肺水肿的产生，但一般不是引起肺水肿的单独因素。

二、间质性肺水肿

【病因病理】

多见于心脏病患者，是由左心衰竭所引起的肺静脉和毛细血管高压的一种征象，是肺淤血的进展，但二者界限不清。由毛细血管渗出到肺组织的液体首先出现于间质部分。

【临床表现】

临床上慢性间质性肺水肿的症状有较大的差异。在轻度的左心功能代偿失调时，可无明显症状。即使有些患者有气急、咳嗽、痰中带血、端坐呼吸等症状时，听诊可为阴性。其诊断以影像学为准。

【X 线表现】

肺血管周围的渗出液可使血管纹理失去其锐利的轮廓而变得模糊，并使肺门阴影亦变得不清楚。小叶间隔中的积液可使间隔增宽，形成小叶间隔线即 Kerley B 线和 A 线等。间质性肺水肿以慢性左心衰竭病例中最为常见，在这类病例中还可见到：心影增大、胸腔内少量积液、肺静脉高压征象。间质性肺水肿一般多随着慢性肺瘀血的发展而产生，故两者之间不易划清界限。A 线和 B 线可作为已有间质性肺水肿的根据。

小叶间隔线是由 Kerley 于 1933 年首先描述的，故又称为 Kerley 线。其病理基础最常见的是间质性肺水肿、淋巴管淤积、急性间质性肺炎以及慢性和特异性肺间质性病变等所引起的小叶间隔增厚,这是间质性病变的特异性表现。尤其是间质性病变的早期如欲和肺纹理相鉴别,最可靠的区别是识别 Kerley 线。

A 线为肺野内长约 2.0～5.0cm、宽 0.5～1.0mm 的直线状影,呈放射状向肺门走行,在右肺较多见,不出现在肺外带。是肺实质深处的小叶间隔增厚所致。

B 线为长 1.0～3.0cm、宽 0.5～1.0mm 的短线状,成组出现,互相平行,与胸膜面大致呈垂直方向,位于肋膈角区,偶可达中、上肺野外带(图 5-4-1)。

C 线为细短线影,互相交织呈网状,位于下肺野。

D 线比较少见。D1 线见侧位胸片,为粗长的带状影,长 4.0～5.0cm(可达 12.0cm),宽 2.0～3.0mm(可达 4.0mm),位于肺的前部,常与心影重叠,多呈横行或斜行。D2 线长而直,在胸膜面一端较宽,位于肺底部,类似叶间裂的胸膜端,偶然位于肺野外带。D3 线为大的网状,网眼直径 1.0～2.0cm,位于肺底,仅见于病理标本。

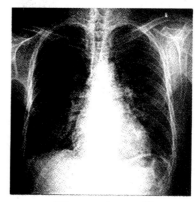

图5-4-1　Kerley B线
两侧肋膈角区可见垂直胸壁的短线状影（箭）

三、肺泡性肺水肿

其病因较多,诊断较为困难。在一些患者特别是心脏病患者,可与间质性肺水肿并存,但多被肺泡性肺水肿所掩盖。

【病理】

肺泡性肺水肿使肺的体积增大变实。由左心衰竭引起者,水肿以两肺下部和后部为著。在单纯的肺水肿中液体呈白色;如有溢血存在,液体呈红色或棕色。

【临床表现】

急性肺泡性肺水肿的典型表现为严重的气急、端坐呼吸和水泡样啰音。一般伴有咳嗽并有大量的泡沫痰或淡血样痰,并伴有其他心衰表现。慢性肺泡性肺水肿的临床症状差异较大,有些水肿广泛,但症状和体征不明显。

【X 线表现】

主要是腺泡状密度增高阴影,并相互融合成片状模糊影。一般将其分为典型的中央型、不典型的弥漫型和局限型。

1.中央型肺水肿　其片状高密度影较对称的分布于两肺野。其密度以肺门区为最高,向外逐渐变淡。肺野外缘宽约 2.0～3.0cm 的外带、肺尖和肺底,甚至叶间裂旁和纵隔旁可保持清晰。这种分布形态常被称作蝴蝶状,是肺泡性肺水肿的典型表现,但并不多见。本型可为急性或慢性。

呈蝶翼状是根据解剖学的特点发生的。因为肺根部和中央部是叶支气管及血管蒂组织,小叶发育极不完善、呼吸动度差,淋巴回流不易,肺毛细血管静脉压大,故易发生蝶翼状水肿。

2.弥漫型肺水肿　一般表现为散布于两肺的大小不一、密度不等、轮廓不清楚的片状密度增高影。以融合在一起的较大斑片状改变较为常见。分布不甚对称,以肺野内中带为主(图 5-4-2)。

分布不对称和中下叶多与患者体位和姿势有关,这是重力作用的结果。

3.局限性肺水肿　可局限于一叶,或主要见于一侧、两上或两下肺。有时可呈一个或几个孤立的、较大的、轮廓清楚的圆形高密度影,形似肿瘤。

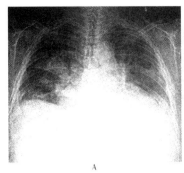 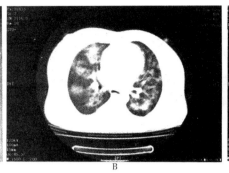 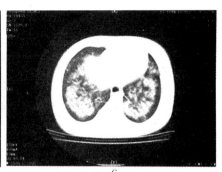

图 5-4-2　弥漫性肺水肿

A.两肺有片状高密度灶,以右肺为著;B、C 为同一患者,表现为两肺的大小不一、密度不等、轮廓不清楚的片状高密度灶

心脏病患者局限性肺水肿多见于右侧(图 5-4-3)。可能是因为左心增大压迫了左肺动脉,使左肺毛细血管内血流量减少,而不致产生水肿,而右肺血流量相对增多,所以易产生水肿。另外,心脏病患者通常喜欢右侧卧位,使右肺的呼吸运动受障,因而较易产生水肿。

【鉴别诊断】

间质性肺水肿有较特异的小叶间隔增厚诊断较易;而泡性肺水肿表现复杂,对于分布和形态不典型的病例诊断困难。首先应详细的参阅病史,特别是心血管、肾脏、中枢神经系统疾病,大量补液和吸入毒性气体等病史。

肺泡性肺水肿应注意与融合性支气管肺炎和肺梗死鉴别。临床上如有发热和白细胞增多应考虑为支气管肺炎;如有胸膜性胸痛就必须考虑有肺栓塞可能。但心衰所引起的肺水肿可与支气管肺炎和肺梗死并存,尤其合并肺炎者常见,需动态观察诊断。

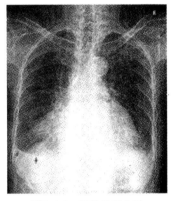

图5-4-3　局限性肺水肿

本例为心衰患者,右肺下野心缘旁可见大片状密度增高影（长箭）,右侧胸腔有积液表现（短箭）

四、高原性肺水肿

本病是一种严重危害生命的急性高原病。常发生在初入或再入高原者,多见于海拔 3000m 以上的地区。

【发病机制】

目前认为有:①肺动脉高压:当机体处于急性低氧环境下,会立即产生应激反应,短时间缺氧会直接通过神经反射引起收缩,导致肺动脉高压。②毛细血管应激衰竭:国外有学者从本病患者的肺抽取液中发现了不同于心源性肺水肿的高分子蛋白、红细胞和炎性物质,认为本病是毛细血管应激衰竭导致血管壁超微结构损伤所致。③细胞因子作用:近年来从本病患者的肺抽取液中发现除含有大量高分子蛋白、红细胞和炎性物质外,还可见 LgM,LgG,补体 C3、C4,组胺等物质。认为本病是一种高蛋白、高渗出性肺水肿,其发生与肺循环中漏孔出现和缺氧所致的体液免疫反应有关。而肺动脉高压在其发生中可能仅起辅助作用。④诱因和易感性:患者绝大多数病前均有劳累、受寒和呼吸道感染等诱因。

【临床表现】

国内 1 组报道,男多于女,年龄 19～54 岁,中位年龄 35.5 岁。本病发病急、进展快、危害严重。表现为严重的气急、端坐呼吸和水泡样啰音。可伴有咳嗽并有大量的泡沫痰或淡血样痰。

【影像学表现】

亦可分为肺泡性（包括中央型、局限型和弥漫型）和间质性肺水肿，后者相对少见。早期和恢复期主要表现为间质异常；进展期与稳定期以肺实质病变为主，且在未实变区常可见明显的代偿性肺气肿。总之，高原性肺水肿早期呈磨玻璃密度，多出现于下叶上段及后底段，且右下叶早于左下叶；中期为云絮状密度增高影，并进一步发展到上叶后段及前段，病变充满整个肺叶，且右肺重于左肺；恢复期表现为实变区从实变到磨玻璃改变过渡到正常。

五、复张性肺水肿

本病是指胸腔积液或积气，经抽液或抽气后，复张肺组织内产生的肺水肿。

【病因病理】

复张性肺水肿的发生可能为多种因素作用的结果，其中肺泡表面活性物质的缺乏是重要的原因。当肺萎缩时，肺血管收缩痉挛，肺血流量减少，从而影响肺泡Ⅱ型细胞的代谢，造成肺泡表面活性物质的分泌减少，使肺泡表面张力增高。复张时，增高的肺泡张力导致肺毛细血管周围产生负压。当此压力与肺毛细血管压力之和大于血浆胶体渗透压时，就使血管内液体外渗引起肺水肿。

在其发生过程中，机体缺氧所致的毛细血管通透性增高、肺萎缩时静脉和淋巴回流的阻滞、复张时肺血流量的增加亦为重要的协同因素。而胸腔内压的突然下降则是复张性肺水肿的主要诱因。

【影像学表现】

呈单侧弥漫性或局限性肺泡性肺水肿，亦可伴有间质性肺水肿征象。

六、成人呼吸窘迫综合征

此症命名很多，如急性肺损伤综合征、成人肺透明膜病、成人呼吸功能不全综合征、毛细血管漏综合征、急性肺不张、脂肪栓塞综合征、出血性肺不张、出血肺综合征、非心源性肺水肿、外伤后肺不张、进行性肺实变、进行性呼吸窘迫、肺微血栓综合征、休克肺、僵肺综合征、创伤性湿肺、白肺综合征等。

【病因病机】

常见的基础疾病有：严重感染、脓毒症、误吸、严重创伤、多发骨折、大手术、烧伤、头部创伤、肺挫伤、休克、输血输液过量、败血症、DIC、胰腺炎、吸入烟雾和有毒气体、氧中毒、淹溺、羊水栓塞、脂肪栓塞、低血压、低蛋白血症、应用大量激素后突然停止或减量太多等。

本症是毛细血管通透性增加引起的非心源性肺水肿，包括不同原因（如休克、创伤、严重感染）引起的具有特征性临床、病理和影像学表现的呼吸衰竭。其本质可能是肺急性循环障碍（微血管痉挛、栓塞、通透性增强）。其三联征即低氧血症、肺顺应性减低以及肺浸润已被充分认识。

【临床表现】

在原发疾病的基础上急性发病。病人有呼吸困难、干咳，烦躁不安、发绀。肺毛细血管压正常、肺顺应性降低，正常压力及高浓度给氧时，患者仍有严重低氧血症。

【影像学表现】

分4个阶段：①正常；②间质性肺水肿；③泡性肺水肿；④病变吸收或残留纤维化。

X线和CT还可发现气压伤合并症如肺气囊、气胸、纵隔积气；也可发现感染合并症如肺脓肿、脓胸。

（张智涛）

第五节　肺不张

一、概述

肺不张表示肺的充气减少，且体积缩小，可为部分或完全无气。

1.肺不张的分类

(1)国内荣独山根据其病因把它分为：①无力性肺不张；②阻塞性肺不张；③外压性肺不张；④约制性肺不张。

(2)美国 James.C.Reed 则将其归纳分为：①阻塞性肺不张；②压迫性肺不张；③被动性肺不张；④瘢痕性肺不张；⑤粘连性肺不张；其中②、③相当于国内的外压性肺不张，④相当于约制性肺不张。

2.肺不张的基本 X 线征象和特殊 X 线征象

(1)基本 X 线征象：①体积缩小、密度增高；②肺血管聚集；③叶间裂移位；④膈肌升高；⑤肺门移位；⑥肋骨聚拢；⑦健侧肺代偿性肺气肿；⑧纵隔移位；⑨心脏旋转；⑩支气管重新排列。

(2)特殊 X 线征象：①"S"征及波浪征：见于右上叶肺癌及其他叶肺癌。②"铍"征：肺门部肿块及左上叶不张的侧位像。类似于斜看或侧观的铜铍而命名。③"芭足"征：右中叶近端相对向前上膨隆(系肿瘤)，其远端移行细长(系不张的肺组织)，并投影于前心膈角，构形如芭蕾舞足。④主动脉结顶征、平腰征、心后三角征、血管结节征：主动脉结顶征于左上纵隔呈现一垂直锐利边缘，将主动脉顶轮廓掩盖；平腰征是由于心脏向左旋转所致；心后三角征是左侧斜裂于心后投影所致。以上 3 征象均为左下叶不张的特殊表现。血管结节征见于舌段动脉沿左心缘旁水平走行，部分亚段血管支沿心缘旁出现 3～5 个血管扭结影，提示儿童左下叶肺不张。⑤肺尖空气帽与 Luftsichel 征：前者见于上肺致密阴影上方肺尖区或上外方新月形透亮区；后者见于致密阴影与纵隔椎旁间呈半月形透亮影。两者均为左上叶不张下叶背段过度充气介入所致。两征象可以并存(图 5-5-1)。⑥薄饼征：是左上叶不张在胸侧位片的表现。右中上叶不张亦可有类似表现(图 5-5-2)。⑦膈上尖峰征：右膈上提并出现尖峰，可能是肺下韧带牵拉的结果，通常当做右上叶不张的征象(图 5-5-3)。⑧右上三角征：系前纵隔右移形成。表现右上纵隔旁，底向上、尖端指向肺门的三角形阴影。为右下叶或右中下叶不张的重要征象。⑨鸟翼征：右侧水平裂向内上，斜裂上段向前上收缩在侧位片呈现该征，为右上叶不张的征象。⑩标记物移位：即动态观察肺内的钙化灶位置移动。

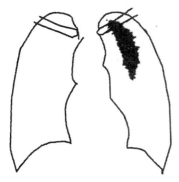

图 5-5-1　Luftsichel 征

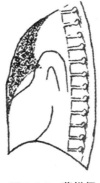

图 5-5-2　薄饼征

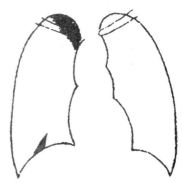

图 5-5-3　膈上尖峰征

二、无力性肺不张

本病多见于未成熟的胎儿。

【病因病理】

正常胎儿出生时可有部分肺泡未充气,而在以后的几天内逐渐膨胀。如果胎儿在生后因呼吸无力而肺部有较多的肺泡不能充气就造成肺不张。病理为散在的小叶性不张,可涉及肺段、肺叶甚至更大的范围,多见于两侧。

【临床表现】

患儿可有不同程度的呼吸困难,可有发绀,严重者可很快死亡。

【X线表现】

可见弥漫性散在分布的粟粒状或颗粒状模糊影,病变广泛亦可使肺野呈毛玻璃样。其中可见到支气管充气征。胸廓、纵隔和横膈无明显异常改变。病灶可随新生儿呼吸活动的改善在1周内逐渐自行消失。本病影像学诊断困难,应注意结合临床与支气管肺炎和出血相鉴别。

三、阻塞性肺不张

阻塞性肺不张是指气管、支气管气道阻塞,使其供应的肺内气体吸收消失而造成的肺不张。

【病因病理】

阻塞的病因较多,如吸入异物、浓稠的黏液、炎性渗出物、血块、支气管肿瘤、支气管肉芽组织和炎性狭窄等。一般气管完全阻塞后18~24小时气体即可完全吸收。长期慢性肺不张易导致纤维化而永久萎缩,有的可并发支气管扩张。肺不张的程度、部位和范围取决于阻塞的部位和程度。

【X线表现】

1.右肺上叶不张   横裂上移呈折扇形或三角形致密阴影,尖端指向肺门,甚至全部位于上纵隔旁。如果在一个慢性肺不张的病例,随访时其体积忽又增大,应该考虑有新的或复发的炎症产生。

2.右肺中叶不张   右心缘旁致密阴影,上缘不超过肺门。由于右肺上叶和下叶的代偿性肺气肿,不张的中叶前后都有气肿重叠,所以直立的正位片上常显影不清。采用前弓位投照可显示不张的中叶呈尖端向外的三角形阴影。侧位片显示较为清楚,呈三角形、梭形或线形,尖端指向肺门。一般无纵隔、膈移位。

3.左肺上叶不张   正位片上,上肺野内中带密度增高,下肺野相对较透亮,左肺上叶不张以左侧位较清楚。整个肺叶的不张以在肺癌中较多见,而其他病变如支气管内膜结核则往往仅涉及上部各段,而不累及舌段。左上叶不张肺容积减小,正位片多不能显示。

4.下叶不张   下叶肺不张使其向后、向内收缩至脊柱旁沟区,肺门向下、向内移位。左下叶不张易被心影掩盖,肺门影向下移位,并往往与心影重叠,左膈顶上升、舌叶动脉阴影下移等,为提示有左下叶不张的重要依据。正位片上右下叶肺不张并不掩盖心缘,而右中叶肺不张使心缘模糊。下叶不张由于前缘向后旋转,在侧位片上不能显示斜裂边缘,需斜位片显示。

5.肺段不张   除中叶内段不张尖端向外,其他肺段的不张均显示尖端指向肺门的三角形致密阴影。

6.一侧性肺不张   可见一侧肺密实、体积缩小,纵隔向患侧显著移位。

【鉴别诊断】

右中叶不张应注意与右中、下叶间积液及右中叶炎症相鉴别。

中叶不张可位于前肋膈角分角线上方或恰在分角线上,而中、下叶间积液位于前肋膈角分角线以下。一般中叶不张的顶端不超过肺门,而斜裂病变可超过肺门。中叶不张的上缘有时可因斜裂的旋转而凸出,但其下缘不会同时有凸出现象,而中、下叶间积液上下缘均有不同程度的凸出现象。

中叶实变大多为炎性病变所引起。其右侧位亦呈三角形致密阴影,上狭下宽,体积较大。但不能根据这一点与肺不张区别。其上缘横裂位置在正常范围,结合正位所见是区别实变与不张的要点。此外,炎症其边缘较模糊。

四、压迫性肺不张、被动性肺不张和外压性肺不张

1.压迫性肺不张 是指肺内占位性病变压迫邻近肺组织使其不能充气而引起的不张。原发病变可以是周围型巨大肿瘤,也可以是间质性肉芽(如结节病)的大量积聚所致。同样,淋巴瘤细胞在肺间质内的大量积聚也可引起广泛的肺压迫。

2.被动性肺不张 又称为松弛性肺不张,是胸膜腔内压力的改变所造成的肺萎缩。其病因主要为胸腔积液和气胸。

3.外压性肺不张 是压迫性和被动性不张的总称。似乎把肺不张分为被动性、压迫性是人为的,但它把注意力集中在产生肺萎缩的原因上,就是说不张是肺内还是胸膜腔内病变所引起。

五、瘢痕性肺不张

瘢痕性肺不张即约制性肺不张。是胸膜严重增厚、胸壁的固定或肺泡间和间质间隙内的纤维化、瘢痕形成,使肺组织失去弹性,使呼吸受到限制而引起的部分性肺不张。最常见于结核。

【X 线表现】

瘢痕性肺不张与阻塞性肺不张有时表现相似,但合并有粗大网状影。瘢痕性肺不张的肺容积减少亦可发生于间质纤维化病变(如矽肺、硬皮病、特发性间质纤维化和脱屑性间质性肺炎等)。但间质性病变所致的容积减少,单纯的表现为密度最高、血管聚集和膈肌升高,这一表现被误认为是主动性吸气不足,通常不认为是肺不张。

六、粘连性肺不张

当肺泡表面粘连在一起时,就可产生粘连性肺不张。该类型肺不张主要见于两种疾病:新生儿肺透明膜病和肺栓塞。其粘连形成的原因推测为表面活性物质的缺乏所致。

七、盘状肺不张

它是亚段性肺不张的一种特殊 X 线形态。

【病因】

这种不张大多由于该肺部呼吸障碍所致,往往与横膈运动减弱密切相关,因为此时少量的分泌物可使支气管阻塞,引起亚段性肺不张。可见于膈下病变、腹部病变、急性胸膜炎引起的膈动度减弱,肺梗死亦常并发本症。

【X线表现】

呈2～6cm长,厚度相对较扁的条状或盘状密度增高影,边缘清晰。多见于膈顶上方,呈横行。结合横膈的位置与动度等甚有诊断价值。病灶可以邻近胸膜,但不穿过叶间裂。这种阴影可随呼吸而移动,但前弓或后倾时消失。如果时间持久可伴纤维化改变,致消退缓慢或长期残留。

膈上线状阴影也可以是线状瘢痕所致,如为暂时性的,可认为是亚段不张的诊断。

八、圆形肺不张

又称为球形肺不张、折叠肺。是一种特殊类型的局限性肺不张,因呈圆形或球形而得名。

【病因】

一般认为游离的胸腔积液是发生本症的必要条件,积液吸收后有部分呈被动性不张状态的肺组织,因受周围增厚胸膜之固定不能复张而形成圆形肺不张。

【X线表现】

呈圆形、类圆形肿块,亦可呈逗点状、楔状、不规则分叶状。大小不等,一般约2.5～5.0cm大小。常位于胸膜下,以下叶外底段或背段多见,偶可位于膈面或上叶。其内可见支气管充气征。块影附近广泛的胸膜增厚是一个重要征象。最特殊的表现是靠近块影内下缘的肺血管和支气管扭曲呈弧形,先达肺底部,然后向上弯曲延伸,颇似彗星的尾部,故称为彗星征,是其较特征性的表现。

总之,不规则的胸膜增厚、伴彗星尾征的肺内块影是X线诊断的主要依据。

（张智涛）

第六节　肺肿瘤

肺部肿瘤包括原发性肿瘤和转移瘤,原发性恶性肿瘤以支气管肺癌常见,少数为肉瘤等。支气管腺瘤一般认为是低度恶性肿瘤,组织学分为类癌、黏液表皮样癌和腺样肺良性肿瘤占肺肿瘤的10%,根据来源大致分为3类:①来源于胚胎发育障碍:如错构瘤、畸胎瘤。②来源于间叶组织:如平滑肌瘤、神经鞘瘤、脂肪瘤、血管性瘤等。③来源于支气管壁的上皮或腺体:如支气管乳头状瘤等。

一、肺错构瘤

本病是肺内最常见的良性肿瘤,严格说不是真性肿瘤,是内胚层与中胚层发育异常而形成的肿瘤样变。发生于肺段及段以上支气管的错构瘤为中央型;发生于肺段以下支气管及肺内的称为周围型。以周围型多见,仅10%位于支气管腔内。

【病理】

在组织结构上一般以软骨为主,其次为纤维组织、平滑肌、脂肪组织、上皮组织、骨组织等。故根据其成分主次可分为软骨型、纤维型、平滑肌型、腺样型等。

【临床表现】

多见于40岁以上男性,男女之比约2～3∶1,一般无临床症状,偶尔(尤其中央型)可有咳嗽、咳痰,甚至痰血等症状。

【X 线表现】

周围型通常表现为圆形或椭圆形孤立性肿块,直径多<5cm。轮廓光滑,无毛刺征象,亦可有浅分叶或边缘毛糙。以软骨成分为主者可有较广泛的钙化,以纤维组织为主者密度均匀。25%～30%可有钙化,典型者呈爆米花状,也可呈斑点状。其内脂肪组织呈小囊状低密度影,极少出现空洞。肿瘤生长缓慢,少数亦可增长很快,甚至恶变。大支气管内者可见边缘光滑的腔内结节并可见阻塞性肺炎、肺不张等表现。错构瘤可多发,但少见。

总之,错构瘤是最常见的肺内良性肿瘤,且仅有 25%～30%出现钙化,所以肺内密度均匀的圆形、椭圆形的孤立良性肿瘤以本病多见。CT 对脂肪、钙化的检出更为敏感,故 CT 检查对该病的诊断和鉴别诊断甚有意义。

【鉴别诊断】

①其他肿瘤:错构瘤既可表现密度均匀,亦可含有脂肪或(和)钙化,结合其边缘光滑等表现是正确诊断的关键。否则,尤其无钙化及脂肪者易误为肺癌,也不易与其他良、恶性肿瘤相鉴别。②畸胎瘤:虽亦有钙化和脂肪,但体积较大(多为 5～10cm),常因继发感染而边缘模糊、毛糙,甚至呈大片状有助于鉴别。

二、肺内畸胎瘤

【病因】

本病的发生原因尚不十分清楚。国外学者认为可能发生于胸腺的始基第三对咽囊,与纵隔畸胎瘤的组织发生很可能相同。也有人认为绝大多数肺内畸胎瘤可能原发于纵隔内,可能在肿瘤早期尚无症状时穿破纵隔胸膜入肺内而在肺内发育生长。故本病不宜象其他肿瘤那样称之为"肺瘤","肺畸胎瘤"只能适用于手术时见纵隔胸膜完整无损、肺内肿瘤与纵隔无任何关系者。

【临床表现】

大多缺乏特征性临床表现主要表现为反复发作的咳嗽、咯血及胸痛、胸闷,合并感染出现相应症状,咳出毛发及豆腐渣样物具有特征性。

【X 线表现】

①肿瘤好发于靠近前内胸壁的肺叶或肺段,肿瘤与纵隔呈锐角。②肿瘤一般体积较大,绝大多数在 5～10cm 之间。大多因继发感染而边缘毛糙或模糊不清,甚至呈大片阴影。一般无分叶或仅有浅分叶。③肿瘤密度不均。其内可见钙化及不规则透光区,透光区代表脂肪成分或肿瘤与支气管相通时气体进入肿瘤内。CT 对钙化和脂肪成分的测定有助于本病的定性诊断,CT 还可显示肿瘤与纵隔的关系。

本病易误诊为肺癌、肺化脓症、肺结核、肺霉菌病、炎性肿块、先天性肺囊肿并感染及支气管扩张并感染等。

三、支气管腺瘤

支气管腺瘤这一命名不确切,本病应属恶性。肿瘤起源于气管、支气管的黏液导管的上皮细胞。

【病理学分类】

①从组织学上分为:类癌、黏液表皮样癌和腺样囊性癌。其中 90%左右为类癌。②从大体形态上分为:中央型纯磨玻璃状密度灶,而细支气管肺泡癌或腺癌在纯磨玻璃状密度灶和混合性磨玻璃状密度灶的出现率相近。因此根据局限性膜玻璃样密度灶内实性成分的多少在一定程度上可以鉴别肺腺癌和 AHH。

四、肺癌

支气管肺癌绝大多数起源于支气管黏膜上皮,包括细支气管或肺泡上皮少数起源于大支气管的腺体上皮。

【病理】

(一)分型

1.组织学分型　①来自支气管表面上皮的癌:包括鳞状上皮癌(约占35%)、腺癌(约占20%~30%)、腺鳞癌、大细胞癌(约占14%),但目前统计以腺癌多见。②来自神经内分泌细胞的癌:包括低分化的小细胞癌(约占24%)、中分化的不典型类癌、高分化的类癌。③来自细支气管Clara细胞和Ⅱ型肺泡细胞的癌:细支气管肺泡癌(约占2%~5%),关于细支气管肺泡癌的组织来源有分歧,也有人认为是腺癌的一种特殊类型,其特点为沿肺泡孔作气道转移。

此外,还有上述的主要发生于气管、支气管黏膜下黏液腺的唾液腺型癌及其他类型肺癌等。

2.根据病理大体形态分型　①管内型;②管壁型,包括管壁型、管内外混合型、管壁外浸润型;③球形;④巨块型,直径>5cm;⑤弥漫型。

3.根据起源部位分型　①中心型:起源于主支气管、叶支气管或段以下支气管已累及叶支气管。②周围型:原发于肺段或更小细支气管。曾有人将仅累及肺段支气管者称为中间型或肺段型。现也有人主张将起源于段支气管以上的肺癌称为中心型,而将起源于更小的支气管的肺癌称为周围型。此外,发生于肺尖内后部的周围型肺癌称为肺上沟癌(Pancoast癌),常为鳞癌。

(二)生长方式

1.中心型肺癌　其病理类型以鳞癌多见,其次为小细胞未分化癌。亦可见于腺癌和大细胞癌。

(1)早期生长方式可分为3类:①结节型:以腔内生长为主,较早引起阻塞性改变。②浸润型:主要沿支气管黏膜依长轴方向浸润生长,致管腔狭窄和管壁增厚。③结节浸润型:向管内外双向生长。

此外,浸润型、结节浸润型可沿黏膜下淋巴管浸润,形成远离原发灶的单个或多个黏膜肿块,即所谓"跳跃式"生长。

(2)肿瘤进一步生长可沿着支气管壁向中央侧或末梢侧蔓延。亦可穿过管壁向外发展形成肺门肿块,并致阻塞性改变;且与转移增大的淋巴结融为一体,以致难以判断肿瘤的原发部位。

2.周围型肺癌　以腺癌多见,其他各种病理类型均可见及。发生于段支气管者,由于其管腔较小,早期可致管腔狭窄发生肺段炎症和不张。发生于肺段支气管以远的肺癌主要形成局部结节或肿块。易在肺实质内形成结节或肿块的原因是发生肿瘤的小支气管为菲薄的膜状结构,不能限制肿瘤的生长。这种类型的肺癌其生长方式有以下两种:

(1)浸润性生长(伏壁式生长)瘤细胞不断的经肺泡孔从一个肺泡侵入另一个肺泡,同时可经淋巴、小气道或以直接浸润的方式从一个肺小叶扩展到另一个肺小叶。瘤细胞以肺泡壁为支架,呈单层或2~3层覆盖于肺泡壁并沿肺泡壁连续性生长。此时,①因小叶间隔产生增生性反应,增厚的小叶间隔从一定程度上限制了癌细胞的进一步浸润,因此肿瘤结节不同程度的带有小叶的特点。②在其生长过程中,周围阻力不一致,故各个部位生长速度不一,使肿瘤呈分叶状。③在瘤体周围,由局部淋巴等蔓延的子灶不断生长与瘤体融合,也使瘤体呈分叶状。

当弥漫浸润性生长时,癌细胞沿肺泡壁呈覆壁生长,逐渐置换肺泡上皮,而肺泡腔仍保持部分充气,肺泡间隔等支架组织不受破坏。受癌组织侵及的肺泡与正常肺泡混杂排列,无显著纤维结缔组织增生。在影像上呈浅淡片状阴影、大叶性实变伴有支气管气相,难以与肺炎鉴别。有时沿气道播散形成两肺弥漫分布的界限不清的腺泡样结节。

（2）膨胀性生长（堆积式生长）瘤细胞增生成团的充满肺泡腔,并沿肺泡孔向周围呈铸型性生长、膨胀性扩大,形成实体性肿块,压迫周围肺组织产生假包膜,故瘤体界限较清楚。由于其生长不均可有分叶、切迹、脐凹征,亦可坏死形成空洞。瘤体远侧亦可有阻塞性肺炎或不张,以及肺梗死等。

（三）转移方式

其转移方式有 4 种:①淋巴转移:是肺癌最常见的转移方式,癌细胞先转移到肺门淋巴结,进一步转移到纵隔淋巴结,进而到胸导管或右淋巴管。当肺门淋巴结转移伴淋巴回流受阻时,发生淋巴逆流,肺浅组淋巴丛受累时出现胸膜淋巴渗透。右下肺的淋巴回流可经食管裂孔或经肺韧带引流到横膈和腹腔淋巴结。以未分化癌的淋巴转移早,发展最快,且原发灶可很小;腺癌淋巴转移亦较早,但淋巴结较小。②血行转移:癌组织侵犯肺静脉,或经纵隔的淋巴结引流入血循环所致。常转移到脑、肝、肾上腺、骨、肾、胰腺等脏器,亦可形成肺内血行转移。以未分化癌和腺癌多见。③直接侵犯:直接侵犯邻近的组织和器官是肺癌的恶性征象之一。④支气管播散:主要见于细支气管肺泡癌和部分腺癌,播散至邻近肺段、肺叶甚至对侧肺。

【临床表现】

1.局部症状　①咳嗽:为最常见的早期症状,约占 75%。典型者为阵发性刺激性咳嗽。②血痰或咯血:为第二常见症状,约占 50%。一般为痰中带血丝,反复发生。③胸痛:肿瘤位于胸膜下时钝痛和隐痛颇常见,直接侵及胸膜时出现严重的持续性剧痛。④胸闷、气急、喘鸣。⑤渗出性胸水不说明一家有胸膜转移,血性胸水通常为癌组织侵犯胸膜所致。

2.全身症状　①发热:可因阻塞性肺炎、肿瘤坏死、肿瘤本身所致。②消瘦、乏力、纳差、贫血等恶变质表现。

3.肺外表现　因肺癌异位内分泌的作用产生的肺外症状称为副癌综合征。①骨关节肥大（以膝、腕、踝多见）和杵状指、趾;②鳞癌可引起甲状旁腺功能亢进、消化道和精神症状;③腺癌可引起哮喘、皮肤黑色棘皮病和皮肌炎;④小细胞癌可引起类癌综合征、肾上腺皮质功能亢进、低钠血症（抗利尿激素分泌增多所致）;⑤大细胞癌可引起男性乳房肥大。

4.肺癌外侵及转移的表现　①胸膜侵犯和转移表现为胸痛、伴或不伴胸水;②心包受侵或转移产生心包积液而出现气急;③喉返神经受侵有声音嘶哑;④上腔静脉受侵产生上腔静脉阻塞综合征;⑤颈交感神经受侵则产生霍纳（Horner）综合征,表现为眼睑下垂、眼球凹陷、瞳孔缩小、患侧无汗和感觉异常;⑥臂丛神经受侵可引起上肢麻木、疼痛、肌肉萎缩;⑦纵隔淋巴结增大压迫食管引起吞咽困难;⑧膈神经受侵产生膈麻痹和气急;⑨脑、肾上腺、肝、骨等转移产生相应的症状。

【X 线表现】

（一）中心型肺癌

直接征象主要为支气管改变和肺门肿块;间接征象主要为支气管阻塞的征象。其他表现有肺门纵隔淋巴结增大、胸水、肺内转移等。

1.平片表现　①局限性阻塞性肺气肿:往往难以显示,实际工作中甚少见到。②肺膨胀不全:狭窄支气管远端的肺叶,吸气时膨胀不全体积缩小,肺叶密度可无增高或仅轻微增高,可伴有膈、纵隔或肺门的移位。③阻塞性肺炎:因分泌物引流不畅而致感染。阻塞性肺炎常伴有部分性肺不张,阻塞远端的支气管可因分泌黏液的滞留和扩张,形成自肺门向肺野放射状的粗条状影。④肺不张。⑤肺门肿块:癌的本身和（或）转移到局部的肺门淋巴结均可形成肺门肿块。早期表现为肺门结构模糊、增浓,以后才出现肿块。⑥胸腔积液:多意味着胸膜转移和侵犯。常伴有阻塞性肺不张,而纵隔移位不著或非一致性移位。当胸膜不规则增厚、有壁结节时更支持胸膜受累。但亦有部分胸水是淋巴回流受阻所致。⑦肺门、纵隔淋巴结转移：有时虽有淋巴结转移，但并非一定增大；同样，淋巴结增大并非代表淋巴结转移。上述①～④并不具有特征性。

癌性肺不张有以下特点：①早期平片仅能显示单纯肺不张的X线表现。②肺不张伴癌性实变：即癌瘤沿支气管侧壁生长，并向肺泡浸润致肺泡呈癌性实变。由于肺泡没有皱缩，以致肺段、肺叶体积膨胀、僵硬伴结节状，表现在肺不张的阴影中有密度更浓的散在结节。叶间裂边缘常高低不平或呈波浪形的结节突起。③肺不张伴癌瘤：可表现在不张肺叶的肺门部有团块状影。肺门部肿块并右上叶不张正位像呈典型的横"S"征象。肺门部肿块并左上叶不张的侧位像呈"铍"征，类似于斜看或侧观的铜铍而命名。肺门部肿块并右中叶不张侧位像呈"芭足"征，即右中叶近端相对向前上膨隆（系肿瘤），其远端移行细长（系不张的肺组织），并投影于前心膈角，构形如芭蕾舞足。

2.体层摄影表现　①向支气管腔内凸入的肿块影；②支气管腔局限性环形狭窄和局部管壁的不规则增厚；③支气管腔的闭塞，呈漏斗状，中心常偏于一侧，或管腔突然截断，断端平直或呈杯口状。

3.支气管造影表现　①支气管腔充盈缺损；②支气管腔局限性环形狭窄及不规则残缺；③支气管腔阻塞。其中阻塞端的形态可为漏斗状，中心常偏位，平直状截断或呈杯口状。

但CT检查已基本取代体层摄影和支气管造影检查。

（二）肺段型肺癌

癌肿原发于肺段或肺亚段支气管，通常不表现为球形肿块而主要表现为肺不张和慢性炎症。本型肺癌的癌肿本身体积小，不形成明显的肿块影。有时癌肿呈浸润性生长与其远端的阻塞性炎症融合在一起而不易被发现。但通常可见在肺段的近端较为致密且边缘清晰和略为膨大，远侧因有阻塞性肺炎而较松散和边缘模糊，整个病变似一侧面的金鱼轮廓，称"金鱼征"，为本型肺癌在平片上的主要特点。应用支气管造影、体层摄影或CT可有利于显示气管的中断和肺段近端的肿块影，对肺段型肺癌的诊断具有重要意义。

（三）周围型肺癌

周围型肺癌的主要X线表现为肺内孤立的结节状、球形或肿块状阴影。其X线分析如下。

1.癌肿的形状　多为圆形或椭圆形，有分叶或脐样切迹者为典型征象之一。如靠近叶间胸膜者，则局部较扁平。

2.癌肿的大小和生长速度　直径在2cm以下时，通常不易被发现，大多在3～5cm或更大时才被发现。癌肿直径达2～3cm以后，生长速度较快，通常在3～6个月间就有明显增大。一般将肿块最大径≤3cm者称为结节灶，>3cm者称为球形肿块。病灶大小对定性意义不大，>3cm者以恶性多见，但国外有学者报道，15%的恶性结节<1cm，42%的恶性结节<2cm。肿瘤直径增加25%，则其体积增加1倍。肺癌倍增时间多为1.8～10个月，通常小细胞癌约1个月，大细胞癌和鳞癌约2～3个月，腺癌约4～6个月，肺泡癌可长达1～2年。故1个月内迅速增大或24个月内变化不明显的基本可以排除肺癌。但个别情况例外，如癌灶内有出血可"增长"迅速；癌灶亦可许多年生长缓慢，甚至多年大小基本不变。

3.癌肿的轮廓　大多可见短细、僵直的毛刺。少数可光滑锐利，系由于癌肿呈膨胀性生长，癌周肺组织形成一菲薄的萎缩层，形成假包膜。国外有学者报道21%的恶性结节有光整的边缘。癌周亦可形成透亮的气肿带，称为月晕带。

4.癌肿的密度　癌肿<2cm时密度较淡且不均匀，>2cm时则密度渐增高。

5.癌肿的钙化　较少见，约为1%。但HRCT检出率为13.5%，优于常规CT检查（检出率6%～7%）。表现为单个或数个小点状钙化，对诊断无重要意义。

6.癌肿空洞　周围型肺癌空洞发生率为2%～16%，其中鳞癌占80%，腺癌和大细胞癌占20%；细支气管肺泡癌可发生空洞或薄壁囊性病变(单发或多发),小细胞未分化癌一般不发生空洞。肺癌在2cm以下较少发生空洞(2cm以下结节发生空洞以结核多见),4cm以上的,肿块发生空洞多见于肺癌。其特点为偏心性厚壁空洞,内壁凹凸不平,少数可为薄壁空洞。此外,壁厚≤4mm的空洞倾向于良性,≥15mm的空洞倾向于恶性。

7.邻近肺野的改变 ①胸膜方向的改变:出现小节段性肺炎、肺不张以及炎症和不张后的纤维条索状病变。其X线表现为肿块胸膜一侧轮廓模糊,而肺门一侧轮廓清楚。此外可见胸膜凹陷征。②肺门方向的改变:癌组织经淋巴管向肺门方向浸润转移,形成条索状癌性淋巴浸润。③卫星病灶:呈小点或小圆形的结节影,轮廓清楚,密度较淡。

8.其他 邻近胸膜、胸壁、纵隔的直接侵犯及纵隔淋巴结转移、胸膜转移和肺内血行转移等表现。

(四)肺癌转移的常见表现

(1)肺门和纵隔淋巴结转移相当常见。纵隔淋巴结转移侵及膈神经引起膈麻痹;侵及喉返神经引起声音嘶哑;累及食管可引起食管移位、狭窄、僵硬,但黏膜纹尚可存在;压迫气管可使其移位甚至狭窄,隆突角增大或变小。

(2)肺内转移见于邻近或对侧肺野,单发或多发,呈粟粒状、结节状或小片状阴影。中心型肺癌可显示为由肺门向外周放射的条索影。癌肿沿淋巴道蔓延可呈网状阴影。癌肿周围、癌肿与肺门之间,有条索或带状阴影,这都是癌性淋巴管炎的表现。

(3)癌肿可直接侵犯胸膜,亦可经淋巴道和血行转移到胸膜。癌肿对胸膜的直接侵犯常不易诊断,但邻近的骨质破坏、胸壁肿块为最有价值的征象。胸膜转移常表现为胸腔积液,但肺癌也可阻塞淋巴道引起胸腔积液,所以胸腔积液不是胸膜转移的特征性表现。胸膜转移亦可表现为多个结节,甚至与弥漫性胸膜间皮瘤类似,有定性意义。

(4)肺上沟癌可侵及第1~4肋骨。靠近胸壁的肺癌可侵及或转移至胸椎、肋骨、锁骨和胸骨。胸部以外骨骼转移较常见的为脊椎、骨盆、股骨。骨骼转移以溶骨性为主。少数为成骨性。

(5)纵隔的直接侵犯有时不易诊断。

(6)肺癌的心脏转移有学者统计转移至心脏者8%~40%。转移途径有血行、淋巴、直接侵犯。其中心包受累最常见,表现为心包积液或广泛、局限的心包增厚、结节或肿块。

(7)肺癌的胸外转移常见部位有肝(占10%~40%)、肾上腺(18%~38%)、脑(8%~15%)、骨骼(38%)、腹膜后(11%~29%)、肾(16%~23%)等脏器。

(五)早期肺癌的X线表现

1.早期中央型肺癌 分为管内型、管壁型、管外型。在其早期诊断中查痰及纤支镜检查具有重要意义。其X线表现为肺段或肺叶阴影。其病理为肺不张或阻塞性肺炎,无肺门及纵隔淋巴结转移。体层摄影可发现肺段或肺叶支气管狭窄或梗阻。

2.早期周围型肺癌 是指病灶直径≤2cm者,亦有以<3cm为标准者,无肺门、纵隔淋巴结转移及远处转移,亦称为周围型小肺癌。在X线上可分为结节型、浸润型及空洞型。绝大多数为结节型。其特征表现为孤立结节,有空泡征、结节征、边缘毛刺征、分叶征和胸膜凹陷征。浸润型为无特征性的边缘模糊影。空洞型为壁厚薄不均的小空洞,有分叶征。

(六)隐性肺癌

一般认为痰中癌细胞检查阳性,而X线检查阴性者,称为隐性肺癌。原指X线平片或体层检查阴性。随着CT和MR的应用,这一概念已明显不足。应将CT和MR检查亦为阴性者称为隐性肺癌较为合适。以往所谓的隐性肺癌有相当一部分在隐蔽部位未被X线所发现。常见的隐蔽部位有肺尖部、肺门区、支气管内、心后区、脊柱旁、膈肌后、肺边缘、被胸水掩盖者。

【鉴别诊断】

1.中心型肺癌

(1)由肺癌引起的肺不张在出现大片阴影之前,由于支气管的阻塞,使末端小支气管发生分泌物滞留,引起某些小叶不张或阻塞性肺炎。所以当发现一个肺段或一个肺叶范围内出现与支气管走行一致的粗大索条状或斑片状高密度影,不可无根据的诊断肺炎或结核。应注意观察支气管腔内、腔壁情况以免误诊。

(2)支气管内膜结核鉴别中心型肺癌所引起的支气管阻塞与支气管内膜结核所引起的表现,有一定困难。支气管内膜结核可引起一叶甚至一侧肺不张。体层摄影或 CT 显示支气管逐渐变窄乃至闭塞,很少形成腔内息肉样、菜花样、杯口样肿块。在肺内往往伴有支气管播散病灶。但急性期可有不规则狭窄伴管壁增厚。在临床上,支气管内膜结核多见于青年人。而肺癌支气管狭窄较局限,为偏心性的,有腔内肿块,年龄较大等。

(3)支气管内转移瘤最常见的影像学表现为一叶或单侧肺不张及腔内病灶,与中央型肺癌鉴别困难。也可显示肺门、纵隔淋巴结转移及肺内转移结节。

此外,还需注意与支气管良性肿瘤、结节病、支气管淀粉样变性、Wegener 肉芽肿等相鉴别。

2.周围型肺癌   良、恶性结节的诊断与鉴别诊断,应从以下几个方面:①部位:结核瘤好发于上叶后段和下叶背段;炎性肿块多位于下叶;恶性肿块多位于上叶前段、右中叶、左上下舌段。②大小。③边缘:如边缘分叶征、毛刺征。④内部表现:空泡征、支气管气相、钙化、空洞。⑤结节周围表现:如卫星灶、瘢痕旁肺气肿等。⑥胸膜凹陷征。⑦转移表现。

(张智涛)

第六章　骨与关节系统 X 线诊断

第一节　骨与关节的正常 X 线表现

一、四肢骨

四肢骨主要有长、短管状骨和腕、跗不规则骨。

1.管状骨　新生儿管状骨只分为骨干和骺软骨。儿童骺软骨中出现二次骨化中心后则分为骨干、干骺端、骺核和骺软骨 4 部分。至成年骺线闭合即形成骨干、骨端和关节软骨。

(1)骨膜：属软组织，正常在 X 线上不显影。

(2)骨皮质：显示为密度均匀的致密阴影，在长骨骨干中部较厚，向两端渐次变薄。

(3)骨松质：位于长骨两端骨皮质下方，呈网状阴影，密度较骨皮质低，骨小梁清晰可见。一部分骨小梁按压力方向排列称为压力曲线，一部分按张力方向排列称为张力曲线，如股骨、跟骨可见上述排列形态。

(4)骨髓腔：在骨干中心呈密度较低的透明影，其两端逐渐消失在骨松质内。

(5)营养管：其方向向着生长速度较慢的一侧或无骨骺端行走，表现为骨皮质内斜行的密度减低的线条状阴影，边缘光滑。

2.不规则骨　主要指 8 块腕骨、7 块跗骨和肩胛骨。新生儿只有跟、距骨骨化中心出现，其余腕、跗骨都为软骨，生后逐个骨化。其骨化中心开始为圆形，随后骨化中心相继出现棱角，变为不规则形状，完全发育后，在关节软骨的钙化带下形成骨板壳。

二、躯干骨

1.脊柱　由 7 个颈椎、12 个胸椎、5 个腰椎、5 个骶椎及 3～5 个尾椎组成。椎骨有椎体和椎弓(附件)，后者包括椎弓根、椎板、上下关节突、横突和棘突。但寰椎只有前、后弓和两个侧块，枢椎椎体上部有齿状突与寰椎前弓形成关节；成人的 5 个骶椎和尾椎分别融合成骶骨和尾骨。X 线分析脊柱时，除注意观察椎体和椎间隙外，不可忽视椎弓及其附件以及椎间小关节。此外，还应注意的是：成人椎弓根间距 C_1～C_5 逐渐增大，后逐渐变小至 $T_{4～9}$，T_{10}～L_5 逐渐增大。$T_{1～10}$ 的横突均有关节面与相应的肋骨相关节。腰椎的横突一般表现为 L_3 最长，L_4 较短且略上翘，L_5 较宽。颈椎的棘突以 C_7 最长。

脊椎的骨化中心开始于胚胎期第二个月，每个脊椎至少有 5 个骨化中心，包括椎体一个、两侧椎弓和横突各一个。出生后第一年椎弓的两半即融合，最先始于腰部。3～6 岁时椎体同椎弓也联合，颈部最早，最后为下腰部。9～12岁时,椎体的上下边缘出现二次骨化中心;约在16岁时,每个横突尖端以及在每一个关节突面、棘突,都各有一个二次骨化中心出现。这些骨化中心都逐渐增大,约25岁时与其附近的结构融合,不融合者有时可被误认为骨折或病变。

2.**肋骨**　呈弓带状,共12对,有肋骨头、颈、结节、干及前方的肋软骨组成。

3.**胸骨**　分为柄、体及剑突3部分。柄与体由软骨连接,可终生不愈合,X线表现颇似骺线。体与剑突亦有软骨连接,成人后(约40岁)可骨化融合。幼年时胸骨体是由4段组成的。融合顺序为自下而上进行,约21岁完全融合。胸骨各段骨化中心出生后即存在,但剑突的骨化中心约至3岁时才出现。

4.**骨盆**　由髋骨、骶骨、尾骨构成。髋骨上为髂骨,前下为耻骨,后下为坐骨。两侧髂骨与骶骨构成骶髂关节。两侧耻骨由纤维软骨连接为耻骨联合。胚胎期髂、耻、坐3骨各有一骨化中心,于髋骨中部结合成髋臼。4～5岁时髋臼中心未骨化的软骨呈"Y"形,9～14岁时"Y"形软骨中心出现二次骨化中心。在正位X线片上,髋臼"Y"形软骨内有多个长条状化骨核与关节重叠,表现极不规则,不要误认为病理改变。

骨盆前后位片,于髋臼内下方重叠一"U"形影,称为"泪滴"。在儿童由髋臼窝的中1/3骨质构成,在成人由髋臼的中1/3和部分后1/3骨质构成,前1/3不构成泪滴影。其X线表现为"U"形,上部开口小。泪滴影消失,是髋臼前下方骨质破坏的结果,常见于转移瘤、结核、化脓性关节炎,耻骨升支近端骨折有时亦使之消失。泪滴影内、外缘变细,密度减低,呈细线状是结核早期、更年期或骨折后引起骨质疏松的表现。该影内外缘增粗是局部骨质增生所致。泪滴是重要的骨性标志,头泪间距即股骨头至泪滴影外缘之间距。测量点取圆韧带窝下缘或股骨头最突点至泪滴影外缘之间距。其两极值为4.5～11mm,平均右侧7.63mm,左侧7.55mm。左、右相差值为0.5～2mm,因此相差在3mm以上是肯定的异常表现。

髋臼是由髂、坐、耻3骨和体部共同组成的,分别是髋臼的上2/5、后下2/5及前下1/5。根据形态学和力学原理,又将髋臼分为两个柱和两个壁。前壁小于后壁,且较少发生骨折,后壁骨折则多见。①前柱(髂耻柱)始于耻骨支,经髋臼前内侧面向前延伸达髂前上棘或髂嵴。②后柱(髂坐柱)始于坐骨大切迹,经髋臼负重区和髋臼后面后方向下至坐骨结节。

X线片重要标志线:①髂耻线:是前柱内缘线,自坐骨大切迹外缘,向前沿骨盆边缘经耻骨上支至耻骨联合,髂耻线增厚是畸形性骨炎的重要征象。②髂坐线:代表后柱外缘线,自坐骨大切迹垂直经髋臼的泪滴外侧延伸至闭孔下缘。③泪点线:用于判断髂坐线是否内移。④髋臼顶线:代表髋臼负重区。⑤前后缘线:髋臼前后壁的边缘线,需多体位摄片观察。⑥前柱线:又称髂耻柱线,代表前柱形态。⑦后柱线:又称髂坐柱线,代表后柱形态。

三、副骨和籽骨

副骨是由于某一骨骼的多个骨化中心在发育过程中没有合并,以致多出一块或几块小骨,也可以由一个额外独立的骨化中心发育而来,副骨以腕骨和跗骨附近最为常见。籽骨产生于骨骼附近的肌腱中,多呈圆形或卵圆形,最常见的部位是第一掌指关节附近和指间关节附近,膝关节后方的腓肠小骨也是籽骨。髌骨是人体最大的籽骨。

四、骨龄及肘、腕关节化骨核简便记忆法

人体骨骺内骨化中心的出现、完全骨化并与骨干融合都是按一定的时间和顺序规律进行的,一般出现早的骨化中心愈合较晚,出现晚的骨化中心愈合较早。男性骨化中心的出现及愈合的时间均晚于女性1～

3 岁。个体不同亦有差异,但有一定的正常范围,约 2 年左右。中国人与外国人亦有差异。可以根据这些骨的发育情况和规律来推测被检查者的实际年龄,骨龄是指二次骨化中心出现的年龄和骨骺与干骺端愈合的年龄。观察化骨核出现与愈合的时间同实际年龄的关系,称为骨龄测定。骨龄测定的方法很多,有图表法、计算机辅助法和几何法等。

拍照肘关节或腕关节片对于判断有无骨骺出现或愈合异常有一定价值。通常 7 岁以前照腕关节,7 岁以后照肘关节。一般观察左侧。

肘关节化骨核出现的年龄是:肱骨小头 1 岁多,桡(骨小)头、内上(髁)5 岁多,鹰嘴滑车 11 岁,12 岁出现外上髁。

腕部化骨核出现顺序是:头钩三月舟、大小角豌豆,1 岁出两个,10 岁全出够。应该两个关节一起观察,如腕骨两个化骨核出现可能为 1～4 岁,3～7 个可能为 5～7 岁。女孩较男孩出现化骨核的时间早 1～3 岁。

五、关节

1.关节的分类　关节是连接两块或两块以上骨骼的结构,按活动范围可分为活动关节、微动关节(少动关节)和不动关节。

四肢各关节和脊柱小关节为活动关节。其关节结构有关节软骨、关节腔、关节滑膜、滑液、关节脂肪、关节囊、韧带等。躯干部位的关节如椎间盘、骶髂关节、耻骨联合、胸骨柄体联合等主要靠纤维软骨、纤维环、韧带或软骨连结,关节活动很少,属微动关节。此外,颅缝、鼻颌缝和颞颧缝等属不动关节。

2.活动关节的 X 线表现　可见下列结构:①关节面:并非真正关节面,而是关节软骨下一薄层钙化带加骨板壳,可称为骨性关节面。②关节间隙:代表关节软骨、少量滑液和很窄的解剖间隙的总和。③关节盂缘:为滑膜附着于软骨处的边缘。④关节内、外脂肪组织。借助脂肪组织可观察关节之形态。关节囊密度高于脂肪。儿童关节间隙较成人宽。

3.几个常见关节的脂肪垫

(1)膝关节的脂肪位于关节囊外、髌骨上下方。

(2)肘关节的脂肪组织位于关节囊内、滑膜外,前方两个,后方一个。前方最宽处达 6～7mm。

(3)髋关节的脂肪位于关节囊外。显示为与股骨颈平行的或凸向股骨的宽 2～3mm 的弧线状透光影。

(4)踝关节囊后方和跟腱之间有较大的脂肪垫。前方亦有较薄的脂肪垫,后方的脂肪垫表现为一狭长的三角形透光区,位于跟距关节之后,跟骨的上面,这个透亮区的后方为跟腱,前方为屈趾肌及其肌腱。

总之,正确认识关节内、外脂肪垫对观察和分析关节的病理变化甚有意义。

4.腕关节侧位片的简便记忆方法　对腕关节侧位片各块腕骨的识别,初学者往往感觉甚为困难。可试用以下口诀记忆:"月骨托着头状骨,中心连成一条线,小豆在前钩角后,大舟斜行最前面。"解释如下:一般来说,桡骨中轴线的延长线通过月骨和头状骨,这条线稍前方为小多角骨,前方为豆骨,再前方为大多角骨,线的后方是钩状骨和三角骨,线的最前方为舟状骨。掌握以上原则,熟记近、远排各腕骨的名称不难识别腕关节侧位片。

5.X 线片常见的关节间隙宽度　见表 6-1-1。

表 6-1-1　X 线摄影所见关节间隙的正常宽度表

关节名称	正常宽度（mm）
骶髂关节	3.0
耻骨联合	4.0～6.0
髋关节	4.0～5.0
膝关节	4.0～8.0
踝关节	3.0～4.0
跗骨间关节	2.0～2.5
跖关节	2.0～2.5
跖趾关节	2.0
趾间关节	1.5
肩锁关节	2.0～5.0
肩关节	4.0～6.0
肘关节	3.0
桡腕关节	2.0～2.5
远侧尺桡关节	2.0
腕骨间关节	1.5～2.0
掌指关节	1.5
胸锁关节	3.0～5.0
颞颌关节	2.0
椎关节	1.5～2.0
椎间隙	2.0～6.0

（伯志勇）

第二节　骨与关节创伤

一、骨折的概念和分类

1.骨折的概念　骨与软骨由于外力的作用失去连续性和完整性称之骨折。

2.骨折的类型　①根据骨折线的形状分为横形、纵形、斜形、螺旋形、线形、星形、"T"形以及凹陷型、粉碎型、压缩型和青枝型等。②依骨折原因分为创伤性、疲劳性、病理性。③依皮肤完整与否分为闭合性和开放性。④依骨折的稳定程度分为稳定骨折和不稳定骨折。⑤依骨折时间的久暂分为新鲜骨折和陈旧性骨折（3 周以上）。⑥依骨质是否完全中断分为完全性骨折和不完全性骨折，后者包括青枝骨折和裂纹骨折。

（1）疲劳性骨折：系由于持续外力或长期积累性损伤如长期负重、跳跃、行军、跑步等所引起的慢性骨折。病理上为骨小梁的断裂与新骨的增生同时进行。临床表现为局部疼痛和肿胀。好发于第二、三跖骨、胫骨、股骨、耻骨、尺桡骨、肋骨,胸腰椎和跟骨亦可发生。

【X 线表现】

①骨折线大部分呈横行、完全性或不完全性,大的管状骨骨折线常发生于一侧骨皮质。②骨折线多不明显,而表现为边缘模糊的横行带状密度增高影(图 6-2-1)。③骨折线周围有骨膜反应,皮质增厚及髓腔硬化。

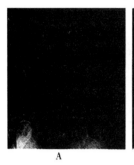 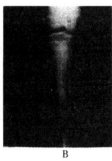 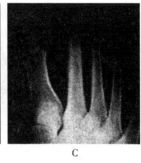 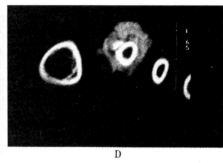

图 6-2-1　疲劳骨折

A.第二跖骨疲劳骨折。B.胫骨疲劳骨折。C、D 为同一患者,第二跖骨疲劳骨折,CT 显示有明显骨膜反应

(2)病理性骨折:是指骨内病变破坏了正常骨结构或全身性骨疾患造成骨失去了正常的支持能力,在外力作用下(即使轻微外伤)发生的骨折。

(3)青枝骨折:儿童骨质韧性大,在骨干发生不全骨折时,颇似折断的青嫩树枝。部分皮质横行裂开并伴有相连的纵行裂隙,或仅表现为一侧皮质的皱褶隆起。

(4)弯曲骨折:骨骼虽无肉眼可见的骨折线,但呈弓形弯曲,称弯曲骨折。可发生于骨皮质弹性较强的儿童和青少年,常见于前臂和小腿(图 6-2-2)。

(5)应力骨折:是指肌肉运动作用于不能与之相适应的骨骼、无外伤而产生的骨折。分为疲劳骨折和衰竭性骨折(亦称功能不全性骨折)。前者即应力和肌肉力已超过了骨的正常弹性限度所致;而后者为正常生理范围内的应力,作用于缺乏弹性的骨骼所致,常见于骨质疏松患者。衰竭性骨折根据累及部位分为皮质骨型和松质骨型。皮质骨型主要累及长骨骨干,呈线样密度减低或骨膜新生骨形成,而断端一般不产生移位或成角畸形。松质骨型则累及长骨端、椎体、骶骨等部位。由于松质骨压缩,骨小梁嵌入重叠以及内骨痂形成,骨折线呈带状骨硬化。

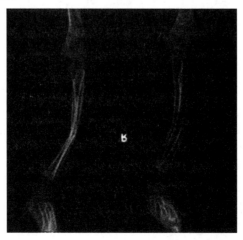

图 6-2-2　尺骨弯曲骨折,桡骨横形骨折

二、骨挫伤和隐性骨折

1.骨挫伤   是间接外力损伤骨小梁空间微结构的一种轻微骨创伤,也称微骨折。好发于膝关节周围,病理改变为松质骨内充血、水肿。骨挫伤在平片和 CT 上均不能显示,在 MRI 上表现为松质骨内斑片状长 T_1、长 T_2 信号,边界不清,骨皮质完整(图 6-2-3)。

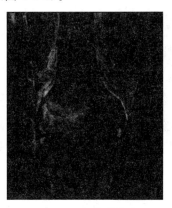

图 6-2-3   股骨骨挫伤

MR 显示股骨远端高信号

2.隐性骨折   是指平片上不能显示的骨折,这种骨折往往临床症状明显,而 X 线检查多无异常。好发部位为腕舟骨、肋骨、股骨颈及骶骨。原因是骨折断面与 X 线不平行,或断端轻度嵌顿。MRI、CT 和核素扫描均有助于发现隐性骨折。

三、儿童骨折的特点

(1)儿童骨骼正处于发育中,由于骨骺尚未与干骺端融合,外力可经过骺板达干骺端引起骨骺分离,即骺离骨折。由于骺板软骨不能显影,所以它的骨折线并不能显示,X 线片上只显示为骺线增宽,骺与干骺端对位异常,还可以是骺与干骺端一并撕脱。

(2)儿童骨骼柔韧性较大,外力不易使骨质完全断裂,仅表现为局部骨皮质和骨小梁的扭曲而不见骨折线,或只引起骨皮质发生皱褶、凹陷或隆突,称为青枝骨折。

四、骨折愈合的成骨方式、外骨痂和内骨痂

1.骨折的愈合有两种成骨方式   ①膜内成骨:即骨膜、髓腔内和哈氏管内的间叶细胞增生分化直接形成骨痂。X 线表现为骨折上下端的骨膜反应属膜内成骨。②软骨内成骨:即骨膜的间叶细胞先分化成软骨,再经过软骨的骨化而形成骨痂。X 线表现呈斑片状密度增高影,密度不均,最多见于骨折端周围的两旁。

2.外骨痂   生长在骨皮质外、骨折端周围的骨痂称为外骨痂。骨干及皮质骨骨折的连接愈合外骨痂起主要作用,外骨痂包括膜内成骨和软骨内成骨两种新生骨。

3.内骨痂   生长在皮质内面、松质骨内或骨髓腔突向断端的部分称为内骨痂。扁骨、松质骨及关节内骨折如股骨颈、腕舟骨及距骨骨折等,主要依靠内骨痂的作用愈合。内骨痂是骨内膜增生、成骨,髓腔内和

哈氏管内间叶细胞增生分化为成骨细胞,通过膜内成骨方式形成的新生骨。

五、骨干骨折愈合的几个阶段

骨折愈合分为肉芽组织修复期、骨痂形成期(4~5周)、骨性愈合期(3~12个月)、塑形期。

骨干骨折愈合的 X 线表现可分为以下 5 个阶段。

1.骨折初期　即炎性期和肉芽组织修复期。X 线表现局部软组织肿胀、骨折线清晰或稍模糊,此期之末形成软骨痂。

2.骨痂出现阶段　骨痂形态有两种:一种为膜内成骨的骨膜反应,X 线上呈线形高密度影,有学者发现儿童骨折最早可在 7~10 天内出现;另一种为软骨内成骨的斑片状骨痂,又称"骨痂托"。

3.骨痂连接阶段　"骨痂托"扩大与骨折端上下骨膜新生骨相互连接成桥,但密度不均匀,边缘不规整,这是骨折愈合的重要阶段。骨折愈合的快慢不在于骨痂量的多少,而在于骨痂桥的形成。有无成桥样连接的骨痂是判断肢体能否持重的标志。但在加压钢板内固定下,骨折直接愈合,骨痂量少;而外固定时骨痂量多。

4.骨痂的成熟阶段　此阶段到透亮骨折线消失为止。骨折部的骨痂已连接在一起,不再长大,边缘变得光滑。密度较高,X 线片还看不到骨纹结构,密度仍不均匀。

5.骨痂塑形阶段　骨膜反应消退,骨痂逐渐缩小,并出现骨纹结构,皮质骨连接。髓腔沟通,变形矫正。此阶段很长,约 1~3 年,10 年以上仍在不断改建。

六、松质骨骨折愈合的 X 线表现

松质骨骨折愈合主要靠内骨痂。

(1)早期,骨折 2~3 周后,X 线见骨折线由锐利变为模糊。

(2)骨折 3~4 周后,骨折面上出现一薄层新生带,长骨骨端骨折,骨端侧骨折面先出现带状骨痂,骨干侧的骨痂后出现。

(3)骨折 2~3 个月后,两骨折端被新生骨融合连结,再经过改建,骨痂吸收,骨纹沟通。然而关节内骨折由于损伤骨血管,远骨端侧骨折面先出现骨痂,而且不管有无骨缺血坏死,骨折仍可愈合。

七、软骨损伤、骨骺损伤的分型

1.软骨损伤包括以下几类

(1)骨骺分离:可分为单纯骨骺的分离或合并干骺端的骨片分离。X 线表现骺板增宽及骨骺中心移位。干骺端碎骨片多呈三角形。骺板软骨细胞肥大层较为薄弱,骨骺分离多在此处发生,并不损伤真正的软骨生发层,故骨骺早闭与畸形并不多见。

(2)骨骺骨折:指骨折线经过骨骺、骺板软骨入干骺端。易引起骨骺早闭及骨骺变形,骨骺嵌入干骺端,骨干缩短,导致关节畸形。

(3)骺软骨骨折:指骨折没有经过骨骺而是经过骨骺的软骨部分进入干骺端。最常见而具有代表性的是肱骨外髁骺软骨骨折。X 线只能看到肱骨远端干骺端外髁部分有薄层骨折片,而滑车软骨的骨折线不能显示。这种损伤常造成肱骨远端发育畸形。

（4）关节软骨损伤：最常见于运动创伤如运动员和演员。X线不可见，后期可继发创伤性关节炎。

（5）骨软骨损伤：包括骨与软骨剥脱、骨软骨炎、骨软骨骨折、软骨骨折、软骨片分离和软骨变性坏死、长期慢性软骨磨损。X线不可见，软骨坏死后发生一系列继发病理变化是X线诊断的重要依据。

2.骨骺损伤的分型　骨骺损伤一般采取Salter-Harris分型法，分为5型（图6-2-4）。

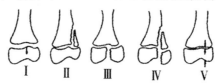

图6-2-4　骨骺损伤的Salter-Hams分型

Ⅰ型为骨骺与干骺端完全分离，整个骺板的所有层都断裂；Ⅱ型为部分骺板断裂，可以有干骺端小的骨折片仍与骨骺相连，但干骺端的主要部分与骨骺分离；Ⅲ型为骨骺骨折延伸到干骺端，并波及关节面，可以部分与干骺端分离；Ⅳ型为骨折线穿过干骺端、骺板和骨骺的骨折，多数也穿过关节软骨；Ⅴ型为骺板的压缩性骨折，一般不伴有骨损伤，最初多无异常X线表现。

八、骨折的延迟愈合和不愈合

1.延迟愈合　在骨折愈合过程中，由于某些原因如局部血运不良、复位后固定不当、局部感染及全身营养性疾病等，在应该愈合的时间内未能愈合。但消除病因继续固定后，仍能得到愈合。

【X线表现】

断端骨质明显稀疏，有时可呈小囊状，其边缘模糊；骨痂量少或虽外骨痂量很多，但未形成桥样连接。

2.不愈合　如迟缓愈合的原因不消除，可发展为不愈合。

【X线表现】

①骨折端骨痂甚多，密度增高，骨折面硬化，骨折不连接，皮质增厚，髓腔闭锁，骨折端有梭形软组织肿块。②另一种表现为骨折端吸收，萎缩，变细或缺损，断端不但无骨痂，而且断端被薄层骨质封闭。以上两种表现均为完全不愈合。

九、骨折的常见合并症

骨折的合并症很多，X线平片能看到的常见并发症有：①骨感染：早期难以同骨折后的一般表现相区别，进一步发展后与一般骨髓炎的表现相仿。②骨萎缩：骨折后短时间内可出现急性骨萎缩即Sudeck骨萎缩，可能与局部血液循环和神经营养发生障碍有关。③缺血坏死：较常发生于股骨颈的头下骨折、腕舟骨骨折及距颈部骨折等。④创伤性关节炎：骨折波及关节面或骨折后畸形愈合所致。主要表现为继发性退行性骨关节病表现，表现为关节间隙变窄、骨端硬化、边缘增生，增厚的滑膜和碎裂的软骨可脱落钙化、骨化，形成关节内游离体。关节周围肌腱韧带出血后可钙化骨化。⑤骨畸形和发育畸形：常见为肢体短缩和成角畸形。骨桥是造成骺板早闭的重要改变，当骨桥面积小于骺板总面积10%，又位于骺板中央时，骨桥的牵制作用被周围正常软骨的对称性生长潜力所掩盖可不出现发育畸形；反之，则可出现肢体短缩和（或）关节成角畸形。⑥骨化性肌炎。

十、Sudeck 骨萎缩

Sudeck 骨萎缩又称外伤后骨萎缩、外伤后骨质疏松或反射性交感神经营养不良综合征。本病与废用性骨质疏松不同,是对创伤或外伤损伤的过度的(夸大的)神经血管反应,引起局部骨与软组织代谢异常。症状包括严重疼痛、肿胀、血管舒缩不稳定和营养障碍。可发生于轻度外伤后。

【诊断标准】

包括:①肢体疼痛和压痛;②软组织肿胀;③皮肤营养不良改变;④血管舒缩不稳定;⑤功能障碍;⑥多发斑点状及斑片状骨质疏松。本病有自限性,症状和 X 线表现可持续数月或半年以上,但预后多较好。

十一、创伤后骨质溶解症

其发病与急性创伤或运动损伤有关。早期 X 线表现无异常或有骨折,晚期表现为局部骨质溶解。

【病理】

其病理机制不明,可能其发病与脉管瘤样改变、关节软骨损伤或局部出血后积血压迫等有关。病理特点为患骨大量骨吸收,被增生的血管和纤维组织所代替。滑膜充血、增生,骨坏死,破骨细胞活跃。

【临床表现】

主要表现为损伤部位持续性疼痛和触痛。

【X 线表现】

软组织轻度肿胀,骨囊性变,进行性骨质溶解,以至完全消失、缺损,边缘清晰、无残留骨;长骨者骨溶解残端常呈削尖状变细;近关节者骨皮质呈不规则吸收,软骨下骨破坏,甚至邻关节附近骨质溶解、吸收。溶解区边缘无硬化,邻近骨质无骨膜增生和骨皮质增厚。病变多见于锁骨远端、耻骨、坐骨、桡骨远端、肱骨近端等,有学者发现股骨颈骨折后断端的创伤性骨溶解并不少见(图 6-2-5A、B)。

【鉴别诊断】

①急性软骨溶解:也就是关节透明软骨坏死,也可伴有软骨下骨质溶解,主要见于髋关节,常见于股骨头骨骺滑脱或股骨颈骨折,尤其见于髓内针固定者,也常见于股骨头骨骺缺血坏死等。表现为髋关节周围骨质疏松、软骨下骨侵蚀或皮质不规则,关节间隙快速性狭窄、骺板提前愈合,最终形成退行性关节病。②髋关节特发性软骨溶解:好发于儿童,女孩多见,原因不明。X 线表现包括区域性骨质疏松、股骨头骺板提前愈合、关节间隙狭窄和消失、负重区软骨下皮质侵蚀和股骨头向股骨颈外侧过度生长等。③特发性骨溶解:也原因不明,无外伤史。此外,还应注意与大块骨质溶解症、转移瘤、感染等相鉴别。

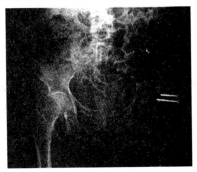

图 6-2-5　创伤后骨质溶解症

A.骨折后 53 天股骨颈骨质溶解,原股骨颈仅见线样骨折线;B.股骨颈骨折术后股骨颈骨质溶解

十二、分析骨折时应注意的事项

(1)骨折线的表现:①密度减低的线形阴影,为骨皮质和骨小梁断裂所致。一般皮质断裂显示较清楚,在骨松质中多不规则呈细锯齿状。②密度增加的线形阴影,为嵌顿性和压缩性骨折所形成。

(2)骨折的部位。

(3)骨折的类型。

(4)断骨的移位情况,描述移位时以近端为基准。常见的移位有以下几种:①骨折端的横向移位(内、外、前、后)及上、下移位(分离、重叠);如骨折整复后已复位为对位良好,对位不到1/2者为对位不良(临床将复位情况分为解剖复位、功能复位、复位不佳)。②骨折端的成角畸形:成角以凹侧为准。有人亦习惯于测量两断段的长轴之夹角。③旋转移位:如发现两骨折端的皮质厚度不同、骨干粗细不一、髓腔宽窄不等时,则表明两骨折端发生旋转错位。

(5)注意骨折的愈合情况。

(6)注意观察软组织改变。

十三、颅骨骨折、颅骨生长性骨折

1.颅顶骨折　有线样、凹陷、粉碎和穿入骨折。骨折线跨越颅骨血管沟可引起颅内出血,塌陷骨片可引起脑部压迫,产生癫痫和瘫痪。骨折线边缘呈细小锯齿状,中间宽,两端逐渐变细;而血管沟边缘光滑,动脉压迹起始部较粗,远端逐渐变细,结合其走行位置可鉴别。

2.颅底骨折　前颅窝骨折可引起视、嗅神经症状,脑脊液鼻溢。中颅窝骨折常引起听神经障碍症状,脑脊液耳溢。后颅窝骨折可引起声音嘶哑,吞咽咳呛。但平片多难以显示,CT检查甚有价值。

3.颅缝分离　非常少见,约占8%,常发生于儿童和青少年。人字缝分离最多,其次为顶颞缝、枕颞缝。颅缝分离常表示颅脑损伤较重。X线检查需双侧对比。一侧颅缝宽超过1.5mm(儿童超过2mm),或两侧颅缝宽相差1mm,即可诊断颅缝分离。

4.颅脑损伤可出现的间接征象　①生理性松果体钙化移位;②副鼻窦积液;③脑内积气;④脑内异物。此外,上颌骨骨折时,可引起上颌窦黏膜及黏膜下出血,形如黏膜增厚、囊肿或息肉,应予注意。

5.颅骨骨折的愈合时间　X线片上,颅骨骨折线在成人可存在数年之久,一般约2年后消失。儿童一般不超过1年就消失。但凹陷、粉碎骨折由于血供受损、异物嵌入等因素,愈合时间需更长,甚至可终生不消失。

6.颅骨生长性骨折　如骨折伴有硬膜撕裂时,因蛛网膜进入骨折间隙,骨折线不但不愈合,反而其间隙可随年龄增大而逐渐增宽,称之为生长性骨折。X线见长条状骨缺损,亦可呈卵圆形或不规则形,骨缺损边缘常硬化增白,缺损大时可伴有脑膜或脑膜脑膨出。

此外,还有颅面骨骨折如眼眶骨折、鼻骨骨折、筛骨骨折、颧骨骨折、上颌骨骨折、下颌骨骨折等。

十四、肩部骨折

1.锁骨骨折　可为青枝骨折及错位骨折。错位骨折的内断端由于受胸锁乳突肌牵拉,常向上移动。

2.肩胛骨骨折　可分为肩胛体骨折、肩胛颈骨折、喙突骨折、肩峰骨折,临床常见为混合骨折。

3.肱骨外科颈骨折　是指肱骨大结节下部与胸大肌止点上方的骨折,是在肱骨解剖颈下 2～3cm 的骨折。分为两型:①内收型:显示外侧皮质分离,内侧皮质嵌压。②外展型:显示内侧皮质分离,外侧皮质嵌压。老年肱骨外科颈骨折多为嵌压或嵌插骨折,一般无错位,故不需整复,但需早期功能锻炼。

4.肱骨上端骨骺分离　肱骨上端有肱骨头、大结节、小结节 3 个骨化中心,5～8 岁时融合成 1 个骨骺,这个骨骺 20 岁闭合,发生骨骺分离的年龄最大 19 岁。

5.肱骨干骨折　可为蝶形、斜行和螺旋形骨折。

十五、肘部骨折

1.肱骨髁上骨折　基本分两型:①伸展型:较多见。骨折线由前下向后上行走,断端向前凸出成角,远断端向后错位。②屈曲型:与前者相反,骨折线由后下向前上或横断,断端向后凸成角,远断端前移。此外,还应注意髁上骨折整复后远断端桡偏者多为外旋,尺偏者多为内旋,如不纠正极易发生后期功能障碍。

肱骨髁上细微骨折易漏诊,应特别注意。其 X 线征象有:①髁上骨皮质轻微成角、皱褶。②肱骨远端侧位片有“X”形致密线,又称肘白线,此线为冠状窝和鹰嘴窝之皮质。髁上骨折可见此线中断变形。③肘关节脂肪垫外移呈“八”字征,是关节内积血所致。

2.肱骨远端全骺分离　骨折类似髁上骨折。在儿童,因骨折块包括外上髁、肱骨小头、滑车和内上髁骨骺 4 部分,故解剖上称之为全骺分离。

3.肱骨小头骨骺分离　肱骨外髁骨折在肘关节损伤中位居第二,仅次于髁上骨折。对尚未愈合的肱骨小头骨骺位置进行定位甚为重要,测量方法如下。

(1)肘外线:肘关节正位,作肱骨外髁至桡骨干骺端外缘连线。①正常肱骨小头骨骺在此线内,并与尺骨上端相重叠;②小头骨骺向外滑脱时,靠近或超过此线(图 6-2-6)。

(2)肘前线:在肘关节侧位,沿肱骨纵轴及肱骨前缘分别画一直线。①正常小头骨骺位于两线之间或稍超越前线;②如小头骨骺向后滑脱时,骨骺滑至此线之后(图 6-2-7)。

(3)肱骨小头骨骺中心线:肘关节侧位片,肱骨纵轴与肱骨小头骨骺中心线的下方夹角正常值约 30°～50°。肱骨小头骨骺向前脱位,角度加大。

(4)桡骨纵轴线:肘关节侧位片,不论肘关节屈曲程度如何,桡骨干纵轴线延伸一定通过肱骨小头中点,否则肱骨小头或桡骨小头有脱位。

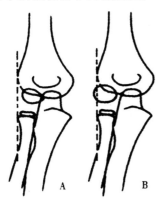

图 6-2-6　肘外线
A.正常;B.小头向外滑脱

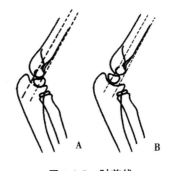

图 6-2-7　肘前线
A.正常;B.小头向后滑脱

4.肱骨内上髁骨骺分离　内上髁骨骺未融合时,其骺线宽度与外侧髁骨骺线宽度一致;如有增宽即为骨骺分离;若骨骺有移位则诊断更可靠。

5.肱骨外上髁撕脱骨折　少见,9～12 岁多为外上髁骨骺分离。

6.肱骨远端外髁骨骺骨折合并肘关节脱位　为婴幼儿少见损伤,与全骺分离相似。但肱骨远端干骺端内侧无骨折,侧位显示肱骨远侧干骺端向前移位、尺骨切迹向后移位,与全骺分离有别。

7.儿童肱骨下端通髁骨折　与髁上骨折类似,但骨折线位置平鹰嘴下方。

8.肱骨小头滑车骨折　较少见,都见于成人。骨折只发生于外髁前方的肱骨小头与滑车的前一半,骨折线呈冠状面纵行劈裂,骨折线只有侧位才能显现。属关节内骨折,骨折片易发生缺血坏死。

9.肱骨髁间骨折　骨折线呈 Y 型或 T 型。

10.桡骨小头、桡骨颈骨折　包括桡骨小头骨骺分离,桡骨小头边缘骨折、劈裂骨折、Y 型骨折和粉碎性骨折。桡骨小头或颈骨折有时合并冠突、尺骨鹰嘴、内上髁或尺骨切迹内缘骨折。

11.尺骨鹰嘴骨折　包括尺骨鹰嘴骨骺分离、尺骨鹰嘴撕脱骨折(小块或大块并累及关节)及粉碎性骨折(直接暴力所致)。

12.尺骨冠突骨折　少见,可见小骨折片分离、上移。

十六、前臂骨折

1.尺骨干骨折　常见于中下段,远折段常随桡骨旋后。前臂最大旋前位固定,无需牵引即可使尺骨骨折复位;否则,如旋后固定,则尺骨远折段向后旋转而发生骨折不愈合。

2.桡骨干骨折　桡骨上中 1/3 骨折,上骨折段必发生旋后,侧位片可见桡骨粗隆转向前方,远折段相对旋前。桡骨中下段 1/3 骨折,上折段无明显旋后错位,而远折段常相应旋转,如上折段旋后,则下折段相对旋前。

3.尺桡骨骨干双骨折　直接暴力所致骨折,多为横形骨折,骨折部位大都在同一水平。间接暴力所致骨折多为斜形或螺旋形,骨折部位多不在同一水平。成人骨折后的解剖变化,与尺、桡骨各自的单骨折相似。儿童多为青枝骨折。

4.Menteggia 骨折(孟氏骨折、蒙泰贾骨折)　即尺骨上段(上 1/3)骨折合并桡骨头脱位。①伸展型:多见于儿童。显示尺骨骨折向前向桡侧凸出成角,桡骨小头向前外方脱位(图 6-2-8)。②屈曲型:尺骨骨折向背侧凸出成角,桡骨小头向后脱位。

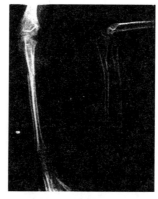

图 6-2-8　孟氏骨折

尺骨骨折向前向桡侧凸出成角,桡骨小头向前外方脱位

5.反 Menteggia 骨折(反孟氏骨折、反蒙泰贾骨折)　即桡骨干上段骨折合并肱尺关节脱位。

6.Galeazzi 骨折(盖氏骨折、加莱阿齐骨折)　桡骨下段(包括端)骨折合并下尺桡关节脱位(关节间隙增宽、超过 2mm)。

7.Colles 骨折(柯雷骨折)　又称桡骨远端伸展型骨折,指桡骨远端 2～3cm 以内的骨折,在儿童则为骨骺分离,远断端向背侧移位,约半数伴尺骨茎突骨折。桡骨断端可前凸成角,旋前方肌脂肪条影向前膨隆或模糊。

8.Smith 骨折(史密斯骨折)　又称反柯雷骨折、桡骨远端屈曲型骨折,远侧断端移位及断端成角方向与柯雷骨折相反。

9.尺、桡骨茎突骨折　较大的桡骨茎突骨折常为粉碎性,不仅累及桡腕关节,有时可发生下尺桡关节脱位。尺、桡骨茎突的小片骨折常为合并损伤。

十七、手骨(包括腕骨)骨折

1.舟骨骨折　占腕骨骨折的 3/4,70％位于腰部(中段),20％在近侧 1/3,10％在远侧(结节部)1/3,平片漏诊率约 25％以上(图 6-2-9)。30％后期发生缺血坏死,因营养血管都从结节部和中段进入骨内,近段在关节内,故近侧骨折段易发生缺血坏死。必须注意,舟骨骨折两星期后骨折面出现骨质吸收,骨折线更为清晰;1～2 个月后,两骨折面有硬化线为内骨痂;3 个月后可达骨性愈合。

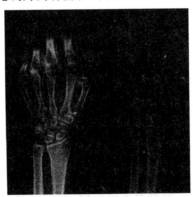

图 6-2-9　腕舟骨骨折(箭)

2.三角骨骨折　仅次于舟骨骨折,为韧带撕脱骨片,正位片一般不能发现,侧位片发现月骨背侧上缘部位有一小骨片,即为三角骨骨折(图 6-2-10)。

3.掌骨骨折　骨折可位于掌骨头、掌骨干和掌骨基底部,骨折线可为横形、斜形或螺旋形等。

4.Bennett 骨折(本纳特骨折)　第一掌骨基底部骨折合并第一掌腕关节脱位称本纳特骨折(图 6-2-11)。骨折线由基底部内侧斜向外下进入掌腕关节。

5.指骨骨折　可见各种类型的骨折,并可有成角畸形。

十八、股骨骨折

1.股骨颈骨折　可发生在头下部、中央部和基底部。前两者为关节囊内骨折,易伤及股骨头上动脉而引起缺血坏死。

X 线表现分为两型:①外展型:骨折线与水平线形成的角度＜45°,多为嵌入型骨折。此型骨折稳定。②内收型:较多见,多为错位型骨折。骨折线与水平线形成的角度＞50°,骨折块相互抵触形成剪刀作用,易移动,不易愈合。

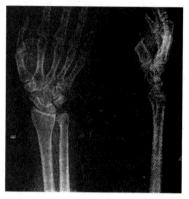

图 6-2-10   三角骨骨折(箭)

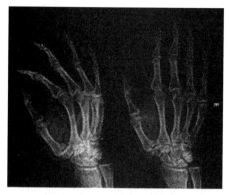

图 6-2-11   本纳特骨折(箭)

2.股骨粗隆间骨折   粗隆间骨折多见于老年人。①稳定型:即骨折线从大粗隆斜向内下达小粗隆。此型占绝大多数。亦有骨折线通过股骨颈基底或粗隆间线,并有大粗隆横断和小粗隆纵行骨折。大小粗隆骨块向上移位分离,有明显的髋内翻。②不稳定型:较少见,骨折线方向与上述相反,从小粗隆向外下达大粗隆下方。上骨折端受臀肌牵拉外展,向外错位;下骨折端内收向上方移位,故难以复位。

3.股骨干骨折   可位于粗隆下、股骨干、股骨髁上,可以呈横形、斜形、螺旋形、粉碎性等。

十九、膝部骨折

1.股骨髁骨折   髁间骨折较常见,位于两股骨髁之间,呈 T 形或 Y 形。单髁骨折相对少见,骨折线可不易显示。

2.髌骨骨折   儿童多发生髌下韧带撕脱或髌软骨骨折。成人上骨折块受股四头肌牵拉上移,下骨折块因髌韧带牵拉移位不著。无移位的骨折,骨折线边缘呈细小锯齿状,无密质骨包绕,可资与多分髌骨鉴别。

3.胫骨髁(平台)骨折   胫骨髁骨折以外髁多见,内髁少见,因经常涉及胫骨关节面,故临床喜欢采用胫骨平台骨折相称谓。平台骨折可见关节面塌陷。有时可见髁间骨折,将胫骨平台分裂为二。

4.胫、腓侧副韧带撕裂   胫侧副韧带撕裂可见膝内侧软组织肿胀,股骨内髁或胫骨内髁有小撕脱骨折片;腓侧副韧带撕裂可见膝外侧软组织肿胀,股骨外髁或腓骨小头撕脱骨折。

5.交叉韧带损伤   前交叉韧带损伤可见胫骨髁间隆突撕脱骨折,胫骨向前移位;后交叉韧带损伤可见胫骨平台后缘撕脱骨折,胫骨向后移位。应该注意,在交叉韧带损伤时,伴有胫骨的轻度脱位,X 线极易漏诊,故有学者提出:侧位片上,在胫骨髁后部最后缘找个点画一纵线,该线要与胫骨后缘骨皮质平行,如股骨髁后关节面在此线之前后不超过 0.5cm 即为正常、无脱位。

6.膝伸肌腱损伤   股四头肌腱撕裂或断裂,髌骨下移、髌骨上缘撕脱骨折片;髌韧带断裂,髌骨上移、胫骨粗隆撕脱骨折,骨折片上移。

二十、小腿骨折

胫腓骨骨折以双骨折多见,胫骨单骨折次之,腓骨单骨折相对少见。可为横形、斜形、螺旋形和粉碎性骨折。

胫腓骨骨干骨折好发于中下 1/3,局部血运不良,且易发生开放性骨折。因局部血供不良,骨痂形成少,易发生迟缓愈合和不愈合。青少年愈合快,但老年人愈合延迟。有学者认为:①正侧位片上只要见到胫骨一面有骨痂桥连接就可扶拐持重。②小腿骨折超过半年或 1 年仍无骨痂桥连接者,即肯定为骨折不愈合。③如外固定 1 个月后,踝关节、特别是胫骨下端干骺部,如果发生带状骨疏松带或严重骨疏松者,即为骨折将延迟愈合的预兆。

二十一、踝部骨折

踝部骨折主要为间接暴力所致。

1.外旋骨折　多表现为外踝的斜形或螺旋形骨折。内踝间隙可增宽,合并或不合并内踝骨折,胫腓联合分离或不明显。

2.外翻骨折　多为内踝底部横形骨折和腓骨斜形骨折,腓骨骨折部位可比胫骨骨折线高 10cm 左右。内侧关节间隙增宽、胫腓联合分离等为外翻损伤的特殊表现。

3.内翻骨折　多为外踝骨折。内翻损伤亦可导致内踝纵行劈裂骨折,距骨向内侧脱位。

4.伸展骨折　常表现胫骨下端后缘骨折。

5.屈曲骨折　多造成胫骨下端前缘骨折。

6.踝关节垂直压迫损伤　可见胫骨下端粉碎骨折、胫骨远端滑车面压缩骨折、胫腓联合分离以及内外踝骨折向两侧分离。

总之,踝关节骨折以外踝发生率最高,其次为内外踝双骨折和内踝骨折,所谓的三踝骨折即内、外、后踝骨折相对少见。

二十二、足骨骨折

1.跟骨骨折　在足骨骨折中较常见,且多为粉碎型骨折。跟骨体部压缩骨折、跟骨载距突劈裂骨折(骨折片向内下移位)和跟骨外侧骨皮质的壳状骨折为粉碎骨折的 3 个特点。跟骨粉碎型骨折的最常见并发症是平足畸形和骨性关节炎。此外,还有跟骨结节纵形骨折、跟骨体水平骨折、载距突骨折和跟骨前部撕脱骨折等类型。

2.距骨骨折　可发生距骨体骨折、距骨颈骨折、距骨头骨折,可为压缩、塌陷或粉碎型骨折,晚期可发生缺血坏死及骨性关节炎。距骨后方突起的骨折,应注意与副三角骨相鉴别。

3.足舟骨骨折　相对少见。足舟背缘撕脱骨折为距舟韧带撕脱所致,舟骨结节撕脱骨折有胫骨后肌撕脱所致。还可见足舟骨横形或粉碎型骨折。舟骨结节部的胫外副骨,勿误为骨折。

4.跖骨骨折　骨折可为横形、斜形或粉碎型。第五跖骨骨折多在基底部,青少年第五跖骨粗隆的骨折应注意与骨骺相鉴别。一般骨骺呈帽状扣在第五跖骨粗隆处,或者说骺线呈纵行,而骨折线多为横形。

5.趾骨骨折　骨折亦为横形、斜形或粉碎型等,愈合过程都较慢。

此外,还可见楔骨、骰骨骨折等。

二十三、肋骨、胸骨骨折

1.肋骨骨折　肋骨骨折除外伤所致外,有些老年人或有骨质疏松的患者,猛烈咳嗽或喷嚏亦可导致骨折。肋骨骨折可为横形、斜形,亦可为粉碎型。

肋骨骨折有时不易显示,漏诊原因如下:①肋骨走行弯曲,骨折发生在腋部,易被遮盖;②照片条件过高或过低;③老年人骨质疏松,骨折线显示不清;④严重的胸部外伤产生广泛的皮下气肿、气胸、纵隔气肿、肺出血等对骨折的遮盖;⑤未对每一肋骨由后向前按顺序细致观察。

必须注意,肋骨骨折的检出,除胸片外,包括 CT 以外伤后 3～4 周检出率最高,故应注意向患者解释,以免造成不必要的纠纷。

2.胸骨骨折   可为横形或斜形骨折等。以侧位片或斜位片显示清晰,必要时 CT 检查确诊。胸骨由多个骨化中心融合而成,未融合的骨化中心或闭合不全的线状痕迹,勿误为骨折,CT 检查鉴别更有价值。

二十四、脊柱骨折

1.分类和基本 X 线征象   脊柱骨折可分为椎体骨折、附件骨折和复合骨折,椎体骨折又分为单纯压缩骨折与爆裂性骨折。

【X 线表现】

基本 X 线征象包括:①椎体压缩骨折必须具有下列征象:椎体前缘或侧缘皮质皱折、中断、嵌入,皮质呈台阶状隆起;椎体骨出现致密骨小梁嵌压带;椎体前上角骨片等。不能将单纯椎体楔形变作为椎体压缩骨折的依据。②椎弓骨折,正位片见椎弓环分裂为上下两个半环或椎弓环皮质断裂。③关节突骨折。④椎板骨折。⑤横突骨折。⑥棘突分离间距增大,棘突骨折分裂为二,或正位片棘突有双圈轮廓等。⑦单纯寰椎骨折少见,多伴有齿状突骨折。寰椎骨折多发生在薄弱处的前弓和后弓,致使两侧块向两侧移位。齿状突与两个侧块的距离增宽,是寰椎骨折的可靠征象。⑧椎轴成角。在诊断脊柱创伤时,必须逐个分析观察,才能发现更多骨折征象。

2.脊柱的前、中、后柱的划分和不稳定骨折的放射学特征   Denis 将脊柱分为前、中、后 3 柱。前脊柱由前纵韧带及椎体、椎间盘的前 2/3 组成,中柱为椎体和椎间盘的后 1/3 及后纵韧带组成,后柱由椎弓根、椎板及附件、黄韧带、棘间、棘上韧带组成。并把不稳定性骨折规定为中、后脊柱断裂。

国外有学者提出不稳定骨折的 4 个放射学特征:①脱位;②椎板间隙增宽;③椎体骨突关节间隙增宽;④椎管增宽(椎弓根间距增宽)。有人提出椎体后缘线异常是不稳定脊柱骨折的特征之一。

3.脊柱爆裂骨折   脊柱爆裂骨折是压缩性骨折的一种特殊形式,是受轴向压力,加上不同程度的屈曲和(或)旋转力作用于脊柱引起的椎体粉碎性骨折,占脊柱骨折的 18.8%。骨折分类时,以中柱或椎体后缘是否受累来确定是单纯压缩型或爆裂型骨折。前者累及中柱的一部分而不累及椎体后壁,后者骨折线可通过椎体后壁。

【X 线特征】

①椎体骨折线呈星状,并延伸到椎管区;②椎弓根间距、椎体横径有明显增宽;③椎体前部楔形变;④椎体后缘线断裂、弓形、成角、S 状变形及一段后移;⑤椎体后上或下缘骨碎片后移至椎管内;⑥单侧或双侧附件骨折;⑦椎管狭窄;⑧棘突间距增宽和后凸畸形;⑨好发于胸腰段。由于 CT 能对中、后柱损伤程度进行确切判定,故对判断脊柱损伤的稳定性很有价值。

4.安全带骨折   又称 Chance 骨折,见于车祸伤,占全部脊柱骨折的 5%。系由于撞车或紧急刹车所致,其机制为以安全带为支点上部躯干前屈,后柱与中柱受到牵引而断裂。平片上可见骨折线经过棘突、椎板、椎弓与椎体,贯穿脊柱,后部张开;或仅有棘上、棘间与黄韧带断裂,关节突分离,椎间盘后部破裂;或骨折与韧带断裂同时存在。CT 扫描需矢状面重建方可显示骨折的范围。

5.骶弓线、骶骨骨折   骶骨上部在正位片上显示有 3 条连续的凹面向下的弓形致密线影,两侧对称,称为骶弓线。它是第一、二、三骶椎椎体的皮质缘所形成的影像。当骶弓线发生断裂、错位、成角或向下局限隆起时表示骶骨上部纵行骨折,是骶骨骨折的重要 X 线征象之一。

二十五、骨盆骨折

1.骨盆边缘骨折   ①有髂前上棘、髂前下棘骨骺分离,髂前上棘撕脱骨折,髂嵴骨骺分离,坐骨结节骨骺分离和撕脱骨折等。②髂骨翼骨折。③骶尾骨骨折、脱位。

2.骨盆环骨折并脱位   必须认识到,骨盆环的损伤起码是两处以上的损伤。骨盆环骨折并脱位按骨环损伤类型分为:①双侧耻坐骨支骨折、联合部下陷,也称闭孔环骨折。②耻坐骨骨折合并单侧或双侧骶髂关节分离。③耻坐骨骨折合并耻骨联合分离、骶髂关节分离、髋关节中心脱位或髋关节后脱位。④耻坐骨骨折合并骶髂关节分离、骶骨骨折或髂骨翼骨折。

CT 对骨盆骨折的显示、断端的移位、骶髂关节分离、耻骨联合分离,以及髋关节改变等方面较普通 X 线平片更具优越性。

二十六、关节脱位的概念和分类

1.概念   构成关节的骨端错位而失去正常的解剖关系称为脱位。

2.分类   根据解剖关系可分为全脱位和半脱位,前者是指关节面彼此不接触,后者尚有部分接触。根据病因可分为外伤性、先天性和病理性。根据脱位时间可分为新鲜脱位和陈旧脱位,后者一般指在外伤 3 周后发现的脱位。

外伤性脱位通常伴有关节囊的撕裂,有时还有骨折。大多发生于活动范围较大、关节囊和韧带不甚坚强的关节,如肩、肘关节脱位最常见。

二十七、肩关节脱位

肩关节脱位分为以下 5 个类型。

1.肩关节半脱位   关节囊损伤较轻,X 线可见肱骨头向下移位,一半在肩胛盂下方。

2.肩关节前脱位   根据肱骨头脱出的位置又分为喙突下脱位、盂下脱位和锁骨下脱位。

3.肩关节后脱位   极少见,需轴位片确定。

4.习惯性肩关节脱位   几乎都是前脱位。

5.陈旧性肩关节脱位   受伤时间超过 3 周以上的各类肩关节脱位。

二十八、肩锁关节和胸锁关节脱位

在肩部损伤中,肩锁关节的脱位,尤其轻度脱位需两侧对照,必要时两手携重物照片对照更有意义。可见肩峰相对下移。肩锁关节脱位后,可致锁骨远端骨质溶解。

胸锁关节脱位 CT 检查较为准确,而平片难以诊断。多为前脱位,后脱位甚少见。

二十九、肘关节脱位

肘关节脱位占大关节脱位之首。

可分为3类：①后脱位：以尺桡骨同时向后外方脱位最多见，内后方脱位较少见，可合并骨折。②侧方脱位：较少见。正位片尺桡骨明显向外脱出，但侧位片无前后脱位。③前脱位：更少见，多为直接暴力引起。尺骨鹰嘴粉碎骨折与桡骨小头一起向前移位。

三十、腕关节月骨脱位

月骨脱位为腕关节中最常见的脱位。正位片显示头月关节间隙消失，月骨呈三角形（正常呈不等边四边形）。侧位片月骨向掌侧移位，远侧的关节面（月骨切迹）转向掌侧。可继发缺血坏死。

正位片月骨呈三角形。侧位片月骨向掌侧移位，远侧的关节面（月骨切迹）转向掌侧

三十一、月骨周围脱位和经舟状骨月骨周围脱位

头状骨是腕部各种功能活动的枢纽。因此，腕骨脱位总是以头状骨为中心，包括桡腕关节脱位、腕骨脱位和掌腕关节脱位。

1.月骨周围脱位　易漏诊。X线表现月骨位置不动，与桡骨关节面保持正常对位，而头状骨与其他腕骨一起向后方（背侧）移位，侧位片见头状骨的头部脱出于月骨上关节面以外，向背侧移位。正位片显示头月关节间隙重叠或消失。

2.经舟状骨月骨周围脱位　即同时有舟状骨骨折（骨折位于中段）的月骨周围脱位，而且月骨多向尺侧移位。

三十二、髋关节脱位

1.后脱位　较常见。正位片可见股骨头脱出髋臼并与髋臼上部重叠，股骨内收、内旋，大粗隆突出，小粗隆消失。当股骨头上移不显著时，应注意关节间隙宽度是否均匀一致、狭窄，并应与对侧对照观察。

2.前脱位　少见。X线可见股骨屈曲外展、内旋或外旋，股骨头脱出在髋臼下方，有时合并髋臼前缘骨折。

3.中心脱位　X线可见髋臼底粉碎骨折，股骨头内移。

三十三、膝关节脱位

非常少见。按脱位方向可分成向前、向后、向内、向外，严重时还可产生旋转性脱位。一般以胫骨近端移位的方向为准，如向前脱位系指胫骨上端向前移位。

膝关节前方的髌骨，亦可因暴力作用而脱位，髌骨可向内、向外或向下脱位，严重者可使髌骨旋转。

此外，髌骨骨折常伴有关节端骨折、半月板或交叉韧带损伤。

三十四、踝关节脱位

踝关节脱位常伴有内、外踝骨折，观察踝关节脱位以正位片为佳。内翻暴力脱位，使踝关节外侧间隙分离增宽。外翻暴力引起的脱位，可使踝关节内侧分离增宽。

三十五、跟距关节、跗跖关节和跖趾关节脱位

1.跟距关节脱位　亦称为距下关节脱位,较少见。正位因重叠而不能显示;侧位显示跟距关节间隙增宽,如伴有距舟关节和跟骰关节脱位,则显示跟骨和距骨向后移位。

2.跗跖关节脱位　表现为关节间隙增宽分离,第一跖骨常向内侧移位,其余跖骨常向外侧移位。

3.跖趾关节脱位　表现为关节分离移位,可伴有骨折。趾间关节脱位与跖趾关节脱位相似。

三十六、寰枢关节脱位

1.寰枢关节间隙增宽　即侧位片上测量寰椎前弓后缘与齿状突前缘之间的距离。正常成人均在 2mm 以下,儿童在 4mm 以下。在成人者超过 2.5mm,小儿超过 4.5mm,则可诊为脱位。

2.齿状突与寰椎侧块的关系异常　张口位或体层片上一侧间隙增宽＞4mm 为异常,侧块滑移＞3mm 提示侧方半脱位。需要指出的是,齿状突与侧块之间可有轻微活动,寰齿间隙可因体位而不对称,可平移 2～3mm,但侧块之间的间距是稳定的。正常人寰枢间隙不等宽出现率为 55%,是个较常见的现象。寰椎侧块之间的距离增大提示寰椎骨折。

3.颈椎椎管前、后缘连线错位　侧位片颈椎椎管后缘连线,自枕骨大孔前、后缘向下呈自然的弧形曲线。寰枢关节脱位后,此曲线在寰枢平面错位。

此外,其他颈椎脱位也不少见。轻的脱位常规侧位片可不易显示,需过伸位或过曲位才可显示。严重的脱位可伴有椎体、椎弓或小关节突骨折。除前脱位和后脱位外,还可有左右移位。

三十七、脊柱脱位

除了上述的颈椎脱位外,还应注意分析胸腰椎脱位和骶尾关节脱位。①脊椎脱位的观察以侧位片为佳,必要时加斜位片;②表现为脊柱后缘连续线中断;③注意有无椎体及附件的骨折;④注意骨突关节的宽度;⑤骶尾关节脱位的诊断应慎重。因为骶尾角度变异很大,能从伸直的位置至前屈 90°,应密切结合临床,正位观察间隙是否对称,并应注意局部骨质是否有骨折。

三十八、膝关节造影常见病变的 X 线表现

随着 MR 的普及应用,膝关节病变的造影检查基本被淘汰。常见的膝关节病变的造影表现如下。

1.半月板撕裂　内侧半月板呈"C"型,外侧半月板呈"O"型。正常半月板在各投照位置上呈密度均匀,边缘锐利的三角形阴影。基底部附着于关节囊和侧副韧带,厚 3～5mm。其宽度不超过负重面 1/3～1/2。外侧较内侧稍长。外形可稍不规则。半月板撕裂可呈横行、纵行、斜行裂隙或为边缘撕裂。

2.盘状半月板　呈不规整之带状影。其厚度较均匀,尖端接近关节腔中央,内侧超过内髁关节面的 1/2,外侧超过外髁关节面的 2/3 者,可诊为盘状半月板。半月板亦可呈三角形,但较厚,且尖端超过正常范围。

3.半月板囊肿　多为局部外伤后发生透明性变形成。常发生在外侧半月板基底部。表现为半月板基底部上或下缘有圆形膨出,轮廓光滑。

4.副韧带撕裂　内侧副韧带撕裂多见。平片示撕裂侧关节间隙增宽,有的病侧可见钙化。造影时可见造影剂沿副韧带不规则的外溢而分布于关节旁组织。

5.交叉韧带撕裂　正常于正位片上在胫骨嵴上方显示为倒"V"形阴影。撕裂多发生于前交叉韧带。可见韧带变形、变细或走向异常。撕裂处有血肿,则韧带影增宽而不规则。

(伯志勇)

第三节　骨与关节化脓性感染

一、化脓性骨髓炎

是常见的细菌性骨关节感染疾患,常见致病菌为金黄色葡萄球菌,常见感染途径为血源性及外源性,好发于儿童和少年,男性多见,发病部位以胫骨、股骨、肱骨和桡骨多见,根据病情发展和临床表现分为急性和慢性(活动性与静止性),即急性化脓性骨髓炎,慢性化脓性骨髓炎和慢性硬化性骨髓炎。

急性化脓性骨髓炎起病急,进展快,多有高热、寒战,局部可出现红、肿、热、痛等炎症表现。慢性化脓性骨髓炎多无全身症状,但常出现患骨局部的肿痛、窦道形成、流脓,病情迁延。慢性硬化性骨髓炎无全身症状,主要表现为反复发作的患骨肿胀、疼痛。

【影像学表现】

1.急性化脓性骨髓炎

X线表现:感染发病2周内可见软组织肿胀;相对密度增高,皮下脂肪内有粗大网状结构,骨骼可无明显变化。骨骼变化多出现在发病2周后,主要表现为干骺端松质骨内斑片状低密度骨质破坏,随着脓肿的发展,破坏范围扩大、融合,累及骨皮质,呈不规则密度减低区,也可累及骨干,可有小片状死骨出现。骨膜反应明显,呈平行状、葱皮状或花边状,如骨增生明显,并包围全骨,表现为骨干周围有一层不规则的骨壳称骨包壳。骨骺多不受侵犯。

CT:表现为骨髓腔密度增高,可显示软组织感染,骨膜下脓肿、骨质破坏和死骨。

MRI:可明确显示髓内炎性浸润范围,在 T_1WI 上表现为低信号,与正常骨髓信号形成明显对比,对于周围软组织肿胀及骨膜下脓肿, T_2WI 呈明显高信号,增强后脓肿壁可出现明显强化。

2.慢性化脓性骨髓炎

X线:可见到骨质破坏和死骨,死骨多位置表浅,长轴平行于骨干,周围为肉芽组织或脓液形成的低密度环。骨质破坏区大量骨质增生,骨小梁增粗紊乱,密度增高。髓腔骨质破坏趋于局限,窦道呈一通向软组织的低密度影。骨膜反应显著,与残余骨皮质融合,表现为骨轮廓不规整。

CT:骨皮质明显增厚,骨髓腔变窄,骨干增粗,边缘不整。

MRI:对残留感染病灶十分敏感, T_1WI 呈低信号, T_2WI 呈高信号;骨质增生、硬化死骨及骨膜反应在 T_1WI 和 T_2WI 上均为低信号。皮下脂肪水肿在 T_1WI 上表现为低信号条索状影。

3.慢性硬化性骨髓炎

X线:患骨呈梭形膨大,边缘光整,密度增高,皮质增厚,骨髓腔变窄,系局灶性或广泛的骨质增生、硬化所致,且骨质硬化区内通常无低密度破坏灶。骨膜反应少见,软组织一般正常。

【鉴别诊断】

急性化脓性骨髓炎结合独特临床表现一般无须鉴别;慢性化脓性骨髓炎由于抗生素广泛应用常有多

种不典型 X 线表现,应注意与恶性骨肿瘤鉴别。

【影像检查优选评价】

X 线仍为首选检查方法和主要确诊手段。MRI 可更好评价病变范围及软组织受累情况。对于早期急性化脓性骨髓炎应首选 MRI,以发现骨髓水肿和软组织改变。

二、化脓性关节炎

常为血行感染或骨髓炎继发侵犯关节,多见于婴幼儿和儿童,易侵犯承重关节,单发常见。一般起病急,表现为高热、寒战,关节的红、肿、热、痛、压痛和波动感,关节可因肌肉痉挛而呈强迫体位。

【影像学表现】

X 线:急性期表现为关节囊肿胀和关节间隙增宽,此时易见病理性脱位,关节间隙变窄及关节骨端破坏可于发病 1 个月后出现,以承重部位出现早和明显。晚期表现为关节纤维性强直或骨性强直。

CT:显示关节内积液及肿胀范围。

MRI:显示关节积液,周围软组织受累范围优于 X 线和 CT,并可显示关节软骨破坏。

【鉴别诊断】

急性起病、症状明显、发展迅速、早期出现关节间隙窄、骨端破坏开始于承重面、破坏广泛可与其他关节炎鉴别。

【影像检查优选评价】

CT、MRI 可更清楚显示脓肿部位及范围,对于早期诊断及指导关节穿刺引流,具有重要意义。

(郭士军)

第四节　骨关节结核

一、骨结核

继发性结核病,原发灶主要在肺部,多发生于儿童和青年,近年来中老年患者也不少见。以骨质破坏和骨质疏松为主要表现。

【影像学表现】

1.长骨结核　好发于干骺及骨骺,骨干罕见。

X 线表现:骨松质中出现局限性类圆形或分叶状边缘清楚的骨质破坏区,周围可有轻微的骨质增生硬化,通常无骨膜反应。

CT:可显示低密度的骨质破坏区,其内可见点状高密度死骨影。

2.短骨结核　多发生于 10 岁以下儿童,多为双侧多骨发病,多见于掌、跖骨和指、趾骨。

X 线表现:病变周围软组织肿胀,髓腔骨质破坏,骨干膨胀呈梭形,皮质变薄,为"骨气鼓"征,层状骨膜反应明显。

3.扁骨结核　X 线表现:主要以溶骨性破坏为主。

【鉴别诊断】

长骨干骺端结核应与慢性骨脓肿、骨巨细胞瘤、成软骨细胞瘤鉴别,要点为患肢骨质疏松,破坏区常越骺线侵犯骨骺,骨质增生硬化少见。

短骨结核常与痛风、多发性内生软骨瘤鉴别,其发病年龄,多部位发病有助于鉴别。

【影像检查优选评价】

X线是主要影像诊断手段。

二、关节结核

可继发于肺结核或其他部位结核,根据形成途径的不同,分为骨型(经骨结核侵犯关节)和滑膜型(结核性滑膜炎)。多见于儿童和青年,常单发,好侵犯承重关节,起病缓慢。

【影像学表现】

X线:在骺、干骺端结核征象的基础上,出现关节周围软组织肿胀,关节间隙不对称狭窄或关节骨质破坏。

CT:可显示关节囊积液、骨性关节面改变及软组织肿胀。

MRI:可显示滑膜型的病程进展。早期增厚滑膜表现为 T_1WI 低信号及 T_2WI 略高信号,增强后较明显强化,分布于关节囊内壁和滑囊囊壁。病变进一步发展可见关节腔内的肉芽组织在 T_1WI 为均匀低信号,T_2WI 呈等高信号;随后可见关节软骨破坏及关节面下骨质破坏,多从边缘开始。MRI可更好显示关节内积液范围及周围软组织情况,增强扫描可区分增厚的滑膜与关节积液。

【鉴别诊断】

1.化脓性关节炎 发病急、病程进展迅速,早期关节软骨及骨性关节面破坏,多从承重部位开始,关节间隙早期狭窄,骨质疏松不明显。

2.类风湿关节炎 多有相关病史,发病多为双侧。

3.血友病及其他出血性关节病 早期关节囊密度增高,关节间隙增宽;关节软骨破坏后出现关节间隙变窄,骨性关节面见囊状透亮区,有特殊病史及临床表现。

【影像检查优选评价】

MRI可更好显示关节腔、关节软骨及关节周围软组织情况,对滑膜型结核可给临床提供一定的病程进展信息。

三、脊柱结核

腰椎多见,其次是胸椎,病变好累及相邻的两个椎体,附件较少受累。

【影像学表现】

X线:椎体出现溶骨性破坏或椎体前缘凹陷,同时侵及椎间盘,引起相邻椎体破坏及椎间隙变窄;受累椎体旁软组织脓肿形成,晚期可形成脊柱畸形。

CT:可显示椎体骨质破坏及周围软组织密度影,明确硬膜囊或脊髓受压情况。增强扫描可见环形强化。

MRI:骨质破坏在 T_1WI 上呈低信号、T_2WI 上呈高信号,椎间盘受累可见椎间隙变窄及 T_2WI 上信号增高,结核脓肿在 T_1WI 上呈低信号,T_2WI 上呈不均匀高信号,增强扫描环形强化,MRI的多平面成像可更好的观察结核脓肿范围及椎骨内情况。

【鉴别诊断】

1.化脓性脊柱炎 鉴别时请注意临床表现,同时后者在 X线上表现骨硬化增生,其脓肿范围小,必要时活检。

2.脊柱转移瘤　转移瘤附件多同时受累,无椎旁脓肿形成,椎间盘受累少见,病变常多发。

【影像检查优选评价】

MRI 可更全面的显示病变范围、部位及周围软组织情况。

（刘长才）

第五节　骨肿瘤

一、骨软骨瘤

是最常见的良性骨肿瘤。多发生于四肢长骨干骺端,以股骨下端和胫骨上端多见。多见于儿童和青少年。一般无症状,常为单发,多发者具有遗传性,可恶变为软骨肉瘤。

【影像学表现】

X 线:可显示肿瘤宽基底与母骨相连,背离关节向外生长(图 6-5-1)。

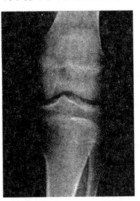

图 6-5-1　胫骨近端骨软骨瘤,背离关节面生长

CT:可观察到非钙化软骨帽及软组织情况。如软骨帽的钙化密度变浅、边界不清、钙化残缺及瘤体骨质破坏则为恶性征象。

MRI:T_1WI 上可显示中低信号的软骨帽,钙化带呈光滑或波浪分叶状低信号,在 T_2WI 脂肪抑制像上,软骨帽呈高信号,对于软骨帽的观察可用于判断骨软骨瘤活跃程度。

【鉴别诊断】

多不需要鉴别。如果软骨帽厚度超过 2cm,提示病变恶变为软骨肉瘤的可能性。

【影像检查优选评价】

X 线为基本诊断手段。

二、骨巨细胞瘤

为良性骨肿瘤发病率第二位。70% 发生于 20～40 岁,好发于四肢长骨的骨端,以股骨下端,胫骨上端和桡骨下端,根据肿瘤生物学行为不同有良性、生长活跃与恶性之分(图 6-5-2)。

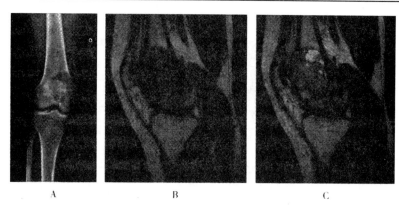

图 6-5-2　股骨远端骨巨细胞瘤

（A）膝关节正位片，（B）MRTIWI 矢状位，（C）T₂WI 矢状位。股骨骨端偏心性膨胀性的溶骨性破坏，骨壳欠完整，其内可见骨嵴，内部无钙化或骨化影；肿瘤在 TIWI 上呈均匀中等信号，T₂WI 呈混杂信号，内可见囊变区

【影像学表现】

X 线：位于骨端的偏心性膨胀性的溶骨性破坏区，有光滑完整或中断的骨壳，其内可有或无纤细骨嵴，肿瘤内部无钙化或骨化影，邻近无反应性骨硬化及骨质增生，骨壳局部膨出或肿瘤侵及骨壳外形成软组织肿块，在肿块表面再次形成骨壳者提示肿瘤局部生长活跃。肿块边缘出现筛孔样或虫蚀样骨破坏、骨嵴残缺紊乱、侵犯软组织形成明确肿块提示恶变。肿瘤一般不穿破关节软骨。

CT：显示骨端的囊性膨胀性骨破坏区，无钙化和骨化影，良性的骨壳基本完整，外缘光滑，其内可见骨嵴，生长活跃的骨巨细胞瘤和恶性骨巨细胞瘤骨壳不完整并常可见骨壳外的软组织肿块。

MRI：肿瘤在 T₁WI 上呈均匀中等或低信号，T₂WI 呈混杂信号，部分可见液液平面。

DSA：可显示肿瘤血管，提示良恶性，血运丰富，循环加快，出现动静脉中断等现象提示生长活跃。

【鉴别诊断】

良性骨巨细胞瘤应与骨囊肿鉴别，恶性骨巨细胞瘤应与溶骨性骨肉瘤鉴别，骨巨细胞瘤以其发病年龄、骨端的发病部位和膨胀性破坏为特征。

【影像检查优选评价】

首选 X 线。CT 骨窗可显示其细微征象。

三、成骨肉瘤

好发于青少年，20 岁以下占半数，男性多于女性，肿瘤多发生于骨端、干骺端，病程短，生长迅速，可产生剧烈疼痛。

【影像学表现】

X 线：不规则的骨破坏、骨增生、不同形式的骨膜增生及骨膜新生骨的再破坏、软组织肿块和肿瘤骨形成。可分为成骨型、溶骨型和混合型。

1.骨质破坏　可出现溶骨性，虫蚀性等多种形态，不具有特异性，可破坏软骨。在儿童表现为先期钙化带中断、不连续，侵入关节内；成人肿瘤侵及骨端，伴骨性关节面破坏。

2.骨膜反应　骨肉瘤多可见骨膜反应，形态多样，一般反应越厚提示生长越迅速。

3.肿瘤骨的形成　是 X 线主要诊断依据，一般分化好的肿瘤形成象牙质样瘤骨，较差的呈棉絮状；针状瘤骨是肿瘤突破骨皮质，在骨旁形成。骨肉瘤中，肿瘤骨成分越少，恶性度越高。

4.软组织肿块　X 线可显示软组织肿块,但其内出血,坏死显示不清,软组织内钙化可反应肿瘤分化程度,一般钙化越多,密度越高,表示分化越好。

CT:显示肿瘤区骨质破坏及软组织肿块;可显示软组织肿块内液化坏死,出血及钙化;可很好显示肿瘤与邻近结构的关系;可显示肿瘤侵犯关节情况及髓内受侵范围,可更好显示不规则骨的骨肉瘤。

MRI:可清楚显示肿瘤边界,肿瘤骨、瘤软骨、钙化、坏死及水肿等在 T_1WI 上均为低信号,T_2WI 表现为不均匀高信号,增强扫描时,生长活跃的肿瘤组织呈明显高信号。

【鉴别诊断】

1.软骨肉瘤　发病多在 20～30 岁之间,可见溶骨性破坏及软组织肿块,其内见钙化,不见瘤骨。

2.纤维肉瘤　发病年龄 25～45 岁,如发于骨干,呈溶骨性破坏,MRI 上 T_1WI 与 T_2WI 均为等信号。

3.骨巨细胞瘤　起病缓慢,症状轻,边界分明,无骨膜反应。

4.骨转移瘤　无论成骨或溶骨,病灶多发,界限分明,骨膜反应少见。

5.化脓性骨髓炎　发病较急,骨破坏周围有新生骨环绕,中心可见死骨。

【影像检查优选评价】

X 线多可确诊,MRI 可更好评价骨髓及软组织受侵范围及程度。

四、软骨肉瘤

男性多见,发病部位多为干骺端,以膝关节最多,分为原发性和继发性,前者多见于 30 岁以下,后者多见于 40 岁以上,为内生软骨瘤恶变。

【影像学表现】

X 线:软骨基质的钙化是 X 线及 CT 的主要征象,可表现为环形、沙砾样或密集成堆的钙化,其特征表现为环状钙化。

CT:除更好显示钙化外,可显示软组织肿块的情况。

MRI:显示钙化及瘤骨能力差,但可显示软组织结构,增强可见肿瘤边缘增强明显。

【鉴别诊断】

有大量钙化的软骨肉瘤应与硬化性骨肉瘤鉴别,前者骨以环状钙化为主,骨膜反应少,软组织肿块可有骨包壳,后者以瘤骨为主,并出现各种骨膜反应;仅限于干骺端而无钙化的软骨肉瘤应与骨巨细胞瘤和骨感染鉴别,骨巨细胞瘤多为偏心性膨胀性生长;骨感染多有局部炎症和全身症状。

【影像检查优选评价】

X 线为主要影像诊断手段。CT 骨窗扫描可根据病变区密度异常显示其细微征象。

五、Ewing 肉瘤

好发年龄 10～25 岁,以四肢长骨、骨盆多见,好发于骨干,本病生长迅速,早期可转移至肺。

【影像学表现】

1.X 线

(1)骨质破坏:表现为髓腔内骨质疏松和斑片状、虫蚀样溶骨;骨旁型可不发生骨质破坏。

(2)骨膜反应:呈多层或葱皮状、其内侧可见细小放射状骨针。

(3)多伴有不同程度的骨质硬化及软组织肿块。

2.CT 可显示肿块及髓腔内密度改变　可显示骨质破坏和硬化及软组织肿块,对骨膜反应的显示较 X 线差。

3.MRI　T_1WI 及 T_2WI 均呈不均匀高信号影,可清楚显示肿瘤累及范围,髓腔受侵程度及软组织肿块形状,增强后可见中等强化。

【鉴别诊断】

1.急性骨髓炎　病史短,多以周计;骨破坏与增生常同时存在并平行发展,常有死骨;软组织肿胀而并非出现肿块,必要时可行试验性放射治疗区分。

2.应力性骨折　儿童应力骨折常伴骨膜下出血,血肿钙化及层状骨膜反应而使骨干膨胀,与尤文肉瘤有相似之处,骨折区骨膜新生骨光整,无骨质破坏,MRI 可见骨折线。

3.转移性成神经细胞瘤　多在 2 岁以前发病,常对称性在长骨干骺端出现多发骨破坏,在颅骨呈多发小圆形破坏或大片状骨缺损。

【影像检查优选评价】

X 线基本可满足诊断需要。

六、骨髓瘤

多见于 40 岁以上成人,男性多于女性,好发于富含红骨髓部位,可出现多系统症状,同时伴有高血钙、高蛋白血症和本周蛋白尿。

【影像学表现】

X 线:

(1)10%的骨骼 X 线表现可正常。

(2)广泛骨质疏松:可伴胸腰压缩性骨折。

(3)多发性骨质破坏:虫蚀状、穿凿样、蜂窝样、鼠咬状溶骨性破坏。

(4)骨质硬化或硬化与骨破坏混合并存。

【鉴别诊断】

1.骨转移瘤　具有相应肿瘤病史,骨质疏松不明显,椎体病灶多累及椎弓根,化验检查不具有骨髓瘤的特点。

2.骨质疏松　骨皮质多完整、无进行性加重、颅骨(一),实验室检查不支持。

【影像检查优选评价】

由于本病为多骨骼病变,X 线为主要影像诊断手段。

七、转移性骨肿瘤

以躯干骨最常见,长骨通常以膝、肘以上好发,血清碱性磷酸酶升高。原发瘤以乳腺癌、鼻咽癌、肺癌、前列腺癌、甲状腺癌、肾癌较多见,其次为消化道肿瘤和生殖系统肿瘤。

【影像学表现】

X 线:可分为溶骨型、成骨型和混合型,以溶骨型多见。

1.溶骨型转移瘤　溶骨性骨质破坏,一般无骨膜增生及硬化缘,常并发病理骨折,发生于椎体者相邻椎间隙多保持完整,椎弓根多破坏。

2.成骨型骨转移瘤　表现为松质骨内均匀一致的斑片或结节状影，边界不清，常无软组织肿块，多发生于腰椎与骨盆，主要表现为斑点状或团块样硬化、结节状或颗粒样、弥漫骨皮质增厚，常见于前列腺癌、乳癌、肺癌或膀胱癌的转移。

3.混合型　兼有两者的特点。

【鉴别诊断】

与骨髓瘤鉴别。

单发的转移瘤应注意与原发骨肿瘤鉴别，可依据发病年龄、病程长短、是否有骨膜增生及软组织肿块帮助判断，但有时比较困难。转移瘤以其高龄发病、多发、侵犯长骨少见。

【影像检查优选评价】

CT 较 X 线敏感，还能显示骨外软组织肿块的情况。

MRI 对骨髓组织中的瘤组织及周围水肿最为敏感，因此能发现尚未引起骨质破坏的转移瘤，T_1WI 呈低信号，T_2WI 呈高信号。

核素扫描：在 X 线检查骨转移瘤破坏前 18 个月即可有阳性发现，极其敏感但特异性差，某些如乳癌和肺癌的骨转移灶可形成冷结节。

一般发生于四肢骨、肋骨的转移瘤，X 线平片易于发现。发生于脊椎、骨盆的较早期转移瘤，应选用 CT 或 MRI 检查。核素可作为筛选手段。MRI 敏感阳性率高，可作为早期确诊手段。

八、单纯性骨囊肿

好发于儿童、青少年，发病部位多见于肱骨和股骨近端，一般无症状。

【影像学表现】

1.X 线　位于干骺端或骨干髓腔内的囊状膨胀性透亮区，病变多位于髓腔中央，长轴与骨干长轴平行，边缘清晰，周围硬化边，无骨膜增生。病理骨折时，骨碎片落入囊肿内，为"骨片陷落征"。

2.CT　表现为圆形骨质缺损区，边界清楚，周围软组织无改变，囊内有出血时 CT 值可较高。

3.MRI　T_1WI 呈中等信号，T_2WI 高信号，T_1WI 上可显示周围硬化缘的低信号。囊内出血或囊液蛋白含量高时，T_1WI 信号增高。

【鉴别诊断】

骨巨细胞瘤：偏心生长、多无硬化边同时需结合年龄及临床表现。

单灶性骨纤维异常增殖症：病变范围较广泛、膨胀不均匀、皮质变薄、髓腔可呈弧形改变，病变区呈磨玻璃样。

【影像检查优选评价】

X 线基本可满足诊断，MRI 更有助于鉴别诊断。

九、纤维结构不良

可累及单骨或多骨，多骨性病变合并皮肤色素沉着和性早熟等内分泌紊乱，称为 Albright 综合征。通常无症状，发生于颅面骨表现为不对称性畸形隆突，发生于下肢可引起畸形和疼痛，可恶变。

【影像学表现】

1.X 线　四肢躯干骨以股骨、胫骨、肋骨、肱骨多见，主要有四种表现。

(1)囊状膨胀性改变:可为单囊、多囊、颗粒样均匀性膨胀。

(2)磨玻璃样改变:正常骨皮质及髓腔界限消失或可见粗大骨纹和钙化斑点。

(3)丝瓜络样改变:骨质膨胀增粗、骨皮质变薄、骨小梁粗大。

(4)虫蚀样改变:呈多发点状溶骨性骨破坏、边缘锐利。

(5)硬化改变:常见于肋骨。

颜面骨以下颌骨、颞骨、枕骨好发,主要为外板和板障的骨质膨大增厚和囊性改变。主要有三种表现:①膨胀囊状改变:颅骨均匀膨胀或局限囊样改变;②磨玻璃样改变:颅板层次结构消失,常见于顶骨和额骨;③硬化改变:常见于颅底骨。

2.CT　主要有两种表现。

(1)囊型:主要见于四肢骨。

(2)硬化型:主要见于颜面骨和颅底骨。

3.MR　病骨膨胀,T_1WI 及 T_2WI 均呈中等信号,边界清楚。

【鉴别诊断】

1.与四肢躯干骨病变的鉴别

(1)骨巨细胞瘤:好发与骨骺愈合的长骨骨端,偏心生长,典型呈皂泡状,较局限。

(2)内生软骨瘤:多见于四肢短管状骨,膨胀性骨破坏中可见斑点状软骨钙化。

(3)非骨化性纤维瘤:偏心生长,周围硬化缘,髓腔缘有较厚的硬化层、外壁相对较薄,无磨玻璃改变。

2.与颜面骨病变的鉴别

(1)甲状旁腺功能亢进症:表现为骨质疏松、圆形透亮影,但无外板及板障增厚及囊状改变,骨膜下骨吸收为特征。

(2)畸形性骨炎:多见于老年人,颅骨典型表现为外板绒毛状增厚,内有虫蚀样破坏,碱性磷酸酶显著升高。

【影像检查优选评价】

X线平片可明确诊断,CT对于颜面骨病变显示更清楚。

十、动脉瘤样骨囊肿

包括原发性和继发性,原因尚不明,原发性可能是外伤后骨内出血的一种反应,继发性可能起源于原有的骨病。30%～60%发生在其他骨病基础上,如骨巨细胞瘤、骨母细胞瘤和非骨化纤维瘤。好发部位为长骨干骺端、骨盆和脊柱附件,累及椎体者少见,好发于30岁以下青年人,临床表现为局部肿胀、疼痛。病理表现为大小不等的血性囊腔,周围有骨硬化。

【影像学表现】

1.X线　好发于长骨干骺端,溶骨性膨胀性病变,中间有分隔,呈蜂窝状,周围有增生硬化完整的骨壳,按发病位置可分为中心型、偏心型、骨旁型,中心型多见。可突入软组织形成局限性肿块;发生于脊椎者病变形态和长骨相似。

2.CT　可更确切显示病变范围。增强后呈明显强化。

3.MRI　可显示囊内不同成分的液体交界面,骨内膨胀性病变内出现液-液平面,提示有不同时期的出血。增强后病变明显强化。

【鉴别诊断】

1.骨巨细胞瘤　好发20～40岁成人,发生于骨骺闭合后的骨端。无硬化边。

2.血管瘤　位于长骨少见,位于椎体者呈栅栏状改变,MRI上无液-液平面。

3.骨囊肿　好发骨干近干骺部。膨胀不如动脉瘤样骨囊肿明显。

【影像检查优选评价】

X线为主要确诊手段。

（刘长才）

第七章　心脏的超声诊断

第一节　正常超声心动图

　　超声心动图是应用超声回波反射等原理诊断心血管疾病的一种非创伤性检查技术。因图像显示方式不同,超声心动图分为二维超声心动图、M型超声心动图、彩色多普勒超声心动图,三种超声心动图分别显示心脏大血管的切面形态结构和活动规律,以及心血管的血流动力学情况。二维超声心动图提供详细的心脏解剖结构信息以及相关的心脏功能评价指标,尤其是对心脏病理解剖学的评价具有重要的临床意义。M型超声心动图提供优越的瞬间信息。彩色多普勒超声心动图提供血流动力学资料,包括压差、容积、血流和心内压力,可观察整个切面上的血流动态,大致了解病变范围所在。在此基础上,选择频谱多普勒可进行定点、定量研究,其中脉冲多普勒可准确定位测量,连续多普勒则适用于高速湍流的分析。此外,心脏声学造影可了解特殊先天性心脏病的血流动力学改变,组织多普勒成像技术可显示室壁运动与心脏传导,血管内超声可直接观察冠状动脉结构,负荷超声可研究冠状动脉血流灌注与储备功能等。总之,心脏超声检查应以二维超声心动图检查为重点,根据不同研究需要选择不同的检查模式和方法,联合使用,综合分析,为临床提供尽可能丰富、准确的诊断信息。

　　由于超声心动图能获得重要的诊断价值,已经成为公认的常规心脏检查工具,在临床上得到了极其广泛的应用。

一、心脏解剖学及血流动力学

【心脏的位置】

　　心脏位于胸腔内膈肌上方、中纵隔两肺之间的胸腔内,前有胸骨,后有胸主动脉及气管、食管。成人的心脏约2/3居人体正中线左侧,1/3居人体正中线右侧;心底部朝向右后上方,大部分由左心房构成,小部分由右心房构成;心尖部指向左前下方,由左心室构成。

　　心脏的前方大部分被肺和胸膜遮盖,下部一小部分通过心包与胸骨体下部和左侧第4、5肋软骨相邻;心脏前方上部有胸骨位于大血管的前方,后方邻食管、迷走神经和胸主动脉,下方为膈肌;心脏的两侧隔着心包腔与胸膜腔和肺相邻;心脏向上与出入心脏的大血管即升主动脉、肺动脉干和上腔静脉相连。超声可通过胸骨左缘第3~5肋间隙的无肺组织的胸膜腔探查心脏。

　　心脏长轴心尖部与心底部中央之间的连线与身体长轴呈45°的角度。

　　心脏短轴与心脏长轴呈直角相交的另一曲线,与身体长轴呈15°角相交。

　　心脏形似倒置的圆锥体,大小一般如本人拳头,重量约为260g。我国成年人心脏长径为12~14cm,前后径 6～7cm，横径 9～11cm。

心脏上下界体表投影在胸第 2 肋间与剑突基底之间：右侧第 3 肋骨上缘距胸骨右缘 1cm 处、右侧第 6 胸肋关节处、左侧第 2 肋间距肱骨左缘 1cm 处、左侧第 5 肋间距锁骨中线内侧 1cm 处。4 点连线即心脏体表投影。

【心脏的结构】

心脏分左、右心房与左、右心室，心房与心室之间经房室瓣相通，左心房与右心房间、左心室与右心室间正常不相通，分别有房间隔、室间隔相隔。

房间隔很薄，位置与身体正面成 45°角，向左前方倾斜。

室间隔下部较厚，由心肌构成，称室间隔肌部；室间隔上部较薄、较小，为卵圆形区域，称室间隔膜部。

1.右心房　壁薄，腔大，呈竖立卵形位于心脏的右后上方，分前、后 2 部，前部为固有心房，后部为静脉窦；上部有上腔静脉入口，下部有下腔静脉入口，下腔静脉口与右心房室口之间有冠状窦口。固有心房向前突出部分为右心耳，内侧壁中下部为房间隔，其中部有一浅的凹陷称为卵圆窝，底部厚度仅 1mm 左右。

2.右心室　位于右心房左前下方，是心脏最前部分，前邻胸骨体下部；右心室壁较薄，横切面呈新月形。整体呈三角形，底为右心房室口，尖向左下方。右心室腔以室上嵴为界分为流入道和流出道 2 部分，室上嵴为位于右心房室口与肺动脉之间右心室流出道的表面突起，跨越室间隔上部与右心室前壁之间。

3.左心房　是心脏最后面而位置较高的部分，靠近中线，后面是食管和降主动脉。左心房向前突出锥形部分为左心耳，其壁有梳状肌，二尖瓣狭窄时该处血流滞留易形成血栓。上后壁两侧各有 2 个肺静脉开口，内缘为房间隔，左心房面为第一房间隔，左心房前下方有左心房室口，通向左心室之间有二尖瓣。

4.左心室　位于右心室的左后下方。左心房左前下方室壁较厚，为右心室的 2～3 倍。右侧壁由室间隔组成，室腔呈圆锥形，横切面为圆形，尖部组成心尖，底有 2 个口。位置稍低居左后为左心房室口，大小约 3cm²，该处有 2 个帆状瓣膜称二尖瓣。位置较高居前为主动脉瓣口，有 3 个半月形瓣膜。左心室腔又可被二尖瓣前叶分为流入道和流出道 2 部分。左心室内乳头肌有 2 个，前外侧乳头肌位于左心室外侧壁上的 2/3 与下 1/3 交界处，后内侧乳头肌位于后壁。

5.心脏瓣膜　共 4 组，右心房室口为三尖瓣，左心房室口为二尖瓣，分别开向右心室和左心室。主动脉、肺动脉根部均有 3 个半月形瓣膜，分别称为主动脉瓣和肺动脉瓣。主动脉瓣居中偏后，肺动脉瓣位于主动脉瓣左前下方。

(1)二尖瓣：包括瓣环、瓣叶、瓣索和乳头肌。瓣叶附着于左心房室口的纤维环上，共 2 个。前内侧瓣位于左心房室口与主动脉之间，呈半月形或三角形，与主动脉后壁直接延续，附着线占纤维环的 1/3，长约 22mm；后外侧瓣与心房内膜相延续，较短，为前瓣的 1/2，但稍宽，故两者面积相等。瓣膜心房面平滑，心室面可分基底带、光滑带和粗糙带；瓣膜上界有一明显隆起线为瓣膜的闭合线。两个相邻的二尖瓣之间的瓣膜组织称联合部，即前外侧联合和后内侧联合。前瓣膜的粗糙带和后瓣的基底带有腱索附着。

(2)三尖瓣：介于右心房室口与肺动脉圆锥之间，前瓣较大，另 2 个瓣为隔瓣和后瓣，联合部分别是前内侧、后内侧和外侧联合。

(3)主动脉瓣：为 3 个半月形的瓣膜，1 个瓣在前，2 个瓣在后，分别为右冠状动脉瓣(右前瓣)、左冠状动脉瓣(左后瓣)和无冠状动脉瓣(右后瓣)。瓣膜相对的动脉壁向外侧膨出之间的内腔为主动脉窦、右前窦和左后窦。动脉壁上分别有右、左冠状动脉起始部，故又称右、左冠状动脉瓣，而后窦称无冠状动脉窦。冠状动脉窦口位于窦壁中 1/3 处，在瓣膜游离缘水平以上。

(4)肺动脉瓣：有 3 个瓣，2 个瓣在前(左前、右前)，1 个瓣在后称为后叶。

6.心壁的结构　心壁由心内膜、心肌层和心外膜构成。心内膜为覆盖心房室壁内表面的一层光滑的薄膜,与血管内膜相延续。心脏各瓣膜由心内膜折叠形成,中间夹有致密的结缔组织。心肌层由心肌纤维组成,心房和心室的肌束是不连续的(传导系统除外),分别附着于心脏的结缔组织支架上。房室可以分别收缩,驱使血液流向房室口和动脉口。心外膜为覆盖心肌表面的结缔组织,即浆膜性心包的脏层构成。

7.心包   心包是包裹心脏和出入心脏大血管根部的锥形囊,由纤维性心包和浆膜性心包2部分组成。纤维性心包是囊的外层,由坚韧的结缔组织构成。浆膜性心包是囊的内层,又分脏层和壁层,壁层紧贴于纤维性心包的内面,脏层位于心肌层表面,也就是心外膜。脏层和壁层在出入心脏的大血管根部互相移行,两层之间的窄隙称心包腔,内有少量浆液称心包液,起润滑作用,健康者约含50mL液体。

【心脏的血管】

1.动脉

(1)左冠状动脉:起于主动脉左冠状窦,经左心耳与肺动脉起始部之间走向左前方,随即分为前室间支和旋支。前室间支沿前室间沟下行,绕过心尖切迹终于后室间沟下部,分支分布于左心室前壁、右心室前壁的小部分及室间隔前2/3。当前室间支阻塞时,可引起左心室前壁及室间隔前部心肌梗死。旋支发出后沿冠状沟向左后行,绕过心左缘至心膈面。旋支在行程中发出分支分布于左心室侧壁、后壁及左心房,也可发出分支营养窦房结或房室结。如旋支发生阻塞,可引起左心室侧壁或后壁心肌梗死。

(2)右冠状动脉:起于主动脉右冠状窦,经右心耳与肺动脉起始部之间入冠状沟,向右下行,绕过心右缘,经冠状沟后部达房室交界处,在此分为后室间支和左心室后支。后室间支沿后室间沟下行,末端可与前室间支吻合。左心室后支较细,向左分布于左心室后壁。右冠状动脉沿途发生分支分布于右心房、右心室、室间隔后1/3及左心室后壁。此外,右冠状动脉还常发出分支分布于窦房结和房室结。由于心脏膈面大部分为右冠状动脉所分布,临床上后壁心肌梗死多数是由于右冠状动脉闭塞所致。

冠状动脉的起始和分布有时也可出现变异。

2.静脉

(1)心最小静脉:是心壁内的一些小静脉,直接开口于心腔。

(2)心前静脉:起始于右心室前壁,通常有2~3支,跨过冠状沟,直接开口于右心房。

(3)冠状窦:位于冠状沟后部,借冠状窦口开口于右心房。

【心脏血流动力学】

心脏泵血作用依赖于心脏不停地收缩与舒张以及房室瓣、半月瓣单向开放,从而保证血液在心血管内单向流动。血流动力学主要研究血液运行的方向、流速与流量,以及心腔和血管腔中压力和容积的变化。流量与灌注压成正比,与血流阻力成反比。血流阻力由血管的张力和血液黏滞性所形成,灌注压主要通过心脏的泵血作用,将静脉回流的血液搏入动脉,形成一定的动脉压差,推动血液前行。

心脏不断地、有秩序地、协调地收缩和舒张的交替活动是实现泵血功能的必要条件,心脏一次收缩和舒张,构成一个机械活动周期,称为心动周期。在心动周期中的收缩期和舒张期的每个时期又可分为若干时相。

1.心房收缩期   心房开始收缩之前,心脏正处于全心舒张期,此时,心房和心室内压力都比较低,接近于大气压。由于静脉血不断地流入心房,心房压相对高于心室压,房室瓣处于开启状态,心房腔与心室腔相通,血流由心房进入心室,使心室充盈。此时,心室压却比主动脉压低,半月瓣是关闭的,心室与主动脉不相连通。心房开始收缩,心房容积减少,内压升高,而心室仍然处于舒张状态,心室充盈的血液量进一步增加。心房收缩时间持续约0.1s,随后进入舒张期。

2.心室收缩期   心室收缩期包括等容收缩期以及快速和减慢射血期。

心房进入舒张期后不久,心室开始收缩,心室内压力开始升高;当室内压超过房内压时,心室内血液出现由心室向心房反流的倾向,但此种反流正好推动房室瓣使之关闭,血液因而不至于倒流入心房。这时,室内压尚低于主动脉压,半月瓣仍然处于关闭状态,心室成为一个封闭腔,此时心室肌的强烈收缩导致室内压急剧升高,而心室容积并不改变,故称为等容收缩期。

心室内压继续升高,直到超过主动脉压时,血液向主动脉方向流动,半月瓣被打开,等容收缩期结束,进入射血期。

射血开始的时候,心室肌仍在作强烈收缩,由于心室射入主动脉的血液量很大(占总射血量的80%～85%),流速很快,此时,心室容积明显缩小,心室内压继续上升达顶峰,此段时期称为快速射血期(0.11s)。

由于大量血液进入主动脉,主动脉压相应增高。然后,随着心室内血液的减少,心室容积缓慢缩小,心室肌收缩的力量随之减弱。射血速度逐渐减慢,这段时期称为减慢射血期(0.19s)。

3.心室舒张期　　心室舒张期包括等容舒张期和心室充盈期,后者又分为快速充盈期和减慢充盈期。

心室肌开始舒张后,室内压下降,主动脉内血液向心室方向反流,推动半月瓣关闭。此时室内压仍明显高于房内压,房室瓣依然处于关闭状态,心室又成了封闭腔。此时心室肌舒张,室内压急剧下降,但容积并不改变,从半月瓣关闭直到室内压下降到低于房内压,房室瓣开启时为止,称为等容舒张期(0.06～0.08s)。

当室内压下降到低于房内压时,血液由心房向心室方向流动,冲开房室瓣,快速进入心室,心室容积迅速增大,称为快速充盈期(0.1s)。在这一时期内,进入心室的血液约占总充盈量的2/3。随后,血液以较慢的速度继续流入心室,心室容积进一步增大,称为减慢充盈期(0.19s)。

此后,进入下一个心动周期,心房又开始收缩,心室再次接收少量的血液充盈。

二、二维超声心动图

将探头放置在不同部位,或在同一部位采用不同的角度与方向进行检查,便得到心脏的多个不同切面。在实际应用中,超声心动图检查有以下4个部位:

1.胸骨旁位　　一般指左胸骨旁位(右位心则为右胸骨旁位),探头置于肋骨左缘第3、4肋间。

2.心尖位　　探头置于心尖搏动处。

3.剑突下位　　探头置于胸廓正中线附近的最后一根肋骨处。

4.胸骨上窝　　探头置于胸骨上切迹处。

超声心动图是采用3个呈直角相交的平面观察心脏的。成像平面与躯体背部及腹部体表垂直,与心脏长轴平行者称为长轴平面;成像平面与躯体背部及腹部体表垂直,横切心脏而与心脏长轴垂直者称为短轴平面;成像平面横切心脏,与躯体背部及腹部体表接近平行者为四腔平面。从一个探查部位可以得到一个或一个以上的成像平面,从一个成像平面可以得到多个切面。同一个切面可以从不同的探查部位获得,如四腔切面及左心室长轴切面。但由于不同部位所获得的同一切面的解剖结构和临床意义不尽相同,因此,按探查部位及成像平面获得不同的切面更为恰当。某些大血管切面的获得常常不能包括在内,因此,将其归入非正交平面。

【胸骨旁切面】

(一)左心室长轴切面

心脏位于胸腔中部偏左,心底在上,心尖指向左下方并稍向前翘起。为了获得心脏长轴纵切面图像,探头置于胸骨左缘第3、4肋间隙,垂直向后,使其扫描方向相当于心尖至右胸锁关节的连线(约与水平线构成45°的夹角)。为获得心尖至心底部的纵切面(矢状面)实时图像,可将检查者转为左侧卧位,使心脏位置左移并贴近胸壁以扩大探查窗口。

1.**声像图所见**   图像上方为前,下方为后,扇柄为近场,扇弧为远场。心尖位于图的右侧,心底位于左侧。此切面能清晰显示右心室、室间隔、左心室、左心房、主动脉、主动脉瓣、二尖瓣、右心室前壁等结构,见图7-1-1。

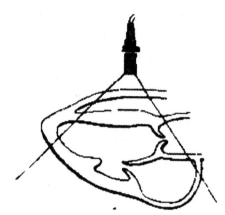

图 7-1-1   左心长轴切面示意图

右心室腔之后为室间隔,室间隔起始部较薄,与主动脉前壁相连。室间隔中部较厚,呈均匀的中等强度回声,向下一直延续至心尖,其中部厚度为7～12mm,平均为10mm。室间隔之后的大片无回声区为左心室腔。左心室腔体部大,尖部小,呈圆锥状,体部前后径为47～52mm,为右心室腔前后径的2～3倍。左心室腔的后方为左心室后壁。左心室后壁为一层中等强度的均匀性回声,其内膜面凹凸不平,回声较弱。外膜面为心包膜,回声光滑,呈细条状。心脏收缩时,左心室后壁向前,室间隔向后,心尖向上,呈向心性收缩,左心室腔缩小。舒张期呈反向的离心性运动,左心室腔扩大。舒张末期左心室后壁厚度为7～12mm,平均为10mm。左心室的上方为左心房,左心房的纵切面呈椭圆形,心房底部有肺静脉进入。舒张期二尖瓣开放,左心房内血流流入左心室;收缩期二尖瓣关闭,肺静脉血流入左心房。收缩末期左心房前后径最大,其测量值为(28+3)mm。

二尖瓣位于左心房与左心室之间,在心脏的矢状切面上。二尖瓣前后瓣呈清晰、纤细条状回声,分别起源于二尖瓣环的前部和后部,前瓣长,后瓣短,随心脏活动呈现柔和而有弹性的漂动,收缩期两者合拢,舒张期互相分离。乳头肌通过各自的腱索分别与前后瓣膜相连。左心室收缩时,二尖瓣前瓣向后,后瓣向前作相向运动,瓣口闭合,因受腱索环牵拉,瓣叶不会翻向左心房。左心室舒张早期前叶向前活动,贴近室间隔(其间距为2～5mm);舒张中期,瓣叶向后漂浮,处于半关闭状态;在舒张末期又向前摆动,摆动幅度较小,前瓣和后瓣呈逆向运动,瓣口张开。等容收缩期二尖瓣前瓣体部至室间隔左心室面的垂直距离为左心室流出道的宽度,正常为20～30mm。

左心房的前部为主动脉根部,主动脉前部轻度向外凸出的部分为主动脉窦。主动脉前后壁呈两条平行的线条状,稍强回声,收缩期向前,舒张期向后,运动幅度为8～12mm。主动脉前后壁之间的垂直距离为主动脉内径,舒张末期内径平均为30mm。主动脉根部可见主动脉瓣回声,在长轴切面上可显示右冠状动脉瓣和无冠状动脉瓣附着于主动脉根部的前后壁。心脏收缩时,主动脉瓣开放,右冠状动脉瓣向前,无冠状动脉瓣向后运动,分别贴近主动脉的前后壁,瓣膜之间的距离为瓣口的前后径,正常为15～20mm。心脏舒张时,瓣膜向管腔中部靠拢,瓣口闭合。瓣叶之间特别在中心点均应密合,没有空隙,反射纤细,不会出现过强的粗厚回声。

主动脉根部的前方为右心室流出道,其前后径与主动脉和左心房的前后径相近。

右心室流入道长轴也可通过在左心室长轴切面上,在获取四腔心切面的基础上,逆时针旋转探头即可。该切面能够较好地显示右心室流入道,是观察三尖瓣后瓣位置、形态及其与前瓣关系的较好切面,声像图上的近场为右心室,远场为右心房,中部为三尖瓣的前瓣和后瓣。

2.观察价值

(1)观察心腔形态,判断右心室前游离壁厚度、增厚率、活动幅度及右心室腔内径;判断左心室间隔、左心室后壁的运动方向、厚度、振幅、舒缩期增厚率;判断左心房内径及其腔内占位性病变。

(2)观察主动脉根部(主动脉环、主动脉窦、升主动脉起始部)各水平上的形态、内径、血流、有无增宽,乏氏窦有无扩张,升主动脉壁有无夹层剥离。

(3)观察二尖瓣装置有无异常、瓣叶的活动幅度及开口大小、有无脱垂(包括连枷现象)、是否增厚、反射强度如何及有无赘生物形成等。

(4)观察主动脉瓣形态、运动、开合特点,反射的强度、厚度、开口幅度,有无连枷现象,有无赘生物等。

(5)观察主动脉前壁与室间隔的连续如何,有无中断及骑跨等。

(6)观察主动脉后壁与二尖瓣的连续如何,有无移位。

(7)探查心壁厚度,特别是室间隔与左心室后壁的比例,有无增厚及由于肌性突起所形成的左心室流出道狭窄。

(8)测定室间隔的活动幅度、方向及其与左心室后壁的对应情况,确定是同向运动还是逆向运动。

(9)注意心壁各区有无节段性运动失常。

(10)注意左心后壁、房室交界处的冠状窦有无增粗。

(11)观察心内有无异常反射,如黏液瘤、血栓形成、左心室的异位腱索及三房心的隔膜等异常反射。

(12)观察心外有无异常反射,如心包积液与肿物等异常反射。

(13)测定心腔直径大小,计算容量与心脏排血功能等。

(二)心底短轴切面

心底短轴切面主要显示心脏横切面上的解剖结构及其功能活动,与心脏长轴切面垂直。长轴切面为矢状切面,显示上下、前后的空间方位;短轴切面为水平切面,显示前后、左右的空间方位,两者互相补充。随着扫查平面的高低不同,可获得与之相应的心脏横切面图像。

检查时,探头置于胸骨左缘第2～4肋间心底大血管的正前方。探查平面与左肩、右肋弓连线基本平行。在左心室长轴切面的基础上,将探头顺时针旋转约90°,此间可显示出主动脉根部及其瓣叶、左心房、右心房、三尖瓣、右心室流出道、肺动脉近端、肺房沟与左冠状动脉主干等,如切面稍向上倾斜,则见肺动脉主干及其左右分支等。

1.主动脉瓣水平横切面

(1)声像图

主动脉根部横切面呈圆形,位于图像中部。主动脉腔内可见3个瓣膜回声,右冠状动脉瓣位于右前方,无冠状动脉瓣位于右后方,左冠状动脉瓣位于左侧。3个瓣膜等大、等长,回声均匀、纤细。心脏收缩时,各瓣膜分别迅速向同侧管壁方向运动,瓣口开放;心脏舒张时,瓣膜向管腔中部靠拢,瓣口关闭,呈"Y"字形关闭线。

左心房位于主动脉后方,近似矩形,左心耳呈牛角状,位于左心房的左前方。右心房位于左心房的右前方。两个心房之间可见线形的房间隔回声,位于7点钟处,斜向右下。主动脉的右前方为右心室的流入道部分。右心室与右心房之间可见三尖瓣的前叶和隔叶,前者位于外侧,活动度较大;后者位于内侧,靠近主动脉右侧壁,活动度较小。主动脉的正前方和左前方为右心室流出道,主肺动脉与右心室流出道相连接,位于主动脉的左前方和左侧,向下延伸可见左、右肺动脉。肺动脉瓣位于主肺动脉起始部,可见前瓣和后瓣,通常后瓣显示较好。

显示心底部横切面图像后,稍稍顺时针旋转探头,即可获得肺动脉长轴图像。此切面可显示主肺动脉全程及左、右肺动脉分叉部。主肺动脉内径(18+2)mm,左、右肺动脉内径(12+2)mm。肺动脉瓣位于其左前方相当于1~2点钟处,借此将右心室流出道与肺动脉干划界。后瓣位于右侧,与主动脉根部相邻;有时亦可见左前瓣或右前瓣,位于外侧壁,瓣膜纤细,反射弱,清晰度不如主动脉瓣。

(2)观察价值

①观察主动脉根部的形态,是否扩张,有无乏氏窦扩张及动脉夹层形成。

②右心室及右心室流出道有无增宽及狭窄,左、右心房有无扩大,其内有无肿物。

③观察主动脉瓣的形态、厚度、活动度,有无二叶或四叶畸形,有无新生物附着。

④观察二尖瓣及肺动脉瓣的形态及活动情况。

⑤注意肺动脉干有无增宽或狭窄,左右分支的宽度、位置有无异常。

⑥冠状动脉显示是否清晰,主干有无狭窄、有无局限性扩张。

⑦主动脉根部与肺动脉间有无瘘管,肺动脉分支与降主动脉间有无交通。

⑧左心房横径、左心房肿瘤、左心房血栓及房间隔连续是否中断。

2.二尖瓣口水平横切面

(1)声像图所见

左心室横切面呈圆形,四周由室间隔和左心室游离壁构成。左心室腔为液性无回声区。右心室位于左心室的右前方,呈新月形。心脏收缩时,心室呈均衡性向心性收缩,左心室腔变小,二尖瓣前后瓣向中部靠拢,瓣口闭合成一横线形回声;心脏舒张时,前后瓣作逆向运动,瓣口张开,瓣口呈横置的椭圆形,似鱼嘴状。二尖瓣口的前后径较小,约2cm,横径较大,约3cm,瓣口面积4~6cm²。探头稍稍向下倾斜,可获得腱索水平的左心室横切面,其图像与二尖瓣口水平横切面近似,只是没有完整的二尖瓣前后瓣和瓣口的回声,代之以不连续的腱索回声,见图7-1-2。

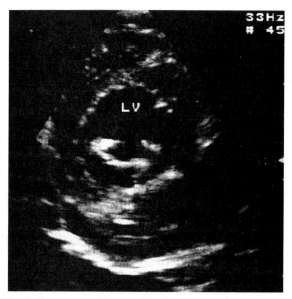

图 7-1-2 二尖瓣水平短轴切面

(2)观察价值

①观察心脏形态,左、右心室大小及其比例。

②观察室间隔的厚度、活动度、走向与弯曲度。

③观察二尖瓣的形态、开放及关闭情况、瓣口面积大小。

④观察心内有无肿物,心外有无积液。

⑤观察心壁有无节段性运动异常。

3.乳头肌水平横切面　在二尖瓣口水平横切的基础上,将探头扫描角度向左下倾斜,左心室腔变小,于左心室横切面大约相当于8点和3点处,可各见一个来自后内和前外侧乳头肌的类似圆形的小团块回声。声束通过乳头肌体部时,乳头肌回声和左心室壁之间尚存在少许距离。声束通过乳头肌基底部时,乳头肌回声与左心室壁紧贴在一起。此切面右心室仍呈新月形。探头朝下向心尖部扫描,可获得心尖部水平横切面,此时左心室腔很小,略呈圆形,此处室壁较厚,用以观察心尖部病变。

（三）四腔心切面

检查时,探头置于胸骨旁第4肋间隙,向右上方倾斜指向心底部,可获得包括两侧房室、房间隔、二尖瓣、三尖瓣在内的心脏冠状切面。此切面与心尖四腔心切面的不同处在于胸骨旁四腔切面虽未能显示心尖部,但声束与二尖瓣、三尖瓣血流的方向有一定夹角,因房间隔和两侧心房距探头较近,房间隔和室间隔行走方向和声束不呈平行关系,因而易于显示房间隔、室间隔。此外,此切面房、室水平血液分流的流向和多普勒声束比较平行,血液分流信号也易于显示。

【心尖位切面】

（一）心尖位四腔切面

检查时,探头置心尖搏动处指向右侧胸锁关节,与患者身体表面接近平行,此图显示室间隔起于扇尖,向远端伸延与房间隔连接,后者止于心房穹隆。十字交叉位于中心处,向两侧伸出二尖瓣前叶及三尖瓣隔叶,二尖瓣口及三尖瓣口均可显示。由于室间隔、房间隔连线与二尖瓣、三尖瓣连线呈十字形交叉,将左、右心室与左、右心房清晰地划分为4个腔室,故称心尖位四腔图。如将探头稍向上倾斜,扫描平面经过主动脉根部,使四腔之间又出现一半环形的主动脉口,此即所谓心尖五腔图。

从理论上看心尖四腔图应较理想,但在实际操作中因探头置于心尖,与心底距离较远,另外,向上倾斜度较大,声束透过肋间隙时容易受阻,故图像常不够清晰。现临床上常将探头内移,置于左侧第4肋间胸骨旁线与锁骨中线之间并减小倾斜度(45°左右),所见的图像常更为理想。此时仍见上述结构及4个心腔,但室间隔不在扇尖,而偏向旁侧,右心室占据图像的上半部,与心尖四腔图有所不同,称其为胸骨旁四腔图。

观察四腔图时,扇尖仍在荧光屏的上部,而扇弧在下部,此时图像的左、右方位与解剖一致,但上下则颠倒,在描述时应注意。如图像上房间隔在十字交叉的下方,而室间隔在其上方,在报告时应描述为"十字交叉上方房间隔及十字交叉下方室间隔回声连续性如何"。如果仪器上有图像倒置装置者,可使扇尖位于下侧,扇弧位于上侧,这将更易理解和描述。无论何种形式,一旦习惯之后,都能得心应手,是否倒置图像对临床诊断无不良影响。

1.声像图所见　位于图像左侧上方者为左心室,下方为左心房。房室之间可见二尖瓣前瓣和后瓣,内侧为前瓣,起于房间隔和室间隔的连接处;外侧为后瓣,起于左心室侧壁与左心房侧壁的连接处。右心房和右心室位于图像的右侧,上为右心室,下为右心房。其间可见三尖瓣的前瓣和隔瓣,外侧为前瓣,起于右心室壁与右心房的连接处,前瓣较长,活动度较大。内侧为较小的隔瓣,与室间隔相连。隔瓣与二尖瓣前瓣的位置相对应,但较后者低5~10mm(即二尖瓣隔瓣位置距心尖较近),由此可以帮助识别左侧和右侧房室出现在图像上的方位。心房位于图像的远场,两侧心房之间可见细弱的房间隔回声。房间隔走行方向与超声束近于平行,且中部卵圆窝处组织菲薄,回声很弱,极易产生回声失落。因此,检查时应调整扫描角度,适当加大"增益",以免误为房间隔缺损。此外,在左心房的后壁还可显示左下、右下肺静脉开口的液性暗区回声。此切面所获得的图像包括了 4 个心腔、2 个间隔、2 对瓣膜以及左、右下肺静脉,实为较理想的心脏切面。该切面有利于两侧心腔和两侧房室瓣的对比,观察房间隔、室间隔有无缺损以及在多普勒检查和声学造影时观察有无心房、心室水平血液分流,见图 7-1-3。

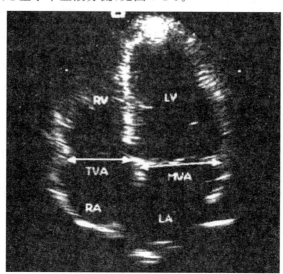

图 7-1-3　心尖位四腔切面

心尖位五腔切面上主动脉血流呈蓝色(胸骨上窝升主动脉血流则呈红色)。中心区最鲜艳,近动脉壁处逐渐变暗,此与截面上血流速度分布不同有关。当血流速度超出显示范围时,可出现色彩倒错现象,此时应提高脉冲重复频率,以便与湍流鉴别。有时在舒张早期见由主动脉瓣口逆流至左心室流出道的血流,如果范围甚小且持续时间甚短者,仍属正常现象,并非关闭不全所致。频谱多普勒取样容积置于主动脉瓣口,在收缩期可见面向下的空心三角形频谱,带窄、呈高频乐音示为层流,幅度较大,流速较快,一般在 1.3m/s 左右。

2.观察价值

(1)观察各房室的大小与形态,测量左、右心室长轴及横径的长度,并测定心功能。

(2)探查室间隔及房间隔回声带的连续性,观察有无连续中断并注意观察缺损的类型。

(3)观察两侧房室瓣的形态、厚度、活动度、开口大小、腱索乳头肌有无异常。

(4)探查两侧瓣叶和瓣口有无移位及骑跨。

(5)观测室壁的厚度及活动情况,观察有无节段性运动失常及室壁膨出。

(6)观察左心房与肺静脉的关系,观察有无畸形引流。

(7)确定心房的方位,观察有无反转畸形等。

(8)注意心房内有无肿物(黏液瘤及血栓形成)。

(二)心尖二腔图

检查时,探头位置同前,稍向外移,沿左心长轴取纵轴切面,声束与室间隔走向平行,但不通过室间隔,着重显示左心室与左心房,因而称心尖位二腔图。探查时应注意使切面能清晰观察心尖、左心室前后壁及二尖瓣口,以取得真正的长轴,完整地观察左心室全貌。

心尖二腔图观察价值:①观察左心室的长径,估计其大小并进一步测量心脏功能。②探测心壁的厚度、活动度、有无节段性运动异常及局部室壁膨出。③确定二尖瓣口血流频谱和彩色多普勒的变化,测定二尖瓣狭窄和关闭不全的程度。

心尖位左心长轴切面心尖四腔图与心尖二腔图互相之间的夹角是 60°,分别显示左心室前下壁(二腔图)、室间隔与左心室后壁(左心长轴切面)、左心室侧壁与室间隔(四腔图)等各个部位的形态与活动。

(三)心尖位左心长轴切面

在心尖四腔心探查时,将探头顺时针旋转 90°,使超声束与患者背部及腹部体表接近垂直,并与心脏长轴平行,即可获得自心尖至心底的左心室长轴矢状切面。

1.声像图　心尖左心室长轴切面与胸骨旁左心室长轴切面图像相似,可清楚显示左心室流入道、流出道及整个心尖区。其不同点在于心尖左心室长轴是由心尖向心底部扫描,超声束与左心房流向左心室的血流和左心室流向主动脉的血流在方向上接近于平行,有利于多普勒检测二尖瓣反流和主动脉瓣反流。

2.观察价值　心前区和心尖区探查可分别显示心脏的矢状面、横切面和冠状切面图像,三者互相垂直相交,相互补充。综合 3 个不同切面的回声信息,可以对心脏的形态结构和功能活动形成一个比较完整的立体性概念。

【剑突下切面】

(一)剑突下(肋下)四腔图

检查时受检者取仰卧位,头部抬高 20°,上臂平行,下肢屈曲,保持腹肌松弛。嘱患者均匀呼吸或吸气后暂屏气进行检查。探头置于剑突下指向左肩,由心脏的右侧向左侧做冠状切面。超声束首先经过腹壁、肝左叶和膈肌,再通过右心房、右心室,最后穿过左心房、左心室。由于心脏与探头之间隔有肝脏等结构,常使心脏轮廓不能完整显示,故应考虑延长扫描深度(20cm 左右)。

1.声像图　肝左叶处于近场,位于图像的上方;左心室和左心房处于远场,位于图像的下方;右心室和右心房处于左心房、左心室和肝左叶之间,位于图像中部。此法所获得的声像图亦为心脏的冠状切面图像,与心尖四腔心不同之处在于本切面超声束是自心脏右侧进入与房间隔呈垂直关系,房间隔回声不易产生失落。从剑突下探查心脏,因距离较远,心脏回声信号较弱,除小儿外一般不如肋骨旁或心尖四腔心清晰。体形瘦长者心脏呈悬垂位,或肺气肿患者因心前区"声窗"过小,声像图往往显示不良,宜采用剑突下探查法。心包积液患者经剑突下扫描,对于了解心脏膈面积液以及引导由剑突下施行心包穿刺尤为适用。

2.观察价值

(1)观察房间隔的连续性,观察有无中断(缺损)及其所在部位、类型和长度。

(2)观察房间隔向哪侧膨胀突出,有无波动及其与心脏舒缩的关系。

(3)观察室壁,特别是心尖区的活动状态,有无减低或矛盾运动以及局限性室壁膨出。

(4)观察肺静脉回流的入口部位及其与左心房的关系,亦可观察上腔静脉与右心房的连接关系。

(5)探测肺静脉、腔静脉回心血流及左、右心房间有无分流。

(二)剑突下下腔静脉长轴切面

1.声像图　检查时探头置于剑突下偏向右侧作矢状面扫查,扫描平面与下腔静脉平行,图像上能显示右心房、下腔静脉及肝静脉。可见下腔静脉呈长管形,上端连接右心房,管腔径约 16mm,管径大小随胸内压力的变化和心脏舒缩的影响而产生相应的改变。

肝静脉长轴切面探头置于剑突下,向右上方做斜冠状切面,可见左、中、右三支肝静脉呈放射状排列,近端汇入下腔静脉(第二肝门)。右心衰竭、缩窄性心包炎、心包大量积液患者因腔静脉血回心困难,超声检查时可见肝脏肿大、肝静脉和下腔静脉扩张等瘀血性改变。

有时可见三尖瓣部分叶瓣、右心室、房间隔、左心房及下腔静脉瓣等。探查时应注意与腹主动脉的无回声带相鉴别,后者有波动且有比较固定的分支(腹腔动脉、肠系膜上动脉等)。

2.观察价值

(1)观察下腔静脉及肝静脉有无扩张(瘀血所致)及搏动现象。

（2）注意有无下腔静脉闭塞。

（3）观察右心房壁与膈肌之间有无较窄的无回声带,借以诊断少量心包积液。

（4）声学造影时,观察有无造影剂反射向下腔静脉、肝静脉反流,并注意其出现的时间和心动周期的关系。

（三）右心室流出道长轴切面

探头置于剑突下获取左心室长轴切面后逆钟向旋转,图中全程显示右心室流出道长轴、主肺动脉及肺动脉瓣,还可见二尖瓣的横切面。

【胸骨上窝切面】

患者头微向后仰,探头置于锁骨上窝,先取右前左后方位沿主动脉弓行走方向切扫,显示主动脉弓长轴图像。然后将探头旋转 90°,行主动脉弓横切扫描并显示右肺动脉长轴。

（一）胸骨上主动脉弓长轴切面

检查时,探头置于胸骨上窝指向心脏,探测平面通过主动脉弓长轴（接近矢状切面）,可显示主动脉弓及其分支、右肺动脉及上腔静脉等结构。

主动脉弓呈弧形,位于上方。升主动脉位于图像右侧,降主动脉位于图像左侧,内径 15～20mm。主动脉弓发出 3 个分支,由右向左依次为无名动脉、左颈总动脉、左锁骨下动脉。右肺动脉呈圆形,位于主动脉弓下方,形成主动脉环绕肺动脉的征象。

（二）胸骨上主动脉弓短轴切面

1.声像图　检查时,探头位置同上,转动 90°横切主动脉弓（接近冠状切面）,除显示主动脉弓横断面外,还可探及肺动脉干分叉处及右肺动脉,有时尚可见左无名静脉、上腔静脉等。

2.观察价值

（1）确定主动脉各段的宽度,观察有无缩窄或主动脉夹层形成。

（2）确定主动脉的走向、方位,观察有无畸形与转位等。

（3）测定肺动脉干及右肺动脉的宽度。

（4）观察上腔静脉有无异常,并观察有无左无名静脉。

（5）探查有无动脉导管未闭。

【多平面经胸放置扫描探查】

经胸多平面探头进行检查,在每一部位上使探头扫描平面旋转 180°,可观察到许多介于纵轴和横轴之间、而平时又易被忽略的非典型切面,对估计心脏形态有重要意义。现将多平面探头在有关部位旋转时所见主要结构描述如下,供普通二维探头检查时参考,避免遗漏重要的病变。

1.胸骨旁位　探头置于胸骨旁侧,首先取左心长轴切面（以此为 0°）进行扫描,显示出二尖瓣、主动脉瓣、左心室与左心房等。因声束方向不同,可以选择性地重点显示二尖瓣的根部、体部、游离缘、结合部与内外乳头肌等结构;显示主动脉瓣的升主动脉近端,主动脉瓣的左、右冠状动脉窦与无冠状动脉窦的 3 个瓣叶及其结合部、室间隔膜部;显示右心室流入道的三尖瓣前叶、后叶、隔叶,右心室前后壁、侧壁及室间隔,前、后与隔部乳头肌等;显示右心室流出道的右心室流出道、肺动脉瓣、肺动脉干及其分叉处及右肺动脉节段。

2.心尖位　在观察心尖长轴时,左心室前后壁及二尖瓣前后叶的中部均可探及。随着扫描平面的转动,可以分别显示二尖瓣前后叶结合部、与瓣尖相连接的内外侧乳头肌以及左心室前后壁等。

3.剑突下位　经剑突下声窗处探查,对儿童和阻塞性肺气肿患者可观察剑突下四腔短轴切面、三尖瓣短轴切面、右心室流出道、三尖瓣口等。还可探及剑突下五腔图、室间隔、三尖瓣和二尖瓣短轴、主动脉短轴、右心房、右心室及肺动脉干及其分支。

4.胸骨上窝　经胸骨上窝探查可显示主动脉弓长轴、肺动脉短轴、主动脉弓短轴、右肺动脉长轴、上腔静脉、左心房及连接的左右肺静脉、升主动脉和左肺动脉。

三、M型超声心动图

M型超声心动图系将单声束超声波所通过的心脏各层解剖结构的回声以运动曲线形式予以显示,有助于深入分析心脏的功能活动。由于该法采用单声束扫描,仅能从纵深层次上显示心脏的运动状况,不能显示横向的毗邻关系,空间方位性差。因此,需要在二维超声显像的条件下才能精确定位取样显示M型超声心动图。

目前多项心脏参数已在二维超声心动图上通过回放系统精确定位和按规定时限进行测量,因此M型超声心动图多用于重点检测主动脉瓣根部、三尖瓣和左心室的功能活动。鉴于M型超声心动图曲线对感兴趣区的取样频率每秒可达2000次以上,间期可用微秒计算,对时相分辨率极高,因此,能详尽地观察室壁运动和瓣膜活动的过程。

在二维超声基础上进行M型超声心动图扫描时,患者的体位及仪器的方法调节同二维超声心动图法。M型超声心动图扫描速度一般用50mm/s,患者心率较快时,可采用100mm/s的速度扫描。

【心底波群】

（一）检查方法

探头置于胸骨左缘第2肋间隙,垂直向后或稍向内上方倾斜,显示左心室长轴切面图像。调整扫描位置,使M型超声心动图取样线垂直通过主动脉根部的主动脉瓣水平,以清晰显示主动脉前后壁和主动脉瓣膜的活动。

（二）图形所见

主动脉根部位于图的中部,两条平行的搏动性曲线为来自主动脉前壁和后壁的回声,其前方为右心实验室流出道,后方为左心房。收缩期主动脉壁向前运动,舒张期向后运动。舒张末期主动脉根部内径为(30+2)mm。年老者主动脉内径较中、青年稍宽。主动脉壁的搏动幅度通常在后壁测量,测量时采用前缘方法学,自舒张期末测至收缩末期。主动脉壁搏动幅度正常为8～12mm,主动脉硬化或心排血量减少时其搏动幅度减低。主动脉根部腔内可见细线状的主动脉瓣膜回声,收缩期左心室射血时主动脉右冠瓣迅速向前运动贴近主动脉前壁,无冠瓣向后运动贴近主动脉后壁,瓣口张开。舒张期左心室射血结束,此时主动脉压力高于左心室压力,瓣膜迅速向管腔中部靠拢,瓣口关闭。收缩期主动脉瓣口在M型超声心动图图形上呈六方盒形,方盒宽度代表左心室的射血时间,高度则代表主动脉瓣的开放幅度。正常时瓣口内径(开放幅度)为15～20mm。舒张期瓣膜合拢呈一条直线,居管腔中央。

【二尖瓣波群】

（一）检查方法

患者取左侧斜卧位、探头置于胸骨左缘第3、4肋间隙,显示左心室长轴切面或二尖瓣口水平左心室短轴切面后,调整扫描位置,使M型超声心动图取样线垂直通过二尖瓣前瓣瓣尖和后瓣,以清楚显示前后瓣叶的活动曲线。

（二）图形所见

二尖瓣回声呈细线条状。舒张期前瓣向前运动,幅度较大,后瓣向后运动,幅度较小,瓣口开放。瓣膜活动曲线呈双峰型镜像运动曲线。收缩期前瓣向后,后瓣向前,瓣口关闭成一线状回声。因收缩期心脏短轴缩短,故曲线斜行向前。

二尖瓣瓣口舒张期开放口径的大小与左心房室之间的压差密切相关。舒张期刚开始时,左心房压力明显高于左心室压力,通过瓣口的血流量最多,瓣口开至最大,前叶由 D 点迅速前移至 E 点,后叶后移至 E 点,左心房血液迅速进入左心室。由于左心房血液大量进入左心室,致使左心房压力下降,左心室因血液充盈而压力稍有上升,房室间压差减小,二尖瓣口血流的流速和流量均减小,前叶由 E 点下移至 F 点,后叶由 E 点上移至 G 点,瓣口开放度减小,自 E 点至 F 点的速度(EF 速度或斜率)为左心室快速充盈期的充盈速度。斜率越大,充盈速度越快,反之越慢。正常 EF 速度为 $80\sim200\text{mm/s}$。快速充盈期后,左心室进入缓慢充盈期,此时房室间压差小,瓣口血流量少,瓣口开放度小,二尖瓣曲线处于位置较低的下一段。缓慢充盈期的长短与心率有关,心率慢时,F 至 G 长;心率快时,F 至 G 短,甚至缺如。舒张晚期,左心房收缩,左心房压力再次上升,房室间压差又增大,瓣口开放度再次增大,前叶由 F 点前移至 A 点,后叶后移至 A'点,瓣口血流量再次增大。由 G 点至 A 点为心房充盈期。左心房收缩结束后,左心室开始收缩,左心室压力急剧上升,并显著高于左心房,二尖瓣前叶由 A 点迅速后移,后叶由 A'点前移,至 C 点结束,瓣口关闭。心室收缩期,左心室短轴缩短,形成斜行向前的 CD 段。下一次舒张期开始后,二尖瓣口再度开放,曲线又由 D 点移至 E 点,如此周而复始,循环不已。见图 7-1-4。

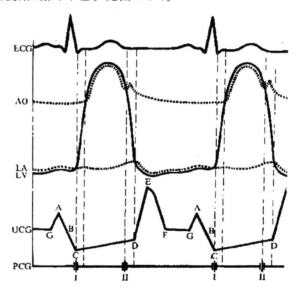

图 7-1-4　二尖瓣前叶曲线与心电图、压力曲线及心音图的关系

【心室波群】

(一)检查方法

探头置于胸骨左缘第 3、4 肋间隙,垂直向后,获取胸骨旁左心室长轴、腱索及乳头肌水平左心室短轴切面后,调整扫描位置,使 M 型超声心动图取样线于二尖瓣前瓣瓣尖下腱索处垂直通过左心室体部,力求取样线位置与左心室短轴一致。正常左心室呈圆锥形,其体部的前后径和左右径基本相等,故将此处所测量的前后径作为左心室的短轴径,是左心室容量和泵血量等心功能指标的常用检测部位。严格进行标准化定位可提高测量值的准确性、重复性和可比性。

(二)图形所见

声束经前胸壁进入右心室、室间隔中上部、左心室体部(二尖瓣前叶瓣尖下腱索处),最后通过左心室后壁。

1.室间隔　正常室间隔为一层具有一定厚度的搏动性回声,回声强度中等,分布比较均匀。收缩期室间隔向后,厚度增加;舒张期向前,厚度变薄。

（1）舒张末期厚度（IVS$_d$）：于同步心电图 R 波顶峰处测量室间隔右心室面至左心室面的垂直距离。此时心肌处于完全弛张状态，室间隔厚度最小。正常成人 IVS$_d$ 为 7～12mm，平均为 10mm。

（2）收缩末期厚度（IVS$_s$）：室间隔收缩期变厚，收缩末厚度增至最大，测量其最大厚度。

（3）收缩期增厚率：室间隔厚度由舒张末期至收缩末期增厚的百分数。本指标反映了室间隔心肌的收缩性能。

$$收缩期室间隔增厚率 = \frac{IVS_s - IVS_d}{IVS_d} \times 100\%$$

（4）室间隔搏动幅度：为室间隔的收缩幅度，由室间隔左心室面舒张末最高点垂直测量至收缩末最低点。正常室间隔搏动幅度为 5～8mm。

2.左心室后壁　左心室后壁亦为一层均匀性的中等强度回声，收缩期向前，舒张期向后，其运动方向与室间隔运动方向相反，两者呈逆向运动。

（1）舒张末期厚度（LVPW$_d$）：于同步心电图 R 波顶峰处测量左心室后壁内膜面至外膜面的垂直距离。左心室后壁厚度于舒张末减至最小。正常成人 LVPW$_d$ 为 7～12mm，平均为 10mm。

（2）收缩末期厚度（LVPW$_s$）：左心室后壁收缩期增厚，收缩末增至最厚，测量收缩期左心室后壁的最大厚度作为左心室收缩末期内径（LVPW）。

（3）收缩期增厚率：为反映左心室后壁心肌收缩性能的指标。左心室后壁收缩期增厚比的正常值为 64％＋3％。

$$后壁收缩期增厚率 = \frac{LVPW_s - LVPW_d}{LVPW_d} \times 100\%$$

（4）左心室后壁搏动幅度：为左心室后壁的收缩幅度，系左心室后壁内膜面自舒张末向前运动至收缩末最高点之间的垂直距离。正常成人左心室后壁搏动幅度为 8～12mm，平均为 10mm。

3.左心室体部前后径　左心室体部前后径即左心室的短轴径，收缩期缩小，舒张期增大。测量短轴径及其变化率除反映左心室腔的大小、容积及其变化外，也是计算左心室收缩泵血功能的重要基础指标。

（1）左心室舒张末期内径（ED$_d$）：以同步心电图 R 波顶峰作为测量时限，测量室间隔左心室面至左心室后壁内膜面之间的垂直距离。正常成人 ED$_d$ 值为（46＋6）mm。

（2）左心室收缩末期内径（ED$_s$）：测量室间隔左心室面的最低点至左心室后壁内膜面之间的垂直距离。如室间隔左心室面最低点不明显时，可测左心室内膜面最高点至室间隔左心室面之间的垂直距离。正常成人 ED$_s$ 值为（32＋5）mm。

四、彩色多普勒超声心动图

彩色多普勒超声心动图是心脏及大血管血流动力学分析的重要方法，它不仅能定性，而且可以定量。经过不同瓣口的多普勒血流具有不同的特点。

【二尖瓣口】

要探查经过二尖瓣口的血流信号，一般采用心尖四腔或左心室二腔切面，在这些切面上血流方向与声束夹角较小，借助音频信号及频谱波形有利于获得最佳血流图。脉冲多普勒的取样容积置于二尖瓣口左心室侧瓣尖处较佳。

脉冲式彩色多普勒超声显示的血流频谱为全舒张期的正向窄带双峰波形，基线间留有空窗。第一峰较大，出现于舒张早期，称之为 E 波，系左心室舒张早期快速充盈所致。第二峰较小，出现于心房收缩期，称之为 A 波,系左心房收缩所致。正常成人的最大血流速度范围为 0.80～1.30m/s。

彩色多普勒血流显示在舒张期二尖瓣口的血流主要为红色,收缩期一般无血流显示。在左心室快速充盈期即舒张早期,可见一宽阔明亮的红色血流束自二尖瓣口到达左心室心尖,由于近瓣尖处的流速常超过尼奎斯特极限,可产生色彩倒错。左心房收缩期由于血流再次加速,流经二尖瓣口的血流色彩可再次增强。

【主动脉瓣口】

探查主动脉瓣口的血流信号一般取心尖左心室长轴或心尖五腔切面,借助音频信号及频谱波形调整取样角度,以求得最佳血流图。取样容积置于主动脉瓣上。

脉冲式彩色多普勒超声显示的血流频谱为全收缩期,负向窄带单峰波形,频谱的上升支陡峭,下降支圆钝,形成非对称三角波形。成人的最大血流速度范围为 1.2～1.8m/s。

彩色多普勒血流显示主动脉瓣口的血流束主要为蓝色。在左心室快速射血期即收缩早期,流经主动脉瓣口的血流速度明显增快,并可超过尼奎斯特极限,出现色彩倒错。在收缩中、晚期,随着左心室射血速度降低,蓝色血流束可以暗淡至消失。

【三尖瓣口】

探查三尖瓣口的血流信号一般取心尖四腔或胸骨旁右心室流入道切面。借助音频信号及频谱波形调整取样角度。取样容积置于三尖瓣口右心室侧,以瓣尖为佳。

脉冲式彩色多普勒超声显示的血流频谱为全舒张期的正向窄带双峰波形,类似二尖瓣口血流频谱波形,其 E 峰为右心室舒张形成右心室快速充盈所致。A 峰可大于 E 峰,为右心房收缩使右心室充盈血流再次加速所致。成人最大血流速度范围为 0.50～0.80m/s。

彩色多普勒血流显示三尖瓣口的血流束主要为红色。血流的显色亮度在三尖瓣环处较暗,于瓣叶间逐渐增强,瓣尖处达到最亮。值得提的是三尖瓣口的血流受呼吸影响较大,吸气时血流显色亮度增强,呼气时血流显色亮度较弱。

【肺动脉瓣口】

探查肺动脉瓣口血流信号常取胸骨旁大动脉短轴切面。取样容积置于肺动脉瓣下。

脉冲式彩色多普勒超声显示的血流频谱为全收缩期负向窄带单峰波形,频谱的加速支上升和减速支下降均较缓慢,形成近乎对称的圆钝曲线。成人最大血流速度范围为 0.7～1.1m/s。

彩色多普勒血流显示肺动脉瓣口的血流束主要为蓝色。在多数情况下,右心室流出道、肺动脉瓣口血流均为亮度不等的蓝色,但均以肺动脉瓣口处达到最强,如超过尼奎斯特极限,则可出现色彩倒错。

【升主动脉及降主动脉】

探查升主动脉及降主动脉内的血流信号常取胸骨上窝主动脉弓长轴旁切面,取样容积分别置于升主动脉及降主动脉内。

脉冲式彩色多普勒超声显示升主动脉的血流频谱为全收缩期正向窄带单峰波形,频谱的加速支上升较快,减速支下降较缓慢。降主动脉的血流频谱为全收缩期负向窄带单峰波形。

彩色多普勒血流显示升主动脉血流束为红色,降主动脉血流束为蓝色。

五、多平面经食管超声心动图

经胸二维超声心动图与彩色多普勒相结合,形象直观地显示了心脏的结构形态与血流动力学变化,在心血管疾病的诊断上具有重要价值。然而,经胸检查时常因肺气肿、肥胖、胸壁畸形和肋骨的阻碍不能获得清晰图像,使诊断受到限制。经食管超声心动图的应用为心脏超声检查开辟了新的窗口,虽然具有半侵入性,但由于探头能全方位、近距离扫查心脏深部结构,克服了经胸检查的不足和限制,使心脏和大血管疾病诊断的敏感性与特异性均有较大提高。

经食管超声检查由于使用单或双平面经食管探头,仅能进行心脏纵切或横切扫查,检查受到一定限制,多平面经食管超声探头的出现,使该方法更趋成熟与完善。

【检查前的准备】

术前主机应调至与经食管超声检查相匹配的工作状态,经食管探头应经 0.1%氯己定浸泡 30min 以上的消毒处理。正确连接探头,确定探头的各调节钮能够准确控制探头。

详细询问患者病史,严格掌握适应证与禁忌证,如重症心脏病心功能不全、食管静脉曲张、食管狭窄或炎症者,有麻醉药物过敏者,血压过高或过低者等均不宜检查。术前禁食、禁水 6h,减少胃液分泌。患者若情绪紧张可做细心解释或加用 5～10mg 地西泮肌肉注射。

常规备用急救药物与医疗器械,以备急需。

【操作步骤】

检查患者口腔,如有活动性假牙应取出,并用 4%利多卡因咽部喷雾麻醉 2～3 次,每次间隔 5min。

患者取左侧卧位,下肢微屈,放松咬肌并咬住塑料开口器。

食管探头的插入应在探头及导管表面涂好耦合剂后进入口腔,由后向前压迫舌根,嘱患者做吞咽动作,沿咽后壁顺势将探头推进至食管中段,在 3～5s 内完成。切忌粗暴或强制性插入,以防不测。

探头插入后,根据检查目的调整好探头深度及前后左右方位,选择好常规的心脏多方位切面,以利于分析。

术中应严密观察病情,注意血压、心率、呼吸及心电图变化,有严重反应时应缩短或终止检查。

术后嘱患者禁食、禁水 2h。一般无特殊反应,偶有不适症状可自行恢复。

【探查切面与图像识别】

经食管探头在食管内时位于心脏后方,扇尖在下显示心脏的后部分结构,扇弧在上显示心脏的前部分结构,左侧结构位于观察者的右侧,右侧结构位于观察者的左侧,因此在荧光屏上显示心脏回声、方位不仅与经胸检查完全一致,而且与心脏解剖断面的前后左右关系相符合。

系统的多平面经食管探头扫描的心脏图像包括探头位于胃内以及食管不同水平的一系列扫描图像。在 0°时的扫描平面为经食管探头的水平切面扫描图像,在 30°～50°时扫描平面相当于心脏短轴切面,在 90°时的扫描平面为经食管探头的纵切面扫描图像,在 110°～130°时扫描平面相当于心脏长轴切面,在 180°时扫描平面为 0°扫描平面的镜像。

(一)胃底部左右心室水平心脏系列切面

探头置于胃底略向左旋转找到乳头肌,以此作为左心室短轴切面标出,0°～30°时显示左心室短轴切面,40°～60°时显示左心室斜切面,90°时显示左心室流入道长轴切面,120°时显示左心室流出道长轴切面。此系列切面有助于观察左心室心尖部室壁运动以及二尖瓣装置等形态结构。将探头由胃底向右旋转,0°～100°可相继显示右心房、右心室、三尖瓣及上腔静脉等结构。

(二)食管中、下段四腔心水平系列切面

将探头回撤至食管下段,0°～60°时显示四腔心切面,房间隔结构较为清楚,可用于观察房间隔缺损的部位、大小等;90°～100°时为左心二腔切面,显示左心室前壁及下壁,并可见左心耳及左上下肺静脉;130°～150°时显示左心室流入道及流出道切面,评价左、右心室整体和局部的心肌功能。

(三)食管中段房间隔水平系列切面

食管中段的标志为房间隔呈水平方向的双心房切面,顺钟向旋转可清晰显示右心耳及上、下腔静脉与房间隔的关系。

（四）食管上段大动脉短轴系列切面

回撤探头至食管上段显示主动脉根部瓣叶水平短轴切面,在40°～60°水平时见3个主动脉瓣叶,左冠瓣在右侧,无冠瓣在上方,右冠瓣在下方,以及完整的左心耳;90°～100°时显示右心室流入道、流出道及肺动脉瓣叶;130°～150°时可见主动脉根部及升主动脉长轴。此系列切面主要观察左心耳、主动脉瓣、升主动脉、右心室流出道及肺动脉瓣。

（五）食管上段肺静脉水平系列切面

将探头回撤至心脏基底部,当探头前屈0°～30°时最易在左心耳后侧见到左上肺静脉,探头轻度逆钟向转动,可见左下肺静脉。在0°时心房左侧分别可探及右上和右下肺静脉。

（六）胸主动脉系列切面

将探头置于胃部,逆向旋转130°,使探头晶体在0°时显示胸主动脉横切面,90°时显示胸主动脉纵切面,然后缓慢撤回探头连续显示胸主动脉直至升主动脉。此系列切面能观察升主动脉及降主动脉全程、管壁的结构、血流状态,对主动脉夹层、血管瘤、动脉硬化等诊断有较大帮助。

六、三维超声心动图

实时灰阶三维图像伴以多普勒与彩色多普勒功能的超声诊断技术极大拓展了超声临床应用的范围,已成为临床诊断不可缺少的方法。实际的人体组织解剖形态结构都是三维立体的,以二维图像准确评价疾病病理过程仍受到一定限制。具有空间概念的三维超声,从不同角度给医生提供直观立体的图像显示,包括组织的立体形态、内部结构、表面特征、空间位置关系等。精确测量容积或体积等有助于疾病的定性、定位及定量诊断。

为了获得高质量的三维图像,采用灰阶距离、纹理、最强和最弱信息调节,对感兴趣区域结构进行三维重建显示,常用方法为对静态结构的透明成像显示。静态实质脏器内组织结构灰阶反差较小,采用透明成像计算,淡化组织结构灰阶信息成透明状态,这样既可显示回声较强的结构,又可部分保留周围组织的灰阶信息,使重建结构具有透明感和立体感,为疾病的诊断和手术治疗提供更加丰富的信息。

对心血管超声影像采用动态三维重建,动态三维图像的采集与静态三维图像采集有着同样的方法。不同的是在采集过程中受到心电和呼吸信号的控制,因为不同心率下心脏的形态不一样,随着呼吸的变化,心脏在胸腔内的位置亦不同。为了保证三维重建后能正常再现心脏原有形态,病人的心率和呼吸都必须控制在一定的范围和规定的时相上。经胸或经食管探查心脏,按每201个切面,共90个切面将完整的心脏影像采集下来,重建后的图像即会随心电信号同步动态显示。

由于三维超声成像能显示人体结构冠状面上的立体形态及测量面积,因此,它可摒除二维法进行容积测量时的某种假设,直接对某一感兴趣部分从三维数据库中提取,沿长轴方向分隔成每片厚1～10mm的若干层薄片,再在短轴切面上划出感兴趣区的边缘做标记提取,并由计算机将各层组织结构自动叠加,显示其三维形态、容积、体积。三维超声成像临床诊断的准确性与可靠性大大提高。

三维超声重建能立体显示,直观再现人体组织形态、空间方位、内部结构、容积测量等,具有重要的临床意义:

1.三维超声心动图与二维超声显像比较,在二维基础上又多了一维空间。重建图像提供的信息量及对细微结构的分辨率远胜于二维法,易于被超声工作者与临床医生理解和接受,提高了超声诊断的准确性与可靠性。

2.从不同角度模拟外科手术野的三维重建,再现病变组织的三维空间,无论是对临床医生术前的理解,还是对术中应急措施的制定均有所帮助,在医疗教学实践中更直观易懂,便于理解。

3.动态显示功能,特别是在心血管领域内,易于明确心血管病变在动态情况下的立体形态、病变范围和邻近结构的相互关系,对疾病的诊断与治疗有极大的应用价值。

（王有才）

第二节　心脏瓣膜病

一、二尖瓣狭窄

二尖瓣狭窄(MS)主要由风湿性心脏病引起,女性多见。其中病变30％发生于前后叶交界处,15％在瓣尖,10％在腱索,还有约45％为二尖瓣结构多个部位受累。此外,二尖瓣环及环下区钙化和结缔组织病、代谢病等也可引起二尖瓣狭窄。

【血流动力学改变】

正常二尖瓣口面积为 $4.0\sim6.0cm^2$。瓣口面积减至 $1.5\sim2.0cm^2$ 为轻度狭窄;$1.0\sim1.5cm^2$ 为中度狭窄;$<1.0cm^2$ 为重度狭窄。轻度狭窄时左心房发生代偿性扩张及肥厚以增强收缩,增加瓣口血流量,从而延缓左心房平均压升高。中、重度狭窄时左心房扩张代偿受限,平均压开始升高,从而使肺静脉和毛细血管压相继升高,管径扩张并淤血。当体力活动使体循环回心血量增加或心动过速使舒张期缩短,从而减少了左心室血流量时,均可加重肺淤血,发生呼吸困难、急性肺水肿、肺动脉高压。

长期肺动脉高压进一步引起肺小动脉及肌肉型小动脉内膜和中层增厚,血管腔变窄,加重肺动脉高压,增加右心室后负荷,产生右心室扩张、肥厚,终至右心衰竭,此时,肺淤血反而减轻。

【超声心动图表现】

1.二维及 M 型超声心动图　可观察瓣膜及其支持结构的解剖和功能改变:①二尖瓣口开放幅度及瓣口面积变小(图 7-2-1a)。②若为风湿性所致者,二尖瓣叶不规则增厚、回声增强、增粗,部分可见钙化结节,瓣膜活动受限,前叶呈圆顶状运动(图 7-2-1b)。③M 型超声心动图呈城墙样改变,后叶与前叶同向运动(图 7-2-1c)。④左心房、右心室扩大,主肺动脉增宽。⑤二维超声尤其是经食管超声可检出左心房血栓。

2.彩色多普勒超声心动图　由于二尖瓣狭窄,使左心房内血流通过瓣口产生困难,左心房内血流速度极缓慢,故血流的彩色多普勒色彩暗淡,甚至不能显示。而经二尖瓣狭窄口血流速度加快形成红色血流束中带有黄色,血流束中心色彩明亮。故在心尖四腔及左心长轴切面,舒张期以红色为主的多彩血流自左心房经狭窄的二尖瓣口流向左心室。

3.频谱多普勒超声心动图　①脉冲多普勒(PWD)将取样容积置于二尖瓣口左心室流入道侧,可得到舒张期增高、充填、增宽的湍流型频谱;②连续多普勒(CWD)特征为全舒张期方向向上的充填双峰宽带频谱,可闻及信号粗糙、低调及嘈杂(图 7-2-1d)。

4.频谱多普勒定量诊断　压力减半时间(PHT):指左心房-左心室舒张早期最大压差值下降到1/2时所需的时间。PHT 可以反映二尖瓣的狭窄程度,压力减半时间越长,二尖瓣狭窄越重。PHT 在 $70\sim190$ 毫秒为轻度狭窄;$190\sim280$ 毫秒为中度狭窄;$280\sim340$ 毫秒为重度狭窄。

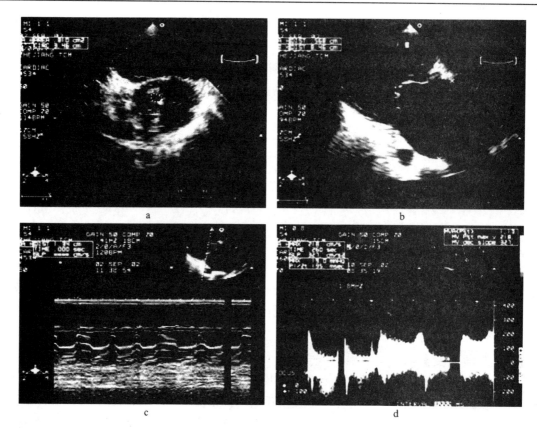

图 7-2-1　二尖瓣狭窄

　　左心室长轴切面(a)虚线为二尖瓣开放口面积缩小,仅 0.8cm²;二尖瓣口短切轴面(b)左心房明显扩大,二尖瓣前后叶同向运动,前叶圆顶状,开放幅度小;M 超声心动图(c)二尖瓣前后叶同向运动,并呈城墙样改变;二尖瓣口频谱多普勒血流图(d)二尖瓣口血流速度加快,峰值超过 200cm/s,压力下降时间延长

　　5.肺动脉收缩压(PASP)　二尖瓣狭窄患者常合并三尖瓣反流,彩色多普勒在心尖四腔切面可探及收缩期蓝色为主的多彩血流束自右心室经三尖瓣反流进入右心房,CWD 可测定三尖瓣反流速度(v),根据三尖瓣反流速度可以计算 PASP:PASP=$4v^2$+10～15(mmHg)。校正系数取决于右心房的大小。

【鉴别诊断】

　　左心房黏液瘤:可以产生心尖舒张期杂音,坏死脱落可以产生栓塞。超声很容易显示黏液瘤的瘤体结构。

二、二尖瓣关闭不全

　　正常的二尖瓣结构由瓣环、瓣叶、腱索和乳头肌组成。二尖瓣环钙化和继发于左心室扩大的二尖瓣环扩张是导致二尖瓣关闭不全(MI)的常见原因。慢性病因中以风湿性心瓣膜病、二尖瓣脱垂、冠心病、二尖瓣环及环下区钙化、先心病及结缔组织病引起;急性病因则见于腱索断裂,心内膜炎导致瓣膜毁损、乳头肌断裂坏死及人工二尖瓣术后瓣叶开裂等。

【血流动力学改变】

　　二尖瓣关闭不全时,收缩期左心室同时向主动脉瓣口和二尖瓣口射血,由于左心房压力显著低于左心室,左心室射血的后负荷减少,射血分数增加。重度的二尖瓣关闭不全使左心房和肺静脉压明显升高,导致肺淤血、肺水肿。而舒张期反流到左心房内的血流同回流到左心房的肺静脉血一起流入左心室,使左心室前负荷增加,而致左心室扩大。

【超声心动图表现】

1.二维超声心动图 ①风湿性二尖瓣关闭不全:约半数合并狭窄,其解剖结构的改变与狭窄相似,但瓣叶收缩期不能合拢。②二尖瓣脱垂综合征:瓣叶活动幅度增大,收缩期瓣体部分向左房方向运动,并超过二尖瓣环的连线,瓣叶肥大冗长,收缩期前后叶仍能合拢,但合拢位置向下及后移位(图 7-2-2a)。③腱索断裂:腱索与二尖瓣的连续中断,瓣膜及断裂的腱索可于收缩期在左心房内显示,前后瓣在收缩期不能合拢、错位,二尖瓣呈连枷样运动,瓣叶一般无增厚、钙化表现。④左心房、左心室扩大。

2.彩色多普勒超声心动图 二尖瓣关闭不全时可在心尖四腔或左心长轴见到收缩期以蓝色为主的多彩血流自左心室经二尖瓣口反流入左心房。研究表明彩色多普勒对 MI 诊断的敏感性与特异性高达近100%。可通过计算反流分数、彩色多普勒反流信号的长度、面积来估测反流严重程度,从而作出半定量诊断。

3.频谱多普勒 由于二尖瓣反流时流速均超过脉冲多普勒的最大显示率,频谱表现失真,因而表现为全收缩期占据零线上下速度范围的充填频谱。连续波多普勒可见全收缩期负向单峰充填宽带频谱(图 7-2-2b)。

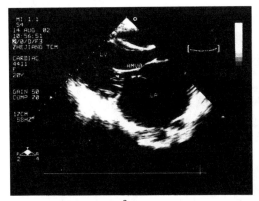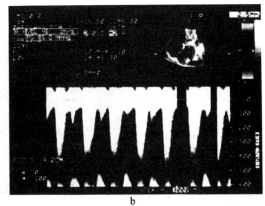

图 7-2-2 二尖瓣关闭不全

二尖瓣脱垂(a,箭),二尖瓣反流连续多普勒(b)负向单峰充填宽带频谱

【鉴别诊断】

主要与左心房、左心室增大的疾病,如冠心病、扩张性心肌病等,该类疾病有左心室壁节段性和弥漫性运动异常,二尖瓣本身结构无异常。

三、主动脉瓣狭窄

主动脉瓣狭窄(AS)可由于先天性或后天性原因引起,由于瓣膜慢性炎症或钙质沉着,导致主动脉瓣的增厚粘连,使主动脉瓣口面积减小,从而产生相应改变。先天性因瓣膜发育不全而以二叶式主动脉瓣多见,后天性以风湿性心瓣膜病及老年退行性主动脉瓣硬化多见。

【血流动力学改变】

正常人主动脉瓣口平均面积为 $3cm^2$,当主动脉瓣口面积轻度减小时,主动脉血流仍可保持正常而不出现瓣口两端压差的上升,此时只有解剖结构的改变而无血流动力学梗阻。当瓣口缩小到正常的 1/2 时,为维持正常左心室每搏输出量,瓣口两端压差开始上升,左心室收缩压代偿性升高,产生血流动力学梗阻。当瓣口面积缩小到正常的 1/4 时,为维持正常的每搏输出量,瓣口两端的压差出现大幅度的上升,左心室收缩压进一步升高,最终导致心力衰竭、心腔显著扩大。

【超声心动图表现】

1.二维及 M 型超声心动图　风湿性和老年退行性变所致的狭窄者均可见:①瓣膜回声增粗、增强、瓣口不规则,表面结节状强回声;②瓣口开放幅度及面积缩小;③风湿性者往往合并其他瓣膜病变,尤其是二尖瓣病变;④左心室向心性肥厚,升主动脉有狭窄后扩张(图 7-2-3)。

2.多普勒超声心动图　彩色多普勒可见主动脉瓣口收缩期血流速度加快,出现多彩镶嵌的射流束,主动脉跨瓣压差增大,若平均跨瓣压差大于 50mmHg 即为可靠的手术指征。

3.定量诊断　用多普勒超声通过对主动脉瓣口面积的测量及跨瓣压差的测量来估测严重程度。①跨瓣峰值压(ΔP):轻度狭窄时,ΔP 为 5～30mmHg;中度狭窄时,ΔP 为 30～60mmHg;重度狭窄时,ΔP>60mmHg;②平均压差(MPG):指收缩期所有瞬间跨瓣压差的平均值,反映主动脉瓣狭窄的严重程度,具有很高的准确性。MPG<25mmHg 为轻度狭窄,25～50mmHg 为中度狭窄,>50mmHg 为重度狭窄。

【鉴别诊断】

1.主动脉瓣下狭窄　为先天性异常,在主动脉瓣下有异常的膜样或肌性结构,而主动脉瓣结构正常。

2.高血压性心脏病　左心向心性肥厚,可见左心室壁均匀增厚,但其主动脉瓣叶结构纤细,流速正常。

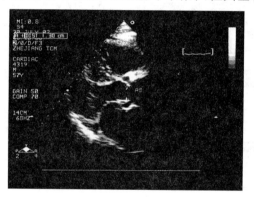

图 7-2-3　主动脉瓣狭窄(AS)

主动脉狭窄后扩张左心室向心性肥厚

四、主动脉瓣关闭不全

主动脉瓣关闭不全(AI)可由主动脉瓣或升主动脉壁异常等原因引起。慢性病因中风湿性心脏病、先天性二叶式主动脉瓣、Marfan 综合征、升主动脉粥样硬化及主动脉窦瘤等则因引起升主动脉壁扩张而导致主动脉瓣关闭不全。此外细菌性心内膜炎、外伤引起主动脉瓣脱垂或破裂、升主动脉夹层分离等可引起急性主动脉瓣关闭不全。

【血流动力学改变】

主动脉瓣关闭不全时,舒张期左心室将同时接受来自二尖瓣口的正常充盈和来自主动脉瓣异常反流的血流,因而左心室后负荷增加,导致左心室出现心腔扩张及心室壁肥厚加以代偿。临床上早期无症状,或有心前区不适或头部动脉搏动感;晚期可出现左心衰竭症状。查体可见:患者面色苍白,心尖搏动向左下移位,呈抬举性;心浊音界增大呈靴形;主动脉瓣区及胸骨左缘第 3～4 肋间可闻及舒张期、高音调、递减型哈气样杂音,向心尖部传导;心尖区可闻及低调柔和的舒张中期杂音(Austin-Flint 杂音);舒张压下降,脉压增大,可出现周围血管征,如水冲脉、枪击音、毛细血管搏动及 Duroziez 征。

【超声心动图表现】

1.二维及 M 型超声心动图

(1)风湿性及老年退行性变所致关闭不全者,其瓣膜回声改变同狭窄,但舒张期瓣叶不能合拢;

(2)马方综合征者,可见主动脉根部瘤样扩张,瓣膜回声正常但闭合不全;

(3)先天性二叶式主动脉瓣者,可显示瓣叶大小、位置不对称,"Y"形闭合线消失,代之以弯曲的关闭线;

(4)主动脉瓣脱垂者,可见瓣叶冗长、纤细,活动幅度大,舒张期呈弧形突向左室流出道,形如吊床样。由于反流血流冲击二尖瓣前叶,使之舒张期震颤,同时左心室扩大,左心室容量负荷过重。

2.多普勒超声心动图　频谱多普勒超声在左心室流出道内检测到舒张期高速湍流频谱(图 7-2-4)。彩色多普勒可显示舒张期源于主动脉口向左心室流出道延伸的红色血流信号。

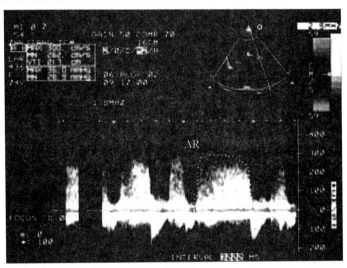

图 7-2-4　主动脉关闭不全

左室流出道内舒张期高速湍流频谱,AR 为主动脉瓣反流

3.定量诊断　反流量及反流程度可通过计算反流分数或根据反流束的最大长度、反流速度下降斜率和压差半降时间等方法来评估。

4.反流分数法(RF)　即测定左心室长轴反流束宽度与左心室流出道宽度,RF＝反流束宽度/左心室流出道宽度。RF＜20％为轻度反流,20％～40％为中度反流,＞40％为重度反流。该法是判断反流程度的较好指标,对临床诊断有较大的参考价值。

【鉴别诊断】

主动脉瓣关闭不全可以产生相对性二尖瓣狭窄的舒张中期杂音(Austin-Flint 杂音),是由于主动脉瓣关闭不全反流束冲击二尖瓣前叶产生,需要和二尖瓣狭窄鉴别。两者病变瓣膜位置不同。

五、人工瓣膜的功能评价

超声心动图尤其是经食管超声心动图(TEE)检查可以早期发现人工瓣膜的狭窄、瓣漏、瓣周漏以及有无赘生物或血栓形成,从而对评估换瓣后人工瓣膜的功能状态起到重要作用。

（王有才）

第三节　先天性心脏病

超声心动图是诊断先天性心脏病必不可少的检查方法,其准确率高达97%。二维及M型超声可提供先天性畸形结构上的异常及心功能信息;多普勒超声可了解先天性心脏病的心内分流、反流及狭窄的程度。目前约95%的先天性心脏病通过超声检查即可作出术前诊断及确定手术的适应证与手术方案。

先天性心脏病分类:

1.非发绀型　①左向右分流:房间隔缺损、室间隔缺损、心内膜垫缺损、动脉导管未闭、主动脉窦瘤破裂等;②无分流:肺动脉口狭窄、主动脉口狭窄、马方综合征等。

2.发绀型(右向左分流)　法洛四联症、三尖瓣下移畸形、右心室双出口、大动脉转位、永存动脉干、三尖瓣闭锁等。

一、房间隔缺损

房间隔缺损(ASD)系胚胎期分隔心房时残留的缺损,为常见的先天性心血管病,约占16%～22%。根据缺损部位主要可分为继发孔型、腔静脉窦型和原发孔型,其中继发孔型最常见,约占70%以上。

【血流动力学改变】

通常左心房的压力高于右心房,房间隔缺损为左向右分流。左心房接受正常上、下腔静脉血流以外,同时接受左心房分流而来的血液,导致右心容量负荷增加,右心房、右心室增大,肺动脉增宽。尽管房间隔缺损时肺循环血流明显增加,但肺动脉高压常于成人之后才出现。

【超声心动图表现】

二维超声尤其是TEE检查可显示缺损的房间隔回声中断,并根据回声中断的部位确定缺损的类型,包括继发孔型、腔静脉窦型和原发孔型。同时还可显示右心房、右心室增大,右心负荷过重。彩色多普勒可清晰显示血流从左心房通过缺损口分流至右心房。连续多普勒可估测分流量。

二、室间隔缺损

室间隔缺损(VSD)约占先天性心血管病的20%～25%,除单独存在外,常为复杂畸形的组成部分。

【血流动力学改变】

左心室压力明显高于右心室,室间隔缺损为左向右分流,肺循环流量增加,肺动脉压力和阻力增高,左心房、左心室扩大。长时间肺血容量增加和肺动脉高压可致肺血管壁增厚、管腔狭窄和肺血管阻力增高,导致右心室增大,一旦肺动脉压力和阻力达到或超过肺循环的压力和阻力,可出现右向左分流,称为艾森门格综合征。

【超声心动图表现】

二维超声不易显示小的缺损口,但可显示较大缺损及左心房、左心室扩大和左心室容量负荷过重。彩色多普勒对检测心内分流相当敏感,故可在缺损部位显示收缩期的左向右分流从而确定缺损部位,根据缺损部位将其分为:①干下型;②嵴上型;③嵴下型;④单纯膜部型;⑤隔瓣下型;⑥肌部型。连续波多普勒可估测分流量并根据跨隔压差估测肺动脉收缩压(图7-3-1)。

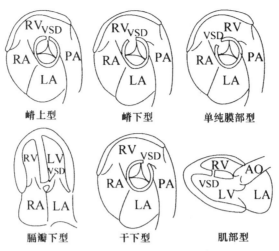

图 7-3-1　室间隔缺损分型示意图

LA 为左心房；LV 为左心室；RA 为右心房；RV 右心室；PA 肺动脉；VSD 室间隔缺损；AO 为主动脉

三、动脉导管未闭

动脉导管未闭(PDA)系胎儿期肺动脉连接主动脉的导管出生后未能闭合,约占先天性心血管病的12％～21％,其形态多呈管型,也可呈漏斗型和窗型。

【血流动力学改变】

通常降主动脉压力在整个心动周期始终高于肺动脉,由于动脉导管的存在,收缩期和舒张期均产生左向右分流。动脉导管分流量的大小取决于导管内径、长度、形状和肺动脉压力及阻力。中等大小动脉导管产生中到大量左向右分流,肺动脉压力和阻力均明显增高,可出现双向分流甚至左向右分流,左、右心均增大。

【超声心动图表现】

二维超声可显示未闭的动脉导管及左心容量负荷过重。彩色多普勒可显示整个心动周期从导管口朝向主肺动脉的多彩镶嵌的湍流信号。连续波多普勒可根据导管口收缩期和舒张期压差测定肺动脉收缩压和舒张压。

四、法洛四联症

法洛四联症(TOF)是最常见的发绀型先天性心血管病。病理改变:右心室流出道和肺动脉狭窄、室间隔缺损、主动脉骑跨和右心室肥厚。

【血流动力学改变】

法洛四联症室间隔缺损直径接近主动脉,缺损之大无法限制分流。分流的方向和程度取决于右心室流出道和肺动脉狭窄。狭窄轻度时右心室压力低于左心室,室间隔水平以左向右分流为主,发绀不明显。右心室流出道及肺动脉血液同时射向骑跨的主动脉,动脉血氧饱和度降低出现发绀。狭窄严重接近闭锁时右心室压力明显增高,右心室大部或全部血液经室间隔缺损进入主动脉,肺循环血液仅来源于未闭的动脉导管及主-肺动脉侧支循环,发绀严重。

【超声心动图表现】

二维超声显示室间隔缺损,主动脉扩大并骑跨,右心室扩大及肥厚,右心室流出道或肺动脉瓣狭窄。

多普勒超声可观察肺狭程度、室间隔缺损部位、不同方向的分流及分流程度。

（姜知任）

第四节　心包疾病

一、心包积液

心包积液是常见的心脏疾病，其常见病因有结核、风湿、细菌或病毒感染、肿瘤及某些全身性疾病等。

心包分为脏层和壁层，其间有一定间隙，内有少量液体，起润滑作用。当心包腔内液体在各种病因下积聚增多时，腔内压力增高，达到一定程度就会明显妨碍心脏的扩张，心室血液充盈减少，心排血量减低，静脉回心血量减少，致肝瘀血、下肢水肿等。

（一）超声心动图

1.二维超声心动图　取左心室长轴切面、四腔切面、心底大动脉短轴切面均可显示心包脏层与壁层分离，其间可见液性暗区环绕心脏表面，量较大时可随体位变化而改变。

（1）心包积液的定量：根据心包积液性暗区分布情况及测量其内径估计积液量的多少。

少量心包积液：积液量在100mL以下。液性暗区常局限于房室沟及较低部位，在左心室长轴切面、心尖两腔切面左心室后壁及下壁处心包腔，或剑突下切面右心室后壁心包腔可见液性暗区。液性暗区最大内径小于8mm。

中量心包积液：积液量在100～500mL。除房室沟外，液性暗区扩展至左心室前后壁及心尖处，整个心包腔内可见均匀分布的液性暗区，但左心房后方及大动脉下方心包折返处无液性暗区。液性暗区内径小于20mm。

大量心包积液：积液量大于500mL，整个心脏周围为液性暗区包绕，并可见心脏在液性暗区中的摆动征。液性暗区内径大于20mm。

若心包积液呈非均匀性分布，尤其是心包粘连或积液较局限呈包裹性积液时，积液的量就难以估计。

（2）心包积液的性质：根据液性暗区的回声特点，可初步鉴定积液的性质，提示其不同的病理变化。

浆液性积液：以液体渗出为主，心包腔液性暗区较纯净，随体位活动变化较大。

纤维性渗出为主的积液：液性暗区中可见纤维索、细光带回声漂浮于液性暗区内，似水草或飘带状。

化脓和血性积液：心包腔液性暗区较混浊，可见较多的光点或絮状物回声。

心包粘连：心包腔内出现较多的纤维索光带将心包脏层、壁层连接起来，形成多个小的间隔，心包腔液体被分隔包裹，失去流动性。

2.M型超声心动图　中量心包积液时，在右心室前壁曲线前方及左心室后壁活动曲线后方可见心包脏层、壁层分离出现液性暗区。大量心包积液时，二尖瓣活动曲线舒张期开放幅度小，心脏呈摆动征，室间隔与左心室后壁、右心室前壁出现同步、同向运动。由心室向心尖部扫查时，心室收缩期心尖抬举，心包腔液性暗区内一束光点反射；心室收缩期心尖下垂离开声束，心包腔内无反射出现，形成一间歇出现的光点回声，即"荡击波征"。

（二）鉴别诊断

1.左侧胸腔积液　左心房后方降主动脉是鉴别诊断的标志。于左心室长轴切面左心房后方可见降主动脉横断面,心包积液液性暗区位于降主动脉前方,而胸腔积液暗区在降主动脉之后,胸腔积液不出现在心脏前方,亦不伴心脏"摆动征"。如两者同时存在时,心包积液在胸腔积液之前,心包与胸膜界面呈一规整的线样回声。

2.心包脂肪　心脏表面脂肪呈低回声,附着于心包之外,多出现予心尖部、心室壁前外侧,心包脂肪回声无完整规则的边缘,覆盖于心包壁层表面,而非心包腔内。

(三)临床意义

超声检查对心包积液有肯定的诊断价值,诊断符合率90%以上,并能初步估计积液量,准确定位,有助于临床穿刺抽液。

二、心包填塞

心包积液增多,心包腔内压力急剧增高,心脏受压,影响心脏舒张和收缩时,称心包填塞。常见病因有心脏外伤、心包肿瘤、某些急性心包炎、心脏或大血管根部破裂等。

心包填塞的超声心动图表现有:

(1)心室腔径随呼吸而变化,呼气末右心室明显缩小,左心室径稍增大,吸气末右心室明显增大而左心室缩小。这种现象是由于呼气时胸内压升高,腔静脉回心血流受阻,右心室腔减小,而肺静脉回心血增多,左心室稍增大;而吸气时,回心血量增多,右心室容量扩张,心包被大量液体充填,心包腔内压力明显增高,左心室腔缩小。

(2)右心舒张期塌陷现象,左心室长轴切面和心底大动脉短轴切面显示右心室前壁和右心室游离壁后外侧壁于舒张期向心腔方向移动,室壁塌陷。

(3)二尖瓣活动曲线EF斜率变慢,DE幅度变小。右心室前壁舒张期向后运动。

(4)心包腔内可见大片无回声暗区包绕心脏表面。

三、缩窄性心包炎

缩窄性心包炎是由急性心包炎发展而来,以炎症性心包炎多见,结核性心包炎最多见。缩窄性心包炎的心包脏层与壁层增厚、钙化,呈广泛粘连,形成坚硬的纤维外壳,附着于心脏外层,限制心肌的舒张功能,使回心血受阻,心排血量下降,出现静脉瘀血征象。

(一)超声心动图

1.心包壁增厚　各切面均可显示心包脏层和壁层增厚,回声增强。心包钙化时可见心包明显增强的光带。

2.心脏外形改变　缩窄的心包可使心脏外形变形,如缩窄部位位于房室环处,左四腔切面显示心脏形态酷似"葫芦状"。

3.房室大小改变　左、右心房增大,心室内径正常或稍小。因左心房增大,左心室长轴切面上测量左心房与左心室后壁连接处心包表面形成的夹角小于15°。

4.室壁活动受限　左心室壁舒张中晚期运动受限,呈平直状,或向后运动消失。室间隔运动异常,舒张期出现异常后向运动。

5.下腔静脉、肝静脉扩张　剑突下长轴切面显示下腔静脉内径、肝静脉内径增宽。

(二)鉴别诊断

缩窄性心包炎主要应与限制型心肌病鉴别。限制型心肌病以室壁、心内膜、心肌增厚为主要表现,心肌收缩减弱；而缩窄性心包炎以心包增厚、回声增强为特征，无心室壁增厚，收缩运动正常。超声检查在鉴别缩窄性心包炎和限制型心肌病方面具有重要价值，并能观察手术治疗后的疗效。

（姜知任）

第五节　冠心病

冠心病系冠状动脉粥样硬化性心脏病的简称，是指由于冠状动脉粥样硬化，使血管腔阻塞导致心肌缺血缺氧而引起的心脏病，它和冠状动脉功能性改变一起，统称为冠状动脉性心脏病，亦称缺血性心脏病。冠心病临床类型包括隐匿型冠心病、心绞痛型冠心病、心肌梗死型冠心病、心力衰竭和心律失常型冠心病及猝死型冠心病5种类型。5种类型的冠心病既能单独发生，也可合并出现，其中以心绞痛和心肌梗死型冠心病最为常见。

M型超声心动图及二维超声心动图对心脏和大血管的结构、形态、运动状态的异常具有较高的诊断价值；彩色多普勒超声心动图、经食管超声显像、血管内超声显像、心肌血流灌注等超声技术能进一步了解心脏和大血管的结构、形态变化、局部和整体功能，对冠心病的诊断及指导治疗有着重要的临床意义。

心肌缺血的原因主要是由于冠状动脉的粥样硬化限制了对心肌的血液供应；其次是由于冠状动脉的其他病变，如梅毒、炎症、栓塞、结缔组织病、创伤、先天性畸形等导致冠状动脉的阻塞而引起；少数患者也可因冠状动脉的痉挛而产生。

据临床病理研究证实，发生粥样硬化病变的血管管壁增厚，弹性减退，管腔狭窄或闭塞，相应区域的心肌血供减少或中断；心肌出现肿胀、变性，以致纤维和瘢痕形成，使室壁顺应性下降，严重者出现心室壁僵硬变形，运动减低，局部或整体收缩功能异常，远端缺血区的心肌可出现代偿性的运动增强。

病变可侵犯冠状动脉的1～3支，以左前降支多见，其次是右冠状动脉。病变部位好发于血管起始处，程度最严重。远端较少受累，程度亦较轻。

一、冠状动脉及其分支

（一）左冠状动脉

起自主动脉左冠状窦，经肺动脉与左心耳之间走行向前外，随即分为前降支和旋支。左冠状动脉由起始到分叉之间的一段称左主冠状动脉，长度约0.5～4.0mm。前降支又称为"猝死"动脉，沿前室间沟下行至心尖，向后反转围绕心尖，向上后至后室间沟与右冠状动脉的后降支吻合，其主要分支有对角支、前（室）间隔支、左圆锥支等。前降支主要分布于左心室前壁、室间隔大部及心尖等处。当前降支闭塞时出现左心室前壁心肌梗死，并涉及室间隔前部。左旋支沿冠状沟左行终止于心脏隔面，长短不一，其主要分支有钝缘支、左心房回旋支、后降支与房室结支。左旋支分布于左心室侧壁、后壁（下壁）和左心房，闭塞后可引起侧壁此后壁（下壁）心肌梗死。

（二）右冠状动脉

右冠状动脉自主动脉右冠状窦发出，经肺动脉干与右心耳之间进入冠状沟，向右下行，绕过心右缘至心脏隔面，沿后室间沟行向心尖，其主要分支有窦房结动脉、右圆锥动脉、右心室前支、右缘支、右心房中支、房室结动脉及后降支。右冠状动脉主要分布于右心房、右心室、室间隔后部及部分左心室后壁。当右冠状动脉阻塞时，可发生左心室后壁（下壁）及右心室心肌梗死，如果动脉的梗死部位在窦房结动脉发出之前,病变累及窦房结动脉,则引起窦房结动脉供血不足,可以产生窦性心动过缓、窦性停搏、窦房传导阻滞及各种心律失常。

二、冠状动脉的超声显像

(一)经胸超声检查

正常左冠状动脉起自主动脉根部短轴切面 3~4 点钟位置,内径 3~6mm,管壁厚 1.4~2.0mm,并可见主干分支为前降支和左旋支。将探查切面改变为左心室两腔切面并略作倾斜即可探及沿前室间沟下行的前降支中下段。

右冠状动脉开口在主动脉根部短轴切面 10~11 点位置,内径 2~4mm。将左心室两腔切面稍作旋转,即可显示左心室下壁与膈肌之间沿后室间沟下行的后降支中下段。

1.冠状动脉血流显像　由于冠状动脉走行多变,迂回曲折,真正成直线的节段很短,能与超声切面平行而被长距离探及者较少,因此,超声探查冠状动脉血流大多呈现或长或短的线段显示。在舒张期冠状动脉内血流显示最为清晰,频谱多普勒检测呈现双期灌注,以舒张期为主,也可见收缩期血流信号。若和收缩期冠状动脉内血流相比较,舒张期冠状动脉内血流持续时间长,峰值血流速度快,流速为 30~80cm/s,收缩期血流速度为 12~20m/s。收缩期冠状动脉内灌注的血流量约占心动周期搏出量的 1/3,舒张期占 2/3,血流方向由心底流向心尖。血管狭窄时彩色血流显示为偏心性不规则细流束,高速、明亮、彩色镶嵌,若动脉管腔完全闭塞,则彩色血流于阻塞部位及远端中断。当冠状动脉发生粥样硬化病变,病变段血管内超声显示受累动脉管壁增厚,回声增强、毛糙、僵硬、内膜不光滑或连续性消失。当管壁局部增厚大于 1.3~2.0mm 时,应视为早期粥样斑块形成。

2.探查要点

(1)必须看到两条平行光带开口于主动脉左冠状窦。

(2)必须追踪此平行光带出现为左、右分支,呈横置"Y"字型。据此两点,确认为左冠状动脉才比较可靠,因其周围也常见多条与之平行的带状回声,容易混淆。成人左冠状动脉显示率为 58%~99%,找到冠状动脉开口的成功率在成年人为 90%~99%,小儿达 100%。

3.左冠状动脉硬化的超声表现

(1)管状回声不规则,壁回声强而不均,若见钙化则更具诊断价值。

(2)管腔小于或等于 3mm,管腔中断或无回声,间隙消失,或走行扭曲变形。

4.左冠状动脉分支　一般只能显示左前降支和左回旋支近端,而且显示成功率远低于主干,技术难度也较大,除小儿川崎病外,诊断价值也随之降低。

5.右冠状动脉　显示的切面与左主干相似,显示成功率高。一般在 10~11 点位置可找到右冠状动脉开口于右冠状窦,其显示长度可达 3~4cm,左冠状动脉主干内径 4~5mm。

(二)经食管超声检查

经食管超声检查不受肺气体影响,所用探头的频率较高,一般为 5MHz,图像质量比经胸探查好,对冠状动脉的显示比彩色多普勒超声血流显示有明显的优点。

(三)血管内超声探查

血管内超声探查不但可观察管腔内的变化,而且可对管壁结构显示良好(此为 X 线血管造影所不能),并可通过多普勒对血流状况进行检测。但设备昂贵,检查费用也高,属有创性检查,也不能像血管造影那样使血管呈连续状态,处于探索阶段。

三、冠状动脉节段划分

为了判断心肌缺血的部位和范围,目前采用较多的是将心脏划分为 16 个节段,包括 6 个基底段、6 个中间段和 4 个心尖段。这 16 个节段可用 3 个短轴切面和 3 个长轴切面来记录。3 个短轴切面为二尖瓣水平短轴切面、乳头肌水平短轴切面和心尖水平短轴切面;3 个长轴切面为胸骨旁左心室长轴切面、心尖四腔心切面和心尖两腔心切面。这些切面又互为补充,可对某个节段进行多方位的观察,4 个心尖段要用二腔和四腔切面观察分析。这种局部节段的划分与冠状动脉血供之间也存在着密切的关系。

四、室壁节段性运动异常

检测心肌缺血的原则之一是发现心肌缺血段的异常运动。动物试验和临床研究均表明,冠状动脉阻塞导致心肌缺血时,几乎是即刻表现为心肌运动的异常,易被超声显像所证实。这种可逆性的室壁运动异常是心肌缺血敏感而特异性的表现,可作为心肌急性暂时性缺血的早期标志。临床上判断收缩期室壁节段性运动异常多以目测与幅度测量相结合,进行定性与定量诊断。

节段性室壁运动异常或室壁节段运动异常,表现为该节段与邻近正常心肌相比,收缩期心内膜运动幅度及心肌收缩增厚率均降低。

(一)室壁运动的定性分析

用目测定性法观察室壁运动,将室壁运动分为:

1.运动正常　收缩期心内膜向心腔运动幅度及收缩期增厚率均正常。

2.运动减弱　该节段较正常运动幅度减小,收缩期增厚率下降。

3.运动消失　心内膜无运动及收缩期增厚率消失。

4.矛盾运动　该节段运动与正常段相反,收缩期室壁运动背离心腔,甚至形成室壁瘤,收缩期室壁变薄,舒张期向心腔运动。

5.运动增强　运动幅度增强,收缩期增厚率增加。

(二)室壁节段性运动异常的半定量分析

通常采用目测室壁运动记分法。在 16 节段划分法的基础上采用室壁运动记分法对室壁运动的情况进行定量分析,分析每个节段运动是否正常,再根据评分法来判断:室壁运动正常记 1 分,运动减弱为 2 分,运动消失为 3 分,矛盾运动为 4 分,出现室壁瘤为 5 分,运动增强为 0 分。

将各个节段室壁运动记分之和除以参与计分的室壁节段数即为"室壁节段运动记分指数",用该指数半定量评价室壁运动异常的程度。

室壁节段运动记分指数依据室壁节段性运动异常的范围反映和估计心肌梗死的范围。室壁节段运动记分指数等于 1 为正常,若大于 1 提示左心室收缩功能异常,大于 2 则提示左心室大片心肌收缩功能异常,若大于 2.0,急性心肌梗死患者易发生泵功能衰竭。指数越大,表示室壁运动异常的部位越多,程度越重。在节段评分时也有学者将运动消失伴有瘢痕记为 6 分,矛盾运动伴有瘢痕记 7 分,6 分和 7 分只不过是提醒人们注意这些节段不仅出现了运动丧失或矛盾运动,还伴有瘢痕出现,这是因为瘢痕的出现对临床具有一定的意义。

尽管临床实践已证实了室壁运动记分法的准确性与敏感性,若单纯用这种方法作为判断心肌缺血的唯一标准，仍有其一定的局限性。任何一段心室肌的运动都会受相邻心肌的影响，例如当一缺血心肌出现节段性运动障碍时，其相邻心肌受其影响也会出现运动减弱，反之亦然。若正常有力收缩的心肌与缺血心肌相毗邻，则运动增强的节段可使缺血心肌凸向心腔，从而掩盖心肌的异常灌注。总之，仅观察心肌异常运动，所估计到的心肌缺血的范围常常会过大。

（三）收缩期室壁增厚率改变

收缩期室壁增厚异常也被认为是缺血心肌的另一种形式的重要表现。正常心肌收缩时，室壁厚度增加，当心肌发生急性缺血或心肌梗死时，心室壁收缩期增厚率减低。临床实践证明，收缩期室壁增厚率的变化是反映心肌缺血比较特异的指标。正常心肌在收缩期明显增厚，其增厚率均大于30%，缺血性心肌节段收缩增厚率明显下降。

（四）室壁运动不协调

正常心脏收缩、舒张时，各节段协调一致，而缺血心肌节段出现运动异常，甚至无运动，被邻近正常心肌牵拉或挤压，呈运动不协调的状态，常显示出顺时针或逆时针方向的摆动或扭动。

（五）室壁运动速度改变

M型超声心动图可观察到正常节段心肌运动，其收缩期加速度慢于舒张期减速度，即上升斜率小于下降斜率。同时可以看到收缩高峰时间晚于正常心肌收缩高峰时间。

（六）室壁节段性运动异常的范围

心肌梗死的结果是室壁节段运动异常持续存在，根据室壁节段性运动异常的范围能反映和估计心肌梗死范围，而且与组织学梗死大小间有较好相关。

（七）室壁节段性运动的定量分析

定量分析室壁节段性运动异常主要对室壁节段运动和室壁心肌收缩增厚进行定量测定，从而定量评价室壁节段性运动异常的程度与范围，估计梗死面积。

鉴于观察、分析、判断室壁节段性运动异常受二维图像质量的影响，所以观察者的经验依据多带有一定的盲目性和主观性。反映室壁运动的彩色室壁动态显示技术的原理是在超声背向散射的基础上建立的声学定量技术，它分析感兴趣区内各像素的散射回声是组织抑或是血液密度，进而在整个心动周期中确定并追踪组织和血液的分界面。像素内组织变为血流密度提示内膜向外运动，反之，像素内血液变为组织密度提示心内膜向内运动。逐帧彩色编码向内的室壁运动，收缩早期至末期分布为橘黄色、黄色、绿色、淡蓝色。在收缩末期最后一帧图像上各色带从外向内依次排列，其总的宽度代表整个收缩期内膜移位的幅度，所有外向运动编码为红色。这样，一个心动周期中室壁运动变化就能在一幅图像上显示出来，依彩色室壁动态图像色带宽度即心内膜位移幅度来评价室壁运动状态。半定量记分法以内膜位移大于5mm提示运动正常，得1分；位移2～5mm提示运动减弱，得2分；小于2mm提示运动度减低或无运动，得3分；反向运动得4分。这样，室壁运动的半定量分析变得更为直观、简单、易行。

（八）测定心室壁运动异常的意义

1.与心电图的关系　与心电图反映的缺血区相近，但比心电图更形象。

2.心肌受损程度与心功能关系　计分高者临床症状明显，心功能较差，但有分流、反流时可影响计分。

3.室壁节段性运动异常与存活率　用截头圆锥体公式计算，以占整个心内膜面积之百分比为标准，若≤30%，则患者全部存活；若>35%，60%左右死亡，即预示有高度危险性。

另可计算急性心肌梗死后受损面积有无扩展，若3天后发生扩展，预后欠佳。

4.室壁节段性运动异常与病理性梗死的关系　持续的室壁运动异常95%以上有病理性心肌梗死，运动异常范围与病理性梗死面积存在相关关系。

（九）室壁节段性运动异常的超声表现

1.节段性运动异常

（1）节段性运动减弱：一般左心室壁运动幅度小于 5mm，室间壁运动幅度小于或等于 5mm，即可认为是运动幅度减弱。

（2）室壁运动不协调：正常室壁运动协调一致，当发生局部节段性缺血时，该节段搏动幅度下降，与邻近心肌运动不一致，造成心脏搏动时类似扭动的状态。

（3）收缩、舒张速度改变：正常心肌收缩时，其加速度（M 型超声显示）低于舒张期速度，心肌缺血后，收缩时加速度加快，等于或大于舒张期减速度，同时缺血心肌收缩较正常略有延迟，收缩高峰落后于正常心肌的收缩高峰时间。

2.局部心功能改变

（1）缺血节段局部室壁功能异常：如收缩期室壁增厚率下降，心内膜面积变化率、心内膜弧长变化率减低。

（2）左心室舒张功能异常：可有 2 种改变，在左心室舒张末期压力无升高时，可表现为二尖瓣口血流频谱 E 峰降低，A 峰升高，减速时间延长，E/A<1；若继而出现左心室舒张末期压力升高时，则可出现所谓"假性正常"频谱，此时二尖瓣口血流频谱出现 E 峰增高，上升速度快，下降时间短（即减速时间缩小于 110ms），A 峰降低，E/A>2。肺静脉血流频谱异常有助于识别"假性正常"

（3）其他改变：①反复发生缺血，可引起缺血部位心肌回声不均匀，心内膜回声增强。②左心房扩大。③左心室构形改变，形态失常，心尖变圆钝等。

五、超声心动图负荷试验

心脏的氧耗主要取决于室壁张力、心肌收缩性和心率。负荷试验就是通过以上 3 个环节来增加心肌耗氧量。当存在冠状动脉狭窄时，负荷试验可诱发心肌缺血缺氧，导致狭窄冠状动脉所供血的心肌区域收缩性降低。这种收缩性的改变表现为运动减弱、无运动和反常运动，用超声心动图能实时观察到这种变化。负荷试验诱发的节段性室壁运动异常早于缺血性心电图的改变，而且持续时间也长于心电图的改变。因此，负荷试验诱发的节段性室壁运动异常是心肌缺血的敏感指标。此外，用超声心动图还能评价负荷条件下的整体心脏功能，为冠心病的早期诊断提供了一种全新的方法。该技术安全、可靠、准确、实时，且价格相对低廉，明显优于其他无创性冠心病诊断技术。

正常心脏能适应各种应激状态下急剧增加的供血要求（可从 300mL 激增至 2000mL）。冠状动脉狭窄较轻时，冠状动脉血流量可无明显变化，但在应激状态下却不能满足激增要求，出现心肌缺血。超声心动图负荷试验是用体力运动或药物方法增加心肌耗氧量，使冠状动脉狭窄的供血部位心肌出现缺血，产生室壁节段性运动异常，从而提高对冠心病的诊断检出率。

目前临床应用超声心动图负荷试验包括运动负荷（即体力性）、药物负荷及静态负荷（冷加压试验、握力试验和心房调搏心率）。

（一）运动负荷试验

负荷方法有踏车（包括卧位自行车运动）及平板运动。卧位自行车运动可在运动中追随观察，而平板运动只能在运动前后检查。

1.方法　运动试验前患者卧位做常规超声心动图检查，记录二维切面、左心室长轴切面、心尖左心室长轴切面、心尖四腔切面、心尖二腔切面及左心室短轴切面。在卧位自行车负荷时可连续观察以心尖切面为主的各断面,而踏车只能在运动终止后重复上述各切面。负荷量可参考心电图负荷试验。

2.运动试验适应证

(1)疑有冠心病,但静息时超声心动图正常。

(2)负荷心电图阴性,可疑或疑有假阳性者。

(3)为了明确冠心病缺血区及范围者。

(4)评价手术、介入性治疗的效果或为了解心肌梗死的恢复状况。

3.分析

(1)分析运动试验的结果,包括运动量、运动中出现的症状与心电图的变化。

(2)分析左心室整体与局部对运动负荷的反应。左心室对运动的正常反应是心肌收缩性增强。因此,当运动负荷适当时,运动期间室壁运动不呈现增强,则表明收缩性减弱。若发生节段性室壁运动异常,或尽管有适量的运动量,但没有发生室壁运动增强,表明存在心肌缺血。如果静息时已存在室壁运动异常且在运动后更为严重,则表明这一区域又发生新的缺血或者为冬眠心肌(严重的慢性缺血状态)。运动后的室壁运动异常与静息时相同,通常与陈旧性心肌梗死有关,但也可能为冬眠心肌。正常人运动后射血分数增加,左心室收缩末期容积降低。

4.运动负荷试验目的

(1)检测冠心病:当静息状态和运动后存在节段性室壁运动异常则为阳性,提示有冠心病的存在。目前多以大于70%的冠状动脉狭窄作为诊断冠心病的标准,在此标准下运动超声心动图诊断冠心病的平均敏感性为84%,平均特异性为87%。有研究显示单支血管病变无心肌梗死、左心室功能正常者,敏感性较低,假阴性多为单支血管病变所致。此外,结合病史、体征、运动心电图还可判断多支血管病变。陈旧性心肌梗死患者运动中心电图ST段降低至少2mm,运动后室壁运动异常更严重,应考虑多支血管病变。

(2)判断疗效:运动超声心动图可用来判断经皮冠状动脉成形术和冠状动脉搭桥术的疗效,成功的经皮冠状动脉腔内血管成形术和冠状动脉搭桥术后,运动超声心动图可显示节段性室壁运动异常消失。此外尚可估测经皮冠状动脉搭桥术后再狭窄和移植血管的狭窄。

(3)估计预后:有研究表明随访运动后无室壁运动异常的患者2年,心脏事件发生率较低,运动试验阳性者预后差。由于判断冠心病的预后需用较长时间,目前尚未见大样本研究的报道,因此,运动超声心动图估价冠心病预后的价值需要时间来检验。

5.负荷运动超声心动图的优点与不足　近年资料表明,其敏感性范围74%～100%,平均84%;特异性64%～100%,平均86%,表明其敏感性明显高于心电图。负荷运动超声心动图存在的问题是运动使肺呼吸快,通气增加,从而使图像质量下降,也很难保持同一切面位置,不利于前后对比。主要局限性是对操作者的依赖性,正确的结果需要有丰富经验的超声心动图医师操作和对图像做出正确的评价。此外,对于肥胖、慢性阻塞性肺部疾病和胸廓畸形患者难以获取满意图像。

(二)药物负荷试验

药物负荷试验已广泛运用于临床,它避免了运动负荷试验图像质量下降的缺点,可以连续监测室壁运动情况,在超声心动图负荷试验中有取代运动负荷试验的趋势。

药物负荷试验使用的药物包括血管扩张剂类及增加心肌收缩性的药物,如多巴酚丁胺、双嘧达莫、腺苷、麦角新碱等,其中多巴酚丁胺最为常用。

1.多巴酚丁胺试验

(1)多巴酚丁胺作用:主要作用于β_1受体,对周围血管很少引起节律不齐,对无冠心病者引起血流(冠状动脉)增加,有冠心病冠状运动狭窄者引起异常反应,可早期发现心肌功能失常,用于评价心肌灌注状态。

(2)剂量与用法:静脉分段给药,逐步增加剂量,从 $5\mu g/(kg\cdot min)$ 增至 $30\mu g/(kg\cdot min)$。

(3)结果判断:①达到年龄预测最大心率值的 85%,如果受试者近期有心肌梗死则为年龄预测最大心率值的 70%;②发生新的明显节段性室壁运动异常;③药物达最大剂量;④出现室性心动过速或持续性室上性心动过缓;⑤严重的高血压,收缩压大于 $29.3kPa(220mmHg)$ 或舒张压大于 $13.3kPa(100mmHg)$;⑥收缩压明显降低;⑦受试者难以耐受。

(4)试验目的:①检测冠心病。②检测心肌梗死后危险因素分层。③检测存活心肌。④检测冠心病人非心脏手术期间危险因素分层。

(5)注意事项:在用药期间每 $2\sim3min$ 测一次血压,心电图连续监护,注意病人有无不适症状和心律失常,若有严重反应,立即停药,并注射 β_1 受体阻滞剂,即多巴酚丁胺拮抗剂。

2.双嘧达莫试验

(1)药理作用:双嘧达莫是一种常用的血管扩张剂,能增加冠状动脉血流量,在有一支以上冠状动脉狭窄时,若狭窄明显,用该药后会发生冠状动脉系统血流再分布,狭窄部位因被窃血而产生缺血、心肌缺氧而发生室壁节段运动异常。

(2)剂量与用法:静脉注射 $0.56mg/kg$,$4min$ 注射完毕,后观察 $4min$,如发生室壁运动异常,则在 $2\sim3min$ 内静脉注射安茶碱 $125\sim250mg$ 以拮抗之,并结束试验。

(3)临床意义:双嘧达莫试验诊断冠心病的敏感性 $50\%\sim90\%$,特异性 100%。

(4)注意事项:同多巴酚丁胺。

(三)心房调搏(经食管或静脉)实验

心房调搏加快心率,心房收缩提前,心房收缩时使房室瓣尚处于相对关闭状态,阻止了静脉回流;调搏停止后,静脉及肺动脉压突然明显升高,使心室壁张力加大及心肌收缩加强,心肌耗氧量增加,诱发缺血。

1.调搏程序

(1)负荷试验前 3 天停用对心脏有明显作用的药物。

(2)按常规左心房起搏,自较低起搏率 $10\sim20$ 次/min 开始,逐步调高至 90 次/min、120 次/min、160 次/min 3 个级次,每级次各负荷 $3min$。

(3)调搏前、中、后作超声心动图相同切面(同部位)检测。

(4)发生心绞痛时立即停止,发生房室传导阻滞文氏现象立即注射阿托品。

2.临床意义　其敏感性接近药物。

(四)超声心动图负荷试验注意事项

1.严格掌握适应证　有不稳定性心绞痛、严重心律失常、严重房室传导阻滞、心肌炎、心包炎、心内膜炎、血压高于 $26.7kPa(200mmHg)$,均不宜做负荷试验。

2.观察指标　根据需要而定,即观察室壁节段运动异常的切面(长轴切面、短轴切面)。据情况重点选定。

3.负荷试验终点

(1)出现新的室壁节段运动异常或原来部位有异常而在负荷后加重。

(2)出现新的预计的最大量。

(3)发生心绞痛。

(4)心电图已有明显 ST 段改变。

(5)血压达 $26.7kPa(200mmHg)$。

（6）出现室性心律失常。

（姜知任）

第六节　心肌梗死

心肌梗死是指心肌缺血性坏死，是在冠状动脉病变的基础上，冠状动脉血供急剧减少或中断，使相应的心肌严重而持久的急性缺血所致。临床表现为持久的胸骨后剧烈疼痛、发热、白细胞计数和血清心肌酶增高以及心电图进行性改变，可发生心律失常、休克或心力衰竭。

一、急性心肌梗死

（一）病理概述

急性心肌梗死是由冠状动脉粥样硬化、阻塞等使冠状动脉管腔严重狭窄和心肌供血不足，侧支循环未充分建立，致血流中断使心肌严重而持久地急性缺血达 1 小时以上，引起其供血部位心肌缺血、坏死所致。

急性心肌梗死主要出现左心室舒张和收缩功能障碍的一些血流动力学变化，表现为心脏收缩功能减弱，顺应性降低，心肌收缩不协调，左心室压力曲线最大上升速度减低，左心室舒张末期压增高，舒张和收缩末期容量增多，射血分数减低，心搏量和心排血量下降，心率增快或有心律失常，血压降低，静脉血含氧量降低。心室重构出现心壁增厚改变，心脏扩大和心力衰竭，可发生心源性休克。右心室梗死则表现为右心衰竭的血流动力学变化，右心房压力增高，高于左心室舒张末压，心排血量减低，血压下降。

（二）超声心动图

室壁节段性运动异常，梗死区域室壁运动明显减弱或消失，周边运动减低，与梗死区域相对应室壁运动往往增强。

心肌梗死早期坏死节段心肌回声正常或呈较低回声，室壁厚度亦可无明显改变，但收缩期增厚率明显下降。

梗死区域局部心脏收缩功能下降，整体收缩功能视梗死范围而定，梗死范围较局限，心脏收缩功能正常。梗死范围较广，则常出现收缩功能不全。

左心室舒张功能常异常，当心室顺应性明显下降或左心房室舒张功能明显失常时，可呈现限制型左心室舒张功能异常，此时常合并收缩功能不全。

合并右心梗死时，出现右心室相应节段运动异常及右心扩大、右心负荷过重表现。

左心房、左心室常扩大，梗死面积较大时左心室构形可明显改变，可伴二尖瓣轻度至中度反流。

（三）临床意义

超声心动图对急性心肌梗死的定性、定量诊断具有较高的敏感性、特异性和准确性，因其无创、重复性好，观察治疗的效果对预后评价有很大价值。

二、陈旧性心肌梗死

心肌梗死后，坏死心肌由于纤维及瘢痕形成、残存心肌肥大等组织学改变引起相应声学改变。

（一）超声心动图

梗死区域结构层次不清，回声增强而不均匀，据梗死范围可出现点状、条索状、块状强回声，心内膜回声常明显增强。

梗死区域心肌变薄，常小于 7mm，局部运动减弱或消失；收缩期增厚率明显下降，甚至为零；室壁正常三层结构消失，室壁变薄，此点可认为是较特异性改变。

周边组织回声可正常，室壁厚度正常或略增厚。

（二）临床意义

若梗死区很小，瘢痕形成范围小，超声心动图常不易发现；若范围较广，超声心动图可很好识别，并给予评价；若反复发生梗死或多支冠状动脉反复发生缺血，可形成缺血性心肌病。

三、心肌梗死的合并症

1.室壁瘤

（1）真性室壁瘤：发生率占急性心肌死的 15％ 左右，梗死区心肌扩张、变薄、心肌坏死、纤维化，85％～95％ 心尖部受累。超声心动图表现：①心腔在收缩期和舒张期均有局限性膨出，伴或不伴心外壁的膨出。②瘤壁心肌变薄，与正常心肌相延续（即逐步转为正常心肌）。③室壁运动异常，多呈矛盾运动或运动消失（即收缩性消失）而与正常室壁交界点清楚。④瘤颈宽，其长径不小于瘤腔最大径，瘤体最大径与左心室径之比大于 0.5。⑤彩色多普勒超声可见血流信号自由相通，无加速现象。

超声心动图诊断真性室壁瘤的敏感性为 93％～100％，特异性为 94％～100％，是首选的诊断方法。

（2）假性室壁瘤：是急性心肌梗死后形成血肿，外围由心壁层纤维组织形成（即部分瘤壁没有心肌纤维），有小破口与心腔相通。假性室壁瘤还可见于心脏外伤、心肌脓肿破裂等。超声心动图特点：①心室腔外有较大的无回声腔，多见于心尖侧壁。②瘤体与心脏相通的颈部较窄，小于瘤腔最大径的 40％。③心肌可见突然的连续性中断，该处为瘤壁与心肌间转折点。④彩色多普勒可见血流信号自左心室腔通过中断处进入瘤体，通过瘤颈处出现加速现象。多普勒频谱可见该局部血流速度明显高于左心室腔，进入瘤体后呈湍流频谱。

超声心动图诊断假性室壁瘤准确性高，尤其彩色多普勒在区别真性、假性室壁瘤中起决定性作用。

2.室间隔破裂

在急性心肌梗死中占 0.5％～1％，75％ 破裂在左冠状动脉闭塞所致大面积前壁梗死所涉及心尖间隔部位，多数为 1 个，也可能多个。超声心动图表现：

（1）室间隔瘤的局部变薄，呈矛盾运动或无运动。

（2）室间隔处回声中断，断端不规则（若小于 5mm，常不易发现），断端的形态随心动周期有改变。

（3）彩色多普勒可见血流信号自左心室通过回声中断处分流至右心室，频谱多普勒可见高速过隔血流，在室间隔右室侧呈湍流频谱。

此为获得性室间隔缺损，彩色多普勒为确诊的主要技术，也是极为敏感的技术。

3.乳头肌断裂

（1）断裂的乳头肌呈光团样物连接于二尖瓣的腱索上，随心动周期呈连枷样往返于心室与心房之间。

（2）二尖瓣叶关闭时也随之脱向左心房。

（3）左心房、左心室增大。

（4）彩色多普勒可见中度以上二尖瓣反流。

乳头肌断可引起严重血流动力学改变，左心容量负荷增加，左心衰竭难于纠正，超声心动图可及早做出正确诊断,对临床正确处理十分有利。

4.乳头肌功能不全　因乳头肌急性缺血或梗死后引起纤维化。超声心动图表现:

(1)乳头肌回声异常,增粗或回声不均,内见不规则光点、光带回声。

(2)乳头肌运动异常,收缩减弱或无收缩,致使对腱索牵拉力量改变。

(3)二尖瓣或瓣尖下移,致使前后叶关闭对合不到正常位(向心尖方向移位)。

(4)彩色多普勒可见二尖瓣反流信号,急性心肌梗死引起的乳头肌功能不全可随病情改变使二尖瓣反流程度随之变化,亦为重要特征。

超声对乳头肌功能不全诊断有很大的价值,但要确定乳头肌运动程度比较困难。必须指出,在急性心肌梗死稳定后,尤其慢性期,引起二尖瓣关闭不全原因很多,乳头肌功能不全常常不一定是主要原因,必须确有乳头肌病变诊断才较可靠。

5.附壁血栓形成　左心室血栓2%~6%的心肌梗死患者可发生附壁血栓,在梗死发生27~72h即可形成附壁血栓。超声心动图表现:

(1)在心肌梗死的部位,可见附着于室壁瘤形成区的异常回声团块,其基底部较宽(个别也可有蒂),附着部位无活动。

(2)团块回声较低,而且早期比较均匀,不易被发现。病程时间稍长,出现回声不均匀(有凝血块、纤维化等),边界清楚。

(3)多在心尖部、前壁或后壁或室壁瘤瘤体部位。

(4)一般在梗死后6~10d即可显示,血栓形成后短期变化较少,经治疗可变小或消失。

超声心动图是发现附壁血栓首选方法,诊断准确,还可作为治疗效果观察、随访追踪的指标。

6.其他合并症　如心包积液、积血、心律失常、心功能不全等。

(姜知任)

第七节　心肌病

心肌病是指一组病因不明、以心肌病变为主要表现的心脏病,病变原发于心肌,而不包括由其他心血管疾病,如瓣膜病变、冠心病、心包疾病、肺动脉高压、先天性心脏病等所引起的心肌改变。原发性心肌病又分为扩张型心肌病、肥厚型心肌病和限制型心肌病3种,以扩张型心肌病最多见。

一、扩张型心肌病

扩张型心肌病病因不甚明确,可能与病毒感染、自身免疫或中毒有关,发病年龄以25~50岁为多见,临床大多表现为顽固的或进行性加重的心力衰竭和各种心律失常,预后不佳。

病理改变以弥漫性心肌细胞变性、坏死、心肌纤维化为主,心肌肥厚不显著,心脏扩大明显,二尖瓣环和三尖瓣环增大,乳头肌伸长,可累及心肌节律点及传导系统而引起心律失常。弥漫性的心肌病变使心肌收缩力减弱,心腔扩大,心排血量降低,心室残余血量增加。当心功能代偿不全时心室舒张末期压力增高,左心房压及肺静脉压随之升高或(和)右心房压及体动脉压升高,导致顽固的左、右心衰竭或全心衰竭。由于心腔扩大,乳头肌位置的变化可引起二尖瓣装置异常,导致房室瓣关闭不全。心腔扩大,心肌收缩力减弱,使局部血流速度缓慢,故特有心腔内附壁血栓形成。

临床以充血性心力衰竭、心律失常或栓塞征象为主要表现。由于心排血量减少,病人自觉头晕、乏力、气急、胸闷、心慌。患者的体征可见心尖搏动微弱或不明显，心脏向两侧扩大。听诊第一心音减弱，可闻及第三、四心音或奔马律，心率增快或节律不齐。心尖或心前区可闻及相对性二尖瓣或三尖瓣关闭不全的收缩期杂音。心功能代偿不全时，可出现体静脉、肺静脉瘀血的体征。

（一）超声心动图

胸骨旁左心室长轴切面、短轴切面、心尖四心腔和两心腔切面等是诊断扩张型心肌病的常用切面。

1.心腔扩大　左、右心房和左、右心室均有不同程度增大，以左心室增大较显著，呈球形。左心室长轴切面上室间隔呈向右心腔弓形膨出。与此同时，左心室呈弓形后移，左心室呈球形扩大，显示左心室流出道增宽，左心房扩大。右心房、右心室受累程度相对较轻。由于受到扩大的左心的挤压，故右心内径虽有所增大，但与左心室扩大的程度相比，右心扩大的程度相对并不明显，甚至偶有右心不扩大者。全心型病例则左、右心腔均明显扩大，右心室型病例则与左心室型相反，主要表现为右心极度扩大，而左心扩大不明显甚至可不扩大。

由于心腔明显扩大，室间隔和左心室后壁似乎变薄，实际上室壁厚度的测量值常在正常范围，或呈代偿性增厚。左心室壁运动大多呈普遍性减低，室壁收缩期增厚率明显下降。但少数病例可呈节段性室壁运动异常。

2.瓣膜开放幅度小　由于左心室明显扩大及心脏收缩力减弱，舒张期二尖瓣口血流量减少，活动幅度减低。于左心室长轴及二尖瓣口短轴切面显示"大心腔、小开口"征象。由于二尖瓣及其装置后移，左心室流出道增宽，二尖瓣活动曲线呈"钻石"样改变，前叶开放顶点与室间隔距离增宽，CD 段平直，主动脉瓣开放幅度亦减小。在二尖瓣水平左心室短轴切面上显示二尖瓣前后径缩短，但内外径即前后联合之间的距离基本不变，瓣口面积缩小。主动脉内径正常或缩小，运动幅度低下，主动脉瓣收缩期开放幅度减低，肺动脉及其瓣膜有类似表现。

3.室壁运动普遍减弱　室间隔与左心室后壁呈逆向运动，左心室壁运动幅度普遍降低，收缩期增厚率下降，左心室收缩功能明显减低。室间隔与左心室后壁厚度正常或稍增厚。

4.彩色多普勒　因心腔扩大，血流速度缓慢，导致多普勒血流信号微弱，如果把取样容积置于左、右心房的下部和左、右心室腔内时，常难于记录到心房内舒张期充盈心室的血流信号和心室内的收缩期和舒张期血流信号，可出现多个瓣膜口反流。心尖四腔切面可显示二尖瓣、三尖瓣口心房侧收缩期出现以蓝色为主的反流血信号。心尖五腔切面显示主动脉瓣下左心室流出道内舒张期的红色反流血流信号。由于心室舒张压增高，通过房室瓣口的舒张期血流充盈时间缩短，脉冲多普勒检测主动脉瓣口收缩期血流速度减低，加速时间长，二尖瓣口舒张期血流速度 E 波和 A 波的加速度和减速度斜率减慢，幅度减低，E 峰降低，A 峰增高或减低。

5.右心室扩大为主的心肌病　除累及左心室的扩张型心肌病外，还有一种主要累及右心室的心肌病，较少见。主要表现为右心室容量负荷过重，即右心室内径明显增大，室间隔运动幅度增强，而左心室扩张不明显。此种类型心肌病需排除其他致右心扩大的心脏病后才能诊断。

（二）鉴别诊断

扩张型心肌病有一个发生和发展的过程，因此，不能把"心脏明显扩大，所谓大心脏、小出口以及心功能明显受损"作为诊断本病的必备条件。在临床上，对原因不明的心脏扩大或/及 E 峰至室间隔距离增大的病例，即使心脏扩大的程度较轻、各项心功能指标在正常或正常值的低界时，均应考虑到本病的诊断。除了考虑到本病的早期心脏扩大不明显或心功能呈相对代偿阶段的可能性以外，有些学者把只有心脏轻度异常、呈进展或不进展为显著心肌病的患者诊断为"未定型心肌病"或"隐匿性心肌病"。

少数扩张型心肌病患者由于合并存在二尖瓣关闭不全，左心室容量负荷过度，引起部分心肌呈代偿性室壁运动正常甚至亢进，从而造成另一部分室壁的运动相对正常，呈现室壁节段性运动异常的超声表现。

1.与器质性心脏病晚期心脏扩张的鉴别　严重器质性心脏病的晚期心脏均可发展为全心普遍的和严重的扩张,此时,可称之为继发性扩张型心肌病。原发性和继发性扩张型心肌病之间的超声表现几乎完全相同,往往难于互相鉴别。

2.心包积液　心包积液与扩张型心肌病均表现为心脏普遍增大,但超声心动图上前者表现为心包脏、壁层分离,其间可见无回声暗区环绕;而扩张型心肌病主要表现为心腔扩大,合并严重心力衰竭时,心包腔可有少量的积液暗区。

3.缺血性心脏病　缺血性心脏病亦表现为左心室腔扩大,室壁运动减弱及心功能不全,与扩张型心肌病相似,有时难以以鉴别。但缺血性心脏病发病年龄多在 40 岁以上,室壁运动有明显的节段运动异常,室壁运动场消失、低下、反常,或正常和亢进同时存在,表现为僵硬、扭曲、甚至矛盾运动,主动脉根部内径常增宽,有时可见到心肌瘢痕、室壁瘤、室间隔穿孔、游离壁破裂,结合病史特征可有助于鉴别。

4.风湿性心脏病　扩张型心肌病房室扩大,常伴随瓣膜口血液反流,但瓣膜本身无病理改变;风湿性心脏病瓣膜明显增粗,回声增强,多有粘连,开放受限,关闭时不能完全合拢。

(三)临床意义

超声检查对扩张型心肌病的诊断并无特异性,但在排除了各种器质性心脏病或各种能引起心脏扩大的病因以后,超声对本病的诊断有重要价值。

二、肥厚型心肌病

肥厚型心肌病又称特发性肥厚型主动脉瓣下狭窄,是一种以心肌肥厚为主要表现的、有遗传倾向的心肌病,其特点是左心室和室间隔呈非对称性肥厚,室腔缩小,流出道狭窄,收缩功能亢进和舒张功能明显受损。本病可以猝死为结局,也可在疾病晚期进入充血性心力衰竭状态。超声对本病的诊断具有十分重要价值。

本病多发于儿童或青年,其病理变化为心肌普遍肥大(多数左心室重于右心室,心室重于心房),心肌纤维增粗,心肌细胞肥大,常有不同程度的间质纤维化、细胞变性,并有不同程度的坏死和瘢痕形成,很少有炎性细胞浸润。本病最突出的病理改变为心肌细胞壁的排列杂乱,细胞间的连接常相互倾斜甚至垂直相连,这些错综的连接使心肌收缩时步调不整,影响心电的传播,甚至形成心律失常。

肥厚型心肌病的形态学表现为室间隔及(或)弥漫性心室壁肥厚,心室腔正常或狭小。梗阻型心肌病的病理特点为左心室肥厚重于右心室,室间隔肥厚显著,室间隔厚度与左心室后壁厚度之比大于 1.3～1.5。肥厚的室间隔呈块状或瘤样,位于主动脉瓣下,突向心室腔内,使左心室流出道变窄,故又称特发性肥厚性主动脉瓣下狭窄,室间隔亦可呈弥漫性肥厚至心尖部,若室间隔肥厚突向右心室腔,可形成右心室流出道梗阻。偶尔左心室后壁肥厚可致左心室流入道梗阻,酷似二尖瓣狭窄,并可发生二尖瓣关闭不全。心肌肥厚局限于室间隔下 1/3 部分及心尖部,称心尖肥厚型心肌病。因此根据肥厚型心肌病所致的血流动力学变化,又分为梗阻型与非梗阻型两类。

肥厚型心肌病一般均呈高动力状态,左心室射血分数高于正常。收缩早期,当左心室腔和左心室流出道之间尚未出现压力阶差时,射血速度增快;收缩中期,当出现压力阶差并不断递增时,流出道以远部位内的压力暂时性急剧下降,从而导致主动脉瓣提早不全性关闭;至收缩中晚期,流出道内的压力阶差下降,射血再次加快,随之主动脉瓣又再次开放。由于收缩中晚期左心室腔的容量呈急剧减少,可导致心脏的闭塞和心腔内的梗阻。在肥厚型心肌病病例,任何可增加心室收缩力、降低外周血管阻力和降低左心室容量的因素,均可使心腔和流出道之间的压力阶差增大,梗阻加重。反之,任何降低心室收缩力、增加外周血管阻力和增加左心室容量负荷的因素,均可使压力阶差降低,梗阻程度减轻。

心肌肥厚、心腔缩小、心肌硬度增加、松弛速度减慢和顺应性降低等因素导致舒张期左心室充盈的阻力增大、舒张速率减慢、早期充盈速率和充盈量降低、左心房呈代偿性收缩增强。尽管舒张末期容量减少，但由于舒张末期压力增高，可导致肺瘀血、肺水肿，即舒张功能不全和衰竭。随着病程的进展，心腔可以从缩小转为正常和扩大，收缩功能历经代偿性增强阶段逐步转向受损和失代偿，朝心力衰竭方向发展。

（一）超声心动图

1.室壁非对称性肥厚　取左心室长轴和四腔切面观察，可显示左心室壁明显增厚，以室间隔增厚为主，厚度大于 15mm，左心室后壁厚度正常或轻度肥厚，室间隔与左心室后壁厚度之比大于 1.3～1.5。增厚的室间隔回声不均，呈斑点状回声增强。收缩期运动减弱，增厚率下降。室间隔基底部常呈纺锤形增厚，局限性向左心室流出道膨出，致左心室流出道梗阻或不全梗阻。心肌肥厚亦可发生于左心室后壁或心尖部。

2.心腔改变　因左心室壁肥厚，左心室内径较正常小，且心腔变形，左心室乳头肌水平横切面可见乳头肌明显增粗，收缩期左心室腔呈哑铃状。左心室长轴切面显示左心室流出道变窄，小于 20mm（正常为20～35mm），左心房增大。

3.二尖瓣活动异常　二尖瓣前叶舒张期 E 峰触及室间隔，EF 斜率减慢，由于左心室流出道狭窄及相对性负压，致收缩期二尖瓣前叶前移贴近增厚的室间隔，M 型超声心动图可见二尖瓣前叶活动曲线 CD 段在收缩期出现一个向上突起的异常波型（SAM 征），为肥厚型梗阻型心肌病较为特异的征象之一。

4.主动脉瓣活动异常　左心室长轴和主动脉根部短轴切面可见主动脉瓣在收缩早期开放，然后提前关闭，紧接着又开放直至舒张期才完全关闭。M 型超声心动图上主动脉瓣曲线呈"M"形改变，亦可有扑动征象。

5.彩色多普勒　收缩期主动脉瓣下左心室流出道内可见五彩镶嵌的彩色血流信号，其频谱显示该处收缩期血流速度增高，正常人血流频谱为圆顶抛物状，而肥厚型心肌病频谱表现为逐渐上升至收缩晚期达高峰，加速时间延长。主动脉内血流速度低于左心室流出道，多在正常范围。

二尖瓣口舒张期血流频谱显示舒张早期 E 峰血流速度正常或略低，下降速度减慢，舒张晚期 A 峰增高，当心房失代偿常时 A 峰减低。

（二）鉴别诊断

本病主要应与主动脉瓣狭窄、高血压所致心肌肥厚鉴别。两者多为对称性左心室壁肥厚，厚度一般小于 15mm，室间隔与左心室后壁之比小于 1.3。主动脉瓣狭窄者可显示瓣膜本身的病变。对于特殊类型的肥厚型心肌病，应结合病史排除其他疾病所致心肌肥厚才能做出诊断。

（三）临床意义

超声检查对于肥厚型心肌病的诊断具有重要价值，优于其他检查方法，能够明确室壁增厚的部位和程度，了解有无左心室流出道梗阻。测定血流动力学改变对药物疗效判断有重要意义。

三、限制型心肌病

限制型心肌病是一种原因不明的、以心内膜纤维化所引起的心脏舒张充盈受限为主要特征性表现的心肌病，通常由心肌纤维化和心内膜炎在疾病晚期表现很相似的疾病所组成。本病在临床上诊断困难，心肌活检对本病有确诊价值，超声检查对本病有重要诊断价值，可避免做有创检查。

限制型心肌病较少见，主要病理改变为心内膜弥漫性增厚，心内膜增厚的程度有时可高达正常人的 10倍。心内膜下心肌呈弥漫纤维化、胶原纤维玻璃样变，侵犯一个或两个心室，心肌显著增厚、僵硬、弹性丧失。病变常累及瓣叶及腱索，二尖瓣腱索变短增厚；病变侵犯心尖及流入道，使心室腔变小，甚至闭塞；心室顺应性降低，舒张末压升高，使心房向心室充盈受限；心室舒张功能严重受损，心排血量减少，心房压升高,肺动脉阻力增高,左心房代偿性扩张,回心血流发生障碍,引起心功能不全,酷似缩窄性心包炎改变。

本病病因见于心内膜心肌纤维化、嗜酸性细胞增生性心内膜心肌炎、心内膜弹力纤维增生症。

(一)超声心动图

1.二维超声心动图　显示左心房径明显增大,室间隔和左心室后壁对称性增厚,主要为心肌内膜增厚,回声增强。右心房亦增大,下腔静脉和肝静脉增宽。

2.M型超声心动图　改变可见室间隔和左心室后壁活动幅度减低,舒张期活动受限有僵硬感,收缩期增厚率低于30%;二尖瓣前叶开放幅度增大,后叶开放减小,瓣叶回声可增粗,活动曲线 EF 斜率减慢,A 峰增高。

3.彩色多普勒　各瓣膜口血流速度降低,多合并有瓣膜口反流,可显示反流的异常血流信号。脉冲多普勒可显示二尖瓣舒张期血流频谱 E 峰流速正常或减低,A 峰流速减低似拱桥状。

(二)鉴别诊断

本病主要与缩窄性心包炎鉴别。缩窄性心包炎主要是心包脏层及壁层增厚钙化,超声显示心包脏层增厚,回声增强,而限制型心肌病主要是心肌心内膜层增厚。

(三)临床意义

超声检查对诊断本病有一定价值,能观察心内膜变化情况,有助于排除心包增厚、钙化或心包积液,与缩窄性心包炎鉴别。

(朱小双)

第八节　心脏肿瘤

心脏肿瘤为少见病,原发性肿瘤更为少见,75%为良性肿瘤,其中最常见的为黏液瘤,约占 50%,其次为横纹肌瘤,约占 20%。恶性肿瘤约占原发性心脏肿瘤的 25%,其中肉瘤占 20%。

一、心脏黏液瘤

心脏黏液瘤可发生在各房室,以左心房最为多见,常带蒂附着于房间隔卵圆窝附近或房室环,其次发生在右心房,少数发生在左、右心室。黏液瘤多为单发,亦可多发。瘤体为半透明胶冻状,呈分叶状或梨形,表面有大小不等的结节,易脱落致血管内栓塞。肿瘤内部可有散在出血、纤维素变性或钙化。

(一)超声心动图

1.直接征象

(1)二维超声心动图各切面可显示心房或心室内的云团状肿块回声,内部强弱不均。

(2)肿瘤形态各异,可呈圆形、椭圆形或不规则形,有包膜者轮廓清晰,边缘规整;无包膜者常呈分叶状或乳头状。

(3)肿瘤常带蒂,其长短、粗细不等,多附着心脏间隔部位,瘤体有一定的活动度,在心腔内可随血流冲击呈现有规律的往返运动。

2.各心腔黏液瘤特点

(1)左心房黏液瘤:左心室长轴切面可显示左心房内肿块呈强回声光团,其蒂常附着于房间隔卵圆窝附近。瘤体活动度较大,舒张期随血流进入左心室或部分嵌顿于二尖瓣口,瘤体形态可伸展变长;收缩期回到左心房,瘤体恢复原态。左心房内径增大,二尖瓣瓣膜形态正常。

M 型超声心动图表现为二尖瓣活动曲线舒张期前后叶之间可见充填的实质性光点回声,收缩期消失;

同时 EF 斜率下降缓慢，但前后叶仍呈镜像运动。

彩色多普勒见舒张期随着瘤体脱入二尖瓣口，血流束从红色宽带血流信号变为较窄的射流束，位于瘤体与二尖瓣环之间，脉冲多普勒检测可显示舒张期血流速度加快。收缩期左心房内可见沿瘤体与左心房壁间的蓝色反流信号及湍流频谱。

（2）右心房黏液瘤：右心房内径增大，其内可见肿块呈光团回声，其蒂附着于房间隔右心房面，舒张期瘤体可进入三尖瓣口或右心室内，收缩期回到右心房。彩色多普勒显示舒张期三尖瓣口较窄的血流束及收缩期右心房内的蓝色反流信号及湍流频谱。

（3）心室粘连瘤：较少见，发生于左心室者其蒂多附着于室间隔左心室面，亦可附着于心尖部或侧壁，瘤体突向左心室腔内。右心室黏液瘤的蒂多附着于室间隔右心室侧，亦可附着于右心室外侧壁，瘤体突向右心室腔。心室内黏液瘤活动度较心房黏液瘤小，收缩期朝向左或右心室流出道方向运动，舒张期回到心室。

（二）鉴别诊断

1.心内血栓　心腔内血栓多附着于左心耳、左心房后壁、左心室心尖部或室壁瘤内，基底宽，附着面广，活动性小，形态固定。黏液瘤多有蒂，活动性大，形态可随血流冲击而改变。

2.心壁或瓣叶上非肿瘤性赘生物　瓣叶上赘生物通常可随瓣膜活动，慢性炎症病变呈强回声光团，后方可伴有声影。

二、其他心脏肿瘤

1.心脏横纹肌瘤　极为少见，可发生于任何年龄，以婴儿多见。横纹肌瘤常见为多发性，亦可单发，多发生于室间隔、心壁内或压迫周围心肌或突入心腔内，瘤体大小不等，形态不规则。

二维超声心动图显示位于心室壁或突入心腔内的肿瘤回声，回声较强、均匀、致密。瘤体附着部位心壁增厚，肿瘤边界较清晰，边缘规则。肿瘤若向心腔内生长，可使心腔狭小或发生梗阻。

2.横纹肌肉瘤　为原发性心脏恶性肿瘤中较常见的，自心壁长出，其底较宽，可向内或向外突出。二维超声显示肿瘤内回声不均匀，内部常有出血、坏死，呈无回声或低回声区，表面不平，形态不规则。

三、心脏继发性肿瘤

身体各部位的恶性肿瘤可转移至心脏，常见的有肺癌、纵隔肿瘤、乳腺癌，以侵犯右心较多，尤以心包为转移瘤的好发部位，伴血性心包积液。转移性肿瘤常呈多发结节状。

二维超声显示肿块形态不规则，边缘毛糙，与正常心肌分界不清，内部回声不均匀，呈粗大的光点或呈低或无回声区出现。累及心包的肿瘤可见突向心包腔的肿块回声，并可显示心包腔内液性暗区。

超声检查对于心脏肿瘤有很高的诊断价值，可直观显示肿瘤部位、大小、形态、数目及与心壁的关系及活动度，反映心腔大小的改变及功能状态，优于其他影像检查方法，已成为心脏肿瘤的首选和最佳诊断方法。

（朱小双）

第八章　肝胆胰脾的超声诊断

第一节　肝胆正常超声影像

一、肝脏的检查方法

（一）病人检查前准备

(1)禁食6个小时使胆囊膨胀。检查时不能进含气、含脂的饮食,同时不能进行经口的其他检查。

(2)假如要进行胆道系统检查,儿童要禁食4小时,婴儿可以用一瓶葡萄糖水代替奶,不需其他特别准备。

(3)检查时婴儿和糖尿病病人优先。

（二）仪器

成人或儿童应选用频率为3.5～5MHz的扇形或凸阵探头,婴儿可选用频率为7.5MHz的探头。由于扇形探头接触面小更适合经肋间扫查肝脏。

（三）扫查技术

由于病人体型差异较大,必须注意肝脏可能所处的位置,许多解剖结构可以干扰扫查,包括右上方的肺和膈肌、侧前方的肋骨、背面的肋骨和肌肉、下方的结肠肝曲和横结肠内的气体以及左下方的小肠和胃。

【扫查时病人应采取的体位】

1.仰卧位

2.左后斜位(LPO)

3.左侧卧位(LLD)

【通常采用的扫查切面】

1.纵切面

2.横切面

3.斜切面

【检查途径】

1.肋缘下

2.肋间

（四）病人体位

1.仰卧位　根据病人情况,检查时平静呼吸,必要时可深吸气。

（1）纵切面扫查：把探头置于剑突下观察膈肌和肝下缘，可上下调整探头角度。肝脏下缘很锐利（如果变钝，则提示弥漫性肝病），向左侧缓慢调整探头角度以显示肝左叶和肝左静脉，然后将探头慢慢地调回到中线，观察门静脉和肝中静脉。向右轻轻调整探头角度观察肝右叶，同时上下调节扫查角度。在纵切面上寻找静脉韧带、主动脉和下腔静脉。

将探头移到右侧，调至纵切位置，寻找肝右静脉、门静脉和胆管，于肋下向上调整探头角度以观察肝脏。寻找右肾，比较它和肝脏实质的回声强弱，此时应避开结肠内气体的干扰，可嘱病人深呼吸，使肝脏进一步下移，或让病人取左侧卧位。在病人变换体位前，可寻找肝脏表面、侧面及肝下间隙有无游离液体。

假如肋下扫查未发现异常，则需经肋间进行扫查。在腋中线将探头置于肋间，要求扫查平面与肋间隙平行，否则肋骨声影干扰。病人可将手伸过头顶以增大肋间隙（吸气可使肋骨升高，即吊桶效应）。可在不同肋间进行扫查，经肋间扫查可更好地显示肝脏侧面的一些细节。事实上应该在更高的肋间进行检查，膈肌穹隆可在肝脏和探头之间上下活动。

（2）横切面扫查：将探头横置于剑突下方，左右调整角度尽可能远地显示肝左叶和右叶，向头侧调节探头以观察膈肌、肝叶、肝实质及三条肝静脉汇入下腔静脉处，识别肝左右叶之间的肝圆韧带。

（3）斜切面扫查：肋缘下以适当角度用超声波束的长轴进行扫查，理论上可获得肝脏最大切面，仔细检查肝门及入肝血管。

病人取仰卧位开始肝脏扫查，肠内气体经常移位，取左后斜位或左侧卧位可获得较好的声像图，病人取仰卧位时探头对体表的关系基本是相同的。

2.左后斜位　让病人向左转45度，适当给予支撑使病人感觉舒服。抬起右臂使肋骨升高，肝脏可稍微下降有利于观察，同时大肠内的气体上升并从中腹部移开。

3.左侧位　让病人再向左转体45度，同时臀部、膝部略微弯曲以保证体位的稳定。该体位适合于位；肥胖病人的观察。检查时应考虑技术的灵活性和病人的状况来决定是否改变体位。

【注意事项】

1.扫查肝脏时，应追踪和观察所有血管的粗细和分布规律，也应注意肝实质是否正常。同时应该观察肝脏周脏器、血管是否正常和是否存在游离的液体。应从膈肌到肝下缘全面扫查肝脏，技术不过硬者常漏诊膈下病变。

2.如果肝脏小而脾脏过大，应考虑内脏转位的可能，并仔细检查进出血管的情况。

（五）基本切面

1.纵切面　经左肝显示膈肌、肝脏下界、血管、肝实质和形态。

2.经肝右叶的切面　应包括右肾，以比较回声强弱。

3.横切面　显示肝静脉、下腔静脉汇入部、肝实质和尾状叶的三个切面。

4.纵斜切面　显示肝门、门静脉、肝动脉和胆总管，以合适的角度观察这些管道的横截面。

二、肝脏的正常超声表现

如果超声诊断仪的增益设置适当，正常肝脏呈中等回声，整体回声均匀，仅在血管、肝内胆管和韧带处中断，其回声比正常肾脏略强，比正常胰腺回声略低，与脾脏相同。

由于靠近胃和肋骨，肝左叶左界和右叶右界常很难看清楚。肝脏的下缘比较锐利，如果变钝，则提示某些弥漫型肝病。

（一）肝内血管表现

1.肝静脉　向后上方走入下腔静脉，其本质是肝内静脉窦，壁薄或无壁，一般看不到静脉壁回声，靠近下腔静脉逐渐变粗,最宽处管径接近 10mm。

2.门静脉　门静脉最大内径约 13mm,一般约 10mm,呈明亮、较厚、回声较强的纤维脂性壁结构,进入肝脏之后向右发出分支,然后向前、向后发出分支。门静脉左支向左前方弯曲走行。

3.肝总管和胆总管　位于门静脉的前内方,管径细、壁薄、明亮,在肝动脉跨过门静脉的位置上内径大约 4～5mm,管径每 10 年可增加 1mm。正常肝内胆管太细不能看到,其最大径约 2mm。

4.肝动脉　在门静脉的前内方走行,位于门静脉和胆总管之间。其位置变异很大,10%～15% 位于胆总管前方。

(二)其他结构

镰状韧带、肝圆韧带位于肝左右叶之间,是脂肪包绕的纤维性结构,在肝脏的横切面上呈圆形、强回声斑块,在纵切面上呈强回声带(图 8-1-1)。

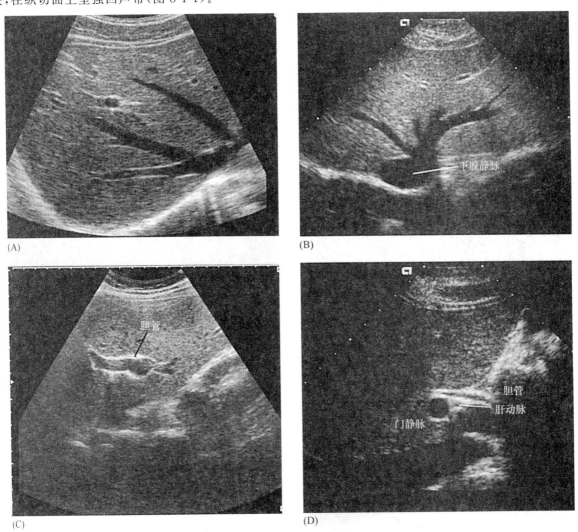

(A)

(B)

(C)

(D)

图 8-1-1

(A)肝斜切面显示肝静脉;(B)横切面显示肝静脉汇合部;(C)斜切面显示门静脉和胆管右支;(D)右肝斜切面显示胆管进入肝脏

胆囊床和下腔静脉之间的主叶间裂把肝脏分成左右两叶。

静脉韧带位于尾状叶的前方,使得这部分肝脏看起来比别的肝脏组织回声弱,可被误认为肿块。

（三）正常大小

正常肝脏一般在右锁骨中线上，从膈肌到下缘大约 10～13cm 长（个别可达 15cm），文献报道的正常值差异很大。如上腹部脏器正常，肝脏下缘超过右肾则说明肝脏增大，如果肾脏靠近膈肌或在某些瘦长型病人，则不然。

在门静脉水平，正常尾状叶小于肝右叶的 2/3。

【注意事项】

触诊发现明显的肝肿大，并不一定是腹部病变所致，也可见于以下原因：

(1)气管阻塞性疾病所致的膈肌下降。

(2)胸膜渗出。

(3)膈下肿物/脓肿。

(4)Reidel 叶。

(5)右肾低位。

（四）正常脉冲多普勒表现

肝动脉血管阻力低，特征性表现为高收缩相频谱（图 8-1-2B），肝静脉呈三相波样频谱（图 8-1-2C），门静脉呈连续性低速血流，受呼吸运动的影响，平均速度约 15cm/s（范围在 12～20cm/s）（图 8-1-2D）。

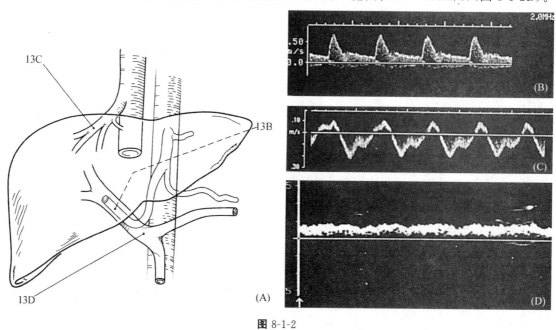

图 8-1-2

(A)肝血管和多普勒频谱信号；(B)正常肝动脉多普勒频谱；(C)正常肝静脉多普勒频谱；(D)正常门静脉血流频谱

三、胆道的检查方法

（一）病人准备

病人是否还有胆囊？应检查切口瘢痕、了解病史、询问病人有无疼痛，与他们进行交流。

胆道系统的超声检查均需一定时间的禁食准备，建议 12 岁以上的病人禁食 6～8 小时；12 岁以下儿童禁食 4 小时。如果病人没有禁食，可使胆囊收缩，胆囊壁增厚，产生类似病理性改变。

推荐准备方案：禁食 6～8 小时，可以摄入无泡、无脂饮料，保证在同一时间内不进行钡餐等检查，以免产生假象。病人亦需戒烟,因为吸烟可引起胆管收缩,但是某些病人往往难以做到。儿童可禁食 4 小时,婴儿可用一瓶葡萄糖代乳或在正常喂食前进行扫查。如果婴儿哭闹可在扫查期间哺乳,婴儿和糖尿病人应优先检查。

(二)仪器

扇形探头能很好地进行经肋间扫查,并避免肋骨声影的干扰,另外经肋缘下向头侧变换角度扫查也可获得良好效果。通常可供使用的探头往往很少,凸阵探头则非常适用。胆囊有时非常表浅,而有时则位于肝脏的深面,故探头频率应根据胆囊在腹腔中的深度而定,成人通常选用 3.5～5MHz,儿童选用 7.5MHz。

根据胆囊深度来选择合适的探头频率,聚焦区必须设定在合适的深度,尽可能降低增益以避免在胆囊内产生混响伪像及胆囊位置表浅所产生的假像。

(三)扫查技术

1.胆囊　因为肝脏位于胆囊的前方及两侧,所以通常把肝脏作为扫查胆囊的声窗。如果胆囊处于扩张状态且位置正常,寻找胆囊相当容易,超声表现为肝脏下方一个无回声的梨形脏器。

(1)仰卧位:从锁骨中线开始纵向扫查,首先采用经肋缘下方法,当出现无回声胆囊时改变扫查角度直至显示最长轴。应从右到左扫查胆囊,确保胆囊管到胆囊底均可清楚观察到。一旦确定了胆囊位置将探头转动 90°,从胆囊颈扫查到胆囊底(图 8-1-3)。

由于纵向扫查只显示这一切面上胆囊中部的图像,因此单纯纵向扫查难以发现胆囊侧壁上的小结节。胆囊位置可能十分表浅,并在近场于胆囊腔内产生混响伪像,为避免这些,可行的方法是选用频率更高的探头并选择合适的聚焦区。扫查时,要注意胆囊大小、形态、囊壁的厚度及光滑度。

如果胆囊位置过高,尤其是矮胖型病人,经肋缘下扫查无法看清胆囊,需采用经肋间扫查。结肠内气体可干扰胆囊显示,应将探头置于右侧肋间隙(可能位置很高),以肝脏作为声窗,此法可使整个胆囊,尤其是胆囊底获得良好的显示。

瘦长型病人的胆囊位置可能很低,甚至位于骨盆内,而且易被肠袢内的气体掩盖,此时需将病人置于头低足高位,使胆囊上升靠近肝脏以便观察。

(2)左后斜位:普通体型病人向左转体(图 8-1-3),即可获得良好的胆囊声像图。由于胆汁的重力作用,使胆囊向内下方移位,更适合于肋缘下扫查。该体位也可用来显示一些胆囊隐匿结石,此时胆囊颈被轻微牵拉有利于显示这一区域的结石,并且肠道气体也容易上移离开胆囊区。

(3)左侧卧位:与上述体位略有不同。

(4)直立位:这种体位有利于胆囊位置下移,在极度肥胖的病人经肋间扫查时,直立位非常适用。

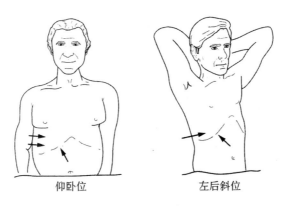

仰卧位　　　　　　左后斜位

图 8-1-3　扫查体位

2.胆管　考虑到胆管位置,扫查胆管的最佳体位为左后斜位,将躯体右侧抬高 45°,胆管稍微向中线移动,使之位于门静脉的前方。于右肋缘下调整探头的位置及朝向头侧的角度,嘱病人平静呼吸,沿胆总管轴进行扫查。由于胆总管下部易受十二指肠第一段气体的干扰,因此需要在胰头水平进行横向扫查,以检查胆总管下部。此时可看到胆总管为胰头后方的一无回声的圆形管道。

肝内胆管仅在扩张或肝脏回声较正常降低时才能发现。应放大图像以保证胆管测量准确,而且测量应在肝门水平进行,胆管直径应是胆管的内径。

(四)基本切面

(1)通过胆囊的纵向切面。

(2)通过胆囊的横向切面。

(3)对病变进行多切面扫查。

(4)于肝门进行测量的平面,包括纵向、横向。

(5)通过胰头对胆总管下段进行观察。

(6)通过肝脏显示肝内胆管的切面。如果有胆管扩张,应采取多切面扫查。

四、胆道的正常超声表现

(一)胆囊

沿肝外强回声叶间裂进行纵向扫查时,胆囊为一梨形无回声结构,壁薄呈强回声。如果胆囊呈圆形或张力较大,可能有病变存在。病人禁食后,除靠近胆囊颈的囊壁较厚外,其余部分均应厚薄一致且厚度不超过3mm。

由于胆汁的声阻抗与水相同,因而表现为液性暗区。胆汁对声波的衰减很弱,因此胆囊后方回声增强。胆囊管走行扭曲且难以显示,有时也可形成声影,容易误认为小结石。而此处又好发结石伴后方声影,需仔细检查,认真区别。

胆囊壁在餐后、炎症和腹水时可增厚,因此要明确是由于病变引起,还是病人没有严格禁食所致。婴幼儿和儿童禁食后,胆囊在横切面上表现为三角形,如果为圆形,常提示一定程度的病理性扩张。新生儿由于肝胰括约肌发育不全,胆囊内有时可看到少量小气泡。

(二)胆管系统

左、右肝管表现为内径1～2mm的细小管状结构,走行于门静脉分支的前方并与之平行。在肝门处,胆管走行于门静脉上方,稍微偏右,呈较细的管道。

如果胆囊存在,肝外胆管内径应<5mm,如果为5～6mm则可疑异常,年轻病人大于7mm应视为异常。随年龄增长肝外胆管可增宽,每年增加1mm。如果已行胆囊切除术,尽管有人认为胆总管可起到替代胆囊的部分贮存功能,但只要内径大于8mm也应视为异常。

肝外胆管和门静脉由于肝动脉的位置不同可造成辨别困难,肝动脉位置非常接近胆总管,必要时胆总管与肝动脉可通过彩色多普勒进行鉴别。

大约85%的病人肝动脉右支在门静脉和肝外胆管之间偏右走行,在两条线状管道(前方为胆总管,后方为门静脉)之间呈现一管状截面回声。肝动脉右支的位置也可发生变异,约15%的肝动脉右支跨越胆管的前方(图8-1-4)。

由于肝外胆管下段走行于充满气体的十二指肠后方,因此很难看清。通过扫查胰腺可看到胆总管末端,表现为胰头后方的细小的圆形无回声结构。

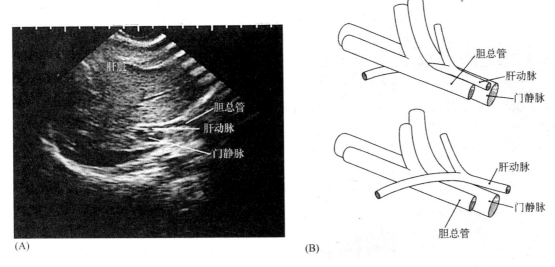

图 8-1-4

(A)胆总管和门静脉、肝动脉的关系；(B)肝动脉和门静脉、肝外胆管的关系

(三)胆囊正常大小

胆囊大小变化很大,禁食后胆囊扩张,其平均长径为 7~10cm,最大前后径为 4cm,容量为 45~70ml,有时可达 150ml。处于扩张状态的胆囊壁各处均不应超过 3mm。胆囊的形态比其大小更为重要,正常胆囊表现为梨形且无张力,如为圆形提示可能为病理性改变。

1.禁食后成人胆囊的正常大小

(1)长度:7~10cm(通常最大长度为 13cm)。

(2)前后径:3~4cm。

(3)壁厚<3mm。

注意:胆囊大小随年龄增长而增大,但是胆囊壁的厚度不受年龄影响。新生儿胆囊前后径为 0.5~1.6cm(平均 0.9cm)。

尽管胆囊大小不一,但是 1989 年美国一位 69 岁的老年女性因逐渐腹胀而切除重达 10.4 千克的胆囊实属异常。

2.成人正常的胆管内径

(1)肝内胆管(仅在肝脏回声较低时才显示)最大 1~2mm。

(2)肝外胆管上段(在门静脉分叉水平)<4mm。

(3)肝外胆管下段<6~7mm。

肝外胆管内径在婴幼儿为 3mm,少年可增至 5mm;新生儿不超过 1mm。注意:胆囊切除后、曾患胆道梗阻或年龄较大时,肝外胆管内径可增粗。超声和 ERCP 测量的胆管内径常不一致,因为 ERCP 放大效应常使其测量值偏大。最近的研究表明,70%的病例增粗的肝外胆管呈椭圆形,横径大于前后径,这和 ERCP 结果一致。

(四)胆囊容积测定

胆囊容积测定有多种计算方法,最快且最接近实际的计算方法是椭圆体计算法:容积=0.52×(长×宽×前后径)

为了评价胆囊功能,可测量禁食后的胆囊容积,并与进脂餐后的胆囊容积进行比较。

【注意事项】

(1)胆囊位置可能很低(常见),或位于左侧(罕见)。

(2)由于气体影响,胆囊可能难以发现,这种情况少见,可通过周边其他途径寻找胆囊。

(3)胆囊已被切除者:应询问病史、了解病历、寻找切口瘢痕。

(4)如果探头频率和聚焦区使用不当,胆囊可能很难发现,检查位置浅表的胆囊时可垫以耦合性。

(5)重度肥胖病人胆囊超出探头的穿透范围,即使低频探头检查也困难。

(周忠文)

第二节　肝脏疾病

一、病理学分类

根据超声表现,肝脏病变可分为局灶性疾病和弥漫性疾病两大类。

(一)局灶性疾病

(1)囊肿:单纯性肝囊肿与多囊肝。

(2)血管瘤。

(3)肿瘤:良性和恶性。

(4)感染性疾病。

(5)创伤。

(二)弥漫性疾病

(1)肝炎。

(2)脂肪肝。

(3)肝硬化。

(4)门静脉高压症。

(5)充血性心力衰竭。

(6)血管性疾病。

二、局灶性疾病

病灶可以是单发或多发、良性或恶性,有时很难明确判断病灶源于何种器官(例如肝或肾脏),特别是病灶较大时。假如病灶起源于肝脏,呼吸时随肝脏活动,或者病灶周围的血管扭曲变形。如果确定肿块来源困难,可使用 CT、MRI 等以辅助超声检查。

虽然正常肝脏的形态和大小变化很大,但各种病变均能引起肝肿大。有时正常肝脏可存在 Reidel 叶,出现圆钝的游离缘,但弥漫性和其他恶性肿瘤也能使肝脏的下缘变钝。肝局限性病灶或结节可引起肝静脉走行异常,肝脏表面出现团块,腹水时更明显,膈肌表面或大的肝内血管壁上可形成压迹。恶性肿瘤,特别是进展迅速的原发性肝细胞癌可侵犯门静脉、肝静脉,并最终引起堵塞,某些病人可累及下腔静脉,多普勒超声不显示血流信号或出现逆向血流。胆管受侵犯可造成胆管阻塞,并引起肝内胆管扩张。早期恶性肿瘤侵及胆管很少发生黄疸,这是由于某一肝段受累,肝脏能够代偿分泌胆汁,黄疸仅在肝脏被肿瘤广泛侵犯时才发生。

局灶性肝病超声改变可分为如下几种类型:

1.强回声型　肿瘤比周围正常肝组织回声强,如血管瘤、脂肪。

2.低回声型　病灶比周围正常肝组织回声低,且均质,如小肝细胞癌。

3.靶环型病灶　和周围肝组织相比,病灶呈等回声或低回声,周围存在低回声边缘或声晕,膨胀性生长的肝细胞癌声晕较薄(1～2mm),而转移灶较厚(3～5mm)。

4.混合回声病灶　强回声肿块出血或液化时常可见到强回声和低回声混杂改变。

5.镶嵌型病灶　大于4cm的肿瘤如肝细胞癌很少看到,低回声的分隔产生"瘤中瘤"的征象。

6.病灶中心坏死(囊性变)　病灶中心可看到一个无回声区,特别是源于女性生殖系统的恶性肿瘤。

7.钙化灶　不多见,表现为强回声病灶后方伴有声影,见于产生黏液的胃癌或结肠癌形成的转移灶。

8.弥漫浸润性灶　当多结节肝细胞癌增大时可看到,其轮廓模糊。

9.囊性病灶　内部很少出现回声,后方回声增强,大多数是良性病灶。

【肝脏良性局灶性病变】

(一)单纯性囊肿

1.临床表现　囊肿常常是先天性胆道系统发育不良所致,中老年人较多见,女性比男性好发,肝创伤或脓肿也可作为其形成的原因。一般不出现疼痛,不能触及,肝功无变化。

2.超声表现　囊肿壁薄、光滑,边界清,内含清亮的液体而呈无回声,后方回声增强。偶尔囊肿内有薄的分隔,无特别意义(图8-2-1)。

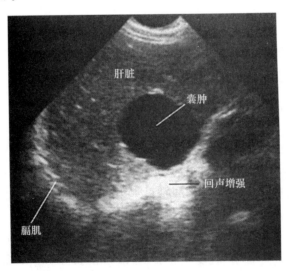

图 8-2-1　肝右叶单发囊肿

【注意事项】

(1)注意有无病灶隐藏在囊肿后方回声增强区内:可改变声束方向,如果囊肿位于其他强回声结构的前方,如膈肌,则不出现后方回声增强。

(2)肝内胆囊或高位的胆总管囊肿容易被误认为肝囊肿,假如囊肿壁不规则和/或内部出现回声,这可能是肝脓肿、肿瘤坏死液化、血管瘤或转移瘤坏死,假如可疑的话,可引导穿刺抽吸内容物进行细胞学检查(应确保增益设置合适,而不出现囊内回声)。

（二）多囊肝

1.**临床表现** 多囊性疾病病人中约40％的多囊肾病人可合并多囊肝,而60％多囊肝病人伴有多囊肾。多囊肝可引起肝脏增大。

2.**超声表现** 肝脏中的囊肿大小、形状不一,肝脏中可以随机存在1或2个囊肿,或整个肝脏被囊样结构占据,多发囊肿后方回声增强可引起肝脏的异常明亮。

由于囊肿的数目众多和大小不一,多囊肝常可引起肝大。如果任何一个囊肿出血或感染,病人可出现不适或疼痛。多囊肝一般无明显的临床症状,对肝功影响不大(图8-2-2)。

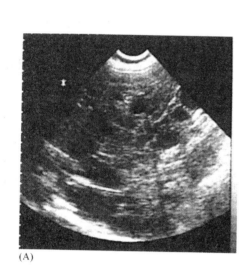
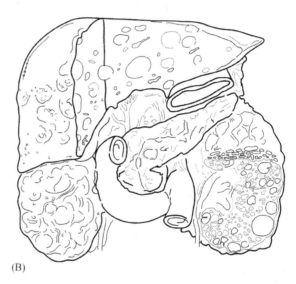

(A)　　　　　　　　　　　　　　　(B)

图 8-2-2

（A）**多囊肾累及肝脏**；（B）**多囊肾可累及的上腹部器官**

【注意事项】

(1)很难保证其他病变不被囊肿后方回声增强所掩盖,解决的方法是从不同的方向进行扫查。

(2)多发囊肿可与多发低回声型肝转移瘤和明显的肝内胆管扩张相混淆,它们都能产生低回声,且后方回声增强。

（三）血管瘤

1.**临床表现** 海绵状血管瘤是最常见肝脏良性肿瘤,70％～95％见于女性,随年龄增加发病率升高。血管瘤也可见于儿童,可伴有肝肿大、皮肤血管瘤和先天性心力衰竭,这些情况下,发病率和死亡率常升高。血管瘤能向腹腔破溃,但也能自发消失。新生儿往往病情严重,需紧急处理。

2.**超声表现** 大多数血管瘤直径小于2cm,边界清晰,其中多发小血管呈强回声,且均质。血管瘤多位于肝右叶,靠近肝包膜或血管向外周分布,多为单发,有时也可多发。较大的血管瘤可见浅分叶状边界。有时较大血管瘤可出现明显的后方回声增强,当血管瘤发生坏死和纤维化时,其回声可不均质。

海绵状血管瘤超声表现为较强的回声病灶,边缘不规则状或分叶状,无后方回声增强。如出现引流病灶区的肝静脉增宽,腹腔干和肝动脉扩张而腹腔干远侧的主动脉内径变小时,常提示良性血管性肿瘤,肝脏恶性肿瘤不出现此征象(图8-2-3)。

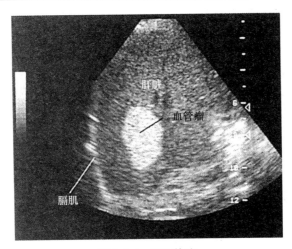

图 8-2-3　肝血管瘤

【注意事项】

从其他肝脏局限性病灶辨别出更多的不均质类型很困难。大的血管瘤有时远侧回声增强。如果较小的孤立性病灶呈不均质回声，病人无恶性肿瘤病史，血管瘤的可能性较大的。磁共振检查血管瘤的灵敏度更高，如果疑诊的话，按以往成功的经验还可采取细针活检，但有发生出血的可能。

（四）肝腺瘤

1.临床表现　肝腺瘤很少见，多见于女性，多数与口服雌激素避孕药（OCP）有关。病人出现右上腹部疼痛，能触及肿块，可发生瘤内出血或破溃引起腹腔出血。停服 OCP 后，肿瘤可萎缩。一般需手术治疗，往往是急诊手术。儿童很少发病，患糖原蓄积症的病人肝腺瘤发病率升高。

2.超声表现　肝腺瘤呈单发、边界清、光滑、圆钝、实性回声肿块，具有部分或完整的包膜。体积可以很大，直径可达 5～20cm，超声表现与肝局灶性结节样增生相似，当肿瘤内出血时（60％可出现出血），声像图即发生变化。

放射性核素扫描，肝腺瘤表现为冷结节。

（五）肝脏局灶性结节样增生（FNH）

1.临床表现　这种病很罕见，典型病例以 20～40 岁女性为主，也可在整个人群中发病。该病在儿童中非常少见。大多数病人无症状，约 6％的病人可发生出血，通常采取保守治疗。

2.超声表现　常常为实性、边界清楚的肿块，无包膜，比正常肝组织回声增强或降低，但回声均匀。

【注意事项】

（1）直径 2～8cm 的病灶行放射性核素检查：表现为冷结节，则提示肝局灶性结节样增生。强化 CT 可见病灶中心星状瘢痕。

（2）临床表现：比超声更有助于区分肝局灶性结节样增生和肝腺瘤。

（六）局灶性脂肪肝

1.临床表现　脂肪肝比较常见，是营养失调或毒素影响所致，几周内即可见变化，病灶数天后可消散。

2.超声表现

【注意事项】

（1）肝脂肪浸润超声表现与其他局限性病灶相似，其边界锐利、成角；和其他病变不同的是，它不影响静脉结构。超声引导下活检有助于鉴别脂肪性和其他病灶，虽然病变血管不多，但应仔细操作和处理。

（2）当肝脏大部被脂肪浸润，常有小的局限性肝组织残余，超声表现为局限性低回声区。方叶一般不受累及，呈椭圆形。

（3）肝脂肪浸润可与有回声多发转移瘤或多发血管瘤的声像图表现相似。

【恶性局灶性疾病】

（一）肝细胞癌（HCC）

1.临床表现　原发性肝癌（肝细胞癌）是一种常见的恶性肿瘤，特别在远东和非洲的沙哈拉地区。男性发病多，病因包括致癌物（黄曲霉毒素）、血红蛋白沉着病、血吸虫病和已禁用的放射造影剂二氧化钍等。远东地区和西方国家75%～80%的肝细胞癌与肝硬化有关，也可见于乙型肝炎病人。肝细胞癌和源于肝内胆管的胆管细胞癌，病人预后差，大多数在确诊6个月内死亡。婴幼儿极少发病，其高峰年龄是1岁和13岁。

血清甲胎蛋白浓度的正常值小于12KU/L，在慢性肝病时升高，甲胎蛋白水平超过400KU/L可作为肝细胞癌的特异性诊断标准。但在某些小细胞癌，甲胎蛋白一般不会升高到诊断水平，因此超声检查很必要。

诊断肝癌门静脉侵犯，超声优于CT和血管造影，其检出率分别为71%、29%和15%。

2.超声表现　肝细胞癌可表现为单发或多发结节，轮廓规则，边界清晰，瘤体可较大（5cm以上），如果和正常肝组织边界不清，则提示弥漫性改变，这种病例肿块边界模糊。肿瘤可侵犯肝脏的大部分区域，肝脏呈强回声或低回声，大多数超声类型为低回声、强回声、等回声（和正常肝组织比较）以及混合回声（图8-2-4）。小的病灶周围可见声晕，约半数病人呈强回声（由于肿瘤坏死和出血所致），小肝癌（直径1～3cm）中的77%呈低回声。据认为，较小的低回声结节比有声晕的较大肿瘤生长更慢，这一点尚未被证实。

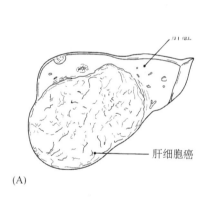
(A)

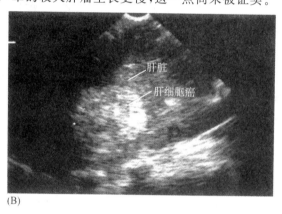
(B)

图 8-2-4　肝细胞癌

3.多普勒表现　肝细胞癌经常侵犯门静脉系统，脉冲和彩色多普勒检查显示在肿块周围有一特征性血管环状改变。所有直径大于3cm和76%的不足3cm的肝细胞癌可见动脉血流信号。能量多普勒比彩色多普勒更敏感，常用于检测低速血流。

【注意事项】

（1）据报道，超声诊断肝细胞癌比CT、放射性核素扫描或血管造影更灵敏，尤其是对直径不足2～3cm的病灶。75%的肝细胞癌可侵犯血管，特别是门静脉，其次是肝静脉和下腔静脉。在左右门静脉分支或门静脉主干内可发现肿物，所以应当对大血管进行仔细扫查。

（2）1/3的婴幼儿和儿童肝肿瘤边界不清，呈强回声，而且多发，超声难以区分肝细胞癌和肝母细胞瘤。

（3）肝硬化病人，每个实性结节均应考虑肝细胞癌的可能，必要时经超声引导活检。

（4）健康人的直径在1～3cm小的强回声肿物一般是血管瘤，如果病灶呈靶环征或出现声晕则提示恶性肿瘤。

（5）强回声病灶内出现无回声区常提示转移灶坏死。

（6）超声造影剂可有助肝良、恶性病变的鉴别诊断。

（二）肝母细胞瘤

1.临床表现　占所有肝脏恶性肿瘤的 7%，发生于三岁以下婴幼儿（50% 不足 18 个月）。肿块一般较大，占据肝叶或肝段的大部，可累及右肝的 75%。67%～90% 的病人的甲胎蛋白水平升高，肝脏酶学检查一般正常。肝母细胞瘤可以阻塞门静脉，侵犯肝静脉和下腔静脉。手术前化疗可使肿块缩小，病灶常发生钙化或囊性变。

2.超声表现　病灶可呈单发或多发，边界欠清，比正常肝组织回声稍强，偶尔可见一些钙化。

（三）肝转移瘤

1.临床表现　转移瘤几乎都是多发的，病灶大小不一、随机分布。因为它们的表现很复杂，易和良性肿瘤混淆，故诊断缺乏特异性。转移瘤基本无特异性的血管分布，最小者不足 1 毫米，影像技术很难发现。

除了局部淋巴结以外，肝脏是最常见的转移部位，其发病率是原发性肝癌的 20 倍。

触诊时，肝脏肿大，质地硬且粗糙。引起肝细胞坏死的肿瘤通常可导致血清丙氨酸氨基转移酶、癌胚抗原、碱性磷酸酶和甲胎蛋白水平升高。

2.超声表现　肝脏转移瘤按一定规律成群分布，其中 25% 呈高回声，37.5% 为低回声，37.5% 为混合回声。

低回声转移瘤边界清晰，可源于任何类型的原发癌（典型的是源于乳腺或气管），这也是最常见的超声表现类型（图 8-2-5）。

【注意事项】

恶性淋巴瘤也可有同样的超声表现，但往往倾向于弥漫性改变，因此要仔细探查脾脏，寻找有无肿大淋巴结。

高回声转移瘤（图 8-2-6）一般边界清晰，相对容易发现，这取决于病灶的大小。它们最常来源于胃肠道和泌尿生殖器肿瘤，其后方很少出现回声增强或声影。如果整个肝脏可见到小的高回声病灶则提示肝结核。

囊性转移瘤很少见，其后方回声增强，这可见于所有转移瘤的坏死和源于可分泌黏液的原发肿瘤，如卵巢、胃、结肠、胰腺和乳腺。

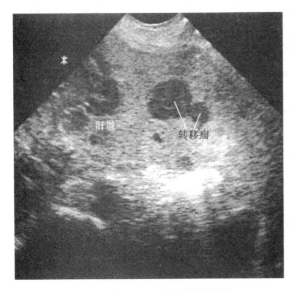

图 8-2-5　低回声转移瘤

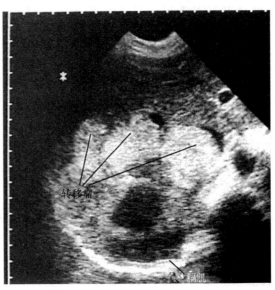

图 8-2-6　高回声转移瘤

钙化性转移瘤(图 8-2-7)最常见源于结直肠、胃的原发肿瘤,可产生声影。结直肠转移瘤常是单发的,须和肝圆韧带横断面相鉴别。

靶环征见于较大的转移瘤,虽然缺乏特异性,但常见于支气管癌转移。靶环状病灶可呈高回声周围出现低回声声晕,有时病灶呈甚低回声而声晕则产生较强回声。

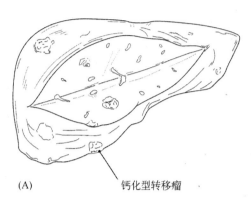
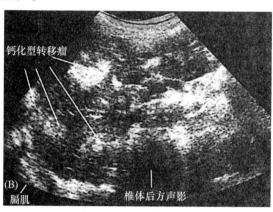

图 8-2-7　钙化型转移瘤

坏死性转移瘤见于较大的病变,形状异常,有增厚欠规则的壁,内部为混合型回声。坏死性病灶看似脓肿,但病人无局部疼痛和发热史。

(1)肝脏恶性淋巴瘤表现类似于转移瘤,但弥散分布。应仔细探查脾脏,寻找腹部肿大淋巴结。

(2)转移瘤的肝内分布可很广,相互融合,肝实质呈斑片状,很难区分正常和异常肝组织。

(3)如果转移瘤很小(直径 1mm),可表现为弥漫性肝病,当病变分布均匀且累及整个肝脏时,很难和脂肪浸润、早期肝硬化相区分。

(4)转移瘤可引起肝大,肝脏下缘由锐利变为圆钝。没有任何肝硬化特征表现的肝大往往提示肝脏转移。

(5)转移瘤如果靠近肝表面,可有结节样改变(图 8-2-8),腹水时容易看到。膈肌纤维和肝脏的上缘可镶嵌形成厚的束带状结构,注意不要和嵌入膈肌的结节状转移混淆。

(6)寻找肝转移瘤时,应注意肝脏的血管是否正常,因为转移灶能够使血管移位或阻塞血管。

(7)高回声转移瘤血供丰富,而低回声转移瘤血供较少。

【感染性疾病】

(一)肝脓肿

1.临床表现　肝脓肿常继发于腹腔内感染,如胆道、结肠和阑尾炎症及既往腹部手术、创伤、肿瘤或菌血症,可经门静脉、肝动脉或胆道将感染播散入肝,或由肝贯通伤所致。由于肝脓肿的发病率和死亡率高,迅速做出诊断并实施治疗很必要。病人可有发热、疼痛、恶心和呕吐。

通过细针穿刺可以确诊,样本应取自脓肿炎性囊壁,而不应是无菌的脓性部分。

2.超声表现

(1)早期(发病后数天):脓肿呈弥散性,边界不清,由于水肿和炎症可呈低回声。

(2)后期:病变边界清晰,形状不规则,呈低回声,其周围出现声晕(图 8-2-9)。

(3)脓肿形成期:形成不规则厚壁,病灶中心由于组织坏死、气体形成、碎屑产生而呈混合回声。如果脓肿变为慢性,可以发生钙化,钙化灶和气体显示明亮的强回声区,后方伴有声影。如果脓肿呈低回声(形成脓液),其后方回声增强。

【注意事项】

(1)脓肿易于在膈下或肝下间隙形成,这些间隙是腹腔最独立的部分,盆腔和下腹部通过右侧结肠旁沟和这些间隙直接沟通,因此对伴有脓肿症状的病人进行检查时,要注意肾区和膈下区。

（2）脓肿可被误诊为复杂的肝囊肿或肿瘤坏死灶。

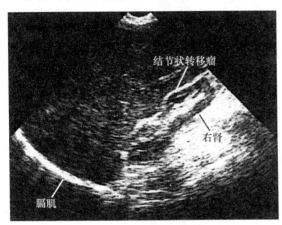

图 8-2-8　转移瘤结节压迫右肾

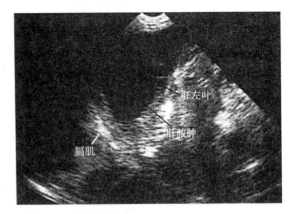

图 8-2-9　肝脓肿

（二）阿米巴脓肿

1.临床表现　阿米巴脓肿是由于原生寄生虫组织溶血性阿米巴引起,通过污染的水和食物传播。滋养体消化并进入结肠黏膜,经门静脉进入肝脏,病人可无任何症状,也可出现右上腹疼痛,肝功一般正常。

阿米巴脓肿最常见于肝右叶,靠近膈肌,通常是单发。

2.超声表现　脓肿壁无明显回声,呈圆形或椭圆形,比正常肝组织回声低,且均质（脓肿是肝组织坏死所致）,其后方回声增强。

【注意事项】

（1）阿米巴性肝脓肿通过甲硝唑试验性治疗来确诊。治疗后病灶应缩小,其内回声减弱。脓肿虽然表现为液体,但实际是半固体,故不能进行穿刺引流。病变完全消散需两年。

（2）阿米巴性和细菌性肝脓肿超声表现相似。

（三）肝包虫囊肿（棘球绦虫囊肿）

1.临床表现　肝包虫囊肿是一种多见于牛羊牧区的寄生虫病,中东地区发病率较高。狗接触牛羊尸体时可被感染,然后再传染给人。

2.超声表现　肝包虫囊肿多见于肝右叶,为单发直径 1～20cm 的囊肿,与先天性肝囊肿相似。除非证实是其他疾病,在高发地区发生的任何囊肿均应考虑包虫囊肿。在囊内和囊壁外层可见低回声的包虫沙（子囊发育不全形成的颗粒）,有时可见到双层囊壁。

囊壁可以分离,有时可见囊壁分离、内层脱落、崩解漂浮于囊液中或位于囊肿的底层部分,这就形成超声下的"莲花征"（图 8-2-10）。

3.子囊　发育成熟的包虫囊肿内壁产生子囊,超声可见囊肿中存在多个小囊,可被形象地描述为车轮状或蜂窝状囊肿。

4.多发囊肿　肝脏的持续感染导致多发性囊肿,可引起肝肿大,如果没有发现囊壁分离或子囊,超声表现就类似于肝脏转移瘤坏死、多囊性疾病、血肿或单纯囊肿。

【创伤】

1.肝血肿的临床表现　在各大医疗中心收治的外伤病例中有 3%～12% 是严重肝损伤,仅次于脾损伤。肝血肿可由腹部的钝性损伤、肝腺瘤或血管瘤破裂以及针吸活检所致。腹部钝性损伤在儿童相对多见,因为他们的胸廓比成人弹性大,而且胸廓周围的保护性脂肪层也较少。

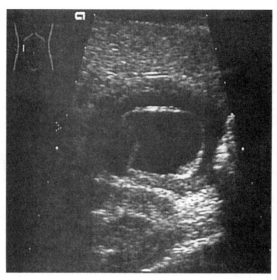

图 8-2-10　肝包虫囊肿

肝损伤可分为三类：

(1)肝和包膜破裂,CT 是判断损伤程度最好的影像学方法。然而病人病情通常非常严重,需要急诊剖腹探查。肝脏破裂常需要立即手术,然而大部分肝血肿病人不需要太多临床处理,但应反复进行检查以观察血肿消散情况。

(2)包膜下血肿

(3)中央型血肿

2.肝血肿的超声表现　肝血肿的超声表现随时间的发展而不同:新鲜血肿是无回声的,几小时后因为纤维蛋白和红细胞聚集而表现出强回声,几天后血肿液化,回声降低,此时血肿会增大,数月后血肿可呈囊性,其中出现线状回声,纤维瘢痕或小囊腔样改变会存在很长时间。

包膜下血肿表现为肝包膜下低回声区,边界较清晰。小的肝包膜下血肿回声和正常肝组织相似,有时难以发现。较大的包膜下血肿因出血量大,新鲜血肿容易被发现。

三、弥漫性疾病

(一)概述

肝脏疾病通常是由于主要的肝解毒和合成功能衰竭所致,发生黄疸是其常见结果。如果大部分肝细胞破坏可引起严重肝功能受损,造成急性肝功能衰竭,其中 80% 的病人死亡。

1.急性肝功能衰竭的表现

(1)胆红素代谢异常所致的黄疸。

(2)含氮化合物降解异常所致的昏迷。

(3)蛋白合成异常引起的出血倾向(2、7、9 和 10 凝血因子缺乏)。

(4)因休克造成的肾小球滤过率过低所致的肾衰竭。

2.急性肝功能衰竭的主要病因

(1)毒物(药物、酒精)。

(2)感染(病毒、寄生虫、细菌)。

(3)胆管或肝血管病变。

(4)肿瘤。

3.急性肝功能衰竭的分类

(1)急性肝炎:可见肝细胞坏死并伴有炎症。

(2)慢性肝炎:可见迁延性肝细胞炎症,常导致纤维化。

(3)胆汁淤积:胆管受损所致。

(4)肝硬化:长时间的肝细胞破坏导致肝脏过度纤维化和肝细胞再生结节形成,可引起肝脏结构的改变,使门静脉压力增高(门静脉高压症)。

4.超声表现　　如果超声检查前不设定适当的增益,就难以对肝脏进行观察。最好每次检查都和同深度右肾比较,以评估肝脏回声强度。

如果肾脏本身正常的话,正常肝脏的回声比肾实质强。肾脏病变可造成回声变强或变弱,也可引起肝脏自身回声的改变。换句话说,如果肾变暗,那么肝脏就相应会变亮。门静脉壁和肝实质进行比较也相当重要,如果门静脉壁回声明显增强,则肝实质回声减弱(即很亮的静脉壁与暗的肝脏结构形成对比)。相反,肝实质和血管壁的回声相同,且难以分辨,则说明肝脏回声增强。

正常肝实质的回声应当是均匀的(均质),弥漫性肝病引起肝实质发生改变,故可出现细或粗的,以及斑片状回声,也会使肝脏回声变弱或变强,肝脏大小可以发生改变或不发生改变。

引起肝脏斑片状回声的局灶性病变

(1)局限性脂肪肝;

(2)多发脓肿;

(3)多发转移瘤;

(4)大结节性肝硬化。

总而言之,弥漫性肝病的超声表现可以分为回声减弱型和增强型两大类:

(1)回声减弱型:肝脏疾病产生过多的液体,肝实质和血管壁回声反差加大,此时门静脉管壁明显可见(称为"星空征")。肝组织和正常的肾组织具有相同的回声(不要和患有肾小球肾炎病人的肾比较)。

(2)回声增强型:肝组织与血管壁和肝圆韧带回声相同,并且难以发现明显的血管纹理,肝脏呈毛玻璃样。相比之下,正常右肾实质呈低回声,而集合系统与肝脏均呈强回声。

5.肝脏弥漫性疾病的病理分类

(1)肝炎。

(2)脂肪肝。

(3)肝硬化。

(4)充血性心力衰竭。

(5)门静脉高压症。

(二)肝炎

可分为急性和慢性肝炎,可以由病毒感染、药物、酒精和自身免疫性疾病引起。

病人可出现恶心、呕吐、低热及周身不适。肝脏可触及肿大,有触痛。症状出现后 7 天可发生黄疸(皮肤和巩膜变黄),10 天达高峰,一般 3～10 周后消退。

(三)急性病毒性肝炎(甲、乙、丙、丁、戊型肝炎)

1.临床表现

(1)甲型肝炎是由于接触被污染的水或食用污染的海产品引起的,由粪-口途径传播,病毒可从病人的粪便中检出,一般不进行肝活检确诊。

（2）乙型肝炎可通过血液、唾液、精液和皮肤破损处传播，也可经性接触和静脉吸毒者共用未消毒的针头传播。可以发展为慢性肝炎，且病人发展为肝细胞癌的可能性较大。

（3）丙型肝炎的传播途径与乙型肝炎相似，潜伏期在 2 个月左右，出现一般的肝炎症状。有一半的感染者在随后的 2 个月内康复，另一半病人在 1 年内肝功持续异常，之后进入缓解期，然后复发。这一半病人中的 75％可及时恢复，另外 25％将发展为慢性肝炎，部分病人可形成肝硬化和肝细胞癌。

（4）丁型肝炎只在乙型肝炎存在的情况下才发病，其传播途径与乙型肝炎相同，可增加慢性肝炎的病变程度，并可导致暴发性肝炎，引起肝细胞大面积坏死。

（5）戊型肝炎与甲肝相似，通过相同的途径传播。其潜伏期大约 1 个月，引起轻度感染，伴有黄疸，不发展为慢性肝炎。

急性病毒性肝炎病人的胆红素水平显著增高，当血清胆红素大于 $50\mu mol/L$（约为正常水平的 2.5 倍）时可视为临床黄疸。在发病早期，ALT 和 AST 水平升高明显，反映细胞坏死，如果下降则视为临床康复。血清白蛋白一般正常。

凝血时间（凝血酶原时间）可能出现异常，表明疾病严重，这就是在肝活检之前要查凝血时间的原因。

2.超声表现　超声有助于排除阻塞性黄疸，急性病毒性肝炎的肝实质回声与门静脉壁相比减弱，胆囊壁常增厚（大于 3mm），有时可见腹水。

【注意事项】

在为乙肝病人做检查时要特别小心，检查者要戴手套，探头使用一次性保护套。肝炎与肝脏白血病浸润、淤血性肝脏、艾滋病和中毒性休克综合征的肝脏超声改变相似。

（四）急性酒精性肝炎

1.临床表现　急性酒精性肝炎的病情可轻可重，可以逆转，但也可以发展为肝硬化。肝功能检查相关指标升高。酒精性肝损害可导致脂肪肝，戒酒可使肝细胞中脂肪量减少，如果继续饮酒，中央静脉周围发生纤维化，可引起肝硬化。

2.超声表现　肝脏几乎都增大，肝实质回声增强，而后场回声衰减，肝边缘变圆变钝。

【注意事项】

其他原因也可引起脂肪肝，要仔细询问病史。

（五）慢性肝炎

1.临床表现　慢性肝炎的定义是肝脏的炎症持续 6 个月以上，有 3 种类型：

（1）慢性活动性肝炎（CAH）：肝细胞持续坏死，主要的并发症是发展为肝硬化。

（2）慢性迁延性肝炎（CPH）：炎症局限于汇管区，见不到肝细胞坏死。

（3）慢性小叶性肝炎（CLH）：汇管区炎症和肝实质局灶性炎症。

不同类型的慢性肝炎肝功能指标（碱性磷酸酶、AST 和 ALT、胆红素、白蛋白和凝血酶原时间）可不同。CPH 除 ALT 和 AST 增高 2～5 倍以外，其他指标正常。CLH 和 CAH 的碱性磷酸酶水平正常或轻度增高，AST 是正常的 5～20 倍，ALT 是正常的 5～30 倍，胆红素轻至中度增高，白蛋白水平正常。凝血酶原时间在 CLH 轻度延长，而 CAH 常是延长的。

2.超声表现　慢性肝炎通常回声增强，有时候可出现不同回声改变。在某些时候远场回声衰减，这主要依赖脂肪浸润、肝细胞坏死或纤维化的程度。脂肪浸润会引起远场回声衰减，难以显示膈肌，而纤维化会使超声较容易传导。

（六）脂肪肝

1.临床表现　脂肪肝可由中毒（酒精、皮质激素、四环素族）、营养失调（肥胖症、饥饿）及代谢异常（糖原蓄积病)引起。多见于糖尿病、Cushing 病、肥胖病和溃疡结肠炎病人以及服用激素、妊娠期急性脂肪肝 (AFLP)病人,治疗后多可逆转。

AFLP 发病率在 1/16000～1/4000 之间,病人可出现嗜睡、恶心、呕吐、疲乏、轻度黄疸、皮肤瘙痒,症状加重可发展为严重头痛、惊厥和昏迷。肝衰竭引起低凝血酶血症和 DIC,导致呕血、自发性出血和多器官衰竭。ALP、ALT 和血清胆红素水平通常显著增高。

2.超声表现　肝脏异常的脂肪沉积(肝脏脂肪含量超过肝脏重量的 7%),可呈现"明亮肝",这是由于脂肪滴多界面反射造成的。肝脏通常增大(75% 的病人有肝大)。脂肪引起远场回声衰减,然而有时候并不发生这种情况。对于前者,应当从不同方向进行扫查以排除"盲区"中并存的转移灶(图 8-2-11)。

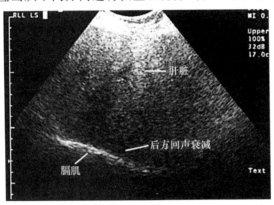

图 8-2-11　脂肪肝

超声检测脂肪浸润敏感度极高,轻度脂肪浸润检出率可达 86%,而中、高度病人则达 100%。脂肪局灶性浸润的表现类似肝脏局部转移灶,前者血管可穿过脂肪浸润区域,而转移瘤血管围绕病灶的周围分布。同样,个别区域不发生脂肪浸润,超声下看似异常,产生类似假转移瘤的表现,必须充分了解这些情况以防误诊。AFLP 超声表现可正常,所以即使超声表现正常也不能排除 AFLP。

(七)充血性心力衰竭

1.临床表现　如果具备下列某些或全部因素者应视为高危人群:高胆固醇、高血压、糖尿病、肥胖症和吸烟。病人可表现为水潴留(踝关节和膝关节水肿、腹水和肺水肿)、气短、体重增加、食欲减退和恶心。

2.超声表现

肝脏通常较正常稍微增大,呈较低水平回声。肝静脉扩张,有时候可见下腔静脉扩张。如果二尖瓣发生病变,肝静脉三相频谱将变成高脉冲状。

(八)血管性疾病

1.Budd-Chiari 综合征的临床表现　Budd-Chiari 综合征是一种以肝脏静脉阻塞为特征的罕见疾病。肝脏常肿大,有触痛。完全性和急性肝静脉阻塞,病人通常死于急性肝衰竭。

2.Budd-Chiari 综合征的超声表现　肝脏常肿大,尾状叶也肿大。由于肝下静脉未受累及,肝静脉看不到或显示扩张、形态不规则。肝静脉汇合入下腔静脉处显示不清。下腔静脉常阻塞或狭窄。病人可出现腹水。发病时脾大小正常,当进展到一定程度出现脾大。主要肝静脉有时可见血栓,门静脉常可见反向血流。病变慢性期,肝内可见小的局灶状强回声,后方伴声影。

脉冲多普勒可显示 Budd-Chaiari 综合征病人下腔静脉远心侧反向血流,若血流方向正常,而丧失三相血流频谱,则提示下腔静脉部分梗阻。如果血流频谱稳定,提示下腔静脉近心端或肝静脉阻塞,但肝硬化病人也可出现此征,故诊断特异性差。

四、肝脏病变的基本扫查切面

（一）单发病灶

（1）通过病灶纵向和横向切面进行扫查测量。

（2）通过一个或两个切面显示肿物对周围组织、胆管和血管的影响。

（3）通过多个切面显示相关器官或淋巴结病变情况。

（二）多发病灶

（1）通过纵向和横向切面显示病灶。

（2）通过多切面显示有关脏器病变范围。

（3）通过多切面显示病变造成的影响，如腹水、胆管梗阻。

（4）通过肝门斜切面显示有无肿大淋巴结，并进行胆总管测量。

（三）弥漫性疾病

（1）经肝脏横向和纵向切面。

（2）经肝门切面显示门静脉、胆总管和肝动脉。

（3）通过多切面显示其他器官的病变。

（4）通过某一个切面观察比较肝和肾实质的差别。

（四）阻塞性黄疸

（1）经肝脏不同切面显示扩张的胆管。

（2）经肝门切面显示门静脉、胆总管、可能存在的肿大淋巴结以及肝动脉。

（3）经胆囊的纵向和横向切面进行观察。

（4）通过多个切面显示梗阻的原因及水平，如胰腺肿瘤或胆管结石。

（5）通过胰腺的多个切面，特别注意胰头、胆管和胰管的形态。

五、肝脏活检

用于超声引导下肝活检的设备、采取的技术和使用的方案，各科室之间各不相同。

（一）肝脏活检的指征

（1）原发性和继发性肝肿瘤的确诊和分型。

（2）不明原因的肝大。

（3）某些黄疸病例。

（4）持续肝功能异常。

（5）肝硬化。

（6）肝脏弥漫性疾病。

（7）原发性和继发性肝肿瘤。

（二）肝脏活检的禁忌证

（1）凝血酶原时间延长（为正常的 3 倍）。

（2）血小板计数减少。

（三）临床资料

用细针活检(针的外径小于 1mm)病人不需要凝血酶原时间、血细胞计数等血液检查,活检可在门诊进行,也不需要进行术后观察。

如果用粗针活检或病人有凝血功能异常,则必须住院。病人需有足够的凝血因子和血小板数,至少准备 1000ml 血液。最新研究表明细针肝穿刺对于有严重凝血功能障碍的病人似乎比以前想象的更安全。

通过抽吸获得细胞学标本,最好在病变外周多处取材,因为病变中央可能出血,导致诊断失败。

如果在实验室里用直径 0.6mm 的细针进行组织学活检不易成功,但使用直径 0.8mm 的针就不成问题。肝组织活检提供详细的组织结构资料用于诊断良恶性病变,且一个活检条可以制作很多切片用于观察。

对一个可疑恶性肿瘤病人进行细针穿刺,理论上存在肿瘤细胞可能沿针道向血液和淋巴播散的危险。然而研究和临床观察表明由此造成肿瘤转移的可能性很小,即使肿瘤细胞扩散到淋巴结或针道,病人的免疫系统也会将这些肿瘤细胞清除。

【细针抽吸细胞学检查所需物品】

(1)直径 0.6~0.8mm 的细针(无针芯);

(2)1.2mm 引导针;

(3)10ml 注射器;

(4)无菌手术刀;

(5)固定到探头上的无菌穿刺引导架;

(6)无菌耦合剂;

(7)无菌洞中。

引导针只刺入皮肤 1~2cm,接着将细针插入引导针,沿着探头显示的路径穿入病变区。用注射器抽吸,一边抽吸一边于病变部位进退 2~3 次。拔针后将针头与注射器分开,将注射器抽入空气,再连接到细针上,将标本挤到玻璃片上。

注意:如果皮肤穿刺阻力太大,可先用手术刀切一小口,以利于引导针穿入。

【组织学细针抽吸活检所需物品】

(1)直径 0.6~0.8mm 切割针;

(2)1.2mm 引导针;

(3)10ml 注射器;

(4)固定探头的无菌穿刺架;

(5)无菌耦合剂;

(6)无菌手术刀;

(7)无菌纸张;

(8)无菌洞巾。

切割针穿入方法同上,让针头接近病变处,退针栓,再将针头插入病变部位,组织条被切割进入穿刺针内。拔出后,将取出的组织条置于无菌纸张上,放在装有福尔马林的标本瓶中,最多可通过三次不同进针路径进行活检。

也可选用粗针进行活检(针的外径大于 1mm,通常为 1.2~2.0mm),尤其适用于弥漫性疾病。

任何介入性操作均应在病人与医生讨论之后,得到病人的同意方可实施。

六、肝脏移植

（一）原位肝脏移植的适应证

（1）不可逆性肝损害或常规治疗无效。

（2）终末期肝病（80％的肝硬化和原发性胆汁淤积症，肝移植5年生存率为65％～90％）。

（3）胆道闭锁。

（4）肝脏恶性肿瘤（总数不足5％，如果肿瘤直径小于2cm、单发者预后较好）。

（5）肝功能衰竭。

（二）超声在肝脏移植中的作用

1.移植前

（1）排除肝外恶性肿瘤。

（2）移植前引导活检明确诊断。

（3）明确或排除其他疾病（如胆道闭锁）。

（4）明确病变有无扩散。

（5）明确肝内和肝外门静脉通畅情况。

（6）排除肝细胞癌侵犯门静脉和肝静脉。

（7）明确肿瘤的部位，这有可能改变病人的治疗方式，如考虑手术切除，而不考虑移植。

（8）术前测量脾脏大小，因为肝移植后门静脉血栓可引起脾大。

2.移植中（术中超声）

（1）扫查供肝是否太大，辨别供肝主要血管以缩短手术时间。

（2）手术结束前检测血管吻合后肝血管和门静脉的血流。

3.移植后

（1）在恢复期，多普勒超声可用于检测肝血管和门静脉的血流。由于肝动脉阻塞可导致肝缺血，因此这属于急症。

（2）超声也应检测下腔静脉，如果吻合口出现狭窄，血液在此形成湍流。另外，门静脉口径正常或稍粗，入肝血流正常。有时术后门静脉可以见到气泡。

（3）扫查胆总管以确定内径是否正常，若胆总管扩张则提示梗阻或狭窄。表现为强回声，其后可见多重反射声影。

（4）排除移植肝新生恶性肿瘤，特别是对免疫抑制后的病人。

（王有才）

第三节　胆道疾病

一、胆囊疾病

（一）病理学分类

（1）胆囊结石。

（2）胆泥。

（3）胆囊息肉。

（4）胆囊癌。

（5）胆囊腺肌增生症。

（6）瓷器样胆囊。

（7）急性胆囊炎。

（8）急性胆囊炎的并发症。

1）坏疽性胆囊炎。

2）气肿性胆囊炎。

3）胆囊积脓。

（9）慢性胆囊炎。

（10）胆囊壁弥漫性增厚。

（11）小胆囊。

（12）不显像胆囊。

（13）胆囊蛔虫病。

（二）胆囊结石

发达国家胆囊结石的发病率约 10％，其中 2/3 病例是无症状的，这部分病例中有 18％ 的人可能在 24 年内出现症状。胆囊结石数目可单发，也可多达 23530 枚，这是 1987 年 8 月在 WestSussex 从一位 85 岁的老年女性病人胆囊中取出的。结石大小不一，小到直径不足 Imm，大至重 6.29kg（1952 年 12 月 29 日，在伦敦 Charing Cross 医院从一位 80 岁老年女性病人胆囊中取出）。胆囊结石不仅见于金色头发、已生育、肥胖、常有腹胀的年龄 40 岁左右的女性，也可见于青年人、老年人，甚至胎儿 B 超检查时也可发现，值得注意。

【胆囊结石形成的机制】

（1）血液中胆固醇浓度增加（高胆固醇血症），导致胆汁中胆固醇浓度增加随后沉积而成。这常发生在肥胖、糖尿病、怀孕等情况。胆固醇结石质硬且可透过 X 线，单纯胆固醇结石的发生率很低。

（2）血中胆红素升高（高胆红素血症）发生于溶血性贫血的病人。单纯胆色素结石质地松软，较小，呈棕褐色且形状不规则。胆囊内钙盐沉积有助于这种结石的形成，而且结石不易透过 X 线。

（3）胆囊排空障碍或不排空导致胆汁淤积：由于胆囊发育不良或胆囊管阻塞导致胆汁在胆囊中滞留，进而水分过度吸收引起胆囊内胆固醇和胆色素浓度增高，由此形成胆固醇和胆色素混合性结石，这是最常见的一种类型。结石大小不一，如为多发结石可形成平面。因结石钙盐丰富，故不易透过 X 线。结石可非常细小，表现为泥沙样结石。

（4）胆囊黏膜炎症使胆汁酸吸收及胆固醇溶解度下降，从黏膜表面渗出的蛋白质构成结石的核心。钙盐大量扩散入胆汁中，促进胆红素钙形成而发展为胆固醇结石。

【临床表现】

结石可发生在胆道系统的任何部位，但以胆囊为主（图 8-3-1）。肝硬化、Crohn 病、糖尿病、胰腺疾病和甲状旁腺功能亢进病人的结石发病率增高。另外，60％镰状红细胞贫血病的儿童在 12 岁时可发生胆道结石，30％的囊状纤维化的儿童可发生胆色素结石。

较大的结石可导致急、慢性胆囊炎，多发的小结石通过胆囊管进入胆总管时易嵌顿在较窄的胆管远端，造成胆道梗阻。通常可引起不完全性梗阻，或结石排入十二指肠后梗阻可以减轻。严重者可出现胆绞痛（胆结石发作的典型症状），这可能是结石强行通过胆囊管引起的胆囊痉挛所致，也可能与肝胰壶腹括约肌或胆管肌肉不同程度的痉挛有关。痉挛则是由于胆囊黏膜受刺激或由于胆囊管内或胆总管内结石挤压所造成。

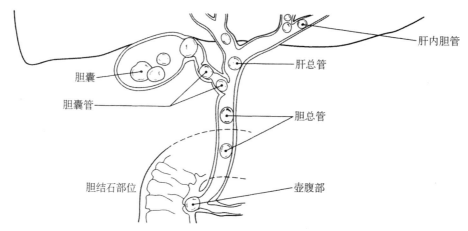

图 8-3-1 胆道结石的部位

病人出现严重的腹痛,被迫呈蜷曲体位。疼痛持续发作但很少超过 2 小时,只有强镇痛剂才能使疼痛减轻。病人往往慑于剧痛而不愿配合腹部触诊以获得阳性 Murphy 征。肿大的胆囊可位于第 9 肋下缘,表面光滑,随呼吸移动且与肝脏边缘连续。

小结石可产生不完全性胆管梗阻,可能会造成轻微的黄疸,但临床常遇到超声检查胆囊结石阳性而胆囊切除后却找不到结石,这意味着结石可能已进入十二指肠。10% 的胆囊结石可通过 X 线平片发现。病人血清胆红素、碱性磷酸酶和天冬氨酸转氨酶水平常轻度升高。

【胆囊结石引起的梗阻】

当胆囊结石太大不能通过胆囊管时,将引起急性胆囊炎,同时可发生胆囊周围炎,并发展为脓肿导致胆囊和十二指肠粘连。脓肿一旦破溃可形成胆囊十二指肠内瘘,结石将进入十二指肠。结石可到达回肠末端,因此处肠管较窄而结石不能通过,可发生"胆石性肠梗阻"。梗阻的小肠和积聚的气体使胰腺难以看清。少见情况为胆囊和胃、大肠和胆总管形成内瘘(图 8-3-2)。

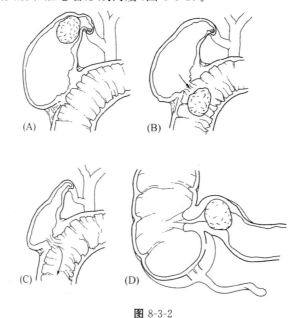

图 8-3-2

胆囊和十二指肠间的内瘘,结石可进入肠道(A)发炎的胆囊和十二指肠粘连;(B)内瘘形成,结石进入十二指肠;(C)结石进入十二指肠后胆囊缩小;(D)结石在回肠末端嵌顿

【胆囊结石的治疗】

胆囊切除术是治疗胆道结石的最常用方法,美国每年实行 50 万例胆囊切除术。胆囊并非生命所必需,胆囊切除后胆汁继续产生并直接流入十二指肠,对消化功能影响较小。除了外科手术所具有的一般危险外,该手术相对较安全。手术并不能减轻术前即存在的胃肠胀气和疼痛、恶心等症状。

除了手术或内镜切除胆囊,还有其他治疗胆囊结石的方法。病人常询问结石是否可被化学药物溶解,这在许多无胆道梗阻、结石主要由胆固醇构成的病例是可行的。

治疗前应评估胆囊结石的类型和组成成分,传统的口服胆囊造影或 CT 扫描均可用来判断结石的组成和胆囊的功能。目前已有报道,通过研究结石的超声表现来排除不适合溶石治疗病例的方法。溶石治疗通过采用胆汁酸鹅脱氧胆酸和熊脱氧胆酸来增加胆汁中胆固醇的溶解度,二者仅能溶解胆囊功能正常、可透 X 线的结石,而不能溶解钙盐覆盖的结石或胆色素结石,故仅有 10% 的病例适合做溶石治疗。治疗可能持续 6 个月到 2 年,视结石大小而定。据报道治疗结束后有 50% 病例复发,所以建议病人在放射检查发现结石消失后继续服药 3 个月。鹅脱氧胆酸有时能引起腹泻。

对于已行溶石治疗的病人,在超声引导下行碎石治疗对胆囊功能正常的非钙化性结石是有效的。

胆囊结石表现为胆囊内的强回声团,如果结石直径≥3mm,可遮挡声束的宽度,其后方可见清晰的声影。如果结石直径小于声束宽度,或结石较大且部分位于声束之外或结石位于声束聚焦区之外,则看不到声影。

结石可随重力移动,当病人变换体位时,结石缓慢移动并停留在胆囊的低位部分。声影边清,这是由于结石对声波的吸收和反射造成的,而不受结石的形态和成分的影响。肠道气体产生的声影仅是由于反射造成的,其边界不清。声影的产生取决于声束与结石的关系,为了产生声影便于观察,可通过选择合适的聚焦区,使用高频率的探头尽可能使声束宽度变小。如果具备上述所有特征,结石诊断准确率达 100%。

【注意事项】

(1)将病人体位变至左侧位、左后斜位或直立体位,可见结石沿重力方向移动的特性,并且隐藏于胆囊颈部的结石常可自行显露出来。由于胆囊结石和胆囊癌关系密切,一旦发现结石,胆囊壁软组织肿物、局限性增厚应和胆囊癌加以鉴别。

(2)小的胆囊结石可聚集在一起形成一个大的声影,否则可看到许多非常小的、散在分布的结石伴声影。

(三)胆泥

1.临床表现　胆泥主要由碳酸钙微粒与胆固醇结晶聚集而成,有时这些颗粒和结晶聚积成团,形成团块状淤泥球。有人认为淤泥球可能是胆结石形成的早期表现,但目前认为这只是一种假设。有时在病理性胆道梗阻、长时间禁食,以及 ITU 病房进行肠外营养和胃肠手术后需静脉营养的病人也可发生,恢复正常饮食后,胆泥常自行消失。

2.超声表现　胆泥比正常胆汁回声强,不产生声影,表现为沿重力方向沉积的集合。这种回声也可能由创伤或感染后胆汁中血液或脓液形成,根据病史和其他特异性超声特点可明确诊断。

改变体位可使胆泥缓慢沉积停滞下来,因此需耐心观察。检查胆囊前应先扫查其他区域,是非常重要的。病人剧烈活动可使粘性胆汁扩散而难以辨认。当淤泥沉积下来时,可能并不总会出现一个平坦的“胆汁-淤泥”平面。

【注意事项】

(1)稠厚的胆汁在胆囊较低位置聚集而成的团块或胆泥球可类似肿瘤,但能够移动,只不过速度很慢,应耐心等待。如存在可疑情况,将病人体位转动 90°,仔细观察肿块是否移动,如果肿块没有移动,应观察是否为胆囊肿瘤,而且要仔细检查肝脏有无转移灶。

（2）某些手术：如胆总管空肠吻合术后小的食物颗粒和气体可从肠内进入胆囊，这可能和其他病变相混淆。某些病人曾做过腹部手术，最好查明病人做过何种手术。让病人变换体位进行搜查，某些复杂的软组织肿块的移动情况。

（四）胆囊息肉

1.临床表现　这一术语包含胆囊炎性息肉、胆固醇息肉和腺瘤，多偶然发现且相当常见。最常见的是单发良性腺瘤，10％的良性腺瘤是多发的。有证据表明，10％的息肉为原位癌，如果息肉直径大于1cm可能恶变。

2.超声表现　息肉表现为小的、圆的、强回声团，位置固定并且突向胆囊腔内。由于其位置固定，不发生移动，无声影，其后方可见混响伪影。

除了纵向扫查外，从胆囊颈部向底部横向扫查也非常重要，否则会遗漏息肉（图8-3-3）。

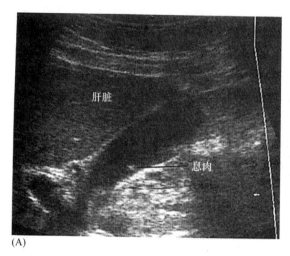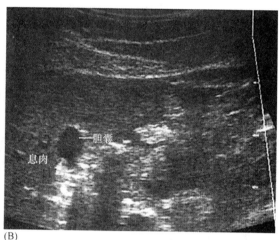

（A）　　　　　　　　　　　　　　　　（B）

图8-3-3　息肉

（A）纵切面；（B）横切面

（五）胆囊癌

1.临床表现　胆囊癌恶性程度极高，可早期转移，预后较差。邻近胆囊颈部的癌肿易侵犯肝门组织及肝总管和胆总管。胆囊底部癌肿易侵及肝脏或腹膜，邻近淋巴结转移发生较快。其发病率随年龄增长而增长，高峰在60～70岁之间。男女比例为1：4，80％～90％的病人和胆囊结石有关，并且与慢性胆囊炎高度相关，提示炎症与肿瘤生成有一定关系。平均生存时间从发现到死亡不到5个月，如果胆石症胆囊切除率增加，胆囊癌的死亡率则下降，一般来讲病人极少能存活1年。胆囊转移癌通常源于恶性黑色素瘤，其超声表现与原发性胆囊癌相似。

2.超声表现

胆囊癌的超声表现为胆囊壁出现混合回声的不规则团块，不活动，常偶尔发现，往往合并胆囊结石。和胆囊腺肌增生症类似，胆囊壁于肿块区明显增厚。胆囊癌可引起胰头周围淋巴结肿大，导致胆总管阻塞，出现和胰头癌类似的表现（图8-3-4）。

（六）胆囊腺肌增生症

1.临床表现　胆囊腺肌增生症指的是胆囊壁过度增生性改变，可不合并结石或炎症，病人反复出现右上腹隐痛，35岁以上好发，男女比例为1：3。

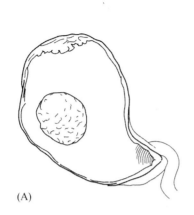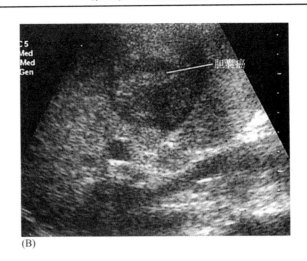

图 8-3-4

(A)胆囊底部癌和巨大结石;(B)进展期胆囊癌

2.超声表现 胆囊壁呈弥漫性或局限性增厚(胆囊壁节段性增厚),囊内可见多发息肉和间隔。节段性增厚可使胆囊腔局部狭窄,而呈现沙漏样改变。

Rokitansky-Aschoff 窦内小结石或胆固醇结晶(胆汁凝固物),呈斑点状强回声伴彗星尾征,这些是由胆囊内衬上皮细胞所产生的壁内憩室,向胆囊肌层延伸产生囊肿样结构。Rokitansky-Aschoff 窦内的胆固醇结晶在横断面上出现"钻戒样"改变(图 8-3-5)。

(七)瓷器样胆囊

1.临床表现 瓷器样胆囊临床少见,其主要病变是胆囊壁的钙化。胆囊慢性炎症导致整个胆囊壁纤维瘢痕形成,随后可发生钙化。约 10%～61% 的病人病情可进一步发展或合并胆囊癌,胆囊前壁钙化产生的声影可掩盖某些其他病变。80% 的病人是女性,90% 的瓷器样胆囊同时合并结石。

2.超声表现 超声无法显示正常胆囊,而在胆囊前壁区域出现一强回声反射线,钙化的胆囊壁后方产生明显的声影。无论探头角度如何,这种情况都可出现。

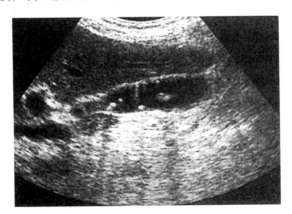

图 8-3-5 胆囊腺肌增生症的彗星尾征

(八)急性胆囊炎

1.临床表现 急性胆囊炎 30～60 岁好发,女性(75%)比男性多见。病人可出现右季肋区的疼痛,并通过躯干放射到右肩胛部。疼痛呈持续性,随呼吸和体位改变而加重,病人为减轻疼痛而迫使呼吸变浅,常有恶心、呕吐,查体时腹肌紧张。心率 90～100 次/分,体温 38℃～39℃,20% 的病人出现轻度黄疸。

胆囊炎病人肝下缘可触到一个肿大的、张力较高的包块,将左手大拇指置于右肋缘下胆囊区适当加压,让病人吸气,如胆囊碰到下压的拇指,则病人屏住呼吸,这是确诊急性胆囊炎的阳性体征。

2.超声表现　目前缺乏诊断急性胆囊炎的单一征象,研究表明超声对急性胆囊炎诊断的敏感性是81%～95%,特异性是64%～100%。

【常见的超声表现如下】

(1)70%的病人由于胆囊壁水肿增厚呈环状低回声。

(2)超声 Murphy 征阳性(最明显的触痛区位于探头下方),除了胆囊结石,超声 Murphy 征阳性诊断急性胆囊炎的特异性是92%。

(3)尽管5%～10%的病例不合并胆囊结石(非胆石性胆囊炎),但90%的急性胆囊炎是由于胆囊结石,尤其是胆囊管和胆囊颈的结石阻塞引起。

(4)病人禁食后胆囊壁仍然较厚,典型的病例胆囊壁厚度可达5mm以上,而正常的禁食后胆囊壁厚度不超过3mm。

(5)胆囊体积增大(积液),呈圆形,张力增高,其前后径常超过5cm,长度可达20cm。

注意:胆囊管或颈部阻塞导致的胆囊肿胀和炎症,往往临床表现较轻,且症状很快消退。胆汁可被重新吸收,上皮细胞向囊腔内分泌黏蛋白形成黏液性囊肿。查体胆囊可被触及,并有轻微不适。

【注意事项】

虽然胆囊颈或胆囊管内的结石周围没有胆汁,超声难以发现,但结石后方仍可见到声影。有时由于胆囊管的折叠可形成伪像,如果让病人变换体位将胆囊管伸展,便可确认此处结石存在的可能。

(九)急性胆囊炎的并发症

1.坏疽性胆囊炎　急性胆囊炎可发展成坏疽性胆囊炎而穿孔,导致胆囊周围脓肿或腹膜炎。胆囊坏疽多见于老年人。坏疽性胆囊炎的发病率和死亡率都较高。重要的是发现某些体征,尽早进行手术。

坏疽性胆囊炎可造成胆囊内炎性渗出(内含纤维蛋白),黏膜脱落,因而囊内可见膜状物。只有33%的坏疽性胆囊炎超声 Murphy 征阳性。应注意从局限性腹膜炎和穿孔病人中寻找胆囊周围积液以利于诊断。

2.气肿性胆囊炎　气体可在胆囊壁内的 Rokitansky-Aschoff 窦内形成,也可在胆囊内产生。超声表现为水肿增厚的胆囊壁显示强回声反射区,后方伴有彗星尾状声影,类似肠袢。此征非常少见,往往提示胆囊坏疽和穿孔。气肿性胆囊炎的超声诊断对伴有急性胆囊炎症状病人的治疗具有重要意义。

3.胆囊积脓　病变继发于细菌感染、胆囊内容物化脓。胆囊管常被结石、瘢痕或炎性水肿阻塞。超声可见胆汁穿透胆囊壁形成漏和胆囊内细小回声(脓液)。

(十)慢性胆囊炎

1.临床表现　慢性胆囊炎常合并胆囊结石,病人年龄组范围较大,以30～60岁之间的女性为主。其主要症状是进食后出现消化不良或疼痛(尤其是进食脂餐后),往往在进食后15～30分逐渐发生,持续30～90分钟。病人可伴有嗳气(胃肠胀气、消化不良)、碱性磷酸酶、谷草转氨酶、谷丙转氨酶常升高。

2.超声表现　胆囊壁常增厚,超过3mm。胆囊本身常发生纤维化,形状正常而体积变小,有时因胆囊太小而超声难以发现,但有时胆囊也可肿大。胆囊内可见结石,可伴后方声影。

【注意事项】

(1)慢性胆囊炎时,胆囊常不能收缩变小,即便应用胆囊收缩素后反应也很小。胆囊大小应通过测量其长径和前后径来计算。如果便利的话,可测量病人进食脂餐后胆囊收缩的程度,以便计算胆囊容积。

(2)胆囊结石合并胆囊萎缩可与肠管混淆,尤其多发结石周围胆汁极少或缺乏时,此时可寻找"胆囊壁-回声-声影"这一典型所见,具体表现为浅层的胆囊壁强回声,中层的残存少量胆汁的低回声,深层的胆囊结石强回声伴后方声影。

（3）寻找到肠蠕动及其后方的模糊声影，可证实为肠管。应询问病人检查前是否进食，进食后胆囊会变小、囊壁变厚，出现类似慢性胆囊炎的超声表现。

（十一）胆囊壁弥漫性增厚

正常胆囊壁禁食后不超过 3mm，而进食后或在腹水、胆囊炎（急性或慢性）、肝炎、充血性心力衰竭或AIDS 等情况下胆囊壁可增厚。

（十二）小胆囊

禁食后胆囊小于 3cm×1cm 可认为是小胆囊，30％的囊性纤维化病人可出现小胆囊，胆囊结石发病率也升高，胆囊管常萎缩或被黏液堵塞。

（十三）胆囊不显像

（1）胆囊纤维化。

（2）胆囊充满型结石伴萎缩。

（3）某些疾病引起的胆囊萎缩。

（4）瓷器样胆囊。

（5）左位胆囊。

当然，胆囊切除后也见不到胆囊（应寻找手术瘢痕）。

（十四）胆道蛔虫

1.临床表现　蛔虫可从十二指肠进入胆道系统，欧洲和北美国家很少见，而其他国家则很常见。曾有报道胆道内 30cm 长、5mm（直径）粗的虫体。胆道蛔虫可引起胆绞痛、化脓性胆管炎、胰腺炎、肝脓肿和败血症。

2.超声表现　胆囊常肿大，其内可见许多与通心面相似的重叠的管状回声，有时可见蠕动。寄生虫死体或钙化后可产生声影，最近曾有人发表过有关肝内和肝外胆道蛔虫症超声诊断的文章。

二、胆管疾病

（一）病理分类

（1）胆管结石梗阻（胆总管结石）。

（2）胆管肿瘤梗阻（胆管癌、乳头状瘤、囊腺瘤）。

（3）胆总管囊肿。

（4）胆道闭锁。

（5）原发性硬化性胆管炎。

（6）Klatskin 瘤。

（7）Caroli 病。

（8）胆道内积气。

（二）胆管梗阻概论

1.临床表现　一般认为成人肝外胆管下段内径超过 7mm 可视为异常，而胆囊切除术后可达 10mm，老年人和孕妇也可增宽。了解胆管形态可确定胆管系统是否正常，并判断梗阻的严重程度。

胆道系统从胆汁分泌、生成到经十二指肠乳头排入十二指肠之间的任何部位阻塞均可导致胆道梗阻。胆道系统的阻塞可引起外科性黄疸。而内科性黄疸，其病理机制发生在细胞与生化水平。成年人血清胆红素水平达 $30\mu mol/L$ 才能出现显性黄疸。90％新生儿常在出生后 $2\sim8$ 天出现黄疸，应注意是否为病理性黄疸。

【新生儿病理性黄疸】

(1)出生 24 小时内出现的黄疸；

(2)血清胆红素水平＞200μmol/L；

(3)出生 8 天后血清胆红素水平持续升高；

(4)黄疸持续存在。

新生儿病理性黄疸最常见的原因为胆管结石或胆总管囊肿，而不是肿瘤。

对黄疸病人进行超声检查的主要目的是为了判断是外科性（梗阻性）还是内科性黄疸。另外，超声有助于确定胆管的内径、胆囊扩张程度及梗阻的水平。

胆管由于外部的肿物压迫，或内部的结石、占位或纤维化可在任何部位发生梗阻。如果肝总管发生梗阻，胆汁可在肝内胆管淤积，引起肝内胆管扩张。病人有黄疸，胆囊变小。

胆囊管梗阻，常由结石引起，极少由胆囊或胆囊外部的癌肿造成。因胆汁仍可流入十二指肠，病人可能不出现黄疸，胆囊仍可储存黏液、脓液及胆汁。

如果胆总管完全梗阻（病因包括结石、胰头癌、胆管癌、壶腹肿瘤、胆总管末端肿瘤浸润或十二指肠乳头肿瘤），病人可出现黄疸，胆囊扩张。

确定胰管是否阻塞（胰管内径大于 2mm 考虑梗阻）有助于判断胆管梗阻和梗阻的具体部位。胰管及胆总管扩张提示壶腹部的梗阻，可由结石和肿瘤引起。胆外胆管下段结石可引起间歇性的胆管梗阻，这是由于所谓的球一瓣效应所致，即结石首先引起梗阻，结石松动胆汁排泄，然后再次造成梗阻。

Courvoisier 征是指在临床上可触及胆囊合并黄疸，提示肝外胆管下段的新生物导致的肝外胆总管梗阻及胆囊扩张；若未触及胆囊，而黄疸是由于慢性胆囊炎所致，则提示胆囊较小、无张力且有结石嵌顿，并伴有肝外胆管下段结石，胆囊不扩张是由于胆囊结石嵌顿所致。结石并存时，扩张的胆囊位置可能太深而触不到。另外结石刺激可引起癌变。

超声诊断胆管扩张的准确率可达 85％～95％，对梗阻水平的判断也较精确，但只有 33％的病人可明确梗阻原因，肝外胆管结石是主要的梗阻原因，胰头癌、胆总管末端肿瘤浸润或先天性及继发性胆管狭窄也可引起梗阻。

2.超声表现   如果胆管扩张，可出现不同的超声表现，包括如下几点：

(1)扩张的胆总管与门静脉并行呈"双筒猎枪"征，横切面胆总管可与门静脉一样粗或更粗，看上去像双筒猎枪的枪口，纵切面上呈两条几乎平行的管状结构。

(2)肝内管道数目增加，可见肝内胆管扩张（正常难以发现）。

(3)肝门附近的胆管呈星状扩张。

(4)如果肝脏呈现较强回声（如脂肪肝），则扩张的胆管后方回声增强不明显。如肝实质回声正常，则扩张的肝内胆管后方回声增强较明显，并可能掩盖某些小的肝转移瘤。

(5)肝外扩张的胆管看似无回声的管状结构，位于门静脉前，如果肠道气体太多可影响观察，此时可扫查胰头，通过胰头观察胆总管的横断面以测量其内径。其前提是肠内气体不能影响胰头的观察，值得注意的是不能将位于胰头后方的胆总管和位于胰头表面的胃十二指肠动脉相混淆。

【注意事项】

(1)如果病人发生黄疸，临床上考虑为外科性黄疸。但如胆管内径正常则可能是因为梗阻发生时间较短，胆管尚未扩张，最好短期内复查。相同的情况包括硬化性胆管炎导致的胆管壁纤维化、肝硬化造成肝实质变硬，即使有梗阻存在，也不能造成胆管扩张。

(2)如果肝内胆管扩张而病人不出现黄疸，梗阻可能是某些肝内胆管分支发生肿瘤所致，而其他分支正常。

有时胆管梗阻可反复发作和缓解,胆汁可以排泄,病人则不出现黄疸,这可见于肝外胆管下段结石,表现为"球-瓣效应"。某些引起肝外胆管梗阻的肿瘤发生坏死、脱落后,淤积的胆汁也可以排泄进入十二指肠。

(三)结石性胆管梗阻

1.临床表现　超声诊断胆总管结石的敏感度一般在 75%～80% 之间,15% 的胆总管结石合并胆囊结石。病人可出现 Charcot 三联征,即胆绞痛、黄疸和弛张热。由于个体差异以及合并症严重程度不同,病人不一定出现典型三联征。

2.超声表现　由于肝外胆管下段结石靠近十二指肠曲易受到肠内气体影响,结石周围缺乏胆汁、结石不产生声影、结石成分的差异等加上某些技术因素,易造成漏诊。尽管气体可使声能衰减产生声影,但仍应该仔细寻找结石后方声影。内镜 Oddi 括约肌切开术后胆管内可存留气体,使得超声难以发现胆管残留结石。如果超声显示末端胆管扩张,即使不见结石也提示有病变存在。如果将图像放大,末端胆总管呈圆形,提示胆管内占位,如结石的可能性大;如果胆总管末端逐渐变细,则梗阻原因可能是胆管外部病变造成,如胰头占位的可能性很大。

由于胆总管在胰头后方穿行,胆总管下段结石有时可通过胰腺断面进行扫查。胆总管一旦扩张,胰头也随之变大(图 8-3-6、图 8-3-7)。

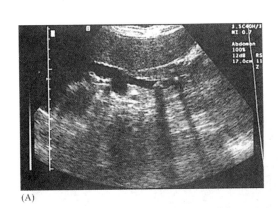 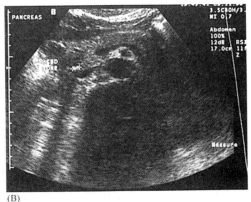

(A)　　　　　　　　　　　　　　　　　　(B)

图 8-3-6　胆总管结石

(A)扩张的胆总管内有 2 枚结石,其后方伴有声影;(B)通过胰腺进行扫查,可见结石位于胆总管末端

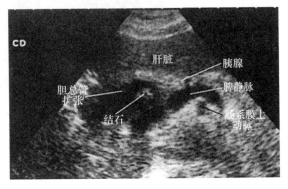

图 8-3-7　胰头包绕扩张的胆总管

【注意事项】

(1)如果肝外胆管测量值在正常上限或大于正常上限,而肝内胆管正常,最好通过改变病人体位或饮水消除十二指肠气体的影响,仔细观察肝外胆管。给病人进脂肪餐如全脂奶、巧克力,10～20 分钟后重新

扫查,可见肝外胆管内径变小,因为摄入脂肪可促使胆汁排入十二指肠;如果肝外胆管内径增大,高度怀疑梗阻存在;但是脂餐前后肝外胆管内径没有变化。文献报道脂肪餐前后肝外胆管内径相同,84%是正常的。

(2)肝外胆管充盈结石伴声影,易与气体充盈的肠袢混淆。

(四)肿瘤性胆管梗阻

1.临床表现   胆管的恶性肿瘤(胆管癌)可发生于肝外胆管下端与肝脏之间的任何部位并产生黄疸,男性比女性多发,其发病高峰年龄在 50～60 岁之间。左右肝管汇合部的肿瘤被称为 Klatskin 瘤。几乎所有肿瘤都是腺癌,最初肿瘤沿胆管壁弥漫浸润,然后向周围组织侵犯。通过经皮肝胆管造影、内镜逆行胰胆管造影术或外科手术放置支架可以解除梗阻,但预后较差。

Vater 壶腹周围肿瘤,无论源于壶腹部还是胰头,有时可通过手术切除,5 年生存率达 40%。肿瘤可发生坏死、脱落,引起间歇性胆管梗阻,病人黄疸可减轻,和前述胆总管活动性结石引起黄疸的发病机制类似。

2.超声表现   胆管癌可发生于胆管的任何部位,表现为圆形、边界模糊、不均质回声肿物,可侵犯肝脏或胆囊管。有时只显示胆管壁的局限性增厚。胆总管癌可出现典型的胆管梗阻超声表现,即胆囊肿大、囊壁变薄,而胆囊管水平以上的胆管癌则胆囊变小。胆管癌则胆管末端多呈圆形、变钝;而胆管周围肿瘤压迫,胆管末端常狭窄、变细(图 8-3-8)。

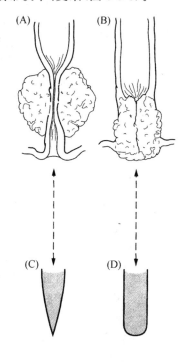

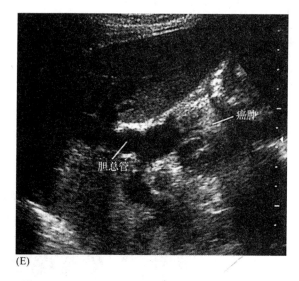

图 8-3-8

(A)胆总管(末端)周围癌肿;(B)胆总管癌;(C)胆总管(末端)周围癌肿,胆总管末端受压变细、变尖;(D)结石或胆管内占位时,胆管末端呈圆形;(E)胆总管下段癌

3.良性肿瘤   临床上胆管良性肿瘤较恶性肿瘤明显少见。

(1)乳头状瘤:根据肿瘤部位的不同,胆管乳头状瘤可长成樱桃状并引起胆管/胰管的梗阻,超声表现为实性肿物,无声影。

(2)囊腺瘤:呈多房囊性肿物,常见于年轻女性。

判断梗阻是来源于胆管、胰管还是十二指肠很困难。通过扩张胆管的超声表现判断梗阻水平,如果有结石存在的话,通过胰头的扫查排除或证实声影非常重要。

(五)胆总管囊肿

1.临床表现　胆总管囊肿是肝外胆管先天性的囊状扩张,发病于不同年龄,以儿童(60%在10岁以下)多见,一些病人直到成年才发现。病人常出现腹部肿块、疼痛、发热,有时伴有黄疸,且常是间歇性的,可手术治疗。临床上可分为许多类型。

胆总管囊肿与胰腺疾病有关,一些病人的胆管和胰管汇入壶腹部发生异常,致使胰液向胆管反流,引起胆管瘢痕形成并出现狭窄,造成狭窄近侧胆管扩张(囊液淀粉酶可升高),肝内胆管管径一般正常,但有时也可扩张,呈现与Caroli病相似的超声表现。如果肝内胆管扩张,可通过外科手术加以处理,但对Caroli病无效。

2.超声表现　最典型超声表现为肝下球形囊性肿物,囊内容物通常无回声,有时可探及胆盐回声,而胆囊形态正常。当胆囊纤维化、胆囊萎缩及胆囊切除术后,胆总囊肿可被误认为胆囊。尽管胆囊切除后出现这种情况罕见,但通过影像学表现指导手术过程同样重要。

(六)胆道闭锁

1.临床表现　胆道闭锁常发生于几个月到几岁的儿童,新生儿发病率是1/15000～1/10000。胆道闭锁造成的胆汁性肝硬化和死亡可在发病后头2年发生,其病因和炎症有关,由此导致瘢痕形成并引起胆道闭锁。大多数或部分胆管受累,残余胆管则充满胆汁,看似胆总管囊肿。胆道闭锁病人的先天性疾病,如内脏异位、内脏旋转不良、肝周血管疾病发病率增加。不足30%的胆道闭锁病人胆囊外观正常,而其余病人胆囊变小、形态异常、壁增厚、肝内型胆囊或囊内充满黏液。

15%的病人近端胆管通畅而远端胆管闭锁,可手术矫正,而剩余85%的病人因近端胆管闭锁而难以矫正。这种情况可通过肝门肠造口术以引流部分胆汁,可将病人存活期延长10年以上。肝移植是主要治疗方法。

2.超声表现　如果病人出现继发性胆汁性肝硬化,由于肝组织的压迫,显示门静脉及其分支很困难。彩色血流显像可观察到可能存在的大动脉快速血流,使用该方法证实门静脉是否通畅也很重要。

【注意事项】

胆道闭锁使胆管的确认相当困难,如果进食后胆囊收缩,其长度缩小值大于2mm,则胆道闭锁诊断可能不成立。

(七)原发性硬化性胆管炎

1.临床表现　此病可引起进行性梗阻性黄疸,以慢性炎症和胆管硬化为特征,男性患病较女性多,发病高峰年龄在25～40岁之间。原发性硬化性胆管炎与肠道炎性疾病有关,约60%的病人患溃疡性结肠炎。病变可累及肝内外胆管。病程超过10年,病人将产生胆汁淤积性黄疸,逐渐进展为肝硬化,此病发展成胆管癌的机会亦增加。

2.超声表现　大胆管的某些部分可见已形成的纤维性狭窄,引起胆管节段性时断时续样扩张;中等大小胆管可发生纤维化,其回声高于正常;小胆管因瘢痕形成超声难以发现。超声不能排除肝内胆管疾病,但有助于诊断和检测原发性硬化性胆管炎。

(八)Klatskin瘤

1.临床表现　Klatskin瘤是一种生长相对缓慢的胆管恶性肿瘤(大多为腺癌),累及位于肝门部左右肝管汇合处(见肿瘤引起的胆道梗阻部分)。占胆管癌的10%～25%。常与胆囊结石、肠道炎性疾病和胆道囊性疾病有关。

2.超声表现　超声可见肝内胆管扩张,而肝外胆管正常,可伴有胆囊结石。此外胰腺正常,肿瘤可侵犯邻近的肝脏。约80%产生回声,不足20%呈低回声。

（九）Caroli 病

1.临床表现 Caroli 病是一种先天非梗阻性肝内胆管的囊状扩张病，与胆管结石、胆汁性肝硬化和胆管炎的发生率增高有关。大部分见于成年人，男性多于女性。

2.超声表现 肝组织内多发的囊状病变，肝外胆管常不受累。扩张胆管内可形成结石，引起胆管炎和细菌性肝脓肿，有时可与多囊肝混淆，前者肝内囊状结构之间、囊与大胆管可相互连通而后者则不然。彩色多普勒可用于评估 Caroli 病肝内胆管畸形。

（十）胆管内积气

1.临床表现 胆管内气体可发生于胆道手术、内镜逆行胰胆管造影术或括约肌切开术后。气体通常很快消退，也可持续一段时间，无重要临床意义。

2.超声表现 通常无法显示的肝内正常胆管，表现为沿胆管走行的强回声反射线，有时后方伴有彗星尾状声影。

（周忠文）

第四节　胰腺疾病

一、急性胰腺炎

急性胰腺炎常见病因有胆系感染、酒精中毒、暴饮暴食及外伤等。胆总管或壶腹部的结石、蛔虫，局部水肿或括约肌痉挛，使胆汁反流入胰腺实质内引起炎症。另一种病因是胰腺组织内的血液供应不足，造成胰腺组织大量坏死性炎症。临床特点：急性发作上腹疼痛、恶心、呕吐，早期可出现休克、淀粉酶升高等。病理特点：在胰腺组织内有大片出血、坏死及炎症反应，同时残留组织内可见小叶内导管扩张。

【声像图表现】

（一）急性水肿性胰腺炎

表现为全胰腺普遍性均匀性增大，并以前后径肿大为主，但外形不变，可达正常时的 3～4 倍，有时胰头几乎呈圆球形。胰腺亦可呈局限性肿大，常为慢性炎症急性发作所致。胰腺回声减低，内有分布较均匀的细小回声（图 8-4-1）。

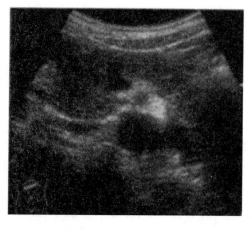
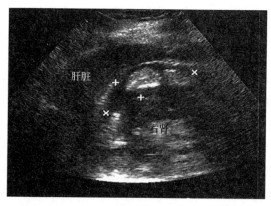

（B）

图 8-4-1　急性胰腺炎

（二）出血坏死性胰腺炎

胰腺内部呈低回声甚至无回声暗区，夹杂散在光点回声，后壁回声可增强，由急性炎性肿胀、出血及坏死所致。严重水肿时可出现类似囊肿的声像图。如为慢性炎症反复急性发作，胰腺内部回声可不减弱而表现为不均匀。

【鉴别诊断】

1.局限性肿大的胰腺炎，应与胰腺肿瘤相鉴别。肿瘤多表现为局限性低回声，轮廓不规整，内部回声不均，向外突出或向周围浸润，后方组织回声衰减，可有较清晰的边界。结合病史及淀粉酶检查可以鉴别。

2.反复发作的急性胰腺炎应与慢性胰腺炎急性发作相鉴别：慢性胰腺炎时胰腺组织回声增强且不均，可伴有胰管囊状扩张、假性囊肿、胰管内结石、钙化形成等。

3.急性胰腺炎可引起胃肠内积气，出现超声全反射现象而胰腺显示不清。此时应与胃穿孔、肠梗阻等急腹症相鉴别。淀粉酶检查及 X 线腹部透视等有助于鉴别诊断。当胃肠积气改善以后，重复扫查可能显示胰腺炎图像。

二、慢性胰腺炎

多数慢性胰腺炎是由急性炎症反复发作演变而成。临床特点：主要症状为上腹痛、腹胀、厌油腻、脂肪腹泻及消瘦等。病理特点：胰腺小叶周围及腺泡间纤维化，伴有局灶性坏死及钙化。可有胰管或腺泡扩张。胰腺外观呈结节状，质地纤维化、变硬。

【声像图表现】

1.胰腺轻度肿大或局限性肿大；胰腺轮廓不清，边界常不规整，与周围组织分界不清。

2.胰腺内部回声增强，分布不均，呈条状或带状。

3.假性囊肿形成，表现为炎症局部或周围出现无回声区。

4.胰管呈囊状或串珠样扩张；胰管内有时可见结石，表现为强回声光斑或光团，后方伴声影（图 8-4-2）。

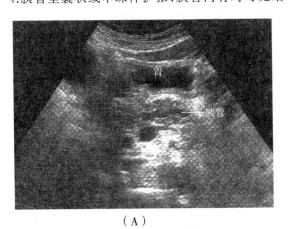
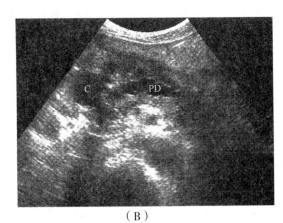

（A）　　　　　　　　　　　　（B）

图 8-4-2　慢性胰腺炎

【鉴别诊断】

1.胰腺局限性肿大时应与胰腺癌相鉴别。后者多表现为局限性低回声，轮廓不规整，内部回声不均，有浸润现象，但胰腺其他部位则正常。

2.有假性囊肿形成时，应与肝肾囊肿、十二指肠积液、腹膜后淋巴瘤相鉴别。

三、胰腺囊肿

胰腺囊肿有假性囊肿和真性囊肿两大类。

【假性囊肿】

急性出血坏死性胰腺炎或外伤后,胰腺的渗出液、坏死物、血液等外溢积聚,使囊腔扩大,并被周围纤维组织包裹,形成纤维壁,即为假性囊肿,是胰腺炎的常见并发症之一。临床特点:囊肿较小时无症状,较大时出现上腹部肿块,压迫周围脏器引起持续性上腹痛,并向腰部放射,同时伴胃食欲缺乏、恶心、呕吐等。偶见巨大假性囊肿。

(一)声像图表现

1.胰腺局部见一无回声区,边界光滑、整齐,呈圆形或分叶状。囊肿可位于胰腺轮廓之外,多位于胰腺体尾部(图8-4-3)。

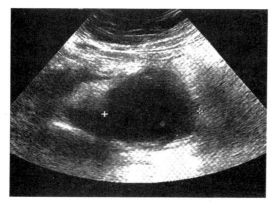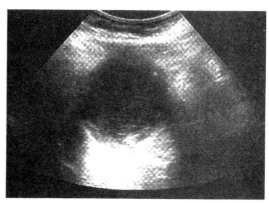

（A）纵切面　　　　　　　　　　　（B）横切面

图 8-4-3　胰腺假性囊肿

（A)显示胰腺体部后下方无回声,内壁不光滑;(B)假性囊肿内部可见碎屑回声

2.囊肿后壁回声增强,并可见侧边声影。囊肿多为单发,亦可呈多发或内有分隔。

3.囊肿巨大时可使周围组织器官受压移位。

(二)鉴别诊断

胰头部囊肿应与肝脏及右肾囊肿相鉴别,胰体部囊肿应与胃内积液、网膜囊积液相鉴别,胰尾部囊肿应与脾及左肾囊肿相鉴别。巨大假性囊肿应与腹膜后淋巴肉瘤、卵巢囊肿等相鉴别。此外,本病还须与胰腺囊腺瘤(癌)相鉴别。后者内有乳头状结构,呈囊实性改变,且无胰腺炎病史。

【其他囊肿】

常见的有先天性囊肿、潴留性囊肿及包虫囊肿。先天性囊肿由胰腺导管及腺泡先天性发育异常所致,多见于小儿,与遗传因素有关,常同时伴有多囊肝、多囊肾。潴留性囊肿由于胰管梗阻,胰液在管内滞留所致。囊肿一般较小、单房,周围胰腺组织常伴有炎症。声像图可见胰管膨大呈无回声区,亦可见慢性胰腺炎的声像图特点。包虫囊肿是由于吞食细粒棘球绦虫卵引起的一种疾病,多发于肝脏,偶见于胰腺。超声所见为囊性无回声区,囊肿壁回声较强,边界光滑、整齐,囊内可见头节和子囊,可表现为多发性强回声光团。

四、胰腺囊腺瘤或囊腺癌

本病较少见,多发于 30～60 岁的女性,好发于胰腺的体尾部。临床特点:症状隐匿,当肿物较大时才能触摸发现。当出现压迫症状时,可有上腹痛。病理特点:囊腺瘤属良性,发生于胰腺的导管上皮。肿瘤呈圆形,有完整的包膜,内呈单房或多房改变。囊腺癌呈多囊腔,腔内含有黏液或浆液,有的囊腺癌是由囊腺瘤恶变而来的。

【声像图表现】

二者声像图表现相似,为囊性或混合性病灶,边界光滑,囊壁可呈高回声,且不规则增厚。内部呈分隔或多房改变。内部为无回声区,囊壁可见乳头状结构的高回声光团。有时可见散在的强回声钙化斑并有声影。肿块为圆形或椭圆形,或呈分叶状,大多发生在胰体、尾部。较小者可见位于胰腺内,较大者可部分位于胰腺内或明显突向胰外,但仍显示与胰腺关系密切。

【鉴别诊断】

超声鉴别囊腺瘤与囊腺癌较困难。本病应与包虫囊肿,胰腺癌液化、坏死,假性囊肿或脓肿等相鉴别。包虫囊肿多同时发生于肝脏,囊性无回声区内可见头节和子囊。胰腺癌液化坏死呈不均质性,实性部分较多而囊性部分较少。假性囊肿或脓肿则有胰腺炎或感染史。

五、胰岛细胞瘤

胰岛细胞瘤分为功能性和无功能性两种,为少见疾病,多发于 20～50 岁。病理特点:90％属良性,多见于胰腺体尾部。肿瘤由胰岛内 B 细胞组成,分泌过多的胰岛素,称为胰岛素瘤,另一种不产生胰岛素,称为无功能性胰岛细胞瘤。

【胰岛素瘤】

一般较小,平均直径为 1～2cm。声像图表现:肿瘤大于 1cm 者,边界整齐、光滑,内部呈均匀稀疏的低回声光点。肿瘤常位于胰体尾部。因有典型的低血糖症状,临床诊断并不困难。但由于肿瘤小,定位较困难。鉴别诊断:胰岛素瘤恶变时,与胰腺癌难以鉴别,可根据病史、症状、肿瘤部位、化验等加以鉴别。

【无功能性胰岛细胞瘤】

不产生胰岛素,一般无临床症状,常因上腹部发现肿物或体检时偶然发现。肿瘤位于胰体尾部,生长缓慢。由于该肿瘤无临床症状,可长到很大时才被发现,大小可达 10cm。声像图表现:左上腹可探及一圆形或椭圆形肿物,与胰尾相连,边界清晰、光滑,可呈分叶状。肿瘤较大时,内部回声不均。囊性变时内可见无回声区。

【鉴别诊断】

位于胰尾时,应与胃或左肾肿瘤相鉴别。饮水观察有助于与胃肿瘤相鉴别。脾静脉前方的肿物多来自胰腺,脾静脉后方的肿物应考虑来自左肾。此外,本病还应与胰腺癌相鉴别。

六、胰腺癌

胰腺癌是消化系统常见恶性肿瘤之一,多见于 40 岁以上男性。胰腺癌半数以上发生于胰头部,约 1/4 发生于胰体尾部。其余为弥漫性胰腺癌。病理学上分为两型:一型来自腺泡上皮,另一型来自胰腺导管。

临床特点:常见早期症状表现为腹痛或上腹部不适、食欲减退、乏力、体重减轻、黄疸。

【声像图表现】

1.胰腺多呈局限性肿大,内见肿物,轮廓不规则,边界不清晰,肿瘤可向周围组织呈蟹足样浸润(图8-4-4)。

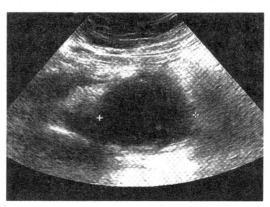

（A）纵切面

图 8-4-4　胰腺癌

胰体部低回声,形态不规则,边界不清(+)

2.内部回声:多呈低回声,可不均匀。肿瘤坏死液化时可呈现不规则无回声区。后方回声常伴有衰减。

3.挤压现象:胰头癌可使十二指肠环扩大,胰尾癌可使胃、脾、脾静脉及左肾受压推挤移位。胰头癌向后挤压下腔静脉使其变窄,远端出现扩张。压迫胆总管可使肝内胆管及胆囊扩张,也使胰管扩张。胰颈癌可使门静脉、肠系膜上静脉受压移位。

【鉴别诊断】

1.慢性胰腺炎　常有胰腺炎反复发作史,血淀粉酶增高,胰腺轻度弥漫性肿大,内部回声普遍增强,胰管呈不均匀串珠样扩张。

2.胰腺囊腺瘤(癌)　多发于胰腺体尾部,呈无回声,周边有实质性光团回声。

3.胰岛细胞瘤　功能性胰岛细胞瘤大多较小,呈均匀的弱、低回声,边缘清楚、光整,常伴有典型的低血糖症状。

4.胆管癌　临床症状与胰头癌相似,有阻塞性黄疸。但胆管癌时,胰头无肿物,胰管不扩张,肿块回声多较强,胆管壁增厚等。

【临床意义】

超声对胰腺有较高的显示率(82%～93%),对胰腺癌的诊断亦有较高的正确率(83%～92%),而且是对胰腺癌进行早期诊断的一种简便、无创、可靠的方法,可对疑有胰腺癌早期症状(如上腹疼痛不适、食欲减退、体重减轻、黄疸等)的患者进行普查,以便及早发现胰腺癌。

【比较影像学】

CT能较清楚地显示胰腺,不受肠腔气体或肥胖等因素的干扰,对胰腺疾病的诊断具有较高的价值,也是可选择的方法之一。

七、壶腹周围癌

临床及病理特点:常发生于十二指肠第二段的壶腹区,肿瘤可来自于主胰管末端、胆总管末端上皮,或来自十二指肠乳头部。壶腹周围癌早期即可引起胆道梗阻,因此黄疸是壶腹周围癌的早期症状之一。

【声像图表现】

1.癌瘤较小,位于胰头和下腔静脉之右侧。

2.内部回声较强。

3.胰头可正常,胆总管全程明显扩张,管内可见肿瘤回声。主胰管扩张。

【鉴别诊断】

胰头癌、胆总管下段癌及十二指肠乳头部癌三者临床表现极为相似,而且声像图上难以区别。

（周忠文）

第五节　脾脏疾病

一、先天性脾异常

【副脾】

1.脾门或胰尾部单个或多个结节,界限清楚,有不完整包膜细光带回声。

2.结节呈低回声,与脾脏回声相延续,部分较大的副脾内可见有血管回声与脾脏相连,彩色多普勒可显示相连的血管内彩色血流束(图 8-5-1)。

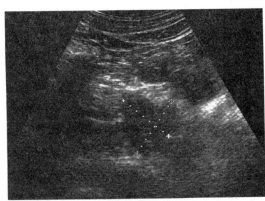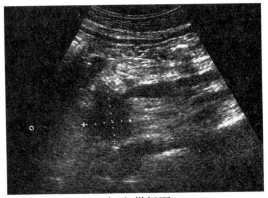

（A）横切面　　　　　　　　　　　　　　（B）纵切面

图 8-5-1　副脾

3.需与脾门处肿大的淋巴结相鉴别:①肿大的淋巴结回声更低,不均匀。②仔细观察,可显示淋巴门回声,且不与脾脏回声相连。

【游走脾】

1.罕见,脾区探不到脾脏回声。

2.腹部其他部位探测与脾脏形态、轮廓、回声相同的肿块。彩色多普勒可通过显示肿块内血流确定脾门部位。

【先天性脾缺如】

脾区和腹部其他部位探查,均未显示脾脏图像。

【先天性脾脏反位】

与肝脏反位或其他内脏反位同时存在,在右季肋区显示脾脏声像图。

二、脾脏弥漫性肿大

常因感染、血液病、结缔组织病、淤血等原因引起脾脏弥漫性肿大。

1.脾脏厚度超过 3.9cm,长度超过 11cm。

2.脾肿大程度分类

轻度肿大:厚度 4.0～4.5cm,左肋缘下 0.5～3cm。

中度肿大:厚度 4.5～6.0cm,左肋缘下超过 3cm。

重度肿大:脾切面形态失常,厚度超过 6.0cm,脾下缘在左肋缘下超过脐水平,脾前缘超过腹正中线(图 8-5-2)。

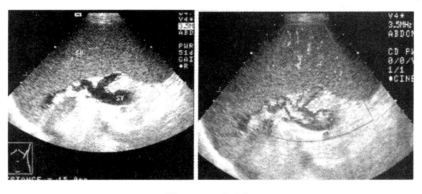

图 8-5-2　脾肿大

3.脾脏回声改变:感染性者,回声增强;血液病性者,回声减低;结缔组织病和充血性者为低回声或中等回声。

4.淤血性脾肿大者,脾静脉扩张、迂曲,内径≥0.8cm。

三、脾萎缩

常见于老年人,称老年性脾萎缩,还可见于消耗性疾病、慢性溶血性贫血等。此病好发于 30 岁以上女性。临床上脾萎缩无特殊表现,主要为原发病的症状。脾萎缩时患者免疫功能减退。声像图表现:脾脏明显缩小,厚径小于 2cm,最大长径小于 5cm,内部回声常增强、增粗。

四、脾脏液性病变

脾脏液性占位病变较少,分为先天性和后天性、真性和假性。真性囊肿见于单纯性囊肿和多囊脾,假性囊肿见于外伤出血后和炎症。脾包虫囊肿多见于流行病区,声像图征象与肝包虫囊肿相似。

【单纯性囊肿】

较少见,脾内出现圆形无回声区,壁光滑,边界清楚,其后壁及后方回声增强。

【多囊脾】

较少见,为先天性多囊病脾脏表现,常与其他脏器多囊性病变并存。

1.脾脏切面形态失常,增大。

2.脾实质内显示多个大小不等、互不相通的无回声区,呈圆形,壁薄、光滑。后方回声增强不明显。

【脾脓肿】

患者临床上出现全身感染的症状,伴有脾区疼痛。

1.脾脏轻至中度增大。

2.脾内出现无回声区,周边有较强回声带环绕,无回声区内可见光团、光带、光点回声。抗感染治疗后,无回声区范围明显缩小。

3.细针穿刺内为脓液可确定诊断。

4.动态观察短期内,声像图有改变。

五、脾外伤

腹部闭合性损伤中,常致脾脏破裂,根据脾脏破裂的时间,临床上有早发性脾破裂和迟发性脾破裂,脾破裂后发生的脾脏血肿可以位于脾包膜下、脾实质内、脾周围,均表现为左上腹有明显的压痛。

【脾包膜下血肿】

1.脾脏大小和形态正常。

2.脾包膜光带下可见扁长形无回声区,不随呼吸运动及体位改变发生变化。脾实质回声显示受压。

3.无回声区内可有散在分布的细小回声漂浮其内。

【脾破裂和脾实质内血肿】

脾破裂后发生脾实质内局限性血肿较为少见,常见脾实质和脾包膜同时破裂,发生脾实质内和脾周围血肿。

1.脾脏可增大,形态可失常。

2.脾实质破裂处显示呈回声杂乱区,形态不规则,边界不清晰,其内常显示带状强回声,当脾破裂出血大量时,其内可出现低回声和无回声混合图像。根据脾实质回声的改变,可帮助确定脾破裂的部位(图8-5-3)。

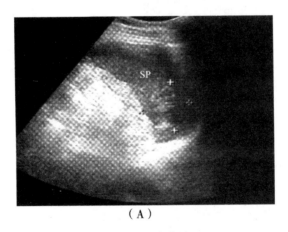

（A）

图 8-5-3　脾破裂

3.脾包膜光带回声连续性中断,中断部位显示不均匀回声增强。

4.外伤初期脾实质内可出现片状强回声区,边界不清。当血肿形成时,脾实质内显示无回声,界限清楚,无包膜回声,内有大小不一、形态不规则的强光团回声。外伤较长时间后,脾实质内血肿机化时可显示条索样间隔或呈多房改变。

5.脾周围血肿:脾周围显示低回声带,其宽度与脾周围积液多少有关。其内有较多的光点回声。

6.腹腔内积血的表现:破裂的时间和程度不同、出血量不同,表现不同。少量积血,肝肾间隙和陶氏腔内可探及带状无回声。大量出血,肝肾间隙、脾周围、盆腔甚至肠间隙,均可探及无回声区。

7.外伤时间不长便行腹腔探查时,脾破裂和血肿征象可表现不明显,需动态观察。脾破裂程度较轻或行保守治疗时,必须动态观察血肿大小有无变化,腹腔积血量有无增加。

六、脾脏实质性病变

脾脏实质性病变比较少见,特别是原发于脾脏的更为少见。多由其他部位的恶性肿瘤转移至脾脏引起。脾脏良性病灶为脾梗死灶、脾结核、脾脏良性肿瘤(脾血管瘤、脾错构瘤、脾淋巴瘤等)。脾恶性肿瘤常见脾恶性淋巴瘤和脾转移癌。

【脾梗死】

脾梗死可由多种原因引起,常见原因为左心系统血栓脱落,脾周围器官的肿瘤和炎症引起脾动脉血栓并脱落,某些血液病和淤血性脾肿大等。近年来开展的肝动脉栓塞技术,亦是脾梗死的原因之一。

1.脾脏肿大,有时可有形态的改变。

2.脾实质内,特别在脾前缘近脾切迹处显示单个或多个楔形或不规则形低回声区,楔形底部朝向脾包膜。内部可呈蜂窝状回声或不均匀分布的斑片状强回声(图8-5-4)。

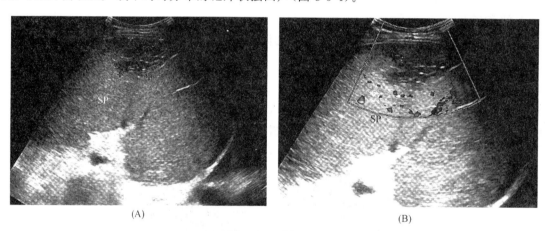

(A)　　　　　　　　　　　　(B)

图8-5-4　脾梗死

3.梗死灶坏死液化时,呈无回声或形成假性囊肿。

4.陈旧性梗死灶纤维化钙化时,病灶回声明显增强,后方伴有声影。

【脾血管瘤】

脾血管瘤是脾良性肿瘤中最常见的一种,患者无明显临床症状。超声动态观察其生长速度极慢或无明显增长。其声像图表现同肝血管瘤。

1.脾内显示圆形或类圆形、境界清楚的高回声,边缘锐利。

2.脾内高回声区内显示小的无回声和强间隔光带回声,呈网络状。

3.彩色多普勒显示血管瘤周围或其内部可有脾动脉或脾静脉的分支绕行或穿行,血管瘤内部一般无血流信号显示。

【脾错构瘤】

1.较少见。脾实质内显示肿块图像,呈高回声,边界清楚、边缘光滑,肿瘤内部回声不均匀。

2.脾脏大小可正常或轻度增大,较大的错构瘤可使脾脏局限性增大。

【脾结核】

脾结核常为继发性结核病,其病理类型分为三型:粟粒型、干酪坏死型和钙化型。声像图改变与病理类型有关。

1.粟粒型　脾脏轻中度肿大,实质内均匀密布的小点状强回声,多数无声影。

2.干酪坏死型　脾脏呈中重度肿大,脾内有多个大小不等、形态不规则的混合性回声区,内部可有液化形成的无回声区,其间可见散在的细点状强回声。接近被膜的病灶,可以使脾脏表面呈结节状隆起。

3.钙化型　脾脏轻度肿大,脾内有单个、多个点状、团块状强回声,其后有声影。

【脾恶性淋巴瘤】

脾恶性肿瘤是全身性淋巴瘤的表现,常合并有身体其他部位淋巴结肿大。

1.脾脏弥漫性肿大,为淋巴组织恶性增生所致,脾实质回声减低或正常,光点分布均匀。

2.部分患者脾实质内显示单个或多个散在分布的圆形低回声结节或无回声结节。边界清楚,后方无明显增强效应,侧边声影呈平行状,多个结节融合时可呈分叶状。

3.多发性结节状淋巴瘤呈蜂窝状无回声,间隔呈较规则的线状高回声带。

【脾脏转移癌】

恶性肿瘤转移至脾脏相对少见。脾脏转移癌可来自于鼻咽、肺、乳腺、卵巢、消化道,其声像图征象与原发癌相似。

1.实质内出现多个圆形或不规则形无回声,后方伴回声增强。

2.内出现低回声病灶,回声分布均匀;或高回声病灶,回声分布不均匀。

3.牛眼征:肿块周围呈环形低回声带,为较宽的声晕,肿块中间呈较强回声。

七、自体脾移植

自体脾移植是将脾组织块切成薄片、碎粒或脾糊,移植于大网膜内、脾床、腹膜后或腹直肌内。目前多推荐超声显像检查。

1.一般移植后3个月脾块显像。常为椭圆形弱回声区,边界清晰、轮廓光整,如移植于大网膜囊袋内,可有完整的"包膜"显示。内部为密集而均匀的细点状回声。8~12个月内部回声接近于正常脾。

2.脾脏如出现周边轮廓欠光整,内部回声不均,增强粗乱,有条索状回声,则提示移植脾片已纤维化,无功能。

(周忠文)

第九章　周围血管系统的超声诊断

第一节　颈部血管疾病

一、概述

颈部动脉发自主动脉弓。右颈总动脉及右锁骨下动脉通过无名动脉与主动脉弓相连接,左颈总动脉及左锁骨下动脉分别起源于主动脉弓。起源于主动脉弓的三支动脉开口位置从右到左依次为无名动脉、左颈总动脉、左锁骨下动脉。颈部动脉主要为颈总动脉、颈内动脉、颈外动脉及其椎动脉。颈动脉属于脑部大动脉,管壁中有多层弹性膜和弹性纤维,管壁富有弹性称弹性动脉。血管壁较厚,可分3层:①内膜:由内皮、内皮下层和内弹性膜组成,内皮下层中含胶原纤维、弹力纤维,之外为内弹性膜,内弹性膜与中膜的弹性膜相连,故内膜与中膜没有明显的界限。②中膜:主要由大量弹性膜和一些平滑肌组成。成人约有40～70层弹性膜,各层弹性膜由弹性纤维相连,弹性膜之间有环行平滑肌及少许胶原纤维和弹性纤维。③外膜:此膜很薄,主要由较致密的结缔组织组成,没有明显的外弹性膜,外膜逐渐过渡为较疏松的结缔组织。

(一)颈总动脉

左颈总动脉直接由主动脉弓发出,右颈总动脉由头臂动脉干发出。颈总动脉浅面有胸锁乳突肌覆盖,沿气管和食道的外侧上行,到平甲状软骨上缘处,分为颈内动脉和颈外动脉。颈总动脉分叉处为"膨大部位",在后面的动脉壁内有米粒大的增厚结构,称为颈动脉体(颈动脉球),是化学感受器,能感受血液内氧和二氧化碳分压及血液酸碱度等变化的刺激,可反射性调节呼吸和血压。颈总动脉体表投影下方为胸锁关节,上方为下颌角与乳突尖连续的中点,两者之间连线为颈总动脉和颈外动脉的投影。

(二)颈内动脉

颈内动脉在甲状软骨上缘平面起自颈总动脉,先位于颈外动脉的后外侧,后转向内侧,向上经颅底颈动脉管入颅腔。颈内动脉起始处稍膨大,称为颈动脉窦。颈动脉窦壁内有压力感受器,能感受血压的变化,对调节血压有重要的作用。颈内动脉在颈部无分支,进颅后才开始分支,分出眼动脉、后交通动脉、前脉络膜动脉、大脑前动脉及大脑中动脉,主要供应大脑半球前五分之三部分的血液。

(三)颈外动脉

颈外动脉从颈总动脉分出后,初在颈内动脉的内侧,然后在颈内动脉前方绕至其外侧。在颈部有很多分支,主要分支有甲状腺上动脉、舌动脉、面动脉、枕动脉、颞浅动脉、上颌动脉,主要供应面部和头皮组织的血液。

（四）椎动脉

椎动脉为锁骨下动脉最大的分支,起自锁骨下动脉第一段,沿前斜角肌和颈长肌之间上行约 4cm。上段为椎动脉的第一段,后穿过第 6～1 颈椎横突孔形成椎动脉的第二段,最后经枕骨大孔入颅腔。左、右椎动脉在脑桥下缘汇合成一个基底动脉,基底动脉是脑血液供应的重要来源之一,主要供应大脑后部、小脑和脑干的血液。

椎动脉起始部位往往是脑血管疾患的好发处。椎基底动脉和颈内动脉入颅后,在大脑底部借前后交通动脉连接,形成一个多角形的大脑动脉环,又叫 Willis 环。

二、颈部血管彩色多普勒超声检查

（一）检查方法

1.颈动脉检查方法　使用高频线阵探头用直接接触探测法,将探头轻轻放置颈根部（锁骨上缘）、胸锁乳突肌前缘气管旁。先进行纵切扫查,显示血管长轴切面,从颈总动脉近心端沿其血管走行方向往头侧移动,依次显示颈总动脉干的近端、中段和远端。跨过颈动脉分叉处,向上分别探测颈内动脉与颈外动脉,尽可能探查到进颅前的最高部位。纵切扫查后,将探头旋转 90°,沿血管走行做横切面扫查。颈内、颈外动脉区分要点：

（1）依据颈内、颈外动脉的走行特点,探测颈内动脉时探头应向外侧动,探查颈外动脉时探头要向内侧动。

（2）颈内动脉内径多大于颈外动脉,在颈部无分支;颈外动脉内径较细,颈部有甲状腺上动脉、舌动脉、面动脉等分支。

（3）通过颈内、颈外动脉不同的脉冲多普勒频谱特点区别颈内动脉和颈外动脉,颈内动脉为低阻血流频谱,颈外动脉为高阻血流频谱。

2.椎动脉检查方法　患者体位同前,将探头纵向置于受检者胸锁乳突肌内侧气管旁,显示出颈总动脉图像后,探头稍向外侧动,即可显示出椎动脉颈段,沿其长轴向上移动,可见椎动脉颈 6～颈 2 颈椎椎骨段的节段性管状回声。因椎静脉与椎动脉伴行会出现 2 条平行的血管回声,一般表浅的是椎静脉,较深的为椎动脉;向心方向的双峰血流波为椎静脉,离心方向的低阻三峰频谱为椎动脉。

（二）检查内容

（1）检查颈动脉、椎动脉管径是否匀称,有无变细、增宽、局部狭窄与膨大,血管是否弯曲、受压或扭结。

（2）检查血管壁的厚度、回声,内膜面是否光滑,有无增厚或连续性中断。

（3）检查血管搏动是否规律。

（4）从颈动脉根部向上进行纵切与横切仔细寻找管腔内有无异常回声。颈动脉分叉处、颈内动脉起始段及椎动脉起始段是斑块的好发部位,对回声较弱的软斑可适当提高增益,或结合彩色多普勒血流显像协助判断。

（5）椎动脉进入横突孔的位置正常还是变异;横突孔内段因脊柱遮挡不显示,呈节段显示;因左椎动脉起始点较低,并接近心脏,直接从左锁骨下动脉发出,夹角较小,左侧椎动脉及压力较右侧大,导致管腔增宽;右侧则由锁骨下动脉上的无名动脉分支,压力较小,管径多较左侧细。

（6）检查颈动脉的外膜、中膜及内膜,内膜呈细线状中等回声,均匀一致,薄而平滑,与外膜平行,连续性好;外膜呈强回声线;中膜为线状弱回声。测量外膜与内膜表面的厚度,正常值小于或等于 0.9mm。

(7)内径的测量

测量颈总动脉内径:在颈总动脉远端距分叉部2.0cm处测量,内径为5.5~7.0mm。

测量颈内、颈外动脉内径:在距分叉膨大部以远10~15mm处测量,颈内4.5~6mm,颈外4.0~5.0mm。

测量椎动脉内径:在较平直的颈3~5段测量,左侧3~4mm,右侧2.7~3.5mm。

(8)描述血管腔内斑块部位、形态、回声特点(强、高、低、弱回声和不均质回声)、其后有无声影、表面有无溃疡。测量斑块的大小、狭窄比值(血管本身的内径减去狭窄处内径,再除以血管本身的内径,乘以百分数)。

(三)脉冲多普勒检查

二维图像是脉冲多普勒检查的基础。脉冲多普勒具有距离选通功能,可探测某一深度的血流速度、方向等,用于血管检查可使采样容积精确定位于血管内,通过获取血流频谱确定血流,判断方向,鉴别血流类型,测定血流速度,定量计算各种血流指标,了解血流信息。

1.检查方法

(1)检查时,注意在二维图像清晰显示血管的基础上转换脉冲多普勒检测。将取样点置于管腔中,使声束与血流方向夹角平行,与血管在一个平面上,观察血流频谱的形态,同时辨别听觉信号是否正常,尔后停帧测定血流参数。

(2)检测均在血管长轴进行,选择血流平稳、不受生理因素影响的部位测量。

颈总动脉:距分叉部位2cm处。

颈内动脉:距起始段膨大部远端1.0~1.5cm处。

颈外动脉:距分叉处远端1~1.5cm处。

椎动脉:颈椎第5~4或4~3椎体间管腔内。

2.颈部动脉的频谱特征　颈动脉和椎动脉血流频谱均呈3峰。收缩期为离心方向层流,呈双峰,即Ⅰ峰与Ⅱ峰(也称S_1与S_2),通常Ⅰ峰大于Ⅱ峰。舒张早期增速形成第Ⅲ峰(也称D峰),在舒张期,基线上均有持续而低速的血流。

(1)颈内动脉:供应大脑前三分之二的血液,脑组织毛细血管丰富,血管床阻力小,血流频谱中低阻高流量型,收缩期频谱曲线上升不太迅速,双峰间切迹不太明显,舒张期下降延缓。

(2)颈外动脉:分支多,供应面部和头皮组织的血液,血管床阻力大,血流频谱呈高阻低流量型,收缩期频谱呈尖峰状,双峰间有明显切迹,与舒张期之间形成缺口,舒张期只有少量血流信号。

(3)颈总动脉:颈总动脉具有上述两者的特征,收缩期血流速度快,呈尖峰状,并有次峰,舒张早期下降后又上升形成第Ⅲ峰,舒张期基线上均有持续而低速的血流,分叉处因内径突然增宽,血流方向发生改变,表现为涡流。

(4)椎动脉:供应大脑后三分之一的血流,频谱较之颈总动脉、颈内动脉及颈外动脉低小,频谱特征表现为收缩期上升支陡直,下降支略延缓,全舒张期血流均在基线上。

流速的影响因素很多,如心输出量、心搏力、血管形状、血管壁弹性、管径粗细等,一般随年龄增长而减慢。阻力指数与搏动指数亦表现为随年龄增长而降低。

3.影响检查的技术因素

(1)操作方法:检查颈部大动脉均使用高分辨率高频线阵探头,探头既长又宽,因此掌握正确的操作方法很重要。

首先应熟悉仪器性能,将检查程序调整到最佳使用条件。在检查时,还应注意调整图像的亮度、局部增益及聚焦范围,使血管清晰显示,以操作者能在图像上清楚观察到血管壁的内膜、中膜及外膜为标准。

另外,应熟练掌握手法,探头沿血管的走行作纵、横两种断面扫查。手法应轻盈灵巧,否则,如用力不当,会加重管腔狭窄,出现血流速度增快或减慢的现象,尽量避免人为误差。

(2)取样部位:获取正确的脉冲多普勒频谱曲线与准确的取样部位有着密切的关系。颈部动脉在确定多普勒取样时,均应选择较为平直的管腔、不受生理因素影响的部位,使记录的血流频谱能客观地反映血流生理状态。如果把颈总动脉的取样部位选择在分叉处,因该处为膨大部位,血流从小直径的管道流向大直径管腔,流体有惯性,它不可能按照管道的形状突然扩大,而是离开小管后逐渐扩大,因此,在管壁拐角与流束之间形成漩涡,那么在该处测得的血流必然是涡流或湍流,而不能代表颈总动脉正常血流状态。

另外,在取样部位获取血流频谱时,应同时显示血管二维解剖结构图,注意做到在二维实时状态下取样。否则,因呼吸、体位、脉动等因素的影响,取样容积易移至血管周边或中轴上,这样既记录不到正确的频谱曲线,也不能客观地了解血流生理状态。

(3)取样容积:经过距离选通后所获得的取样区域称为取样容积。取样容积是一个泪珠样的小体积,其长度取决于取样脉冲持续时间,其宽度取决于取样深度处的声束直径。

在对血流取样时,取样容积内包含了速度各不相同的许许多多细胞,因而取样信号是一个由不同频率组成的复杂信号。血管内部的血流速度有一个较大的分布范围,位于轴心的液层速度快,称轴流;靠近管壁的液层流速减慢,称边流。由于血液是黏性液体,管腔同一横面上的各点流速不同,轴流速度大于边流速度,因此,要反映血管在一截面上的平均血流速度,必须将取样容积的长度调节到刚好覆盖管径,这样取样获得的血流频谱信号就代表了血管内的平均血流速度。当然,也客观地反映了血流生理状态。

为获取代表颈部动脉的血流速度,在使用脉冲多普勒检查时,应依据血管的宽度灵活调整取样容积。椎动脉一般采用 1.5～3.0mm 的取样容积,颈总动脉、颈内动脉及颈外动脉采用 2～5mm 的取样容积,这样的取样容积所获得的血流速度可代表血管瞬间的平均血流速度。

(4)取样角度:在脉冲多普勒技术血流定量测定中,影响其准确性最重要的因素是角度测量。在血流参数检测中,不同学者用相同方法测定,但结果往往相差甚远,其主要原因可能就是角度测量不准。实验研究表明,如果 θ 角能够准确测出,则血流参数就可以准确获得。角度增大时,频谱的幅度被压缩,如频谱压缩不严重,对诊断不会有影响,如频谱压缩严重,影响对血流的分析判断,可能产生假阳性的诊断结果。

颈部动脉血流参数的检测要求沿长轴的纵切图像,此时血流方向在图像平面上,并与血管中心轴平行。为了提高准确度,图像选取的原则是使多普勒 θ 角度尽可能小,使多普勒频谱幅度尽可能大,如果能使角度控制在 20°以内,则由角度造成的速度误差大约为 6%,这个误差是可以允许的,如果太大就没有临床意义。

另外,在对每一条血管做多普勒检查时,依据血管走行调好角度后,不要随意改动。原则上使血流与声束的 θ 角平行,以 45°～60°为最佳选择。

(四)彩色多普勒超声检查

彩色多普勒超声是实时二维血流成像技术,其彩色血流图像显示在 B 型图像上,所以二维多普勒血流取样必须与 B 型图像的信息重合。为满足这一点,用同一个高速相控阵扫描探头进行平面扫查,以实现解剖结构与血流状态 2 种显像。彩色多普勒发射过程与普通 B 型超声相似,但接收时则有所不同,提取的信号被分两路:一路经放大处理后按回声强弱形成二维黑白解剖图像;另一路对扫描线全程作多点取样,进行多普勒频移检测,信号经自相关技术处理,并用彩色编码用红、蓝、绿三色显示血流频移信号。朝向探头的正向血流以红色代表,背离探头的负向血流以蓝色代表,湍流方向复杂多变、以绿色为代表。操作者可以根据自己所喜爱的颜色及习惯进行调节。血流速度愈快彩色愈鲜亮,速度缓慢彩色较暗淡,故由彩色的类型、亮度即可了解血流状况。

彩色多普勒血流显像对于血管内血流的显像是直观的,对于辨别血流的湍动、了解流速在血管内的分布较脉冲多普勒更好。但是,对血流的定量测量不能获得确切数值,因此不具备定量功能,需与脉冲多普勒配合使用,两者彼此补充,方能取得良好效果。

1.检查方法   首先将血管二维图像显示清楚,清晰显示管腔及管壁结构,增益不要太强。然后启动彩色显示装置,减少声束与血流方向间的夹角,使彩色血流充盈于管腔内。朝向探头的为红色,背离探头为蓝色,观察血流彩色的变化及有无缺损部位,辨别缺损部位是血栓还是斑块,确定其病变性质。

另外,血流速度过快,频移过高,超过发射脉冲重复频率的阈限时可出现混叠现象,显示错乱,这时可通过使用彩色零线移动调节或通过改变速度范围的方法清除这种现象。反之,血流速度过慢,频移过低,发射脉冲重复频率的阈限定得过高,血管内可无彩色血流显示。

2.正常彩色血流显像   血管壁与血流界限分明,颈总动脉、颈内动脉及椎动脉在收缩期显示管腔中央为色彩明亮的高速血流,靠近两侧管壁为色彩暗深的低速血流;舒张期中央高速血流柱变窄,色彩转浅淡,两侧壁低速血流增宽。所以,在整个心动周期,上述动脉的彩色多普勒检查显示为略带起伏、稍有变化的彩色血流。

颈外动脉在舒张期血流很少,因此,它的彩色多普勒特点是忽隐忽现的彩色血流,表现为收缩期充盈,舒张期消失。

在颈总动脉分叉处及颈内动脉起始段膨大部位血流紊乱,甚至出现涡流,显示为紊乱的彩色血流。这种紊乱血流的程度取决于颈动脉窦的大小、颈内动脉与颈外动脉的夹角。

3.彩色多普勒超声检查的临床价值   彩色多普勒超声检查颈部动脉为无损伤检查方法,不但可观察血管形态方面的变化(如狭窄、硬化斑等),而且还可以对血流作定量测定,特别对脑供血不全的诊断为其他方法不可比拟,被誉为“非创伤性血管造影”。总之,对颅内外血管病变的诊断、估计预后、判断疗效方面有非常重要的临床意义。

(1)二维超声

①确定血管的解剖结构和形态。

②确定病变发生的部位及其范围。

③计算局部管径或面积的狭窄百分比。

④确定病变的结构构成。

⑤追踪观察病变的发展和消退。

⑥准确引导脉冲多普勒或彩色多普勒确定取样部位。

(2)脉冲多普勒

①通过频谱评估血管有无机能障碍。

②通过多普勒声频传号评估血管内血流动力学状态。

③血流指标定量测定。

④判断血流方向,鉴别血流类型。

⑤通过血流指标的变化判断颅内远端动脉的病变。

⑥有助于血栓及脂肪软斑的诊断。

(3)彩色多普勒

①非创伤性血管造影,提供截面血管造影。

②探查血流状态。

③鉴别血流性质。

④判断血流方向及类型。

⑤通过颜色亮度对血流速度作宏观了解。

二维超声、脉冲多普勒和彩色多普勒在对颈部血管手术效果的评估、预防保健、流行病学研究等方面具有一定价值。

4.彩色多普勒超声的临床适应证

(1)血管狭窄、闭塞、痉挛。

(2)脑血管畸形。

(3)脑动脉早期硬化。

(4)短暂性脑缺血发作。

(5)脑供血不全。

(6)椎基底动脉供血不足。

(7)高血压。

(8)脑梗死。

(9)高脂血症。

(10)冠心病。

(11)糖尿病。

(12)大动脉炎。

(13)颈动脉瘤、颈动脉体瘤。

(14)颅内动脉瘤、动静脉瘘。

(15)锁骨下动脉盗血综合征。

(16)鉴别耳性眩晕或供血不足造成的眩晕。

(17)颅内压增高。

(18)证实脑死亡。

(19)手术前后评价。

三、颈动脉粥样硬化

(一)病因病理

动脉粥样硬化是一非炎症变性疾病,能影响到全身任何动脉,是最常见的血管疾患,脂质代谢紊乱和动脉壁功能障碍是引起本病及形成粥样斑块的重要因素。引起动脉粥样硬化的因素包括遗传、持续高血压、饮食中脂肪的含量、内分泌功能失调、糖尿病、吸烟,以及持续的情绪紧张及缺乏运动。早期表现为内膜下结缔组织疏松变性,继则为胆固醇及钙盐的沉积,形成纤维斑块,致管腔狭窄,最后内膜破裂形成溃疡。由于病变处管壁薄弱可破裂出血,亦可因管腔狭窄和粥样斑块脱落引起脑缺血和脑梗死。粥样硬化斑块的好发部位以颈动脉分叉处最多,其次为颈内动脉起始段及颈总动脉其他部位,颈外动脉及椎动脉少见。斑块可呈单发性,也可呈多发性。

(二)临床表现

颈动脉粥样硬化是脑实质缺血性病变的主要原因之一,当粥样硬化斑块致血管腔狭窄大于60%时,临床上出现症状。脑缺血期可引起眩晕、头痛及昏厥等症状,脑梗死时可引起脑血管意外,有意识突然丧失、瘫痪、失语等症状。脑萎缩时可引起动脉硬化性痴呆,有精神变态、行动失常、智力及记忆力减退以至性格完全改变等症状。有些也可无任何症状。所以,很多老年人因缺乏对颈动脉的检查而被延误诊断。

(三)声像图特点

1.动脉管壁　正常三层结构消失或破坏,管壁增厚,内膜面粗糙不平,不规则增厚,一般呈细点状或线状弱回声,少数为中等回声,内壁厚度大于1.0mm,这是由于少量脂肪沉积于内膜形成的。

2.软斑　斑块呈中强或弱回声,由内膜向管腔内凸出,形态规则或不规则,有的可呈扁平样或偏心半圆型,内部结构均匀或不均匀;不均匀软斑其形态多不规则,易被血流冲击,形成脱落栓子,是造成栓塞的一个危险因素。

3.硬斑　多发生在颈总动脉近分叉处,其次为颈内动脉起始段。斑块轮廓清晰,呈强回声或中等强度回声,形态可呈块状或点状,大小不一,有的不规则,其后方伴声影。钙化性较强的斑块其后方伴明显声影,因声影的遮盖,不能显示整个斑块轮廓,仅可见局部一扁平状强回声。

4.混合斑　由不均质的软、硬斑混合组成,呈强回声、中等回声、低回声、无回声等混合存在,形态极不规则,范围较大。混合斑常常造成局部管腔高度狭窄或堵塞。

5.血栓形成　血栓的回声水平取决于血栓的发生时间。急性血栓呈现很低的回声,甚至二维图像难以发现,需借助彩色血流显像加以证实。随着血栓时间的延长,血栓回声水平逐渐增强。

6.脉冲多普勒声像图　颈动脉微小的粥样硬化病灶一般不会引起血流动力学的改变;当血管增厚、管腔狭窄不明显或轻度狭窄时,血流速度正常或稍加快,此时血流频谱亦无明显改变。只有当斑块致血管狭窄大于50%时,狭窄段出现湍流频谱,血流速度明显增加,表明峰值血流速度与舒张末期血流速度加快。颈动脉极度狭窄时,出现低速血流频谱,血流速度显著降低。如血管远端狭窄,其近端舒张期血流速度可降低,阻力指数和搏动指数均可增高。

7.彩色多普勒血流显像　彩色血流显像显示硬斑块的界限更为分明,对斑块游离表面观察更为清晰,尤其对位于血管前壁的斑块,通过彩色显示,可迅速与某些伪像相鉴别;软斑有时因回声太低,在二维声像图上有时难以辨认,在彩色多普勒显像中软斑区表现为局部彩色血流缺损。当管腔有较明显狭窄时,局部可出现五彩缤纷的湍流色彩,颈内动脉完全堵塞时则无血流信号。

(四)狭窄程度的判断

1.颈内动脉狭窄分级的多普勒频谱诊断标准

(1)内径减少0%～50%(无血流动力学意义狭窄):收缩期峰值流速小于120cm/s,频窗存在。

(2)内径减少51%～70%(中度狭窄):收缩期峰值流速大于120cm/s,舒张末期流速小于40cm/s,频窗消失,颈内动脉收缩期峰速与颈总动脉之比小于2。

(3)内径减少71%～90%(严重狭窄):收缩期峰值流速大于170cm/s,舒张末期流速大于40m/s,频窗消失,颈内动脉收缩期峰速与颈总动脉之比大于2。

(4)内径减少91%～99%(极严重狭窄):收缩期峰值流速大于200cm/s,舒张末期流速大于100cm/s,频窗消失,颈内动脉收缩期峰速与颈总动脉之比大于4。

(5)内径减少100%(闭塞):闭塞段可见血栓回声,管腔内无血流信号,同侧颈总动脉舒张期无血流信号,甚至出现反向血流。

2.颈总动脉狭窄程度的判断　由于颈总动脉表浅,显示清晰,可较好地在二维超声或彩色血流显像下测量管腔内径或面积,一般情况下可采用形态学指标判断颈总动脉的狭窄程度。颈总动脉狭窄严重时,可引起同侧颈外动脉血流部分或全部逆流入颈内动脉,从而引起颈总动脉的压力阶梯下降,狭窄处流速与狭窄程度不呈正比。

3.颈外动脉狭窄程度的判断　　颈外动脉狭窄多位于起始部,其发病率较颈内动脉狭窄低,对人体的影响也小。有报道大于或等于50%的颈外动脉狭窄的诊断标准为狭窄处峰值流速大于或等于150cm/s,其与颈总动脉峰值流速之比大于或等于2。

(五)鉴别诊断

1.颈内动脉与颈外动脉闭塞性疾病的鉴别　　正常情况下,颈内与颈外比较好鉴别,当有病变时,特别是其中一条血管闭塞、先天发育异常或外科手术后,均可给两者的辨别带来困难。除正常声像的鉴别外,还应注意以下几个方面:

(1)颈外动脉起始段分支较多,一般病变较轻;颈内动脉颅外段一般无分支,一旦发生病变,随着病程延长,可使颈内动脉颅外段全程闭塞。

(2)颈外动脉狭窄频谱显示阻力高,颈内动脉狭窄频谱显示阻力相对较低。

(3)当颈总动脉闭塞或重度狭窄时,可引起同侧颈外动脉血液逆流入颈内动脉,不会引起颈内动脉血液逆流入颈外动脉。

(4)颈总动脉的血液频谱改变不同。因为2/3的颈总动脉血流量供给颈内动脉,当颈内动脉存在较严重的狭窄或闭塞时,同侧颈总动脉血流呈现颈外动脉化血流,表现为高阻力甚至出现反向波,当颈外动脉存在闭塞性病变时则同侧颈总动脉血流并无此改变。

(5)如果远端动脉或其分支动脉呈现狭窄下游的频谱改变,则提示其相应的颈内动脉或颈外动脉存在狭窄或闭塞。

2.颈动脉狭窄与非颈动脉狭窄所致血液流速加快的鉴别　　颈总动脉远端狭窄所致射流可引起同侧颈内动脉、颈外动脉血液紊乱,流速明显加快,给是否合并颈内动脉与颈外动脉狭窄以及狭窄程度的判断造成困难。此时,不应过多地依赖多普勒频谱,应结合二维图像和彩色血流显像进行判断。另外,一侧颈内动脉重度狭窄或闭塞不仅引起同侧颈外动脉流速加快,还可引起对侧颈动脉流速代偿性加快。

(六)临床意义

彩色多普勒超声可以清晰地显示颈部血管壁和管腔内结构、血流状态,检出动脉粥样硬化斑块和血栓并做鉴别诊断;较准确地判断血管腔狭窄范围及程度,并能对动脉闭塞的原因做鉴别诊断;亦可对颈动脉内膜剥离术后进行追踪随访。

四、颈动脉瘤

(一)病因病理

颈动脉瘤大多数为动脉硬化与创伤所致,也可由感染、梅毒、纤维肌性增生、马方综合征、血管中层囊样变性坏死等引起。颈动脉造影或内膜剥脱术后也可引起,但以动脉硬化为最多见。颈动脉瘤多发生于成人,儿童较少见,先天性极为罕见。一般为单发,一侧血管局部囊性病变,腔内可有血栓形成,如脱落栓子循环至颅内,可引起脑梗死。

(二)临床表现

患者常因颈部肿块而就诊。肿块位于颈前三角区,有明显的搏动,常可闻及收缩期杂音,压迫动脉瘤近端时,肿块搏动与杂音可减小或消失。动脉瘤继续增大时,可引起疼痛和压迫症状,压迫气管、食道及喉返神经,出现呼吸和吞咽困难或声音嘶哑,少数病人有头痛、头昏、耳鸣等症状。

(三)声像图特点

1.病变血管处呈局限性扩张或膨大　　小者呈梭形,大者呈囊球形或多段扩张;管壁变薄,边缘尚清晰,两端壁与正常颈动脉壁相连续;管腔内膜粗糙。瘤内如有血栓形成则可见贴近管壁处有低或中等回声区,中心为无回声液腔,实时显像可见有收缩期搏动。

2.脉冲多普勒特点　瘤体内显示为涡流频谱,表现为高阻力、低流速特征,血流声频信号低弱。

3.彩色多普勒血流显像特点　显示瘤体内血流束与颈动脉相连续,血流进入瘤体内呈云雾状飘动,横切时可见血流在瘤内旋转显示红蓝相间双向漩涡状,部分呈多彩血流;如有血栓形成,血流束小于瘤径。

(四)鉴别诊断

1.颈动脉体瘤　位于颈动脉分叉处,颈动脉及分支明显增粗,常被肿瘤包绕,可见血管伸入肿块内部,为实性肿物。

2.颈神经鞘瘤　位于颈总动脉分叉处的后方,常将颈内、外动脉推向前外侧移位,血管本身不扩张,不进入肿块之内,内部回声以实性为主。

3.颈动脉扭结　是颈动脉血管硬化晚期时产生延长和弯曲的结果,少数属于先天性改变。二维图像可见颈动脉迂曲扭结,多发生于近心端。彩色血流显像可见因血管绕行方向变化而显示的不同方向彩色血流。

五、颈动脉体瘤

(一)病因病理

颈动脉体位于颈总动脉分叉后方的动脉外鞘内,为一小卵圆形或不规则扁平形的红褐色组织,体积6mm×3mm×4mm,属化学感受器。颈动脉体的血液供给来自颈外动脉。颈动脉体瘤的发生原因不明,经动物实验证明,慢性缺氧将导致颈动脉体肥大。颈动脉体瘤不常见,它来自副神经节组织的非嗜铬神经节瘤,多数为良性,一般为单侧,约5%为双侧,双侧者常先后发生。少数病例有家族史。

(二)临床表现

颈动脉体瘤一般生长缓慢,可长达数年或数十年,有个别生长较快。各种年龄均可发生,平均年龄25岁左右,无性别差异。颈动脉体瘤为颈部无痛性肿块,典型的颈动脉体瘤位于下颌角下方、胸锁乳突肌内侧缘深部,恰好在颈总动脉分叉处。肿瘤呈球形,多数质地呈中等硬度,表面光滑,触之为囊性呈海绵感。早期肿块可向两侧移动而不能上下移动,由于血运丰富,可扪及搏动,压迫肿瘤可变小。颈动脉体听诊可闻及杂音。颈动脉体瘤一般从颈总动脉分叉处向上生长,不向锁骨区生长,5%～15%的病例瘤体向咽喉部膨出,引起吞咽困难和声音嘶哑。当肿瘤增大压迫邻近器官和第Ⅸ至第Ⅻ对脑神经时,可引起头痛、颈痛、耳痛、吞咽困难、声音嘶哑、舌肌萎缩、霍纳氏综合征等。少数病例合并有颈动脉窦综合征,系由于心脏功能受抑制,患者可突然发生心跳缓慢,血压下降,导致脑缺血、缺氧而出现昏厥症状。

(三)声像图特点

1.二维超声图像特点　颈动脉体瘤多为实质性低回声包块、有完整的包膜,瘤体直径一般不超过2～3cm,个别可达20cm。根据其形态分为2种:

(1)局限型:肿瘤位于颈总动脉分叉处外膜内,与外膜紧密相连,向上生长居颈外和颈内动脉之间,并使两者分开,间距加大。

(2)包裹型:肿瘤围绕颈总、颈内、颈外动脉生长,可侵犯血管壁的外膜,甚至侵犯中层及内膜。

2.脉冲多普勒特点　肿瘤内可探及较丰富的动、静脉频谱。为协助临床选择治疗方案,可进行颈动脉压迫实验,于压迫前后分别检测两侧颈动脉血流速度。如压迫后患侧血流完全阻断,近心端无血流信号,而近颅段有逆向血流,健侧血流速度增加,表明侧支循环已建立。此法可为临床提供血流定量指标。

3.彩色多普勒血流显像　可清晰地显示颈动脉与肿瘤的关系,颈总动脉向外前移位,或颈内、颈外动脉分叉角度扩大;颈动脉由于受压,管腔内彩色血流束变细,严重者可伴多彩血流,少数病例颈动脉闭塞,则无血流显示。肿瘤的血供主要来自颈外动脉和颈总动脉,瘤体内血管丰富,可见较多不同方向的彩色血流束穿行其中。

(四)鉴别诊断

1.与颈交感神经鞘瘤、颈神经鞘瘤、颈神经纤维瘤的鉴别　二维图像显示为实性占位性病变,边缘清晰光滑,位于颈总动脉分叉的后方,将颈内、颈外动脉推向前方,与颈动脉分叉处无依附关系,彩色多普勒可见颈总动脉分叉的血流束行进于肿瘤前方表浅处。血管不进入肿块内部。

2.与颈动脉瘤的鉴别　颈动脉呈局限性扩张或膨大,可见动脉旁有一囊实性肿物,可见收缩期搏动,腔内可有血栓回声,彩色多普勒显像瘤体内为多彩血流。

3.与腮裂囊肿、腮腺肿瘤的鉴别　腮裂囊肿为一无回声囊性肿物,腮腺囊肿位于耳下的腮腺内,位于颈总动脉分叉上方,与颈动脉无密切关系。

六、椎基底动脉供血不足

(一)病因病理

椎基底动脉供血不足是一种常见的缺血性脑血管疾病,好发于椎动脉起始部。此病为一临床症候群,发病原因为多种因素,一般有血管位置与形态的变异、椎动脉粥样硬化、颈椎病、两侧椎动脉管径极度不对称、血流量减低、锁骨下动脉盗血综合征等。

(二)临床表现

椎基底动脉供血不足多发生于中老年人,患有颈椎病和血管病变者有80%的人在50～70岁之间出现症状,男女病人之比为3:2。可有眩晕、头痛、视力障碍及意识障碍等症状。

(三)检查方法

长期以来,由于缺乏对椎基底动脉供血情况的检测手段和方法,对其定性、定位及定量的诊断存在一定困难。经颅多普勒为颅内段椎动脉和基底动脉提供了一种安全有效的检查方法。它具有深度聚焦延伸、低脉冲、高发射频率的多普勒动态血流分析诊断系统,但对血管腔图像缺乏直观性。高频率、多功能彩色超声诊断仪对颅外段椎动脉提供了一种无创、方便、直观、定量的检测手段,为临床诊断椎基底动脉供血不足提供了有价值的依据。

(四)声像图特点

1.二维超声　椎动脉管壁增厚,内膜毛糙,管径狭窄以一侧狭窄多见,管径可小于2.0mm,严重狭窄者不足1.5mm。如有斑块形成可致局部管腔狭窄,对侧椎动脉可呈现代偿性改变,表现为内径增宽、流速加快和血流量增加。

2.脉冲多普勒特点

(1)血流参数的改变:椎动脉出现收缩期及(或)舒张期血流速度减低为主要特点,表现为以下几种情况:

①双侧椎动脉均为低速度血流(较少见)。

②一侧椎动脉流速减低,而另一侧椎动脉流速正常(比较常见)。

③一侧椎动脉流速减低,而另一侧流速为代偿性增高。

④有时可出现椎动脉流速增高(可一侧增高,对侧正常或双侧均增高),椎动脉痉挛。

⑤部分可伴有搏动指数增高和阻力指数增高。

（2）血流频谱形态改变

①椎动脉出现低流速血流频谱，表现为收缩期峰值及舒张期波幅均明显降低，舒张期可出现部分断流，甚至完全断流。严重者仅见随心动周期有规律出现的低小单峰异常频谱，表示椎动脉已无有效供血。

②椎动脉硬化引起供血不足，血流频谱收缩期 $S_1 < S_2$ 峰，或双峰融合，波峰圆钝呈拱形。

③频谱宽度增加，出现流速增高的湍流频谱。

④椎动脉管腔内探测不到血流频谱则说明完全阻塞。

⑤椎动脉如为逆向血流频谱则提示为锁骨下动脉盗血。

3.彩色多普勒血流显像　由于椎动脉管腔狭窄，流速减低，彩色血流信号减少，血流束变细，椎动脉明显弯曲可见弯曲部位为多彩血流；如彩色血流色彩倒错（应为红色而其为蓝色），则可判定为锁骨下动脉盗血。完全无彩色血流显示，应考虑为椎动脉闭塞。

因为正常椎动脉的流速明显低于颈总、颈内动脉，所以应用彩色多普勒血流显像技术时注意适当降低速度范围，有利于椎动脉彩色血流的显示。如椎动脉未显示血流时，应将彩色多普勒与脉冲多普勒技术结合起来综合判断。亦可嘱患者头部正位休息 5min 左右再次检测，或者进行转颈试验而进一步验证，不应轻易诊断椎动脉闭塞。

（五）鉴别诊断

1.椎动脉狭窄与椎动脉不对称的鉴别　双侧椎动脉的粗细不对称很常见，大约 80% 可见左侧椎动脉内径大于右侧椎动脉。一般椎动脉的粗细差异无临床意义，但是当一侧椎动脉很细小（内径小于 2mm），可引起椎-基底动脉供血不足。一侧椎动脉发育不全表现为管腔普遍性细小，但血流充盈满意，频谱形态正常，对侧椎动脉可增宽。椎动脉狭窄表现为某段管腔血流束变细，流速突然加快。

2.椎动脉完全闭塞与椎动脉缺如的鉴别　前者二维超声心动图仍可见椎动脉管壁，而后者在椎静脉后方，不能发现椎动脉样结构。有时两者难以鉴别。

3.椎动脉起始部狭窄与锁骨下动脉狭窄的鉴别　对于单独的椎动脉起始部狭窄与锁骨下动脉开口后狭窄，仅依据在椎动脉远端或上肢动脉分别探及狭窄下游的血流频谱，两者比较容易鉴别。而对于锁骨下动脉和椎动脉开口前的狭窄，同侧远端椎动脉和上肢动脉同时呈现狭窄下游的频谱改变。

4.锁骨下动脉、颈动脉和对侧椎动脉闭塞性疾病与椎动脉狭窄的鉴别　前者可引起椎动脉流速代偿性升高，整条椎动脉流速均升高，而后者为椎动脉狭窄处流速突然加快，且其远端呈狭窄后的紊乱血流。

5.椎动脉流速降低与椎动脉狭窄下游血流的鉴别　远端椎动脉或基底动脉闭塞可引起近端椎动脉流速减低，多普勒频谱收缩期上升陡直，而椎动脉狭窄下游的频谱表现为收缩期上升倾斜，两者可以鉴别。另外，在严重心功能不全也可导致椎动脉流速减低，甚至呈类似狭窄下游的频谱改变，但这种波型改变一般都是双侧的，而椎动脉狭窄引起的狭窄下游的频谱改变一般为单侧。

（六）临床意义

彩色多普勒对颈部椎动脉检测成功率很高，虽肥胖、颈椎横突、锁骨的遮盖及椎动脉走行弯曲等因素可影响某段椎动脉的清晰显示，但对椎动脉性疾病的诊断影响较小。

由于双侧椎动脉汇合成基底动脉，因此，当椎动脉有闭塞性病变时，侧支循环可以建立。彩色多普勒超声不仅可以诊断椎动脉狭窄或闭塞，还可以了解其侧支循环情况，同时评价颈动脉情况，为临床治疗方案的选择提供重要依据。

七、锁骨下动脉盗血综合征

（一）病因病理

锁骨下动脉盗血综合征通常是由于动脉粥样硬化或大动脉炎,使锁骨下动脉近心端狭窄或闭塞所致,其中绝大多数锁骨下动脉阻塞的原因是动脉硬化。由于锁骨下动脉近端闭塞,闭塞远侧的压力下降,健侧椎动脉上行的血流进入脑底动脉后向下流向患侧椎动脉供应侧支循环,到达锁骨下动脉及其次级的动脉系统时发生血液逆流现象,从脑底动脉窃取血流,损害了脑干的血液运输。

（二）临床表现

多见于左侧。多数患者可能没有症状,但当并发有其他动脉病变时,就可产生脑部或上肢缺血症状。上肢供血不足表现为患侧上肢麻木、乏力、沉重或冷感。桡动脉搏动减弱或消失,血压比健侧低 $2.67\sim4.00kPa(20\sim30mmHg)$ 。可在锁骨上窝听到血管杂音。椎基底动脉供血不足患者患侧上肢用力时出现头晕或眩晕、恶心、呕吐、视物模糊、共济失调等症状,少数病人可发生意识障碍及摔倒。颈动脉系统缺血可出现发作性轻偏瘫、半身感觉障碍,亦可出现一过性失语症。

（三）彩色多普勒特点

患侧椎动脉在收缩期及舒张期全程呈逆向血流频谱,形态呈单峰低小频谱;健侧椎动脉均为正向血流频谱,形态高,呈湍流频谱。

彩色血流显像表现为椎动脉血流颜色与椎静脉或颈内静脉血流颜色一致,而与颈动脉血流颜色不一致。

二维声像图显示一侧锁骨下动脉或无名动脉狭窄或闭塞。

八、粥样硬化性脑梗死

（一）病因病理

脑动脉粥样硬化是脑梗死的原因,是中老年人最常见的疾病之一。颈动脉粥样斑块和内膜溃疡是脑梗死的潜在病因,颈动脉内膜溃疡表面与血小板黏附,导致纤维素血小板物质沉积,这些物质脱落后引起远端动脉的栓塞,从而引起脑梗死。

（二）临床表现

脑梗死在脑血管病中发展最快,起病急骤,常无任何症状突然起病,多数症状迅速达顶峰。一部分患者在起病时出现栓塞病灶侧头痛,多数表现为颈动脉系统特别是大脑中动脉闭塞症状,如突起的偏瘫、失语、偏盲、局限性癫痫发作或偏身感觉障碍等局部脑症状。病人多有不同程度的运动、言语、智能障碍等后遗症,约有 20% 的脑梗死病人可能复发。

（三）彩色多普勒特点

1.二维图像特点　多数患者有多发或单发斑块,形态多不规则,大小不一,回声强弱不等,以软斑及混合斑多见。其中一侧血管可发生完全阻塞,血管内充满弱回声,颈总动脉内壁以粗糙为主,厚度 $1.0\sim1.3mm$ 。

2.脉冲多普勒特点　舒张期血流速度明显减低,健侧亦减低,最大峰值血流速度减慢,血管阻力增高,表现为阻力指数增高。

九、大动脉炎

（一）病因病理

多认为大动脉炎属于自身免疫性疾病，且大多与结缔组织疾病及某些感染（结核、链球菌、梅毒、病毒等）有关。大动脉炎主要累及主动脉的大、中分支，最常累及的是主动脉弓及头臂动脉、颈总动脉和锁骨下动脉，但不侵犯上述血管的颅内段。血管损害的特点是斑块状内膜增厚，纵行的瘢痕形致血管节段性改变，常有血栓形成及血管再通。显微镜下见动脉壁三层均有慢性炎症，炎症常致动脉壁变薄形成动脉瘤或致管腔进行性狭窄，最终引起动脉阻塞与远端组织的梗塞，甚至脑梗死。

（二）临床表现

起病大多缓慢，病程 1 个月至 30 余年。早期有低热、关节痛、肌痛、食欲和体重下降等大动脉炎活动期的表现，持续数周或数月后渐出现大动脉及其分支管腔狭窄或闭塞的表现。临床上根据血管受累部位分为 3 种类型：

Ⅰ型：主要累及主动脉及其分支，即头臂动脉型。病变主要位于主动脉弓及头臂动脉、颈总动脉和锁骨下动脉，是最常见的一型，有脑和上肢供血不足的症状与体征。50％左右的患者在颈部或锁骨上下区有血管杂音。如锁骨下动脉受累，轻者患肢无力、麻木、发冷、沉重感、活动后间歇性疼痛。患肢动脉搏动减弱或消失，上肢血压降低或测不出，下肢血压正常或增高。锁骨下动脉盗血时加重脑缺血，甚至出现脑梗死。如颈总动脉受累，常见短暂性黑矇晕厥、失明、偏瘫、失语或昏迷。病人因视网膜及脑动脉供血不足而常采用头低位姿势以增加脑血流量和改善视力。

Ⅱ型：主要累及胸腹主动脉。

Ⅲ型：是以上两型之混合型。

（三）彩色多普勒特点

颈动脉近端及中段管壁正常结构消失，外膜与周围组织分界不清，内膜呈节段性不规则增厚，厚度不一，一般为 1.4～3.0mm；呈弱回声及中等回声，有的可呈斑片状增厚，管腔节段性狭窄或闭塞；可继发血栓，血栓的回声常常较管壁的回声低；颈总动脉近端有的内壁变薄，管腔呈瘤样扩张。锁骨下动脉或肱动脉以狭窄为主，极少发生局部管腔扩张的改变。

血管狭窄时腔内彩色血流在收缩期高速射流呈湍流，闭塞时无血流通过；颈总动脉起始段如瘤样扩张可显示紊乱血流；狭窄段收缩期血流速度明显增高，阻力指数高，可出现锁骨下动脉盗血。

（四）临床意义

彩色多普勒可较好地诊断本病，并能与常见的动脉粥样硬化相鉴别。二维超声可以观察受累动脉壁的结构改变、有无继发血栓和合并动脉瘤、病变部位血流动力学改变等情况，对狭窄部位、范围和程度的判断较为准确。但是，对于左颈总动脉起始部、左锁骨下动脉起始部、胸主动脉及肾动脉等，由于受骨骼遮盖、肥胖及气体等因素影响则显示不满意，难以清晰显示受累动脉的管壁结构，有可能将这些部位的轻度狭窄遗漏。

虽然血管造影不能显示管壁的结构和了解血流动力学的变化，由于可以清晰显示受累的部位、程度和范围，仍认为是诊断多发性大动脉炎的重要检查方法，也是选择手术治疗的重要依据。

（王有才）

第二节　腹主动脉疾病

一、概述

腹主动脉位于脊柱左前方,上界从膈下始,下界至髂动脉分叉。管壁光滑,管径均匀,纵切为长管状,横切为圆形,有搏动,管腔内为无回声。正常内径测量值:肾动脉以上为 2.0cm(1.6~2.4cm),肾动脉以下为 1.8cm(1.4~2.1cm),末端为 1.5cm(1.1~20cm)。

(一)腹腔动脉

在相当于第一腰椎水平由腹主动脉前壁发出,横断扫查显示腹腔动脉呈短干状,长约 10cm,两个分支呈"Y"字形。右侧分支为肝总动脉,内径 0.65cm;左侧分支为脾动脉,内径约 0.45cm。

(二)肠系膜上动脉

自腹主动脉前壁发出,低于腹腔动脉 1~2cm,与腹主动脉前壁成锐角(小于 30°);向下穿行于左肾静脉和脾静脉之间,经胰腺钩突及十二指肠第三段前面进入肠系膜。正常内径 0.67cm。

(三)肾动脉

为成对动脉,相当于肠系膜上动脉起点之下 20cm 处,自腹主动脉两侧分出,左肾动脉直接进入肾门,内径约 0.42cm;右肾动脉起点稍低,较左肾动脉略细长,从下腔静脉后方进入右肾门。

(四)髂总动脉

为腹主动脉终端分支,起于第 4~5 腰椎水平,髂总动脉自腹主动脉分出后向右越过左髂总静脉。

(五)彩色多普勒血流显像

腹主动脉管腔内为红色血流,随心脏收缩和舒张有明暗的变化。频谱形态为双峰层流,收缩期峰值迅速上升,形成第一峰,舒张早期迅速下降至基线;随后舒张中晚期又上升,形成第二峰。腹主动脉的峰值速度自上而下呈下降趋势,至髂总动脉和髂内外动脉,血流峰速增快,波形高耸,舒张期血流成份增大。腹主动脉的实质性脏器分支(肾动脉、腹腔动脉、肝动脉、脾动脉)的多普勒频谱收缩期高速血流之后,峰速逐渐下降,持续至舒张末期,呈低阻血流频谱。

二、腹部血管彩色多普勒超声检查

(一)适应证

彩色多普勒超声检查适应证有:①搏动性腹主动脉;②腹部中线处的疼痛;③下肢循环障碍;④近期腹部损伤;⑤怀疑特发性主动脉炎(年龄 40 岁以下,伴有与主动脉及其分支有关的血管症状)。

(二)检查前准备

1.病人准备　病人在检查前禁食、禁水 8 小时,如果有脱水情况可以饮水,如果是急腹症可立即进行检查。如果临床情况允许,婴儿应该在检查前 3 小时禁食。如果没有禁忌证,特别在扫查胰腺、下腹部和盆腔时,给病人饮水是有助于检查的。

2.病人体位　病人取舒适仰卧位平躺,头部可以垫一小枕头,如有剧烈的腹部触痛,亦可在病人的膝下放一枕头。病人平静呼吸,但在检查特殊的脏器时,病人应该屏住呼吸。

3.探头的选择　成人选用3.6MHz的凸阵探头最佳,儿童和瘦小的成人可选择5MHz的探头。

4.设置合适的增益　当探头开始放在腹部中央的顶端(剑突角处),要求病人深吸气和屏住呼吸。探头声束的角度朝向病人右上腹显示肝脏,调节增益,使图像的均匀度和质地正常,并能够识别紧邻肝脏后方的膈肌反射带。门静脉和肝静脉以腔内无回声的管状结构显示,门静脉壁有回声,肝静脉壁的回声较静脉回声弱。

(三)扫查技术

为了提供更多的信息和更好地确定部位,在探测的过程中,探头可在不同的方位转变角度,对腹部进行全面扫查。如果偏斜探头仍不能显示肝脏和脾脏的上部时,在肋间探测就是非常必要的。

在横断面扫查后,转变探头角度90°,从腹中部的剑突下开始在肋骨下扫查,反复探测肝脏,必要时,要求病人深吸气,使肝脏显示更清楚。确定合适的增益,必要时,探头扫查方向朝向病人的头部,在肋骨之间扫查,可更好地显示肝脏和脾脏。

在肋骨下,保持探头垂直,朝病人的脚部(尾部)移动,重复不同的垂直切面对全腹部进行扫查。

如果腹部某一部分扫查不清时,病人可取坐位或站立位。如果需要,亦可行侧卧位扫查显示肾脏和脾脏。当怀疑有异常时,应让病人转动体位。

如果肠气遮盖,轻轻地加压、转动探头的角度,必要时用斜向或侧向切面扫查,或从脊柱的两边扫查。有时亦可取站立位探测。

把探头移向腹中线,朝向左侧缓慢地移动探头,直到显示搏动性管状结构。紧接着,探头向下移至脐下,可见腹主动脉一分为二,这是腹主动脉的分叉。在腹主动脉横切面测量其各段的内径。在腹主动脉分叉的下方轻轻地向右或向左侧转动探头的角度显示髂总动脉。只要在腹主动脉上发现局限性不规则或其他的改变,就应该在该病变水平及其上下做横向扫查。老年病人腹主动脉的行程可发生变化,并可能有移位或方向的改变,但腹主动脉的直径改变不明显。如果腹主动脉难于确定,通过背后朝左肾探测。

腹腔动脉干和肠系膜上动脉是腹主动脉扫查最重要的解剖标志。

识别以下结构是非常重要的:①腹主动脉和下腔静脉;②肝脏、门静脉、肝静脉;③胆道和胆囊;④脾脏;⑤胰腺;⑥肾脏;⑦膈肌;⑧膀胱(必须充盈);⑨盆腔结构。

三、腹主动脉瘤

(一)病因病理

动脉瘤是动脉壁病变或损伤而形成的局限性动脉异常扩张或膨出。以胸、腹、下肢主动脉瘤较为常见。

腹主动脉瘤常见病因有动脉粥样硬化、损伤、感染、梅毒、先天性异常(Mafan综合征)等。多量脂质在动脉壁沉积,形成动脉粥样斑块、甚至钙质沉着,动脉管壁退行性变化,动脉中层硬化失去弹性,肌纤维和弹性组织变薄、断裂,逐渐为纤维组织代替,在血流冲击下局部血管扩张形成动脉瘤,称为真性动脉瘤。真性动脉瘤壁仍完整,呈梭形,多发生在肾动脉水平以下。由于动脉壁病变,使内膜或中层撕裂,被高压血流冲击,使中层逐渐分离、扩张,形成假血管腔。假血管腔呈双腔状,有时其远端仍可破裂而与血管腔相沟通,形成夹层动脉瘤。夹层动脉瘤可发生在胸主动脉或腹主动脉。

腹主动脉瘤多为单个,受累段管壁扩张,血流紊乱,多有血栓形成,随着病程发展,出现下肢栓塞,瘤体可突然破裂。

（二）临床表现

中上腹或脐周搏动性包块是最典型的体征,肿块表面光滑,有膨胀性搏动和震颤,收缩期可闻及杂音。腹部隐痛或胀痛。下肢出现急性或慢性缺血症状,下肢血压降低,足背动脉搏动减弱或消失。瘤体破裂时出现撕裂样剧痛,迅速出现休克,病死率高。

（三）声像图特点

怀疑为腹主动脉瘤时,应从膈下起始部至髂动脉分叉处做全面观察,操作轻揉,切勿重压,以免发生破裂或血栓脱落。

1.真性动脉瘤

（1）腹主动脉局部管腔呈瘤样扩张,纵切面呈梭形,内径大于 3.0cm;管壁变薄,内膜粗糙,与正常管壁相连续,管腔相通,内为无回声,可见搏动。

（2）动脉瘤并发附壁血栓时,可见瘤体内壁斑片状低回声或中等回声,瘤体向管腔突出,表面不规则,血栓机化后内部回声不均匀,形成钙化灶时呈强回声斑块。

（3）彩色多普勒血流显像瘤体近端彩色血流及频谱形态正常,瘤腔内血流为五彩镶嵌或红蓝相间,频谱形态为涡流;瘤体远端血流速度减慢,频谱恢复层流状态。

2.夹层动脉瘤

（1）腹主动脉局部中层剥离,或由胸主动脉中层剥离后延伸至腹主动脉,管壁增宽,内可见剥离的内膜回声;纵切面呈平行线状,横切面呈双环状,把动脉分成真、假两个腔;动脉壁与内膜线状回声之间的无回声区为假腔,内为血液充填,可见破裂口与腹主动脉真腔相通。

（2）彩色多普勒血流显像显示夹层动脉瘤真腔内血流速度快,色彩明亮,甚至有湍流;假腔中血流速度慢,颜色暗淡或不易显示,远端破裂口处血流呈五彩镶嵌。

3.假性动脉瘤

（1）腹主动脉无局限性扩张,管壁形态无明显异常发现,动脉周围可见搏动性无回声。

（2）显示腹主动脉旁囊性肿块,边缘清楚,不规则,与动脉壁不连续,内为无回声。

（3）彩色多普勒血流显像可显示起自腹主动脉的彩色血流进入囊性无回声区,起始部呈高速湍流,进入囊肿内呈红蓝相间血流信号。

（四）鉴别诊断

腹主动脉瘤主要与假性动脉瘤鉴别。腹膜后淋巴瘤、胰腺囊肿、肾上腺囊肿、椎旁脓肿、肠系膜囊肿等,均可表现为与腹主动脉关系密切的低回声或无回声肿块,但多切面观察均与腹主动脉壁间明显分界,彩色多普勒血流显像内部无血流显示,结合其他表现不难鉴别。

（五）临床意义

腹主动脉在下降过程中如果直径明显增加是一种异常征象,某段腹主动脉直径比正常增大,要考虑可能是动脉瘤。当有血栓存在时,测量主动脉内径必须测量血栓的大小和无回声的管腔内径。测量异常节段长度也是很重要的,如果腹主动脉横断面的直径大于 5cm,存在破裂的高度危险,需要做紧急的治疗安排。

主动脉在任何水平横断面的直径不应超过 3cm。如果主动脉的直径超过 5cm,或动脉瘤迅速增大（主动脉内径每年增加超过 1cm 可认为是发展快）表明有破裂的可能。

四、腹主动脉移位

腹主动脉可因脊柱侧凸、腹膜后肿块或腹主动脉旁淋巴结推挤而移位,淋巴结或肿块在移位的腹主动脉后方或周围显示。有些病人有类似动脉瘤的表现,必须进行仔细的横向扫查,以确定腹主动脉。

五、腹主动脉修补术

当病人行腹主动脉外科修补术时,应用横断面估计腹主动脉支架的位置和口径是很重要的,以排除腹主动脉剥离或漏出。近期插入的移植物周围的液体可以由出血引起,也可以由术后局部的水肿或感染引起,参照病人的临床情况进行超声追踪扫查是必要的,行腹主动脉修补术的所有病例,其腹主动脉支架的全长连同其上方和下方的腹主动脉均需检查。

(王有才)

第三节　其他动脉疾病

一、动脉硬化性闭塞症

(一)病因病理

动脉硬化性闭塞症是一种全身性动脉病变,好发于大、中型动脉,如冠状动脉、主动脉弓、腹主动脉、髂动脉、股动脉、腘动脉均为常见受累部位。发病年龄多在 50 岁以上,男多于女。高血压、糖尿病、高脂蛋白血症是易患因素,脂代谢紊乱与本病发展有密切关系。主要病理改变为内膜粥样硬化斑块、中层退行性变和增生、动脉多层炎性损害及炎性反应等,致动脉管壁增厚,管腔呈不同程度的狭窄,腔内可继发血栓,最终使管壁狭窄,甚至闭塞,导致缺血性病变,甚至肢体坏死。病变大多为节段性分布。

(二)临床表现

早期出现间歇性跛行,为肢体供血不足的缺氧反应。病变在腹主-髂动脉者,疼痛发生于下腰、臀、髋、大腿后侧或小腿腓肠肌部位;病变在股-腘动脉者,疼痛发生于小腿肌肉,重者夜间疼痛。疾病早期,足背动脉或踝部胫后动脉搏动减弱或消失,肢端皮肤苍白。疾病后期,营养障碍致足趾冰冷、发绀、溃疡或坏疽等。

(三)声像图特点

病变部位血管壁不均匀性增厚,失去光滑的内膜,内壁呈低、高回声,斑块隆起增厚,部分回声不均,管腔粗细不均,钙化斑后方伴声影。

局部血管腔偏心性狭窄,甚至闭塞,狭窄达 50% 以上时症状明显,狭窄远端血管搏动减弱或消失。

彩色多普勒血流显像显示病变部位彩色血流边缘不光滑,呈锯齿样,血流束不规则。狭窄处正常红、蓝、红三相血流消失,呈五彩镶嵌显示;频带增宽,频窗消失,流速增快,远端彩色血流暗淡,血流速度减慢。完全闭塞时,闭塞近端血流暗淡,远端无彩色血流显示,闭塞处血管腔充满实质性回声;频谱形态失去正常的三峰形,代之以圆钝频谱,单峰形,血流峰值低,负向峰消失;完全闭塞者测不出频谱信号。

二、多发性大动脉炎

(一)病因病理

多发性大动脉炎为主动脉及其分支的慢性、进行性、非特异性炎症,可能与结核、风湿有关。病变由动脉外膜向内膜发展,使动脉壁各层均有重度淋巴细胞和浆细胞浸润及结缔组织增生,内膜不规则增厚硬化,管腔狭窄。根据动脉受累的部位分为头臂动脉型、胸腹主动脉型、肾动脉型、肺动脉型和混合型。起病隐匿,远侧缺血而近侧高血压是其特点。因大动脉部分阻塞或完全闭塞,阻碍远侧部位的血供而产生缺血现象。

(二)临床表现

以 35 岁以下女性多见,有时也见儿童病例。患者可有全身性高血压,上腹部可听到收缩期杂音,或上肢高血压而下肢血压下降甚至测不出血压等临床症状和体征。

(三)声像图特点

病变处血管壁明显增厚,血管外膜、中层及内膜增厚,回声高低不均匀,内壁凹凸不平,管腔粗细不等,范围较广,少数可出现动脉瘤征象。

彩色多普勒血流显像显示彩色血流宽窄不等,边缘呈不规则状或毛刺状,狭窄段见五彩镶嵌血流,闭塞后则不显示彩色血流。多普勒频谱显示血流速度快慢不一,频谱形态增宽,狭窄区血流速度快,远端收缩期峰速度降低,舒张期反向血流消失,闭塞后则测不出血流频谱信号。

(四)鉴别诊断及注意事项

由于狭窄的区域继发扩张可发展为动脉瘤,病人每 6 个月需要复查 1 次。病变可累及动脉的所有节段,超声不能显示胸主动脉,必须进行主动脉造影术以显示主动脉的整个行程,从主动脉瓣至主动脉末端分叉处,主动脉所有的大分支都应该检查。

血栓闭塞性脉管炎是一种累及血管的炎症性和闭塞性病变。活动期为血管全层炎症,管腔被血栓堵塞,病变动脉硬化、缩窄,呈节段分布,远端出现肢体缺血表现。本病多发于青壮年,主要侵袭周围中、小动静脉,病变一般由远端向近端进展。

雷诺综合征是肢体动脉,特别是小动脉所出现的发作性痉挛,肢体末端顺序出现苍白、青紫和潮红三大症状。病因与免疫功能异常有密切关系。本病以下列特点区别于动脉硬化性闭塞症:①青年妇女多见,病变呈双侧性,上肢比下肢多见;②发作与寒冷或情绪波动有关;③三大症状顺序出现;④超声显示四肢大血管无异常改变,小血管做冷水试验后血流速度较试验前明显增快。

三、急性动脉栓塞

(一)病因病理

急性动脉栓塞是血栓或进入血管内的异物随血流移动,堵塞动脉,造成血流障碍的急性病变。栓子主要来自:①心源性,如风湿性心脏病、冠状动脉心脏病等;②血管源性,如动脉瘤或动脉硬化病灶;②医源性,如人造心脏瓣膜、人造血管或动脉穿刺插管等。心源性占 94%。

90%的栓子嵌塞在腹主动脉末端或髂、股、腘动脉的分叉处,小的栓子可流入脑部、内脏和上肢动脉。

(二)临床表现

以出现"5P"为特征,即疼痛(pain)、感觉异常(paresthesia)、麻痹(paralysis)、无脉(palselesness)和苍白(pallor)。早期肢体疼痛、皮肤苍白、冰冷、动脉搏动减弱或消失、感觉异常、麻痹、运动异常,以后肢体逐渐发紫变黑、坏疽,伴剧烈疼痛。动脉造影显示造影剂在近端骤然中断,终止处在栓子近侧稍有充盈,形似圆顶状,并且缺乏侧支循环。

(三)声像图特点

1.二维超声　动脉血管管壁一般光滑、完整:血栓所在部位显示血管腔内团块状低回声,栓塞时间较长的机化血栓回声增强。血栓回声与血管壁分界清楚。

栓塞近端血管管径增宽,搏动增强;偶见血栓随血流的冲击向远端移动,栓塞远端搏动消失。

2.彩色多普勒超声

(1)不全阻塞型:管腔内彩色血流充盈缺损,远端血流暗淡;血栓与血管侧壁间有细窄高速明亮血流,频谱呈双向,有湍流,远端流速明显减低。

(2)完全阻塞型:血流中断,从栓塞部位至远端血管腔内均无血流信号显示。

(四)鉴别诊断

1.下肢深静脉血栓形成　深静脉血栓形成常表现一侧下肢突然肿胀、疼痛,病情严重者可引起动脉强烈痉挛,出现下肢肿胀、疼痛时应与动脉栓塞鉴别。动脉栓塞超声显示血栓在动脉管腔,并有血沉改变可资鉴别。

2.外压性狭窄　髂、股血管周围的肿瘤、肿大淋巴结可压迫动脉血管造成管腔狭窄,产生远端缺血症状,但起病较慢。外压性狭窄实质性团块位于管腔之外,血管受压移位、变形,局部管腔变细,彩色多普勒血流显像显示为绕行的五彩高速血流。结合病史较易鉴别。

四、动静脉瘘

(一)病因病理

毗邻动静脉之间异常交通者称动静脉瘘,多发于四肢,尤以下肢多见。先天性的有干状和瘤状动静脉瘘,损伤性动静脉瘘多因贯通伤所致。动静脉创口非直接对合而由血肿机化形成囊状或管状相接者称间接瘘。

(二)临床表现

肢体沉重、肿胀和疼痛,两侧肢体长度不等;浅静脉出现搏动,听诊有血管杂音;皮肤温度升高,远端肢体缺血变冷。损伤性动静脉瘘急性期局部出现血肿,多有震颤和杂音;慢性期表现各种血流动力学变化。

(三)声像图特点

1.直接瘘　动静脉相互贴近,其间管壁回声中断,与无回声区直接相连。可观察到瘘口的范围及大小。

2.间接瘘　动静脉瘘口不直接对合,其间由囊状无回声区相连通。

3.损伤性动静脉瘘　急性期可见局部血肿形成的不规则状无回声区,慢性期血肿机化回声增高。

4.彩色多普勒血流显像　动静脉瘘口区及两侧血管内均见五彩镶嵌血流,出口处显示连续、双向高速湍流频谱。

(王有才)

第四节　静脉血管疾病

一、概述

下腔静脉走行于腹膜后区脊柱右前外侧,左、右内髂总静脉在第5腰椎前方分出,沿途有肾静脉和肝静脉汇入,经肝后方下腔静脉窝注入右心房。纵切面呈管状结构,管壁光滑。横切面呈前后扁、左右宽的椭圆形,管壁菲薄,管径随心脏收缩、舒张相应变化,深吸气后屏住呼吸时,管径明显增宽。正常前后径测量值:近心端2.0cm,中段1.9cm,远心端1.7cm。

(一)肝静脉

肝静脉有肝左、肝中、肝右三支静脉。肝右静脉单独汇入下腔静脉,肝左和肝中静脉多数先合成短干后在第二肝门处汇入下腔静脉。

(二)肾静脉

左、右肾静脉于第1腰椎水平从侧方汇入下腔静脉。右肾静脉较短,呈水平走行;左肾静脉较长,穿行于腹主动脉和肠系膜上动脉之间。

(三)髂静脉

髂总静脉位于髂总动脉内后方并与之伴行,椭圆结构,左髂总静脉起始部前方为髂总动脉,后方紧贴脊椎。由于静脉壁薄内压较小,检查时易被探头挤压变形,应予以注意。

(四)股静脉

1.股静脉　髂前上棘和耻骨结节连线的中点至大腿内侧中下1/3交界处中点。

2.腘静脉　大腿内侧中下1/3交界处至腘窝中点的连线。

3.胫后静脉　腘窝中点至内踝和跟结节的连线。

4.胫前静脉　胫骨粗隆与腓骨小头连线中点至足背的内、外连线的中点。

(五)足背静脉

足背的内、外踝连线中点至第1、2跖趾关节之间的连线。

正常双侧四肢的血管大致对称,血管管腔从近心端至远心端逐渐变细小。

二、彩色多普勒超声检查

彩色多普勒超声显示下腔静脉为蓝色向心血流,频谱显示为2个圆顶形负峰,收缩峰大于舒张峰,幅度受呼吸影响,吸气时增高,呼气时降低。静脉系的这种波动性频谱自近心端向远心端逐渐减弱,到肾静脉、髂内静脉、周围静脉变为速度较均匀的频谱。

下肢深静脉短轴切面为扁圆形、壁薄的无回声区,长轴切面由近至远逐渐变细,管壁光滑,静脉瓣呈纤细带状,尖端向心,随血流相应摆动。彩色多普勒血流显像显示静脉腔内为充盈完全的彩色向心血流,其速度随呼吸变化。

(一)适应证

彩色多普勒超声检查的适应证有:①新近发生的下肢静脉扩张,伴有或不伴有静脉炎,静脉曲张不作为腔静脉超声检查的指征;②多发性或可疑肺内栓子;③肾肿瘤。

(二)检查前的准备

1.病人的准备　病人检查前8小时禁食,如果有脱水情况,可以饮水。如果是急诊,立即进行检查。

2.病人体位　病人应该舒适地平躺,头部可枕枕头。从肋骨下至耻骨联合上在腹部中线处随意涂上宽15cm的耦合剂。

3.探头的选择　成人选择3.5MHz凸阵探头,儿童或瘦小的成人选择5MHz的探头。

4.调节合适的增益　将探头置于腹中部的顶端,使扫查声束方向偏向病人的右侧,显示肝脏调节增益以获得最好的图像。

(三)扫查技术

扫查时,病人先做平静呼吸,当显示出可疑的异常图像时嘱病人屏住呼吸。

扫查包括纵向和横向扫查。如果肠气妨碍了扫查,需行斜向或侧向扫查以获得更好的图像。病人直立位亦有助于扫查。

纵向扫查可以确定下腔静脉的长度和内径。在图像上,下腔静脉表现为腹主动脉右侧的充满液体的管状结构,横向扫查将显示其不同水平的内径。将探头开始放置于腹中部的顶端(剑突角部),扫查方向偏向右侧,直至显示脊柱右侧边的下腔静脉。一旦确认腔静脉,即可识别肝静脉、肾静脉和髂静脉。

病人深吸气时,下腔静脉扩张可显示得更清晰,然后在较大幅度的呼吸状态下重复检查下腔静脉。下腔静脉壁薄、光滑,壁回声强度较邻近的腹主动脉低,下腔静脉回声与周围组织,回声形成了较强的对比。

老年病人腹主动脉可偶然将腔静脉向右侧推移或位于腔静脉前方,甚至可有 2 条下腔静脉分别位于腹主动脉两侧,这种情况有可能被误诊为低回声且增大了的淋巴结。在呼气状态下,腔静脉大小的变化将有助于静脉与实性组织的区别。

(四)正常下腔静脉

1.二维图像 横切面管腔呈椭圆形,加压后管腔塌陷消失;纵切面管壁薄、光滑,连续性好,并可显示静脉瓣回声;乏氏试验时,管径增宽;血流缓慢时,显示血液流动呈云雾状回声。

2.彩色多普勒 正常上肢静脉彩色血液呈单向连续性,下肢静脉血液自发性随呼吸变化,呼气时血流持续显示,流速加快;吸气时血流短暂减慢或无血流显示,呈周期性变化;乏氏试验时静脉内无血流显示,表明从检查部位至胸腔的静脉系统开放,无明显静脉梗阻;彩色血流在深静脉瓣部位的彩色明亮,或瓣口处呈多色彩显示。

3.多普勒频谱 呈向心单向血流,自发性随呼吸呈周期性变化;呼气时频带增宽,流速加快,呼气末频带逐渐变窄,流速减慢,呈周期性波浪状显示;深吸气时无频谱显示;乏氏试验时大、中静脉无血流频谱显示。

4.下肢深静脉瓣功能测定 选择股浅静脉第一对瓣和腘静脉第一对瓣部位,二维显示瓣膜后,选择彩色多普勒下做乏氏试验,正常时下肢静脉区无反向血流。

三、下腔静脉综合征

(一)病因病理

下腔静脉阻塞所引起的一系列征候群称为下腔静脉综合征。

引起下腔静脉阻塞的病因:①血栓形成,主要因下肢深静脉血栓向近侧扩展累及下腔静脉,其次为盆腔静脉血栓形成;②腹腔和腹膜后组织的炎症和肿瘤所造成的压迫;③下腔静脉本身的炎症导致管腔狭窄,影响其通畅性。

脉根据肝静脉和肾静脉汇入下腔静脉的平面,下腔静脉分为 3 段:肝静脉汇入处以上部分为上段,介于肝静脉与肾静脉汇入处之间的部分为中段,肾静脉汇入处以下部分为下段。当下腔静脉由于某种原因血流受阻时,其侧支循环即逐渐扩张,经下列途径分流于近侧的静脉:①起源于髂-股静脉的腹壁浅静脉、旋髂深静脉和髂腰静脉回流到腰静脉浅、深分支和肋间静脉;②起自髂总静脉的腰升静脉会同髂腰静脉回流到腰静脉以下的几对肋间静脉;右腰升静脉在肾静脉平面汇入下腔静脉,亦可通过节段静脉汇入奇静脉,左腰升静脉与左肾静脉衔接汇入半奇静脉;③生殖静脉,包括女性的阴道、子宫和卵巢静脉或男性的睾丸静脉汇入肾静脉。

(二)临床表现

下腔静脉上段阻塞并伴肝静脉狭窄或完全闭塞的病变称柏-查氏综合征。下腔静脉中段阻塞则出现肾静脉压升高、肾瘀血、肾血流量减少、肾功能障碍、病人腰痛、肾脏肿大,可有蛋白尿、血尿。进入慢性期出现肾病综合征。

下腔静脉综合征主要指下腔静脉下段阻塞所引起的回流障碍,出现双侧下肢静脉功能不全和胸、腹壁广泛性浅静脉曲张,患者下肢和会阴部坠胀、疼痛、水肿。女性出现盆腔静脉瘀血症,表现腰痛、月经量多、经期延长。病程进入慢性期可出现下肢皮肤营养障碍性病变。

(三)声像图特点

血栓性阻塞时,下腔静脉管腔内见实质性低或中等回声,可呈块状或膜状;局部管腔变窄,管壁增厚,回声增高;闭塞时局部管腔被实质性回声占据。

外压性阻塞显示下腔静脉旁的异常回声团块,压迫或浸润下腔静脉,使之移位或局部压迹,管腔变窄。

阻塞部位远侧静脉血管扩张,管径动态变化减小或消失。侧支循环可使性腺静脉血流增加,可显示增粗的性腺静脉汇入肾静脉。

中段下腔静脉阻塞见肾静脉扩张,肾轮廓增大,实质增厚,回声减低,肾窦回声受压。

彩色多普勒超声见下腔静脉梗阻部位彩色血流不变细,呈五彩镶嵌血流;狭窄处流速增快,为持续性单向高速湍流频谱,不受呼吸影响;远端彩色血流暗淡,流速降低;完全闭塞时无彩色血流及频谱信号显示。

(四)鉴别诊断

1.阻塞原因的鉴别　超声诊断下腔静脉综合征的敏感性和特异性均高,阻塞原因的鉴别见表9-4-1。

表 9-4-1　下腔静脉阻塞的鉴别

超声检查	血栓性	癌栓	膜性	外压性
静脉壁回声	清楚,规则	不规则	增厚	规整,有压迹
静脉管腔回声	有或被堵塞	有或被侵蚀	有	有或无
梗阻物形态	规整	不规整	带状	—
梗阻物回声强度	低、中	低、中	高	—
血管外肿物	无	有	无	有

2.与引起水肿的某些疾病鉴别　心力衰竭、缩窄性心包炎、肾病综合征等疾病均有明确的病因,下腔静脉无阻塞征象,结合病史与下腔静脉阻塞容易区别。同时应与髂总静脉受压综合征及髂-股静脉血栓形成加以鉴别。

四、髂总静脉受压综合征

(一)病因病理

髂总静脉受压综合征主要发生于左侧。左髂总静脉位于骶骨岬最前凸部位,前面有右髂总动脉越过,可使之受压在动脉与静脉之间形成纤维束带,或在血管内形成隔膜或粘连影响左下腹静脉回流。

(二)临床表现

多见于青年女性,常在骨盆发育完全后开始出现症状,如下肢水肿、胀痛、月经量多、子宫增大等,易误为功能性子宫出血。

(三)声像图特点

右髂总动脉呈搏动性管状无回声区,其后方的左髂总静脉受压管腔狭窄或被截断。

髂股静脉明显扩张,管壁紧张,横切面呈圆形,随呼吸和心动周期搏动明显减弱或消失。子宫静脉扩张,盆腔内可显示峰窝状小无回声区。

扩张的静脉管壁光滑,管腔内呈无回声,无实质性回声显示。

彩色多普勒血流显示可见髂总动脉血流呈高速搏动性蓝色血流,其下方扩张的髂总静脉无血流信号显示,有时在髂内静脉显示与正常反向的低速血流。

(四)鉴别诊断

下腔静脉综合征主要表现为下段下腔静脉回流障碍所引起的一系列临床症状和体征,髂总静脉受压综合征的鉴别点:

(1)阻塞部位在左、右髂总静脉汇合点以上。

(2)下腔静脉内显示低回声团块。

(3)如因髂股静脉血栓向近侧蔓延累及下腔静脉者,则同时具有相应的声像图表现。

五、深静脉血栓形成

(一)病因病理

深静脉血栓形成好发于下肢,以左侧多见,大都发生在长期卧床患者,如术后、产后、创伤、妊娠,瘫痪等。深静脉血栓形成的条件为血管壁损伤、血流速度缓慢和血液呈高凝状态的综合作用。

(二)临床表现

因血栓形成的部位不同分为三型:①周围型:血栓始发于小腿肌静脉丛;②中央型:血栓发生于髂股静脉;③混合型:原有的血栓扩展累及整个下肢深静脉。

髂股静脉包括髂总、髂外到股总静脉,是整个下肢静脉回流的主要通道。一旦发生血栓,迅速出现下肢疼痛和肿胀,血栓在静脉内激发炎性反应,瘀血引起胀痛。在股三角常可扪及股静脉充满血栓所形成的条索状物。深静脉血栓脱落顺血流移动,有造成肺栓塞的危险。深静脉血栓形成,如同时伴有动脉强烈痉挛者为股青肿型,表现为起病急骤,疼痛显著,整个肢体短时内肿胀充血、发冷、发绀,足和足趾起水泡,足背动脉搏动消失,全身反应强烈,甚至血压下降出现休克。

(三)声像图特点

1.正常静脉声像特点及试验方法

(1)乏氏试验:深吸气后屏住,增加腹腔压力后血管腔增宽50%～200%,血流速度减慢或停顿。

(2)压力试验:用探头加压于局部皮肤见静脉管腔变形塌陷。

(3)增压试验:挤压小腿腓肠肌后,近端血管腔增宽,血流速度增加,彩色血流充盈饱满,显示明亮。

2.二维超声特点 深静脉血栓形成时管径增宽,内见实质性低回声或不均匀回声区;血管壁增厚模糊,局部加压试验血管腔变形差或不凹陷,乏氏试验血管腔增宽受限或缺乏反应。

3.彩色多普勒血流显像 可见血栓部位血管腔彩色血流充盈不完全,呈偏心型、虫蚀样、不规则型或不显示血流;彩色血流变窄,速度增快;增压试验不能使血管腔充盈饱满;完全闭塞时,无彩色血流充填,远端血管扩张,并见逆向流动的侧支循环血流。

(四)鉴别诊断

髂总静脉受压综合征可成为髂股静脉血栓形成的诱因,临床上出现下肢水肿等静脉回流受阻和盆腔瘀血的表现。鉴别点为髂总静脉受压综合征起病较缓慢,多见子女性,经期及妊娠中晚期症状加重;髂总静脉被髂动脉压迫狭窄或阻断,管腔内通常无血栓回声可资鉴别。

下肢浅静脉炎和浅静脉血栓形成表现下肢局部疼痛、肿胀,可触摸到硬索状肿物,发红且触痛明显。超声显示局部表浅静脉增宽,迂曲,管腔增厚,回声增高,有血栓时血管腔内见实质性回声,深静脉血管回声及血流显示正常。

六、下肢深静脉瓣功能不全

(一)病因病理

下肢深静脉瓣功能不全表现为下肢沉重、疼痛、肿胀,下肢浅静脉曲张,晚期足部皮肤出现经久不愈的溃疡。原发性下肢静脉瓣功能不全是由于静脉瓣和静脉壁的发育薄弱,瓣叶游离缘松弛,失去单向开放的生理功能。继发性下肢深静脉瓣功能不全多为深静脉血栓形成后的后遗改变。

(二)深静脉瓣的生理功能

深静脉系统中存在数目不等、位置不固定的静脉瓣,以有效地阻止静脉反流。凡在重力影响较大、血液回流比较困难的部位,如下肢的股静脉、腘静脉、胫前及胫后静脉内,以及改变血流方向的部位,如浅静脉汇入深静脉处、交通静脉内都有静脉瓣的存在。

瓣膜顺血流开放,逆血流关闭,促进静脉血向心回流,阻止静脉血由深向浅反流。特别是在小腿下 1/3 至内踝上方足靴区有固定的 3~4 条交通静脉,因其受血液的重力作用最大,并且处在小腿肌肉泵的远端,直接承受很大的逆向压力,所以该处交通静脉瓣最容易产生功能不全。

深静脉瓣的开放和关闭受很多因素的影响,能影响静脉回流速度的因素均能影响静脉瓣的形状,如肌肉的收缩和舒张、呼吸等。现有一些检查深静脉瓣功能的方法,还可用彩色多普勒超声观察静脉瓣的开放和关闭、深静脉内有无反流,以判断静脉瓣的功能。

(三)深静脉瓣功能的检查方法

1.深静脉瓣功能试验方法　该方法是根据肌肉收缩和松弛对静脉瓣和静脉回流速度的影响而设计的检查方法。具体方法:挤压远端肢体即肌肉被动收缩时,其近端的静脉因顺向力的作用开放,静脉回流加速;当突然放松肢体即肌肉被动放松时,静脉瓣因受静脉血液的重力作用而关闭。检查时,要求在平静呼吸的情况下使被检肢体完全放松,然后以一定的压力挤压所检肢体的远端,一般在小腿中、下部。施加的压力与体位有关,当人体立位时,由于小腿处静脉内压力约为 100kPa,卧位时为 80kPa,因此立位时施压为 100kPa,卧位时为 80kPa。快速达到所要求的压力后突然放松,此时观察静脉瓣的关闭情况和有无静脉反流的发生。此种方法因有标准的压力条件,可以应用于深静脉反流的定量诊断。

2.乏氏试验　此试验反映了呼吸对静脉瓣和静脉回流的影响。乏氏试验是深呼气后屏住气,使胸腔内压力增加,腹腔内压力减小,从而使下肢深静脉瓣开放,静脉回流增快。当突然吸气时,胸腔内压力减小,腹腔内压力增加,使静脉瓣关闭,回流速度减慢。因此,当乏氏试验后突然吸气时,可以观察下肢深静脉瓣的关闭情况及静脉内有无反流。实际应用过程中,因无法控制呼吸的深度,所以此方法可以用于一般的深静脉瓣反流的定性诊断。

3.彩色多普勒超声检查

(1)二维超声检查:在进行远端肢体施压或乏氏试验时,正常下肢静脉瓣完全开放,瓣叶紧贴在静脉壁上,突然放松或吸气时,静脉瓣关闭,关闭线在管腔的中央。

(2)彩色多普勒检查:当远端肢体施压或乏氏试验时,瓣膜的远端静脉腔内彩色血流为蓝色,颜色明亮,其中央可呈黄绿色。当突然放松或吸气时,彩色血流颜色变暗或无血流信号,部分正常下肢远端深静脉,如腘静脉内可见少许红色血流,颜色较暗,持续时间较短。

（3）脉冲多普勒检查：当远端肢体施压或乏氏试验时，在瓣膜的近端静脉腔内可测及快速的、回心的负向血流信号，其边缘不规则，频窗充填。当突然放松肢体或吸气时，在瓣膜远端的静脉内测不到血流频谱，但在部分正常人的腘静脉内可见低速的（<0.2m/s）、持续时间小于 0.7s 的正向反流频谱。

（四）原发性深静脉瓣功能不全的诊断

1.病理改变　由于血液的重力首先作用在股静脉的第一对静脉瓣即股浅静脉瓣，因此，在病变早期，仅股浅静脉瓣发生少许的静脉反流受阻于其远端的第二对静脉瓣而不产生任何临床症状。当股浅静脉瓣病变严重累及远端的静脉瓣而产生中等量的反流时，由于小腿的肌肉泵作用，仍能使静脉血液向心回流。当病变累及到腘静脉瓣水平时，该处受血液重力的影响大，逆向压力高，当小腿的静脉瓣被破坏后，肌肉收缩时静脉向心回流的同时也向远端倒流，导致远端的深静脉瓣及交通静脉瓣破坏，产生静脉反流使下肢静脉瘀血和高压。因为大隐静脉瓣承受逆向压力的能力较低，在股浅静脉瓣受累时大隐静脉瓣也失去了正常的功能.所以浅静脉曲张是深静脉瓣功能不全的主要症状之一。

2.分度

轻度：踝部肿胀，活动或平卧后可缓解，浅静脉曲张。

中度：患肢小腿部肿胀，立位时患肢胀痛，足靴区有皮肤色素沉着和营养不良的表现。

重度：患肢肿胀和疼痛更明显，浅静脉曲张严重，足靴区皮肤病变更加严重，伴有溃疡。

3.彩色多普勒超声的表现

（1）三维超声：深静脉内径增宽，管壁回声正常，内膜光滑、连续，管壁可压瘪，腔内呈无回声，可见静脉窦扩张。病变的静脉瓣回声与管壁相同或略变强，瓣膜可增厚或变短，边缘不清，瓣膜单侧或双侧活动度减低，严重者可能固定不动，开放时瓣叶不能充分贴附在管壁上，关闭时游离缘不能对合。伴有浅静脉扩张。

（2）彩色多普勒：检查下肢深静脉时，一般采用立位，嘱病人受检肢体放松。

①在深静脉腔内彩色血流完全充盈，管壁规整，并随呼吸而亮暗交替，无血栓形成征象。

②当瓣膜病变严重时，在股、腘及小腿部的深静脉内可见蓝色回心血流后出现红色的反向血流，颜色明亮，持续时间较长。

③进行深静脉瓣功能检查挤压小腿群或乏氏试验时，可见其近端深静脉内彩色血流为明亮的蓝色，中央可呈黄绿色，当突然放松或吸气时彩色血流颜色变暗或消失，出现一股红色反向血流。

④静脉反流程度与瓣膜病变程度有关，如病变严重血流反流量大、血流速度快时，彩色血流完全充盈管腔，并且红色反流束面积较大，血流颜色明亮，持续时间长；如病变较轻，彩色血流充盈欠佳，呈局限性红色血流，其面积较小，颜色较暗。

⑤在大隐静脉内也可以看到反向血流。

（3）脉冲多普勒：如有深静脉瓣功能不全时，在向心回流的负向波群后立刻出现一下行的频谱。当以一定的压力挤压小腿肌肉时，在瓣膜近端的静脉内出现持续时间较长（>0.7s）的血流频谱；采用乏氏试验后吸气，同样可以看到上述的频谱。

（五）继发性深静脉瓣功能不全的诊断

1.病理改变和临床症状　继发性深静脉瓣功能不全有明确的血栓形成的病史，在深静脉血栓形成后再通时，静脉瓣被破坏，因此有深静脉血栓形成的征象，表现为静脉壁增厚，管腔内有局限的、残留的血栓存在，并有钙化。静脉瓣基本被破坏或仅遗留根部，完全失去正常的开放和关闭功能。临床表现与血栓形成的部位有关，如血栓形成在小腿，小腿的交通静脉早期便受到破坏，发生交通支静脉瓣功能不全，主要表现为足靴区迅速、早期地发生皮肤色素沉着、溃疡等营养障碍的症状。当血栓发生在股总静脉以上时，以静脉回流受阻为主要症状,病程长者,静脉瘀血、高压持续地作用于远端的静脉瓣,使静脉瓣发生功能不全,从而引起小腿部的皮肤改变。

2.彩色多普勒超声表现

(1)下肢深静脉腔内彩色血流充盈欠佳,走行不规则,血流间断,可见深静脉及大隐静脉等浅静脉内存在反向血流。

(2)静脉瓣功能检查时,由于血栓的存在,使静脉回流速度减慢,静脉反流速度减慢,红色血流束的面积变小、持续时间可以变短。当血栓被完全溶解、吸收,管腔内彩色血流充盈良好仅有边缘的不规则,此时静脉瓣功能检查与原发性深静脉瓣功能不全的表现一致,有面积较大、速度较快、持续时间较长的反向血流,同时可以测到反流频谱。

七、异常下腔静脉

心力衰竭时腔静脉发生扩张,呼吸时腔静脉的内径没有明显的变化,腔静脉的主要分支扩张。

肝脏肿瘤、增大淋巴结或腹膜后纤维瘤可以引起下腔静脉受压。

脊柱畸形、椎旁脓肿(如结核性腰大肌脓肿)或者腹膜后肿瘤(如淋巴瘤)可致下腔静脉向前移位。

八、下腔静脉内的肿块

下腔静脉内边界清晰的、有回声的结构可能由血栓或肾肿瘤延伸所致。卵巢静脉或精索静脉扩张可表现为一条大的与腔静脉平行的静脉管道。如果在腔静脉内显示伴有声影的强回声反射,应该检查临床病史以明确管腔内是否植入滤器。

无论怀疑血栓或肿瘤,术前腔静脉检查估计病变的延伸和长度是很重要的。肾细胞癌、肝癌和肾上腺癌可侵犯腔静脉,如有怀疑,需行下腔静脉造影、CT 或 MRI 检查。

九、四肢静脉血栓

(一)超声显像特点

1.二维超声

(1)静脉管腔内显示实性低回声。

(2)静脉管腔较正常增宽,栓塞以下远端静脉明显扩张,静脉壁搏动消失。

(3)探头加压后管腔不能压瘪。

(4)深吸气或乏氏试验静脉管径无明显变化。

2.彩色多普勒

(1)完全栓塞:血栓处及近心端静脉内无彩色血流显示,远心端彩色血流色变暗(流速减慢所致)。

(2)不全栓塞:静脉管腔较正常增宽,栓塞以下远端静脉明显扩张,静脉壁搏动消失。

(3)血栓再通:亚急性和慢性血栓再通时,血栓内可见持续的细带状迂曲彩色血流束。

3.多普勒频谱

(1)完全栓塞:血栓段及近心端静脉内无血流频谱显示,远心端血流频谱呈持续性,不随呼吸变化,流速减慢。

（2）不全栓塞：下肢静脉内自发性随呼吸变化的血流频谱消失，呈持续的低速血流频谱。

（3）血栓再通：静脉血栓内可检测到低速持续无波动的静脉血流频谱。

（二）临床意义

血栓的各阶段随访观察可以为临床治疗效果做出判断。

1.急性期　指1～2周内静脉管腔内无回声（几小时或几天内）和低回声（几天后）。血栓可飘动，血管管径增宽，压缩性差，彩色血流充盈缺损或中断；多普勒频谱呈低速频谱或无频谱显示。

2.亚急性血栓　数周后血栓回声增强，血栓逐渐溶解和吸收，静脉管径缩小恢复正常；血栓可以再通，彩色多普勒显示血栓内多条纡曲不规则细带状彩色血流，血栓内彩色血流经频谱多普勒检测为持续低速静脉频谱。

3.慢性血栓　数周至数年，血栓呈强回声，边界不规则，与静脉壁回声分界不清；血栓未再通时，静脉壁部分或弥漫性增厚，内膜毛糙；静脉管径缩小，不规则，不易辨认或管腔结构消失，呈索条状强回声；静脉腔闭塞时静脉瓣增厚，活动僵硬或固定，管腔无血流显示，周围显示侧支循环现象，多条不规则细带状静脉彩色血流在静脉血栓处周围显示。

（王有才）

第十章　产科超声诊断

第一节　正常及异常早孕的超声检查

现代超声技术，尤其是经阴道超声成像技术，促进了早孕期胎儿发育的评估水平。孕期应用诊断性超声对于孕妇及胎儿都较为安全。即使在胎儿早期发育的重要阶段，应用高频经阴道探头进行超声检查，亦未发现有不良生物学效应。超声能够提供可靠、标准化的发育评估，并能够鉴别异常妊娠及高危妊娠。目前，敏感的生化分析检查及高分辨率超声成像已使产前诊断具备较高的敏感性和特异性。

另外，三维、四维以及经阴道超声成像技术的应用为我们提供了更加客观和准确的胚胎学及胎儿早期发育的信息，并使胚胎分化过程得以显示。三维超声诊断技术显著地影响了产前诊断。通过从早期妊娠开始观察胚胎的容积形态变化，对于理解在此关键时期内的胚胎发育过程具有非常重要的意义。

一、早孕期超声及 hCG 检查

超声最早由 Ian Donald 在 19 世纪 50 年代应用于产科，此后即成为早期妊娠的主要诊断方法。Bree 等应用经阴道超声在 β-hCG 分别达 1025mU/ml，7200mU/ml 及 10800mU/mlIRP 时可依次观察到妊娠囊、卵黄囊及胎心搏动。19 世纪 80 年代有人提出，在国际单位（U）中第 2 代 IRP 的单位数量值是第一代 IRP 的 2 倍。经阴道超声于 19 世纪 80 年代开始应用，由于探头与盆腔内脏器更加接近，因此可以提供更优质的图像。另外，经阴道超声可以更早应用于早期妊娠检查，图像也更加清晰，且检查时无需患者充盈膀胱，因而可以即时进行检查。但是它也有一定的局限性，部分孕妇可能因其为侵入式检查，担心对妊娠有害而拒绝经阴道检查。由于文化差异及实际应用中的多种因素，经腹部超声目前仍为妊娠期间的主要检查方式。

妊娠的阳性表现在胚胎植入后短期内，第 23～28 天（末次月经）即开始出现。超声最早的检出时间为 32～35d。

早孕期常规超声检查可以准确评估孕周、早期检出严重畸形、诊断多胎妊娠以及筛查染色体异常。检查者对超声局限性的认识不足或者缺乏适当的技术培训均可能导致对患者及医疗工作的严重不良结果。

二、早期妊娠时间

传统的妊娠周期为末次月经第 1 天以后平均 40 周直至分娩。这种孕期计算方法的依据如下。

卵巢周期的排卵前（滤泡）期：卵细胞由卵巢排出至输卵管伞端的时间一般在第 13～14 天。该过程的时间波动一般在 3d 之内,偶尔可至 5~7d。

卵细胞迁移:卵细胞进入输卵管并于 24h 内受精,一般发生于第 14 天。

受精及受精卵迁移:受精卵自输卵管进入子宫底部并植入,一般发生于第 22~25 天。

植入,即胚胎接触、黏附以及穿透子宫内膜的过程,发生于能够进行妊娠的临床诊断之前。胚泡及内膜于受精后第 6 天初次接触,称为同位。同位后胚泡开始黏附于内膜并进行植入。孕妇血滋养细胞 hCG 水平增高,一些较敏感的妊娠相关检验指标呈阳性,上述改变发生于月经未来潮(停经)前的 3~5d。

植入后,囊状的胚胎结构位于绒毛膜内。绒毛膜下层内含卵黄囊及包绕于羊膜腔内的胚盘(早期胚性细胞团)。

三、早孕期超声:正常标识

对早孕期胎儿发育形态学特点进行标准化定义有助于开展早孕期结构异常的超声筛查。

胚胎的正常发育具有按时间顺序的标志性变化,通过超声检查可以观察这些发育变化并鉴别正常或异常妊娠(图 10-1-1)。

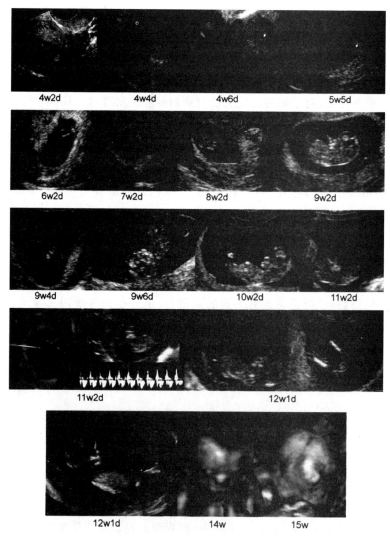

图 10-1-1　二维及三维超声成像跟踪观察早孕不同时期的胚胎及胎儿形态

1.第4周　妊娠最早的相关超声征象包括临近月经期时持续存在的子宫内膜蜕膜反应以及具有血管活性的黄体。在预期月经的前几天,经阴道超声可显示宫腔内的强回声晕环结构,即为典型的小妊娠囊(2~5mm)。孕囊为边缘规则的偏心性球形,朝向宫底。孕囊植入于内膜下缘(中央线状回声),周边被强回声的妊娠滋养细胞包绕。强回声晕环即为包绕绒毛膜腔分布的绒毛。超声最早显示妊娠囊的时间为妊娠第(31±1)天,目前将β-hCG值超过1000mU作为妊娠囊显示的阈值。三维诊断性容积超声成像可从3个垂直平面上观察内膜植入点,从而可以进一步提前诊断时间:末次月经后第27天即可能显示(受精后13d)。

2.第5周　妊娠第5周,绒毛膜囊大小为7~10mm。当绒毛膜囊达9mm时,可显示直径约3mm、内部呈囊性结构的圆形卵黄囊。卵黄囊是妊娠囊内最早出现的结构,为持续存在的球形膜状强回声。

由于卵黄囊在妊娠第5周时即能明确显示,因此是确诊妊娠囊的重要征象。妊娠囊具有如下特征:圆形或卵圆形囊性结构,周边滋养层回声均匀且厚度超过5mm,边缘规则。妊娠囊生长速度约为每天1mm,在第5周末由圆形转变为卵圆形,早期胚胎在高分辨率超声上显示为卵黄囊边缘区域增厚,当胚胎生长至2mm时超声显示为卵黄囊旁的强回声区。实时超声可观察到靠近卵黄囊囊壁处的线状胚胎强回声内部有胎心搏动。此后即可通过M型超声实时测量胎心率。

妊娠第5周与第6周之间,通过测量妊娠囊平均径线是估测孕周的有效方法。妊娠第5周后,胎儿各器官结构逐渐显示。

3.第6周　妊娠第6周中最重要的是胚胎发生。可显示长度为2~4mm的胚芽,可清晰显示胎心活动并测量胎心率,该孕周胎心率约118次/min。虽然胚胎及卵黄囊偏心性地与体蒂连接并固定,但由于羊膜尚未显示,因此两者表现为游离漂浮于羊膜腔内。应用高分辨率经阴道超声检查,妊娠囊平均径线(MSD)达18mm时可显示胚胎,应用分辨率稍低的腹部超声检查,妊娠囊平均径线达25mm时可显示胚胎。

胚胎显示之后应常规测量胎儿头臀长,这是由于妊娠囊的大小不能反映胚胎大小(或胚胎发生),而头臀长则可直接反应胚胎的生长情况。测量方法为自胚胎头顶至尾部测量长度。

在此期间妊娠囊的生长速度约为每天1.15mm,因此,第6周末时其最大径由10mm增至20mm。胚胎的生长速度约为每天1mm。

4.第7周　妊娠第7周头臀长从11mm增至16mm,卵黄囊直径约5mm,由于卵黄管的发育而与胚胎分离。

菱脑发育为钻石形的空腔结构,使胚胎头部及尾部的形态更清晰。脊柱呈平行的强回声线。羊膜腔与绒毛膜腔之间见羊膜结构。脐带也开始显示。

5.第8周　可见胚胎四肢肢芽形态圆钝。胎盘位置及脐带的胎儿腹壁植入位置均可辨别。

头臀长17~23mm,能够观察到前脑、中脑、后脑及颅骨形态。生理性中肠疝可见,呈形态规整、边缘清晰的圆形结构,自脐带腹壁植入处隆起。其外被覆有腹壁,体积多小于7mm,通常在妊娠第11~12周消失。妊娠第8周可显示胎儿侧面、前额及口鼻。胎儿头部体积较大,胎儿侧面、面部、眼眶、口及上下颌部可大致显示,一般至妊娠第10周即可清晰辨别上述结构。

羊膜腔体积增加,脐带及卵黄管延长,可观察到胎儿活动。至妊娠第8周末,应用实时超声检查有时可观察到胎儿在羊膜腔内呈连续起伏波动。

妊娠8周时的黄体一般表现为直径1~3cm的囊性肿物,但其最大直径也可达8cm。黄体通常于中孕期前自然消退。如附件肿物持续至中孕期,最常见的良性肿瘤为浆液性囊腺瘤及良性囊性畸胎瘤。妊娠合并恶性附件肿瘤的风险并不高:<1%。

6.第9周　头臀长23~32mm。卵黄囊位于胎囊周边。胎儿四肢生长,手足部可见但指(趾)仍未显示。胎心率可达每分钟 170~180 次,胎头约占整个胎体的 1/3,颅内可见强回声的大脑镰、脉络丛以及低回声呈心形的大脑脚结构。前腹壁的生理性中肠疝可持续至妊娠第 11 周后消失。胎儿活动更加频繁。

7.第10周   胎儿体积超过妊娠囊空间的 1/3,头臀长 32~41mm,胎儿形态略弯曲。侧脑室内填充脉络丛并成为颅内最显著的结构。

妊娠第 16 天开始胎心结构发育并于妊娠第 10 周完成。胎儿颅后窝内可见枕大池及小脑结构,颅后窝发育通常于妊娠第 16 周完成。妊娠第 10 周末可大致显示心腔内的心脏瓣膜结构,妊娠第 11 周后显示更清晰。

妊娠第 10 周末腹腔内有时可见内含少量液体的胃泡结构。

四肢节段及手足均可清晰显示。

8.第11周   妊娠第 11 周胎儿头、颈部继续发育。壁蜕膜与包蜕膜融合,此时胎儿占据羊膜腔 1/2 的空间。头臀长超过 42mm,妊娠 13 周时可达 76mm。

妊娠第 11 周开始可对胎儿结构进行更细致的观察,包括颅脑、心血管系统、消化系统及泌尿系统。中肠疝回复至腹腔内,胃泡、膀胱、双肾及胎儿指、趾均可显示。

9.第12周   妊娠第 12 周胎儿颅骨形态完整。可观察胎儿面部及腹部结构。手足部发育完成,可以计数指、趾的数目。

四、早孕期超声的异常征象

胎儿死亡、空妊娠囊及妊娠囊与胚胎发育不相称均为早孕期胎儿发育异常征象。经阴道超声有助于判断妊娠预后并发现早孕期并发症(图 10-1-2、图 10-1-3)。

图 10-1-2   早孕异常超声表象

A.妊娠合并假妊娠囊(萎缩卵);B.经阴道超声显示羊膜囊及卵黄囊,未见胚胎,即早孕期胚胎停育的表现;C.稽留流产。胎儿小于孕周且未见胎心搏动

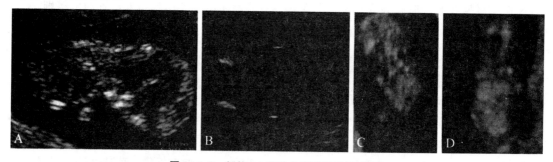

图 10-1-3   妊娠 10 周胎儿颈部透明层增厚

胎儿二维超声 A.欠状面;B.横切面;C.D.胎儿三维超声表面成像

约 40% 早期妊娠发生流产,大部分发生于妊娠 30 天内。流产(自然流产、先兆流产、完全流产、不完全流产、难免流产、稽留流产)可能病因不明,或者继发于形态及染色体异常、感染、结构缺陷、内分泌因素、免

疫因素以及母体系统性疾病等。流产的发生风险随孕期增加而降低。如妊娠 5 周的流产率为 15％～30％，妊娠 9 周后降至 5％以下。同样，头臀长<5mm 时，流产风险约为 8％，头臀长>10mm 时流产风险降至 1％以下。

稽留流产时胎死宫内后未发生流产，因此无法探及胎心搏动，彩色或能量多普勒显示胎儿体内无血流信号。胚胎停育或假妊娠时胚胎未正常发育或在妊娠早期停止发育而无法显示。因此超声检查仅显示妊娠囊，伴或不伴卵黄囊结构。头臀长达 4～10mm 时应显示胎心搏动。

胎心率缓慢并<85/min 时，胎儿预后较差。应于 1 周后复查超声以排除胎死宫内的可能。妊娠 5 周左右妊娠囊直径>12mm 时应显示卵黄囊。妊娠囊直径>20mm 时如未显示胚胎结构，应于 1 周后复查以明确胎儿发育情况。

卵黄囊的超声表现也可预测妊娠预后。出现下述征象有自然流产风险：卵黄囊消失，卵黄囊体积过大（>6mm）或过小（<3mm），形态不规则或退行性改变（钙化或透声变差）。

早孕期出现宫内血肿也有发生流产的风险。血肿的大小和位置对于妊娠预后的判断非常重要。血肿根据位置不同分为胎盘后方，绒毛膜下、边缘及阴道上方。其中胎盘后方血肿流产风险最高。胎盘后方或中央型血肿的预后最差，而阴道上方血肿导致流产的风险较低。文献报道宫底部血肿引起自然流产或早产的风险要高于阴道上方血肿。

（一）早孕期超声判断胎儿性别

妊娠 12～14 周应用超声鉴别胎儿性别准确率较高。随着孕周增加，性别鉴定的准确率由妊娠 11 周的 70.3％升高至妊娠 12 周的 98.7％，妊娠 13 周时可达 100％。男性胎儿生殖结节与头臀长水平线之间的夹角显著增大。

检查生殖器官一般采用正中矢状切面。测量生殖结节与自腰骶部皮肤表面延伸水平线之间的角度。男性胎儿通常夹角>30°，女性胎儿生殖结节平行或接近平行于（<10°）水平线。夹角在 10°～30°者判断性别困难。

（二）早孕期颈部透明层检查

早孕后期胎儿超声检查可兼顾筛查及诊断。妊娠 11～14 周，胎儿头臀长 45～84mm 时，矢状切面可观察到胎儿颈部后方区域皮下的透明层。测量颈部皮肤与颈椎前方软组织之间的最大厚度，即为颈部透明层（NT）。

胎儿医学基金会提倡在 11～13 周通过颈部透明层或将颈部透明层与孕妇血清生化指标结合进行唐氏综合征检测。

大量研究结果显示颈部透明层筛查可检出 80％的异常胎儿，筛查阳性率约 5％。将颈部透明层与孕妇血清 β-hCG 及 PAPP-A 等生化学指标结合可将检出率增加至 90％。通过结合胎儿鼻骨及三尖瓣反流筛查，检出率可至 90％，且假阴性率由 5％降至 2.5％。

（三）早孕期胎儿超声心动图检查

妊娠 11～14 周即可进行胎儿超声心动图检查。经胎儿胸部横切可显示正常胎儿四腔心切面：心脏方位；心脏大小及心轴的位置。

彩色多普勒超声有助于更好地显示流出道，观察正常心脏循环及肺静脉回流。

（四）早孕期多胎妊娠及绒毛膜性判断

妊娠 6 周后两个妊娠囊清晰显示时即可诊断双胎妊娠。可判断多胎妊娠的单绒毛膜或双绒毛膜，妊娠囊以及胚胎。妊娠 8 周后经腹部超声检查不应漏诊双胎妊娠。

在早孕早期应用超声判断绒毛膜性更为容易。妊娠 10～14 周应用超声检查也可准确判断绒毛膜性，观察到"人"征时可诊断双绒毛膜双胎妊娠(阳性预测值100%),观察到"T"形征时可诊断单绒毛膜双胎妊娠。

五、结论

目前,在妊娠早期,胚胎着床后短期内即可观察宫内情况。

超声的高分辨率、安全性以及操作便捷等特点使之成为早中孕期产前筛查及诊断的首选及常规影像学检查方法。经阴道超声成像是早孕期产前诊疗的重要变革。与经腹部超声相比可以更早地诊断早期妊娠,并更早为受检者提供胚胎发育的信息。

早孕期超声检查可以准确估测孕周,早期准确判断多胎妊娠属性,早期诊断致死性胎儿畸形并筛查染色体异常。超声检查的这些优势促使卫生部门推荐在早孕后期进行常规超声检查。

(郭 斌)

第二节 基本生物指标的超声测量

"生长"这个词被定义为生物体的细胞或细胞基质在数量上的增多(增生)或在体积上的增大(肥大)而导致生物体体积增大的过程。而"发育"这个词应被理解为生物体的器官及其调节机制逐渐有正常功能的过程。

胎儿的生长是由内在潜力决定的,这个内在潜力主要由遗传控制,也受一些外在因素影响。在超声发展之前,胎儿的生物学指标测量主要由放射学技术完成。

超声技术的进步使测量长骨、身体不同部分尤其是脏器成为可能,通过测量这些参数可以回答以下3个非常重要的问题。

(1)胎儿的胎龄是多少?

(2)胎儿的大小是否与孕周相符?

(3)胎儿是否畸形?

胎儿生长曲线及生长表格的使用更利于在整个妊娠期跟踪测量胎儿,包括评估胎儿生长发育的各种改变。因为生长受限的胎儿有着更高的患病率和死亡率。生长曲线和生长表格适于受研究人群,而且是通过纵向研究而非横向研究得出,这一点非常重要。

为了能准确估计孕周,应该应用多种不同的测量指标。胎龄应该从排卵之日算起,而月经龄应从末次月经(LMP)的第1天开始算起。孕龄是从理论排卵日期算起再加上2周,这个算法比月经龄更准确,因为它排除了因月经过少或排卵延迟引起的计算误差。孕周也是计算完整的周数。

大多数孕龄(GA)表都是用正常月经第1天开始计算的周数和天数(比胎龄多15d)。所有测值都是以毫米为单位,而不是以厘米为单位。

超声评估孕周

1.头臀长(CRL) 超声测量胎儿生物参数的基本要求是对孕周的评估尽可能准确。所以,早孕时应进行超声检查,通过测量头臀长(CRL)评估孕周。CRL是一个在妊娠早期即可测量的很灵敏的参数,是测量胚胎的最长径,但测量时不包括四肢和卵黄囊。孕 6 周时即可观察到卵黄囊,但胚胎需要在卵黄囊出现后 3~7d 才能经阴道超声观察到,而且应当测量 3 次取平均值。

CRL 用于估计孕周非常准确,这是因为在早孕期胚胎快速生长,很少受到疾病或畸形的影响,所以胚胎长度与孕周有着非常密切的相关性。但在 10~12 孕周后.因为胚胎身体开始屈曲生长,所以 CRL 对孕周的估算就不是很准确了。

早孕期测量 CRL 最常犯的错误是将卵黄囊也测量在内。胎儿在 6~14 孕周期间生长非常迅速,所以准确性很高。因此,用 CRL 估算孕周时,对于 95% 的胎儿来说最大的误差就是 GA±5d。孕 6 周时测量 CRL 应采用经阴道超声,孕 7 周后可以用经腹超声测量(图 10-2-1)。

但是,不同学者使用不同方法(经腹或经阴道超声)测得的结果没有统计学差异。多数学者发现不同种族和性别间没有统计学差异。

在孕 6~12 周期间,CRL 呈指数增长,之后 CRL 又呈线性增长(图 10-2-2)。

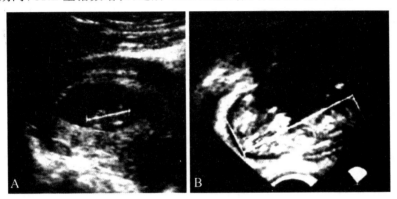

图 10-2-1　CRL 测量

A.经腹超声测量 CRL;B.经阴道超声测量 CRL

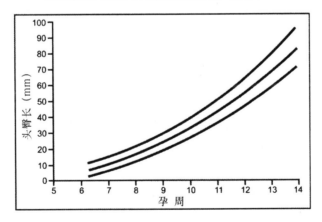

图 10-2-2　胎儿头臀长与孕周的关系

胎头、躯干及四肢,脐带和卵黄囊均可见

近年来,三维(3D)和四维(4D)技术的发展使我们能够看到胚胎更细微的结构及胚胎外结构(图 10-2-3)。

2.双顶径　检查者需要做一系列切面的扫查以找到胎儿的长轴切面。然后将探头旋转 90°,再调整一定角度,这样声束就可以通过胎头的水平切面。由此得到的一系列平行切面是识别颅内标志性结构非常重要的切面,不但可以用于评估胎儿的大小,还可以评估胎儿头部形态是否异常。这些标志性结构包括脑中线、透明隔腔、丘脑及颅后窝池。如果这 4 个结构都包括在内,那么这个切面就可以测量双顶径(BPD)、枕额径(OFD)和头围(HC)。确定合适的切面后,就可以按停帧键进行测量。

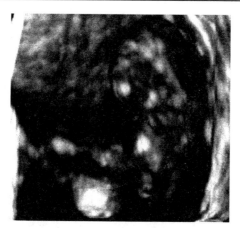

图 10-2-3　3D 显示 8 孕周的胎儿

以往,双顶径(BPD)是用来评估孕周的第 1 个参数。它在 12～28 孕周评估胎龄最准确。双顶径应在丘脑水平测量,从一侧颅骨外侧缘测量到另一侧颅骨内侧缘(图 10-2-4)。

测量切面如果没有显示丘脑的最大切面,可能会使 BPD 测值偏小,以至于低估孕周。超声检查者应记住胎头有时可能会变扁或拉长(长头),尤其是胎儿臀位时,导致 BPD 测值偏低。这时,可以应用头颅指数(CI)。CI 是 BPD 除以枕额径(OFD)的商,正常范围在 0.75～0.85。当 CI 接近可信区间的边界值时,则不应使用 BPD 评估孕周。

枕额径(OFD)是通过测量胎头与 BPD 垂直的最长径来评估胎头大小的。另一个重要的测量参数是头围(HC),可通过测量头部外缘周长得到。Shields 及其同事通过假设头部双顶径切面是椭圆形的,发现 HC 可以由 BPD 和 OFD 计算得出,计算值和直接测量 HC 的值相近。

如前所述,胎头形状是可以改变的,如长头(BPD 与 OFD 的比值<0.75)型在约 8% 的胎儿中可出现,在臀先露胎儿中更常见。HC 是唯一不受胎头形状影响的测量参数,而且因为测量部位均相同,所以可以在出生前后直接比较 HC 测值。

3.腹围　腹围(AC)是被明确界定的胎儿躯干切面,因为它可以反映肝的大小,如果生长有异常肝大小会有所改变。超声检查者可以先得到通过胎儿脊柱和主动脉的长轴切面,主动脉纵切面比脊柱纵切面更好,因为主动脉比脊柱宽径窄。然后将探头旋转 90°得到包含脐静脉和胃泡的横切面,这些标志性结构可以在一系列切面显示,但是正确的切面应该是脐静脉入肝门脉系统处在中心部,而且是和胎儿纵轴约呈40°的切面。在得到满意的切面后,就可以沿着腹部外缘测量周长了(图 10-2-5)。

和 HC 一样,AC 通过测量两个垂直径线计算得出的值和直接测量周长的值相近。

AC 是评估胎儿体重非常重要的参数,给临床医生提供了有关胎儿生长的非常有价值的信息;通过腹围可以评价胎儿大小是与孕周相符(AGA),还是胎儿宫内生长迟缓(IUGR),抑或是大于孕周(LGA)。在有早产、臀先露、糖尿病以及既往有剖宫产史等情况时,评估胎儿体重有着非常重要的临床价值(图 10-2-6)。

因此,有很多不同的公式用于计算体重,但是多数都会高估低体重儿(<1550g)的重量,或是低估高体重儿(>4000g)的重量。尽管不同的学者采用不同的方法都得到相似的结果,但是同时包含 AC.HC 和 FL3 个参数的公式被认为是最适合的,而且是结果最一致的。可能是因为这 3 个参数包括了胎儿最主要的 5 个元素(大脑、躯干、骨骼、肌肉和脂肪)。最受推崇的公式由 Hadlock 及其同事提出:$\log_{10}$体重 =1.326＋0.107(HC)＋0.0438(AC)＋0.158(FL)－0.00326(AC×FL)。

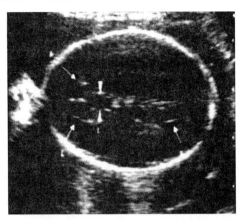

图 10-2-4　BPD 在丘脑水平测量

从一侧颅骨外缘测量到另一侧颅骨内缘

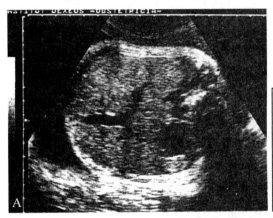

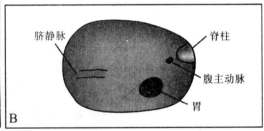

图 10-2-5　超声测量胎儿腹围

A.超声图示测量 AC 的切面;B.示意图显示图 A 中的标志性解剖结构

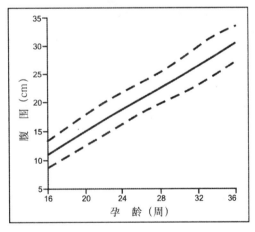

图 10-2-6　腹围随着孕周增加而增长

通常,HC 与身体其他部位的比值随着孕周增加而减小。经常使用的比值包括 HC/AC、BPD/FL、FL/HC 和用于评估肺发育不良的胸围 TC/AC。最常使用的是 HC/AC,用来鉴别对称性发育异常和非对称性发育异常。

4.股骨长(FL)　股骨长是与产后头足长测量密切相关的参数,所以也是反映胎儿长度和孕周的最好的间接指标。

测量股骨长时,应该先得到胎儿长轴切面,股骨显示为一个单独的长骨,股骨两端清晰可见。旋转探头直到可以显示股骨的最长切面。在股骨干的两端测量其直线长度,但是两端的骨骺不应在测量范围内(图10-2-7)。

应反复测量3次,而且3次测值应相差<1mm,以股骨两端清晰可见的最长测量径线作为最终的股骨长(图10-2-8)。

股骨长也是能准确评估孕周的重要参数,因为其变化范围不如其他参数大。FL从12孕周后就可以很容易测量了。

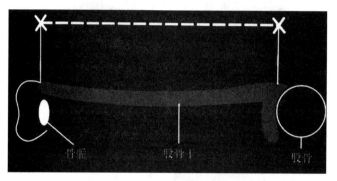

图 10-2-7　FL测量应在股骨干两端之间,不包括远端的骨骺

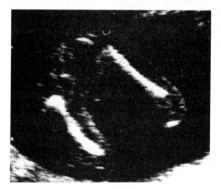

图 10-2-8　超声显示股骨长,股骨两端均清晰可见

（郭　斌）

第三节　超声推算年龄

一、准确评估胎龄的重要性

在高风险和低风险妊娠的处理中,准确评估胎龄都是最基本的。特别是无论母体特征如何,不确定的胎龄都与妊娠不良结局相关,包括低出生体重、自发早产、围生期死亡率等。进行适当的治疗决策和最佳的产科护理都需要对孕龄的准确评估。如早产及过期妊娠的正确诊断和治疗需要精确地估算胎龄,许多正常妊娠被误诊为早产或过期妊娠。一些不必要的检查和莫须有的干预措施,如胎儿监护和对疑为过期妊娠的病例行诱导引产,可能会增加孕妇和新生儿的发病率。除此之外,若误判为早产,可能需接受本可避免的昂贵的住院治疗费用以及过度的具有潜在危险的药物治疗(包括抑制分娩治疗)等。Kramer 等的一项研究评估了超过 11000 例行孕早期超声的妊娠妇女,若仅按月经时间推算,其中约 1/4 被诊为早产的婴儿和 1/8 被诊为过期产的婴儿是被误诊的。精确地推算孕周也可以帮助产科医生向有急迫早产风险的孕妇恰当的咨询新生儿可能的预后。

准确知悉胎龄对于评估胎儿生长发育及检出宫内发育迟缓也是非常重要的。在晚孕期,通过比较宫底高度测值和已知的胎龄,可有助于判定胎儿生长发育是否正常。此外,确定孕周对于安排介入诊断检查如绒毛取样和羊膜腔穿刺术等是必要的,因为恰当的时机关系到操作的安全性。准确的孕龄对于解释血清生化筛查的结果也非常重要,有助于避免因计算错误而导致孕妇过度紧张以及过多的介入操作,而这些可能会增加流产的风险。评估胎龄对于指导患者是否选择终止妊娠也是极其重要的。

二、根据 LMP 推算胎龄

传统上以末次月经(LMP)第 1 天作为参比标准,预计分娩日期是 280 天后。预产期(EDC)也可以通过 Nagele 法则计算而得,将正常末次月经第 1 天的月份减 3 个月,日期加 7 天。但是根据月经周期计算胎龄有其内在的问题。问题之一是卵泡期的长短不一,许多孕妇的月经周期不规律。Walker 等以黄体激素水平作为一项生化指标评估了 75 个排卵周期,发现 LMP 后发生排卵的时间范围很宽:8～31d。Chiazze 等从 2316 例妇女中记录了超过 30000 个月经周期,发现仅有 77% 的妇女平均周期在 25～31d。使用月经史的另一个问题是许多妇女并不常规记录或者不记得 LMP。Campbell 等的研究显示,在超过 4000 例妊娠妇女中,有 45% 不能确定 LMP,原因有记忆模糊、月经周期不规律、早孕期出血、怀孕前 2 个月内服用口服避孕药等。

三、临床推算胎龄的其他方法

临床评估胎龄的其他方法包括估测子宫大小、胎动的时间、宫高的测量等。但是这些临床方法常不够理想。Robinson 等发现仅靠双合诊检查判定子宫大小会使评估不准确,30% 的患者误差超过 2 周。同样,测量宫高也不能可靠地预测胎龄。Beazly 等发现对于中晚孕期任何宫高测量判定胎龄的变异达 8 周。此外,胎动感或最初感知胎动在不同孕妇间有很大差异。虽然这些方法可能是有用的辅助方法,但是作为唯一手段来精确的判定孕龄是不可靠的。

四、超声评估胎龄

近年来,超声评估胎龄成为产科工作的重要组成部分。相应的,预测胎龄也是产科超声的重要部分。自 A 型超声时代起,胎儿生物统计学就已被用于预测胎龄。目前,超声评估根据胎儿测量的计算得来,可作为胎龄的间接指标。过去 30 年间,有许多关于胎儿生物学参数和胎龄关系的公式问世,并且证实早期的产前超声是确定胎龄的客观准确的方法。

(一)早孕期超声

超声评估胎龄在早孕期最准确,在这一时期,胎儿大小的生物学变异最小。妊娠囊是最早期的明确的妊娠超声征象。既往,妊娠囊大小和体积曾被作为评估妊娠的一种方法。在超声上妊娠囊表现为子宫内膜腔内充满液体的囊、周围环绕明亮的有回声晕环,即发育的绒毛。经阴道超声检查,最早可在孕 5 周显示妊娠囊。最近研究显示,根据妊娠囊测值推算胎龄并不可靠,预测误差可达 2 周。另一个不准确但是经常使用的方法是超声观察到不同的发育结构的时间。孕 5 周时可显示卵黄囊,这是超声探测到的最早的胚胎结构,可早于胎芽被观察到。孕 6 周末时,可以检出胎芽及胎心搏动。约在孕 8 周时,可以观察到肢芽和中肠疝。但是,这些发育标记仅能粗略估算实际胎龄。

1973 年,Robinson 报道根据头臀长(CRL)确定胎龄。此后,超声仪器、技术和预测公式都有了长足进步,实现了快速精确地测量头臀长并推算预测胎龄。为得到最佳结果,应取胎儿长轴切面。测量胚胎最大长度,测量光标置于胎儿头部和臀部。应充分测量 3 次 CRL,取平均值用以计算胎龄。许多医学文献都详细说明了 CRL 测量的准确性,特别是在早孕期安全地预测胎龄,最大误差是 3~5d。

总之,早孕超声是评估胎龄的有用且可靠的方法。尤其是早孕期超声测量 CRL 是估算胎龄的最佳参数,它与实际受孕日期之间的准确度差异<5 天。

(二)中孕期超声

尽管孕 18~20 周常规超声历来都有争议,但是目前美国大多数产科医生均进行这一检查。除了筛查胎儿畸形外,超声推算胎龄也有临床意义。它减少了过期妊娠和早产的诊断率,从而降低了抑制分娩药物的使用。另外,孕周不确定与较高的围生期死亡率有关,并增加了低出生体重儿和自发早产的发生率。

超声参数选择适当的参数推算胎龄的必要条件是:被测结构的生物学变异较小、随孕周快速生长、测量的重复性高。以前,双顶径(BPD)被认为是计算胎龄的可靠方法。双顶径是最早应用于临床中孕期推算胎龄的胎儿参数,而最近的研究评估了其他一些生物统计学参数的应用,包括头围(HC)、腹围(AC)、股骨长(FL)、足长,耳朵大小、眼距、小脑横径等。Chervenak 等的大规模研究评估了体外受精而知道受孕日期的妊娠,研究认为:相对于其他通常使用的参数,头围是预测胎龄的最佳指标(表 10-3-1)。这一结论和 Hadlock.Ott 及 Benson 等的结论一致,他们也在不同人群中比较了 HC、BPD、FL 和 AC 的预测性能。

头围测量平面应与顶骨垂直,横贯第三脑室和丘脑。该平面也应显示平滑对称的颅骨以及透明隔腔。测量光标应放置在颅骨外缘,调整计算机生成的椭圆形轨迹以包围胎头,但不包括头皮。双顶径可以在同一平面测量,测量光标应放置在近场颅骨的外缘以及远场颅骨的内缘。虽然双顶径与头围高度相关,但由于头型的变异较大,故作为预测胎龄的指标仍不够精确。

联合使用多个参数可以提高估测胎龄的准确性。合并使用 HC 以及另一个参数(AC 或 FL),或合并使用 HC 及另外两个参数(AC 和 FL)在推算胎龄时较单独使用 HC 略有优势。表 10-3-1 列出了使用不同的生物统计学参数的相对误差。多参数联合使用也降低了特殊情况的影响,如由于生物学现象(先天性异常或生长变异)或测量单一结构的技术误差。但是联合使用多个参数,仍要非常注意取得标准测量平面图像,并恰当的放置测量光标。例如,测量 FL 时,应显示股骨的长轴切面,仅测量骨干及近端股骨干骺端的骨化部分。虽然测量并不包括近端骺软骨(未来的大转子)和股骨远端骺软骨(未来的股骨内侧髁和外侧髁),但是测量切面应显示这些结构,以保证能测量到整个骨干,避免测量时出现较大误差。同样,应恰当的测量 AC 以准确的推算孕周。腹围测量平面为略高于脐的最大腹部横切面,可显示肝、胃、脾以及门静脉左右支的汇合处。

表 10-3-1　中孕期不同胎儿参数推算胎龄比较

生物统计学参数	随机误差(天)
HC	3.77
AC	3.96
BPD	4.26
FL	4.35

生物统计学参数	随机误差(天)
HC+AC	3.44
HC+FL	3.55
HC+AC+FL	3.35

多数现代超声仪器配备有电脑软件,可以基于测量值自动计算出预测的胎龄。根据一个较大样本量体外受精的14～22周单胎妊娠的研究,Chervenak等使用逐步线性回归得到了一个推算胎龄的最佳公式,预测胎龄和真实胎龄之间的标准差(SD)为3.5d。将此公式与38个以前报道的公式相比较,几乎所有公式的预测差值均在1周以内,提示中孕期使用胎儿生物统计学测量在不同的研究人群和机构中推算胎龄都是可行、准确的。临床上,当月经周期和中孕期超声测量预测的胎龄差值＞7d(2倍标准差)时,应以测量预测值为准。

最近,有学者发表了一项研究,根据试管婴儿妊娠的病例,评估和比较了早孕期及中孕期超声推算胎龄的准确性。数据显示:早孕期和中孕期根据CRL或生物学测量推算胎龄的系统误差及随机误差差异均较小。按照这一组已知受孕日期的数据,95%的病例超声推算胎龄误差在早孕期＜5d,在中孕期＜7d。这一数据进一步确证了Wisser等和Chervenak等关于早中孕期超声检查推算胎龄的精度的观点。

(三)晚孕期超声

在早中孕期,超声被证实可有效评估胎龄,但是晚孕期超声的准确性欠佳。生物学变异是影响推算胎龄准确性的一个主要因素,而且该变异随妊娠进展明显增加。Doubilet和Benson评估了一组妇女晚孕后期的超声结果,她们也进行了早孕期检查,研究发现推算胎龄的差异可达3周甚或以上。因此,即使使用晚孕超声推算胎龄,也应非常谨慎。

(四)多胎妊娠

为准确预测胎龄,由单胎得到的预测公式也可以应用于双胎和三胎。Chervenak等通过多元线性回归来确定多胎妊娠的最佳预测公式。在双胎妊娠,两个胎儿预测孕龄的均值是最佳的,是最准确的结果。将两个胎龄取均值的方法是合理的,因为双胎间生物学和测量的变异总和大于双胎的平均体积相对于单胎的减小。相反,使用双胎中的最大或最小预测值比使用平均值预测的系统误差略大。在三胎妊娠中,三胎中最大和最小的胎儿预测胎龄平均值加1天,为推算胎龄最准确的方法。

正如所料,由于预测公式来源于单胎妊娠,对于双胎或三胎妊娠的胎儿预测偏差稍大。但这种不准确也可以部分代偿,即多胎妊娠的预测基于更多的信息,也就是说测值数量是单胎妊娠2倍或3倍。由于在中孕期单胎妊娠和多胎妊娠的生长速度相似,因此,使用单胎孕龄公式预测胎龄的不确定性差异较小。事实上,通过已知受孕日期的试管婴儿,曾有一组研究数据证实:预测双胎或三胎胎龄的准确性与单胎妊娠类似。

五、选择预产期

受孕日期非常明确时,如试管婴儿的病例,不应按照超声结果改变预产期。但这一情况也时有发生。在早孕期,如果按照LMP推算的预产期(EDC)较超声测量CRL推算的预产期大5d,则应调整为超声推算的预产期(图10-3-1)。在中孕期,应联合使用生物统计学参数(包含头围)以推算预产期。如果中孕期预测差异＞7天,在没有畸形和严重发育迟缓的前提下,应以超声推算为准(图10-3-2)。事实上,也有一些学者认为每个病例在早、中孕期都应以超声参数测量推算为准。

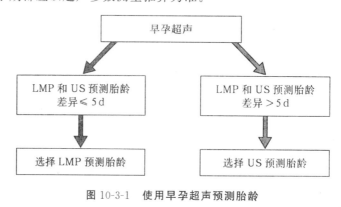

图 10-3-1　使用早孕超声预测胎龄

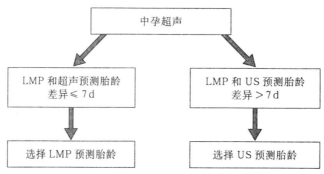

图 10-3-2　使用中孕超声预测胎龄

一个最常见且严重的错误是,计算胎龄时基于中孕超声或以后的超声检查调整预产期。超声预测孕周的精确性随孕周增加而下降。如果 LMP 和临床结果提示与早孕期超声推算的胎龄差异在 5 天内,或与中孕期超声推算的胎龄差异在 7d 内,则不需进一步检查。如果差异超出上述范围,则应该调整预产期。然而,随着妊娠的进展,没有必要根据以前的超声检查改变预产期。如果两次超声检查推算的胎龄有差异,则应考虑宫内发育受限(IUGR)、巨大儿或其他可能的病理情况。

超声检查推算胎龄的不足:

近年来,超声图像质量的进步以及精确的生物测量学公式的广泛应用,都极大程度地提高了临床医师计算胎龄的能力。但是,运用超声推算胎龄仍离不开优质的超声检查技术。每个生物统计学指标都获得清晰精确的图像非常重要。遇到难以获得良好的测量切面、孕妇或胎儿运动、仪器敏感性设置或测量光标放置等技术困难时,评估的误差会增加。如果某一生物统计学指标没有清晰显示或难以测量时,最好使用另外的参数,而不是纳入不满意的测量值。另外,对每个参数测量多次并取平均值,有助于更精确的计算胎龄。

六、结论

产科工作中知悉胎龄相当重要。最佳评估需要产科医生针对病人具体情况作出良好的判断。因为临床数据诸如月经周期或子宫大小常不可靠,因此产科医生应在孕早期确定评估胎龄的最准确参数。超声是在早中孕期评估胎龄精确、有用的方法,它作为产前护理的常规组成部分,可以极大的影响产科治疗并改善产前护理。

（朱小双）

第四节　胎儿的生长发育

胎儿的生长发育受遗传物质调控，同时受多种因素的影响，包括母亲的体重指数、患病情况（糖尿病、严重贫血、先兆子痫等）、胎儿的并发症（宫内感染、畸形及染色体异常）。另外胎盘的血供情况也会影响正常胎儿的发育，造成宫内发育迟缓或者发育过速（巨大儿，出生体重＞4500g），可导致母婴多种并发症。确定胎儿生长情况并估算其体重，对指导临床干预有重要意义。

很长时间以来，临床医生依据出生体重衡量其生长发育情况，根据孕周来制订标准体重的范围。体重低于标准范围10分位数的胎儿确定为小于胎龄儿，小胎龄儿较正常胎儿的围生期患病率、死亡率均增高。而低体重儿与宫内发育迟缓明显相关。

根据出生体重可以将低于正常体重的新生儿分为以下几类：＜2500g称为低体重新生儿，＜1500g称为极低体重新生儿；＜1000g称为超低体重新生儿。但是这种分类评估胎儿的预后必须等到出生后，且与孕周密切相关，而后者往往不能精确估算。所以仅通过这种方法不能区分某些生长迟缓胎儿或者早产儿。

在应用超声进行胎儿测量后，可以对宫内胎儿的生长发育状况进行监测并对体重进行估算。

一、胎儿超声测量

通过超声仪器可以较方便地观测胎儿结构。如头围双顶径（BPD），腹围（AC）和股骨长（FL）这些指标可以用来计算胎儿体重。可以由同一操作者或不同操作者重复测量使结果更加准确可信。

但是由此估测胎儿体重结果不太令人满意，不一致率高达7.5%～10%。而且精确估测胎儿的体重也存在较大局限性，尤其是评估巨大儿时。如当实际体重为800g时，估计值可以在720～880g，此时误差是较小的；而当实际体重为4500g时，估计值可以在4050～4950g，因此对大体重儿的估测误差可以达到15%。

可以用表格列出不同孕期胎儿结构的测量（双顶径、腹围、股骨长），并用标准差或百分位数标示出正常值的范围。需要注意的是标准值需要建立在本地区胎儿的平均水平上，不同种族、不同民族的胎儿标准值不同。为了减少误诊的发生，需要建立有针对性的生长曲线表格。

胎儿腹围是衡量胎儿生长发育敏感性和特异性较高的指标。

在正常情况下胎儿测量比较简单，可以在10min内完成。

二、宫内发育迟缓

由于很难在出生前准确地衡量胎儿大小和生长发育情况，一段时间内低体重儿（SGA）被认为和胎儿宫内发育迟缓（IUGR）是同义词。产科超声和胎儿测量的临床实践已经彻底改变了对胎儿发育病理生理状况的理解，因此，宫内发育迟缓的定义发生了改变。现在，宫内发育迟缓定义为胎儿未能达到其生长潜能，所以低体重儿用于描述新生儿，而宫内发育迟缓用于描述胎儿。约8%的胎儿会出现宫内发育迟缓。衡量胎儿的生长潜能需要确切的知晓胎儿的孕周，并和胎儿以后的生长发育趋势相比较。即便是在月经周期规律的孕妇依照末次月经估算的孕周也有20%的不准确。最好的标准是早孕时测量的头臀长及20周之前测量的双顶径。若任何指标偏离了生长曲线均需要重复超声测量。每次的检查间隔＜2周，每例胎儿的检查都有其特异性。事实上影响围生期预后的是胎儿生长受限,并非胎儿体重和大小,尤其是在晚孕期生长受限的胎儿其体重可接近正常,有的甚至高于50%,但仍会有宫内缺氧的表现。

因此,胎儿和新生儿体重已经失去了预测胎儿围生期状态的价值。实际上根据超声测值和出生体重可将胎儿分为3种:正常小于胎龄、宫内发育迟缓——小于胎龄和宫内发育迟缓儿——适于胎龄(IUGR-AGA)。

诊断IUGR的第一步是适时发现生长受限。临床工作中需筛查宫内发育迟缓,50%的宫内发育迟缓胎儿出生前不能诊断,30%的胎儿出现高危状况。50%左右的宫内发育迟缓的胎儿超声显示32周后生长受限,27%的胎儿存在慢性宫内缺氧。因此建议28~30周和34~36周进行胎儿的超声测量。

需强调的是,生长受限并非异常状态。宫内发育迟缓预后不良的原因在于慢性胎儿缺氧,其发生率为30%~35%,是由于胎盘血管梗阻影响母婴物质交换。首先是营养物质减少(造成生长发育受限),接着是供氧量减少和酸血症。因此,诊断宫内发育迟缓之后需要评价母婴物质交换状态和胎儿对缺氧的反应。

产科超声检查特别是多普勒超声可以达到此目的。通过研究脐动脉和胎儿动脉的血流动力学改变,可以监测胎儿慢性宫内缺氧的原因和结果。搏动指数可以衡量胎盘血管床的梗阻情况。这是检查胎盘功能的较好指标。有证据表明运用该项指标在高危妊娠如宫内发育迟缓中可以明显改善预后。

胎儿通过血流的再分配来适应缺氧的环境,所以研究胎儿动脉的血流动力学改变可以得到诊断和预后的相关信息,有助于指导临床干预。

宫内慢性缺氧可以作为指导临床干预的一项严格指标时,还要结合其他指标(低体重胎儿生物物理状态,胎儿心脏情况和胎肺成熟度)来确定出生时间。

排除胎儿慢性宫内缺氧时,70%的胎儿不需要紧急干预。

三、巨大儿

巨大儿体重标准为出生体重≥4500g。疑诊巨大儿可以依据胎儿估测的体重。巨大儿增加了肩难产率及埃尔布(Erb's)瘫痪的发生率。肩难产的发生率占巨大儿的0.6%~1.4%。数值存在差别的原因是缺乏肩难产的统一定义。

为了避免阴道分娩的肩难产和Erb's瘫痪,已有超声测量值诊断的巨大儿需要适时采取剖宫产。但是胎儿体重估测并不准确,尤其是对巨大儿的判断。使用Hadlock表格对体重>4500g的胎儿估测的平均误差达13%(高估或低估)。如将体重4500g作为进行剖宫产的阈值,将有不少体重低于4500g的胎儿进行剖宫产。体重低于4000g的胎儿也会出现肩难产或者Erb's瘫痪,因此目前尚无统一的选择剖宫产的胎儿体重阈值。尽管肩难产的评分也参考了估测的胎儿体重,但是结果不尽理想。

总之,胎儿测量和胎儿体重的估算对巨大儿的临床干预及防止母婴不良预后意义有限。

四、结论

胎儿的超声测量可以为临床干预提供基本的支持。早期进行超声测量可以更确切的知晓孕周。了解胎儿生长和宫内发育迟缓的特征十分重要。彩色多普勒超声的检查可以协助临床医生区分单纯宫内发育迟缓的胎儿和慢性缺氧或酸血症的胎儿。据此制订围生期的干预计划。但是对于巨大儿的超声测量和体重估计临床应用尚有限。

(朱小双)

第十一章　脑与脑血管的 MRI 诊断

第一节　头颅检查方法与颅脑正常解剖

一、头颅检查方法

1.线圈的选择及体位　选用头颅专用线圈。采用标准头部成像体位,受检者仰卧于检查床上,头先进,双手置于身体两侧,头置于头托架上,肩部必须靠近线圈,两眼连线位于线圈横轴中心,对准"十"定位灯的横向连线,头颅正中矢状面尽可能与线圈纵轴保持一致并垂直于床面,对准"十"定位灯的纵向连线,尽可能保证患者左右对称。

2.颅脑常规扫描方位

(1)横断面(轴位)扫描:以矢状面和冠状面定位像作参考,设定横断面的具体扫描平面。在冠状面定位像上,使横断面层面平行于两侧颞叶底部连线,以保证图像左右侧的对称性;在矢状面定位像上,标准横断面的扫描平面应该平行于胼胝体膝部下缘和压部下缘的连线,或平行于前联合和后联合的连线;扫描范围从脑顶部至颅底,以左右方向作为相位编码方向。FOV 一般为 22～24cm,层厚 5～6mm,层间距 1～2mm。

(2)矢状面扫描:以冠状面和横断面定位像作参考,设定矢状面成像位置。在冠状面定位像上使成像层而与大脑镰及脑干平行,在横断面定位像上使其与大脑纵裂平行。扫描范围根据头颅左右径和病变的大小设定,以前后方向作为相位编码方向。FOV 一般为 22～24cm,层厚 4～5mm,层间距 0～2mm。

(3)冠状面扫描:以矢状面和横断面定位像作参考,设定冠状面成像位置。在横断面定位像上使其与大脑纵裂垂直,在矢状面定位像上使其成像层面与脑干平行。扫描范围根据患者头颅前后径和病变大小设定,以左右方向作为相位编码方向。FOV 一般为 22～24cm,层厚 4～6mm,层间距 0～2mm。

3.颅脑扫描常用的序列

(1)2D SE T_1WI 或 IR-FSE T_1WI(T_1-FLAIR)是基本扫描序列,其信噪比好,灰白质对比度佳,伪影少,能很好地显示解剖结构,同时也是增强扫描的常规序列。SE T_1WI 序列的 TR 一般为 300～600ms,TE 小于 30ms,矩阵 256×256 或 320×256,NEX=2。

(2)2D FSE(TSE)T_2WI 也是基本扫描序列,扫描速度相对较快,对含水组织敏感,病变显示较好。TR 一般为 3000～4000ms,TE 为 85～110ms,矩阵 512×320 或 320×256,NEX=2,ETL=12～24。

(3)FLAIR(T_2-FLAIR)序列是在 T_2WI 基础上,加了反转时间,选用长 T_1 抑制脑脊液信号,避免邻近脑室或蛛网膜下隙的病灶在 T_2WI 上被高信号的脑脊液所遮盖。TR 一般为 8000ms 以上,TE 为 120ms,

TI 为 1500～2500ms,矩阵 256×192 或 320×256,NEX＝2。

（4）DWI 是检测水分子的热运动,反映水分子扩散受限程度。TR 为 3000～4000ms,TE 为 75～100ms,b 值一般取 1000,矩阵为 128×128 或 160×160,层厚 6ms,无间隔,NEX＝1。

（5）SWI 是磁敏感加权成像序列,是利用不同组织间的磁敏感性差异提供对比增强机制的新技术。它是由强度和相位两套图像信息组成,是一种 3D 薄层重建、具有完全流动补偿的梯度回波序列。SWI 图像可以清楚地显示静脉血管、微出血以及铁沉积。TR 为 40～50ms,TE 为 23～40ms,矩阵 118×256 或 512×512。

二、正常颅脑解剖

1.颅骨　颅骨由顶骨、颞骨各两块和额骨、枕骨、蝶骨、筛骨各一块组成。额骨与顶骨连接形成冠状缝,两侧顶骨连接形成矢状缝,顶枕骨连接形成人字缝。

颅骨底部借软骨或骨直接相连,自前向后分为前、中、后颅窝,其中有许多骨孔和裂隙,供血管和神经出入(图 11-1-1)。

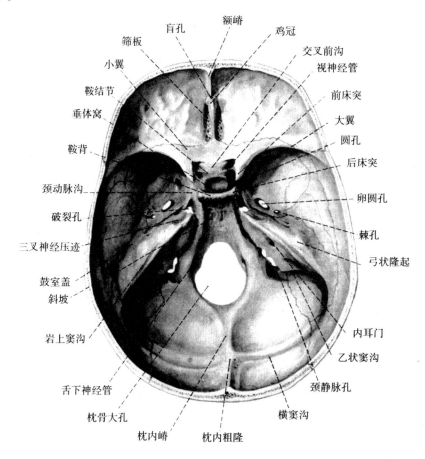

图 11-1-1　颅底内面

前颅窝:由额骨眶板、筛板、蝶骨小翼和蝶骨体前部构成,容纳额叶。

中颅窝:前界是蝶骨嵴,为前颅窝的后界,后界为颞骨岩部骨嵴和蝶鞍背,中颅窝容纳颞叶。窝的中央部为蝶骨体,正中部为蝶鞍,凹陷形成垂体窝容纳垂体腺。

后颅窝:前面中央部为鞍背和斜坡,外侧部为岩骨后面,后颅窝容纳小脑半球及脑干。

2.脑　脑由大脑、间脑、小脑、中脑、脑桥和延髓组成。通常把中脑、脑桥和延髓称为脑干。

（1）大脑：大脑由中线的半球间裂分为左右大脑半球，中间由胼胝体相连，后下方由小脑幕分隔小脑。大脑半球由脑沟、裂将皮质分成额叶、颞叶、顶叶、枕叶和岛叶（图 11-1-2，图 11-1-3）。

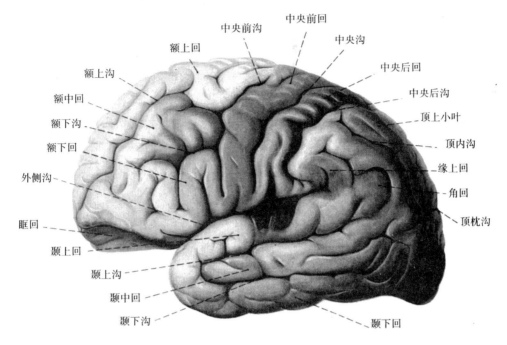

图 11-1-2　大脑半球外侧面

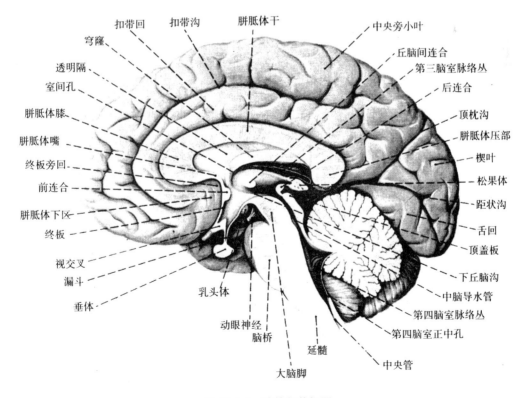

图 11-1-3　脑的矢状切面

1）额叶：位于大脑半球前上部，内侧以大脑纵裂与对侧分开，后方由中央沟与顶叶分开，外下方经外侧裂与颞叶分开。

2)颞叶:前方由外侧裂与额叶分开,后方借顶枕裂和枕前切迹的连线与枕叶分开。

3)顶叶:前方由中央沟与额叶分开,下方与颞叶的分界线为外侧裂,与枕叶的分界线为顶枕沟。

4)枕叶:经顶枕沟与顶叶分开,与颞叶的分界为顶枕裂与枕前切迹的连线。

5)岛叶:位于外侧裂的深部,四周有环形沟。

每个半球表面有一层灰质叫大脑皮质,皮质下为白质,称为髓质。髓质中埋藏一些灰质核团叫基底神经节,包括尾状核、豆状核、屏状核和杏仁核。大脑皮质与下部结构间脑、基底节、脑干、脊髓的连接纤维称为投射纤维,包括内囊(前肢、后肢、膝部)、穹窿、外囊和最外囊。

(2)间脑:间脑连接大脑半球和中脑,被两侧大脑半球所掩盖,包括丘脑、后丘脑、上丘脑、底丘脑和下丘脑五部分。丘脑是各种感觉体传向大脑皮质的中间站,下丘脑是皮质下自主神经中枢。

(3)脑干:脑干从上往下由中脑、脑桥和延髓三部分组成。上接间脑,向下经过枕骨大孔与脊髓相连,脑干从上向下依次与第3~12对脑神经相连,大脑皮质、小脑、脊髓之间通过脑干进行联系,此外,脑干中还有许多重要的神经中枢。

(4)小脑:小脑位于后颅窝,借小脑幕与枕叶相隔。小脑中间缩窄部为蚓部,两侧膨隆部为小脑半球。小脑表面为灰质,内部为白质。小脑的主要功能是维持身体平衡、保持和调节肌张力以及调整肌肉的协调运动。

3.脑的被膜　脑的外面自内向外有软脑膜、蛛网膜和硬脑膜三层被膜包裹。

(1)软脑膜:紧贴在脑回表面并深入脑的沟裂内。软脑膜血管丰富,并突入脑室形成脉络丛,产生脑脊液。

(2)蛛网膜:为透明的薄膜,蛛网膜与软脑膜之间的间隙称为蛛网膜下隙,其内充满脑脊液。

(3)硬脑膜:为一厚而坚韧的结缔组织膜,在一定部位向内折叠深入脑的裂隙内,形成大脑镰、小脑幕、鞍隔等结构。

4.脑室系统　脑室系统包括左右侧脑室、第三脑室、中脑导水管和第四脑室。其内充满脑脊液。

(1)侧脑室:位于大脑半球白质内,左右各一,借室间孔与第三脑室相通,分前角(额角)、体部、三角部(体部、后角及下角的交界区)、下角(颞角)和后角(枕角)五部分。

(2)第三脑室:位于两侧间脑之间的纵行裂隙,宽约0.5cm,上经两侧室间孔通向侧脑室,下接中脑导水管。

(3)第四脑室:位于脑桥、延髓与小脑之间,居中轴位上,上接中脑导水管,下续延髓中央管。第四脑室借一个正中孔和两个外侧孔和蛛网膜下隙相通。

第五脑室位于两侧透明隔之间的裂隙,又称透明隔间腔。第六脑室位于第五脑室后上方,又称Verga氏腔,为穹窿间腔。第五和第六脑室均属解剖变异。

5.脑的血供

(1)大脑前动脉:供应大脑半球的额叶、顶叶近中线内侧面1.5cm的范围。其分支前穿质动脉,供应尾状核头、壳核和内囊前肢。Heubner供应丘脑下部的血液。

(2)大脑中动脉:皮质支供应额叶、顶叶、颞叶的外表面大部分,中央支供应尾状核和壳核的一部分、苍白球外侧部、内囊前肢和后肢,称豆纹动脉。

(3)大脑后动脉:主要供应枕叶和颞叶的底面,中央支供应丘脑下部、后部等部分间脑。

(4)基底动脉:两侧椎动脉汇合成基底动脉。基底动脉在脚间池分成左右大脑后动脉。基底动脉分出成对的脑桥支、内听道支、小脑前支和小脑上支。小脑后支来自椎动脉。

(刘继明)

第二节 颅脑病变的定位诊断

颅脑疾病的诊断包括定位和定性诊断。不同部位的颅脑病变造成相应部位的功能改变,功能与解剖结构有一定的对应关系。通过特定的功能损害与解剖部位在空间上的对应关系和在时间上的演变过程,结合其他临床表现逆推病变侵害的部位和扩展的范围,是定位诊断的主要内容。

一、额叶病变

额叶的主要功能是控制随意运动、语言、情感和智能,并与内脏活动和共济运动有关。

1.额叶前部 病变表现为精神、情感、人格、行为和智能障碍。

2.额叶后部(中央前回) 刺激症状为癫痫发作,破坏性病变引起对侧偏瘫。

3.额叶底部 刺激症状为呼吸间歇、血压升高等自主功能障碍,破坏性病变造成精神障碍、愤怒或木僵。

4.说话中枢(额下回后部) 病变表现为运动性失语;书写中枢(额中回后部)病变表现为失写症;眼球凝视中枢(额中回后部、书写中枢前)的刺激性病变引起双眼向健侧的同向凝视,破坏性病变引起双眼向病侧的同向凝视;排尿中枢(额中回)受损表现为尿失禁。

5.严重额叶损害 除痴呆外,可影响基底节和小脑引起假性帕金森病和假性小脑体征等。

二、颞叶病变

颞叶的主要功能是听觉功能。

1.颞横回 刺激性病变表现为耳鸣和幻听,破坏性病变为听力减退和声音定位障碍。

2.颞上回 前部病变引起乐感丧失,颞上回后部(听话中枢)病变引起感觉性失语。

3.颞中回和颞下回 病变表现为对侧躯干性共济障碍,深部病变合并同向上 1/4 象限视野缺损。

4.颞叶内侧 病变表现为颞叶癫痫、钩回发作,破坏性病变表现为记忆障碍。

5.颞叶广泛损害 表现为人格、行为、情绪及意识的改变,记忆障碍,呈逆向性遗忘及复合性幻觉幻视。

三、顶叶病变

顶叶的功能与邻近结构有重叠。

(1)顶叶前部(中央后回):刺激性症状为对侧局限性感觉性癫痫和感觉异常,破坏性病变引起对侧半身的偏身感觉障碍。

(2)缘上回和角回连同颞叶的上部与语言有关。

(3)顶上小叶:皮质觉如实体觉,两点辨别觉和立体觉丧失。

(4)顶下小叶(主侧):失用、失写、失读等。

四、枕叶病变

枕叶的主要功能是视觉功能。

(1)视幻觉如无定形的闪光或色彩常提示枕叶病变。

(2)破坏性病变表现为同向偏盲,伴有"黄斑回避"(即两侧黄斑的中心视野保留)。

(3)双枕叶视皮质受损引起皮质盲,失明,但瞳孔对光反应存在。

(4)梭回后部病变引起精神性视觉障碍,表现为视物变形或失认,患者失明但自己否认(Anton 氏征)。

五、胼胝体病变

胼胝体为连接两侧大脑半球新皮质的纤维,它自前向后依次为胼胝体膝部、体部和压部。

(1)膝部:上肢失用症。

(2)体部:前 1/3 病变表现为失语、面肌麻痹,中 1/3 损害表现为半身失用、假性球麻痹。

(3)压部:下肢失用和同向偏盲。

(4)胼胝体广泛性损害造成精神淡漠、嗜睡无欲、记忆障碍等症状。

六、半卵圆中心病变

半卵圆中心指大脑皮质与基底节、内囊之间的大块白质纤维:

1.前部   对侧肢体单瘫和运动性失语。

2.中部   对侧皮质感觉障碍,远端重于近端。

3.后部   对侧同向偏盲和听力障碍。

七、基底节和内囊病变

基底节是大脑皮质下的一组神经细胞核团,包括豆状核(包括苍白球和壳核)、尾状核、屏状核、杏仁核。内囊位于豆状核、尾状核和丘脑之间,是大脑皮质与下级中枢之间联系的重要神经束的必经之路。内囊可分三部分,额部称前肢,介于豆状核和尾状核之间;枕部称后肢,介于丘脑和豆状核之间;两部分的汇合部为膝部。

1.纹状体(包括豆状核和尾状核)   手足徐动症(舞蹈病)、静止性震颤。

2.内囊

(1)前肢有额桥束通过,受损时表现为双侧额叶性共济失调。

(2)膝部有皮质脑干束通过,受损时出现对侧中枢性面舌瘫。

(3)后肢由前向后依次为皮质脊髓束、丘脑皮质束、视放射和听放射纤维等结构。受损时分别引起对侧肢体偏瘫、对侧半身深浅感觉障碍、偏盲和听觉障碍。

八、间脑病变

间脑位于中脑的上方。从功能和发生上分为丘脑部、丘脑底部和丘脑下部。丘脑部又分为丘脑、丘脑上部和丘脑后部。丘脑为感觉的皮质下中枢,丘脑上部与生物昼夜节律调节有关,丘脑下部与内脏和代谢活动有关。

1.丘脑部

(1)丘脑上部:病变累及松果体出现性早熟及尿崩。常见于松果体区肿瘤。

(2)丘脑后部:累及外侧膝状体出现对侧同向偏盲,累及内侧膝状体出现听力减退。

(3)丘脑:刺激性症状引起对侧半身丘脑痛,破坏性症状为对侧半身深浅感觉障碍,还可引起共济失调、舞蹈病、多动症和丘脑手等。

2.丘脑底部 累及 Luys 体导致对侧投掷症。

3.丘脑下部 主要表现为内分泌和代谢障碍及自主神经功能紊乱。

4.与丘脑和丘脑下部相关的综合征

(1)无动无语缄默症:丘脑下部网状结构受损;

(2)间脑癫痫:脑外伤、第三脑室肿瘤和丘脑肿瘤均可引起,表现为自主神经系统异常症状,如面部潮红、大汗淋漓等。

九、脑干病变

脑干从上向下分为中脑、脑桥和延髓三部分。司运动的各神经核团位于脑干的前内,司感觉的各神经核团位居后外。脑干神经核团按功能排列,从内向外依次是躯体运动、内脏运动、内脏感觉和躯体感觉。许多非常重要的生命中枢(心血管中枢、呼吸中枢等)均位于脑干。

1.中脑

(1)中脑腹侧部:Weber 氏综合征表现为同侧动眼神经或神经核损伤造成眼肌麻痹,加上同侧大脑脚受累造成对侧偏瘫。

(2)中脑被盖部:Benedikt 综合征表现为同侧动眼神经和同侧红核受损造成同侧眼肌麻痹加上对侧肢体多动,如舞蹈症、震颤及手足徐动症。

(3)四叠体上丘:Parinaud 综合征表现为眼球共轭运动受损,不能向上凝视,见于松果体区病变。

(4)中脑广泛病变表现为昏迷、去大脑僵直、四肢瘫。

2.脑桥

(1)脑桥下部腹侧部:Foville 氏综合征表现为同侧眼球凝视麻痹或伴面神经或展神经麻痹加对侧偏瘫;Millard-Gubler 综合征表现为同侧展神经和/或面神经麻痹加对侧肢体偏瘫。

(2)脑桥下段:Raymond-Cestan 综合征(桥盖综合征)表现为同侧小脑共济失调和对侧半身感觉障碍。

(3)脑桥外侧部:桥小脑角综合征最初表现为第Ⅷ脑神经受累,随之第Ⅴ、Ⅵ、Ⅶ、Ⅸ、Ⅹ、Ⅺ、Ⅻ脑神经也相继受累,多见于听神经瘤、胆脂瘤。

(4)脑桥广泛病变表现为昏迷、双侧瞳孔缩小如针尖、四肢瘫。

3.延髓

(1)延髓上段腹侧部:舌下神经交叉瘫。

(2)延髓上段背外侧部:延髓背侧综合征(Wallenberg 综合征)表现为交叉性感觉障碍和同侧小脑性共济失调、同侧球麻痹、同侧霍纳氏征(Horner 征)和眩晕、眼球震颤。

(3)延髓上段中央部:此部位损害取决于受损脑神经核,可引起橄榄体前综合征(Jackson 综合征),表现为同侧舌瘫和对侧偏瘫。

（4）延髓广泛损害多表现为急性球麻痹和呼吸循环衰竭而死亡。

十、颅底病变

1.前颅窝　福-肯综合征（Forster-Kennedy 综合征）表现为同侧视神经萎缩,对侧视神经乳头水肿伴同侧嗅觉丧失。多见于局限于一侧的嗅沟脑膜瘤。

2.中颅窝

（1）视交叉综合征：双颞侧偏盲伴垂体内分泌紊乱,同时可伴有视神经萎缩和蝶鞍的改变。为垂体腺瘤向鞍上生长的典型临床症状。

（2）眶上裂和眶尖病变：许多眶后部及视神经孔肿瘤均可引起明确的综合征。

1）眶尖综合征（Rollel 综合征）：第Ⅲ、Ⅳ、Ⅴ脑神经的 1、2 支和第Ⅵ脑神经受累,表现为视神经萎缩或水肿,上睑下垂,眼球固定,角膜反射消失,眼神经和上颌神经分布区感觉障碍。

2）眶上裂综合征（Rochon-Duvigneaud 综合征）：除无视神经变化外,余同上。

（3）海绵窦综合征：病变累及第Ⅲ、Ⅳ、Ⅴ、Ⅵ脑神经,眼球固定,瞳孔散大,角膜反射减弱,可合并突眼及眼静脉回流障碍。海绵窦区病变常因血栓性静脉炎、动脉瘤和鞍内肿瘤累及海绵窦引起。

（4）岩部病变：

1）岩尖综合征（Gradenigo 综合征）：同侧三叉神经受累致面部疼痛或麻木,外展神经受累致眼球内斜、复视。岩尖病变常因乳突炎症的扩散和鼻咽部或鼻窦的恶性肿瘤沿颅底裂隙侵蚀。

2）三叉神经旁综合征（Raeder 综合征）：病变位于岩骨前段三叉神经半月节附近,三叉神经受累致面部疼痛,颈动脉交感丛受累致同侧 Horner 征。

3）蝶-岩综合征（Jacob 综合征）：蝶岩交界处病变引起第Ⅲ、Ⅳ、Ⅴ、Ⅵ脑神经麻痹,表现为同侧眼肌麻痹和三叉神经感觉障碍,如累及视神经造成视力障碍。

3.后颅窝

（1）内耳道综合征：病变起自内耳道,同侧面神经外周性瘫痪,同侧位听神经受累引起耳鸣、耳聋、眼球震颤和平衡障碍。

（2）桥小脑角病变：桥小脑角（小脑-脑桥池）是指小脑和脑桥的外侧和岩骨嵴内 1/3 之间的三角形空间。其腹侧上有三叉神经从脑桥到岩尖,腹侧下是舌咽神经,外展神经在三角的内侧缘,面神经和位听神经横过此三角走向内耳门。此区域病变常引起相应的脑神经的受累表现,常见于听神经瘤、脑膜瘤等。

（3）颈静脉孔综合征（Vernet 综合征）：第Ⅸ、Ⅹ、Ⅺ脑神经通过颈静脉孔的内侧部,多为原发于颅内的病变容易引起这 3 根神经麻痹,此外还可见于多发性脑神经炎、颈静脉球和颈动脉体瘤。

（4）颅脊管综合征：枕大孔附近的病变常侵犯后颅窝和高位椎管两个间隔,先后累及小脑、延髓、后组脑神经和上段颈髓等结构。

十一、小脑病变

1.小脑半球　同侧肢体共济失调,眼球震颤,辨距不良,轮替运动障碍。指鼻和跟膝胫试验阳性,同侧半身肌张力降低。

2.蚓部　躯干性共济失调,小脑暴发性语言,少有肌张力降低和肢体异常。

3.齿状核　运动过多,肌阵挛。

4.小脑脚　小脑上脚(结合臂)病变引起同侧小脑性共济障碍,对侧红核病变引起不自主运动,头偏向病侧;小脑中脚(脑桥臂)病变出现额叶性共济障碍;小脑下脚(绳状体)损害引起同侧小脑性共济失调、平衡障碍、眼球震颤及书写障碍。

(刘继明)

第三节　颅内肿瘤

一、星形细胞瘤

【病理和临床】

胶质细胞瘤是颅内最常见的肿瘤,约占全部颅内肿瘤的 40%。星形细胞瘤是胶质细胞瘤中发病率最高的一种,占胶质细胞瘤的 30%～50%,可发生于脑内任何部位和任何年龄。成人多见于幕上,儿童多见于小脑,按照肿瘤的分化和渐变程度,将星形细胞瘤分为 Ⅰ～Ⅳ 级,其中 Ⅰ 级为良性,Ⅱ 级为良恶性过渡,Ⅲ、Ⅳ 级为恶性。

以 20～40 岁最多见,临床病史和体征随肿瘤大小、部位不同而异。常有颅内压增高症状如头痛、呕吐、视力减退,发生于大脑半球者常见症状有癫痫发作、精神改变、对侧肢体偏瘫和同向偏盲等。发生在小脑者常有步态不稳、眼球震颤等。

【诊断要点】

(1)瘤体多数在 T_1WI 呈稍低信号,T_2WI 呈高信号,信号可均匀一致,亦可为不均匀。

(2)发生在幕上者以实性较多,幕下者以囊性多见,囊变呈明显长 T_1、长 T_2 信号。

(3)Ⅰ 级星形细胞瘤常位于皮质及皮质下白质,与脑实质分界较清,占位效应不明显,周围水肿无或轻微,增强绝大多数肿瘤无强化,少数可出现轻微强化。

(4)Ⅱ 级星形细胞瘤具有 Ⅰ 级和 Ⅲ、Ⅳ 级肿瘤部分特点,信号多不均匀,增强后多数病灶出现形态不一、程度不同的强化,少数病灶不强化。

(5)Ⅲ、Ⅳ 级星形细胞瘤病灶常较大,边界不清,周围水肿及占位表现明显,瘤内常有坏死、囊变及出血,增强后呈不均匀明显强化,部分病灶呈典型的环形或花环状强化,有时可见附壁结节。见图 11-3-1,图 11-3-2。

【鉴别诊断】

良性星形细胞瘤主要须与脑梗死、脑炎、脑寄生虫病鉴别;恶性星形细胞瘤主要须与脑膜瘤、转移瘤、脑脓肿、少突胶质细胞瘤鉴别。另外,幕下星形细胞瘤还应与髓母细胞瘤、血管母细胞瘤及室管膜瘤鉴别。

【特别提示】

(1)星形细胞瘤的信号强度变化无特异性,而部位、形态及强化特征常能提示正确的诊断。

(2)常规 MR 对本病的术前分级、治疗后复发或残存的诊断及疗效的监测等有重要价值。

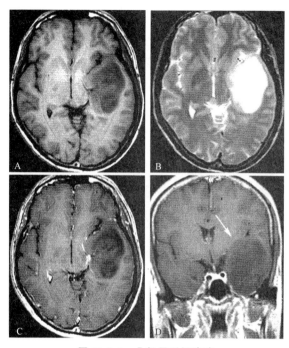

图 11-3-1　Ⅰ级星形细胞瘤

A.T₁WI,示左侧颞叶不规则低信号影,占位效应轻微;

B.T₂WI,示病变呈明显高信号;

C.增强 T₁WI,病变未见明显强化;

D.冠状面 T₁WI 增强像,病变未见明显强化(白箭)

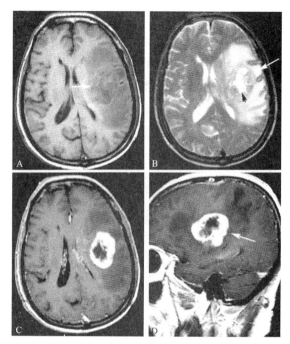

图 11-3-2　Ⅲ～Ⅳ级星形细胞瘤

A.T₁WI,示左侧颞叶不规则低信号灶,信号不均匀,周围水肿呈低信号,左侧侧脑室受压;B.T₂WI,示病变呈稍高信号(短白箭),内部坏死呈明显高信号(黑箭),周围大片水肿呈明显高信号(长白箭);C.增强 T₁WI,示病变呈不规则环形强化;D.矢状面 T₁WI 增强像,示病变呈不规则环形明显强化(白箭)

二、少突胶质细胞瘤

【病理和临床】

少突胶质细胞瘤起源于少突胶质细胞,占颅内胶质瘤的 1%～9%。绝大多数位于大脑半球,以额叶最常见,其次为顶叶、颞叶。肿瘤无包膜,具有浸润性,有膨胀性生长的趋势。瘤内常伴有不同特征的钙化,可伴有出血、囊变和坏死。

好发于成人,年龄 30～50 岁,男性多见,男女比例约为 2∶1。肿瘤生长非常缓慢,病程较长,常以癫痫发作为首发症状,颅内压增高症状常出现较晚。

【诊断要点】

(1)偏良性的少突胶质细胞瘤边界较为清楚,占位效应不明显,周围脑组织无水肿或仅有轻度水肿,恶性或偏恶性肿瘤灶周水肿明显,水肿与肿瘤边界不清。

(2)肿瘤表现为长 T₁、长 T₂ 信号,囊变呈明显长 T₁、长 T₂ 信号,钙化在 T₁WI 及 T₂WI 均表现为低信号,恶性者瘤内钙化不明显,瘤内出血比较少见,若有亚急性期出血在 T₁WI 及 T₂WI 均表现为高信号。

(3)增强像上,一般无强化或仅见轻度强化,恶性者强化明显。见图 11-3-3。

【鉴别诊断】

本病主要须与颅内易出现钙化的病变鉴别。如动静脉畸形、Sturge-Weber 综合征及结核瘤等。无钙化的少突胶质细胞瘤与其他胶质瘤难以鉴别。

【特别提示】

少突胶质细胞瘤的典型特征是瘤内有大片而不规则常呈弯曲状的条带状钙化,因此,诊断时应注意结合 CT 检查。

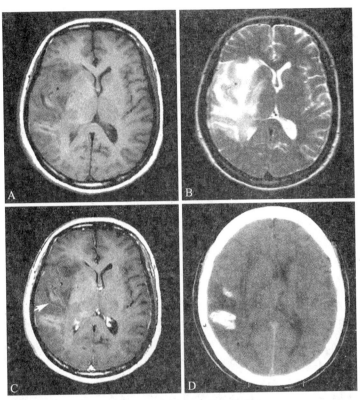

图 11-3-3　少突胶质细胞瘤

A.T₁WI 示右侧额颞叶不规则稍低信号影,右侧侧脑室轻度受压;B.T₂WI 示病变呈混杂高信号;
C.增强 T₁WI 示病变内见轻度强化(白箭);D.CT 平扫示病变内多发条带状及片状高密度钙化影

三、脑膜瘤

【病理和临床】

脑膜瘤是颅内最常见的脑外肿瘤,起源于蛛网膜帽细胞,凡有蛛网膜颗粒或蛛网膜绒毛的部位均可发病。多见于幕上,以大脑凸面、矢状窦及大脑镰旁最多见。脑室内脑膜瘤以侧脑室三角区最常见。脑膜瘤多为球形或分叶形肿块,生长缓慢,有包膜,分界清晰,质地较硬,少数脑膜瘤呈扁平状或丘状,质地较软。脑膜瘤血供丰富,少数可有囊变、出血或钙化,常侵犯颅骨致其增厚、变薄或破坏。

脑膜瘤多见于中年人,其中女性的发病率是男性的 2 倍。脑膜瘤患者的临床表现主要取决于肿瘤所在的部位。大脑凸面脑膜瘤常有急性脑缺血或癫痫。位于额顶区矢状窦旁脑膜瘤除癫痫外还可出现对侧下肢软瘫或感觉障碍;嗅沟脑膜瘤早期可出现嗅觉障碍;蝶骨嵴脑膜瘤可出现一侧视力减退、眼球固定和眼球突出等;颅底部脑膜瘤可使颅神经发生功能障碍。颅后窝脑膜瘤往往造成慢性颅内压增高。鞍上区脑膜瘤常有颞侧偏盲。

【诊断要点】

(1)脑膜瘤本身的 MR 表现:大多数脑膜瘤的信号与脑灰质相似,T_1WI 呈等信号,少数表现为低信号,T_2WI 呈高、等或低信号。DWI 呈明显高信号。肿瘤内部出现钙化、出血时信号不均匀,坏死、囊变少见。增强后绝大多数脑膜瘤呈明显强化。

(2)肿瘤位于脑外的征象:主要包括白质塌陷征;广基底与脑膜相连,增强后,脑膜基底处的脑膜和肿瘤表面的脑膜强化,即"脑膜尾征";假包膜征,表现为肿瘤为低信号环所包绕;邻近的脑沟、脑池增宽。

(3)邻近结构的继发表现:大多数脑膜瘤伴有周围脑组织水肿,呈长 T_1、长 T_2 信号改变,当脑膜瘤包绕颅内较大血管时,如鞍旁脑膜瘤包绕颈内动脉时,会显示流空信号的血管影。

(4)出现如下征象时常提示恶性脑膜瘤可能:瘤内有明显囊变;增强后,肿瘤不强化或呈轻、中度强化;肿瘤边缘不规则,边界不清,肿瘤位于脑外的征象不明显。见图 11-3-4。

【鉴别诊断】

大脑凸面的脑膜瘤,应与位置较表浅的胶质瘤、转移瘤及淋巴瘤相鉴别;鞍上脑膜瘤应与垂体瘤鉴别;桥小脑角区脑膜瘤应与听神经瘤鉴别;侧脑室内脑膜瘤应与室管膜瘤及脉络丛乳头状瘤鉴别。

【特别提示】

(1)绝大多数脑膜瘤具有典型的 MR 表现,大多可做出正确诊断,少数脑膜瘤不出现上述典型特征。

(2)"脑膜尾征"诊断本病的敏感性、特异性仅为 $70\%\sim80\%$,脑皮质静脉受压增强时可构成假的"脑膜尾征",故应强调综合影像、综合分析。

(3)有无脑水肿以及水肿的程度、范围与肿瘤的恶性程度并无肯定相关性。

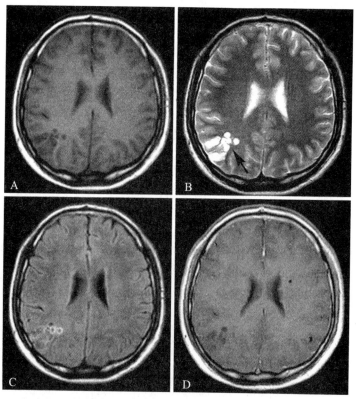

图 11-3-4　脑膜瘤

A.T_1WI,示左侧额部大脑凸面一类圆形稍低信号灶,信号较均匀,中线结构轻度右移;B.T_2WI,示病变呈稍高信号,周围示轻度水肿;C.矢状面 T_1WI,病变呈稍低信号(★),可见假包膜征(黑箭),周围水肿呈低信号(白箭)D~F 分别为横断、冠状、矢状位增强 T_1WI,病变呈明显均匀强化,脑皮质受压(长白箭),可见脑膜尾征(短白箭)

四、髓母细胞瘤

【病理和临床】

髓母细胞瘤起源于后髓帆的原始外胚层细胞,好发于小脑蚓部,占颅内肿瘤的 $1.84\%\sim6.54\%$,主要发生于小儿,肿瘤恶性程度较高,可经脑脊液播散转移,病理上肿瘤境界较清楚,较少发生大片坏死,囊变、出血及钙化均少见。

男性发病多于女性,最常见的临床症状为头痛、呕吐,少数偏离中线生长的肿瘤可有步态不稳、共济失调及眼球震颤等小脑症状。

【诊断要点】

(1)颅后窝中线处显示边界相对较清楚的类圆形肿块,T_1WI 呈低信号,T_2WI 呈稍高或等信号,周围有时环绕高信号水肿带。

(2)肿瘤内部信号一般较均匀,若有小的囊变、坏死,则呈明显长 T_1、长 T_2 信号。

(3)第四脑室受压变形或消失,向前上移位。

(4)增强像上,肿瘤的实质部分多呈明显均匀强化,少数肿瘤实质部分可呈不均匀片状强化,坏死、囊变无强化。若沿蛛网膜下腔种植转移至脑室壁、脑池及椎管处,则显示为条状、结节状或脊髓内点、片状强化灶及软脊膜点状、线状强化灶。

(5)肿瘤细胞密度高,细胞外间隙小和肿瘤细胞的胞质少,核质比例较大,造成水分子弥散受限,故在 DWI 图像中呈高信号。见图 11-3-5。

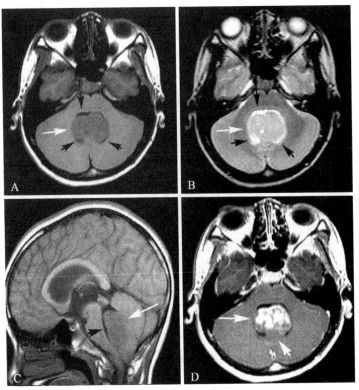

图 11-3-5　髓母细胞瘤

A.B.C.分别为 T_1WI、T_2WI 及矢状位 T_1WI,示第四脑室内稍长 T_1、稍长 T_2 信号肿块(白箭),与小脑蚓部分界不清,病变前方及左右侧可见残存脑脊液影(黑箭);D.增强 T_1WI,示病变呈明显不均匀强化(长白箭),病变与残存小脑蚓部相连(短白箭)

【鉴别诊断】

本病应与小儿颅后窝另外两种常见肿瘤——室管膜瘤及星形细胞瘤相鉴别。

【特别提示】

髓母细胞瘤的生长部位是较具特征性的表现,正中矢状位图像是显示上述特点的关键所在。另外,肿瘤周围的脑脊液残留主要在前方或上方,而绝不会在后方。

五、颅咽管瘤

【病理和临床】

颅咽管瘤起源于胚胎时期 Rathke 囊鳞状上皮的残留,以鞍上最为多见,少数发生于鞍内,为鞍区第二常见的良性肿瘤。病理上肿瘤边界清楚,具有纤维包膜。多数为囊性,少数为实性或囊实性。囊液成分复杂,由不同数量的胆固醇结晶、角蛋白、正铁血红蛋白组成。肿瘤内钙化常见。

任何年龄均可发病,但以 20 岁以下居多,约占 50%。常见临床表现为内分泌紊乱及颅内压增高的症状,如压迫视交叉还可引起视力与视野的改变。

【诊断要点】

(1)鞍上池内肿块,呈椭圆形、圆形或不规则形,边界清楚。

(2)囊性颅咽管瘤的 MR 表现较为复杂,大部分病变在 T_1WI 及 T_2WI 与脑脊液信号相似,也可因含有少量蛋白而信号强度略高于脑脊液;如囊液内含较高浓度的蛋白、胆固醇或正铁血红蛋白时,T_1WI 及 T_2WI 均呈明显高信号;少数囊性病变内含角蛋白、钙质或骨小梁等,而在 T_1WI 及 T_2WI 均呈低信号表现。

(3)实性或囊实性颅咽管瘤的实性部分呈等 T_1、长或短 T_2 信号。

(4)增强像上,实性部分明显强化,囊壁呈环形强化。

(5)肿瘤较大时可压迫第三脑室引起梗阻性脑积水,瘤周水肿的发生率很低。见图 11-3-6。

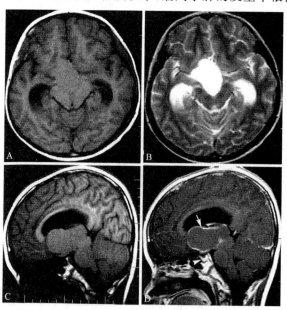

图 11-3-6   颅咽管瘤

A.B.C 分别为 T_1WI.T_2WI 及矢状位 T_1WI,示鞍上池及脚间池内一不规则形等 T_1、长 T_2 信号灶,境界清晰,相邻结构受压;D.矢状位增强 T_1WI,示囊壁呈环形强化(白箭),囊内容物未见强化。垂体显示正常(白箭头)

【鉴别诊断】

囊性颅咽管瘤应与蛛网膜囊肿、表皮样囊肿、皮样囊肿及囊性垂体瘤鉴别,实性颅咽管瘤应与垂体瘤、鞍区脑膜瘤、生殖细胞瘤以及毛细胞星形细胞瘤鉴别。

【特别提示】

颅咽管瘤的壳状钙化是其特征性表现,MR 对其显示欠敏感,诊断时应注意结合 CT 表现。另外,没有钙化或无囊变的颅咽管瘤有时与垂体瘤难以鉴别,此时应注意仔细观察腺垂体是否存在。

六、听神经瘤

【病理和临床】

听神经瘤起源于听神经的前庭支内耳道段的神经鞘膜,是桥小脑角池最常见的肿瘤。听神经瘤生长缓慢,不浸润邻近结构。绝大多数为单侧发病,肿瘤呈圆形或结节状,具有包膜,瘤内常有囊变、坏死。

男性略多于女性,任何年龄均可发病,以 30~50 岁的成人多发,首发症状常为耳鸣、听力减退。

【诊断要点】

(1)桥小脑角区圆形或类圆形肿块,多以内听道为中心生长。

(2)肿瘤信号均匀一致时,T_1WI 呈稍低信号,T_2WI 呈高信号,当内部出现坏死、囊变时,信号不均匀,少数情况下,瘤内可伴发出血,亚急性期出血在 T_1WI、T_2WI 上均呈明显高信号。

(3)增强像上,肿瘤多呈不均匀明显强化或呈环状强化,有时,同侧听神经可见增粗并明显强化,形成"瓶塞征"。增强后局部无脑膜尾征。

(4)第四脑室受压变形、移位或闭塞。见图 11-3-7。

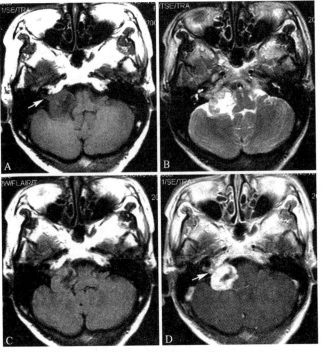

图 11-3-7　听神经瘤

A、B、C.分别为 T_1WI、T_2WI、FLAIR,示右侧桥小脑角区一囊实性病变,实性部分 T_1WI 呈稍低信号,T_2WI 呈稍高信号,囊性部分呈明显长 T_1、长 T_2 信号,FLAIR 呈明显低信号,右侧听神经明显增粗(白箭);D.增强 T_1WI,示病变呈明显不均性强化,右侧听神经增粗、强化(白箭)

【鉴别诊断】

本病主要须与脑膜瘤、胆脂瘤及三叉神经瘤鉴别。

【特别提示】

(1)听神经瘤常伴有内听道扩大,CT 骨窗可清楚显示,诊断时应注意结合 CT。有时内听道可正常,但听神经瘤仍以其开口为中心。

(2)位于内听道的微小听神经瘤易漏诊,需仔细观察,最好做增强检查。

(3)本病双侧发生或合并其他部位的肿瘤(如脑膜瘤)时,常称为神经纤维瘤病。

七、垂体瘤

【病理和临床】

垂体瘤起源于垂体前叶,生长于鞍内,是鞍区最常见的肿瘤,发病率较高,占颅内肿瘤的 $10\%\sim20\%$,仅次于胶质瘤和脑膜瘤。根据肿瘤是否分泌激素将其分为功能性和非功能性腺瘤两类。前者包括生长激素瘤、泌乳素瘤、促肾上腺皮质激素瘤及促甲状腺激素瘤等。肿瘤直径<1cm 者,称为微腺瘤;>1cm 者,称为大腺瘤。

垂体瘤女性较多见。临床表现最具特征性的症状为内分泌症状,如内分泌亢进症状(泌乳综合征、肢端肥大症和巨人症等)。有些无功能性腺瘤长到较大时,压迫和破坏了分泌性细胞时,可引起内分泌低下症状,如甲状腺功能低下等,其他临床常见症状为头痛、视力减退和双颞侧偏盲等。

【诊断要点】

1.垂体大腺瘤

(1)鞍内肿块,常引起邻近骨破坏,蝶鞍扩大,鞍底下陷,可突破鞍膈向鞍上生长,向下突入蝶窦,向两侧旁生长可侵犯海绵窦。

(2)实性垂体大腺瘤信号较均匀,在 T_1WI、T_2WI 均呈等信号,信号强度与脑灰质相似或稍低。较大的垂体瘤内部可出现出血、坏死、囊变,亚急性期出血 MR 上 T_1WI、T_2WI 均呈高信号,坏死、囊变区 T_1WI 呈低信号、T_2WI 呈高信号,信号接近于脑脊液。囊变时液性成分不一致时,可出现两种信号强度形成的界面,即"液-液平面"。

(3)肿瘤向鞍上生长时,有时由于突破鞍膈形成"哑铃状""葫芦状"等表现,或称"束腰征"。较大的肿瘤向上生长时还可突入第三脑室前部,引起梗阻性脑积水。

(4)增强像上,除坏死、囊变和钙化之外,瘤体呈不同程度强化。

2.垂体微腺瘤

(1)垂体微腺瘤一般都需要用冠状面和矢状面薄层扫描(层厚<3mm),除常规增强外,还需进行动态增强扫描。

(2)多数微腺瘤常见局灶性长 T_1、长 T_2 信号,即 T_1WI 呈低信号,T_2WI 呈高信号。

(3)冠状位示垂体增大,垂体上缘膨隆,垂体柄偏移,鞍底下陷等间接征象。

(4)注射对比剂后即刻扫描,动态增强显示为病灶延迟强化,在增强的早期病灶信号强度低于周围明显强化的正常垂体,形成鲜明对比,以冠状位观察最有诊断意义。见图 11-3-8。

【鉴别诊断】

垂体大腺瘤须与颅咽管瘤、脑膜瘤及胶质瘤鉴别,囊性垂体瘤有时须与 Rathke 囊肿鉴别。

【特别提示】

（1）鞍区脑膜瘤有时与垂体大腺瘤难以鉴别,应结合腺垂体是否存在及肿瘤的生长方式、强化程度等才能作出准确诊断。

（2）垂体微腺瘤一般不存在鉴别诊断问题,但经常存在漏诊及过度诊断问题,应注意结合临床表现和实验室检查有无内分泌异常,仍有困难者可随诊观察。

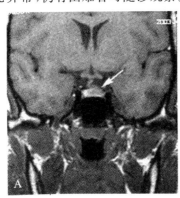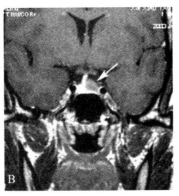

图 11-3-8　垂体微腺瘤

A.冠状位 T$_1$WI,示垂体左侧上缘明显隆起,病灶位于垂体偏左侧(白箭);B.冠状位增强 T$_1$WI,示病变未见明显强化(白箭),正常垂体明显强化,垂体柄明显右偏

（刘继明）

第四节　脑出血

脑出血是指脑实质内的出血:按病因分为外伤性和非外伤性两类,后者又称为原发性或自发性脑出血,为脑内的血管病变、坏死、破裂而引起的出血,如高血压、动脉瘤、血管畸形、血液病和脑肿瘤等。以高血压性脑出血最为常见,本节作重点叙述。

高血压性脑出血,其发生率约占脑出血的 40%,发病率在脑血管疾病中仅次于脑梗死,占第二位,但死亡率却占脑血管病的首位。多见于 50 岁以上成人,男女发病率相似。一般认为是在原发性高血压病和脑动脉粥样硬化的基础上,在血压骤升时引起脑小动脉破裂所致。出血部位多见于基底节,约占脑出血的 2/3,其次为丘脑、脑干、小脑,也可见于大脑半球脑叶。脑出血一般分为急性期、亚急性期和慢性期。血肿及周围脑组织在不同时期的 MRI 表现与血肿形成、吸收与囊变三个阶段的病理过程基本一致。血肿破入脑室可使血液流入脑室系统和蛛网膜下隙。

【诊断要点】

（1）高血压性脑出血多有高血压病史,常在情绪激动或过度体力活动时发病。

（2）起病急骤,多为突然发病,常有剧烈头痛、频繁呕吐、血压升高、语言不清等,病情发展迅速,很快就出现偏瘫、失语及不同程度的意识障碍,甚至昏迷。

（3）除以上一般表现外,各部位出血还可出现相应的症状和体征,常见的出血部位有:

1）基底节出血:常累及内囊,可见典型的偏瘫、偏身感觉障碍和偏盲的"三偏征"。

2）脑干出血:多见于脑桥出血,常有持续性高热、针尖样瞳孔、面部和四肢瘫痪或交叉瘫,严重者可在数分钟内进入深度昏迷。影响脑干呼吸中枢可出现呼吸不规则,于早期就出现呼吸困难。

3）小脑出血:可引起病侧肢体共济失调,但瘫痪不明显,大量出血压迫脑干,甚至发生枕大孔疝。

4)脑室出血:①脑内血肿破入脑室,往往在起病后1～2小时进入深度昏迷,出现四肢抽搐或四肢瘫痪。②可有脑膜刺激症状,双侧病理反射阳性。③呼吸深沉带鼾声,脉搏快速、微弱且不规则,血压不稳定,体温升高等。

(4)腰椎穿刺:如脑出血破入脑室或蛛网膜下隙,脑脊液为血性。

(5)CT 检查:新鲜血肿表现为脑内边界清楚的高密度区,血肿周围常伴低密度水肿带。吸收期血肿边缘模糊变淡,血肿密度下降,血肿完全吸收液化形成囊腔。血肿破入脑室及蛛网膜下隙,相应部位呈高密度改变,部分患者可出现脑积水改变。吸收期血肿增强后见周围环形包膜增强。

【MRI 表现】

脑出血的 MRI 表现比较复杂,其信号强度随出血期龄的不同而异。血肿在 MRI 上可分为四期:超急性期、急性期、亚急性期和慢性期。

1.超急性期(<6 小时)　新鲜出血 T_1WI 呈稍低信号,T_2WI 为稍高信号。

2.急性期(6～72 小时)　出血数小时后,红细胞内的氧合血红蛋白逐渐转变为脱氧血红蛋白,脱氧血红蛋白可使 T_2 弛豫时间缩短,因而在 T_2WI 呈低信号,T_1WI 一般为稍低信号。

3.亚急性期(3 天～1 个月)　从出血后 3～6 天开始,脱氧血红蛋白在红细胞内开始氧化为高铁血红蛋白,这一过程是从血肿的周围逐渐向中心推进。高铁血红蛋白使 T_1 弛豫时间缩短,所以早期在 T_1WI 上常表现为高信号环,而血肿中心部分则为脱氧血红蛋白而呈低或等信号;随着时间的推移,血肿中心的脱氧血红蛋白亦氧化为高铁血红蛋白,血肿在 T_1WI 上则呈均匀的高信号。此期 T_2WI 上血肿信号比较复杂,在亚急性早期,红细胞膜完整,高铁血红蛋白位于红细胞内,使 T_2 弛豫时间缩短,在 T_2WI 上呈低信号;而亚急性晚期,因红细胞溶解,高铁血红蛋白游离于细胞外,使 T_2 弛豫时间延长,在 T_2WI 上则呈高信号。

4.慢性期(≥1 个月)　出血 2 周后红细胞已经开始溶解,高铁血红蛋白进一步氧化成含铁血黄素,其不溶于水,被巨噬细胞吞噬后在血肿周边沉积。血肿周边的含铁血黄素在任何序列上均呈环状低信号,在 T_2WI 上明显于 T_1WI,故又称为"含铁血黄素环"或"短 T_2 信号环",此为慢性期血肿的特点。血肿中心为液体成分时,T_1WI 呈低信号、T_2WI 呈高信号;如血肿中心含有游离的高铁血红蛋白,则 T_1WI 和 T_2WI 均为高信号。数月至数年后,血肿中心几乎被吸收殆尽,此时仅见条片状短 T_2 信号。

5.DWI 上脑实质内出血的信号变化规律　超急性期和急性期出血在 DWI 上呈明显低信号,ADC 值降低,但常难以精确测量 ADC 值;亚急性早期出血也呈低信号,由于顺磁性敏感效应,ADC 值测量常不可靠;亚急性晚期出血呈高信号,ADC 值降低或增高;慢性期出血也呈高信号,ADC 值增高。

6.鉴别诊断　根据以上 MRI 表现,脑出血诊断一般不难,但要明确是否为高血压性脑出血,则需要与外伤性脑出血、颅内动脉瘤破裂、动静脉畸形(AVM)破裂所致脑出血、脑肿瘤出血及出血性脑梗死鉴别。

(闫　萌)

第五节　脑梗死

脑梗死是指因脑血管阻塞而造成的脑组织缺血性坏死或软化。在急性脑血管疾病中脑梗死占 50% 以上,发生于 40 岁以上者较多,最多见于 55～65 岁。其原因有:①脑血栓形成:继发于脑动脉粥样硬化、动脉瘤、血管畸形、感染或非感染性动脉炎等,以脑动脉粥样硬化引起血栓形成最常见;②脑栓塞:如血栓、气体栓塞、脂肪栓塞。③低血压和凝血状态。根据脑梗死的病理改变,可分为三期,即缺血期、梗死期和液化期。根据发病后时间的长短分为:超急性期(<6 小时)、急性期(6～72 小时)、亚急性期(3～10 天)、慢性早期(11 天～1 个月)和慢性晚期(>1 个月)。

脑梗死可发生在脑内任何部位,但以大脑中动脉供血区为多,梗死的范围与梗塞血管大小、血流量多少及侧枝循环建立状况等有关。脑的穿支动脉闭塞后,可引起大脑深部,尤其是基底节、内囊、丘脑、半卵圆中心、皮质下白质等部位较小的梗死,直径为 5～15mm,称为腔隙性脑梗死。在脑梗死基础上,原梗死区内又发生脑出血称为出血性脑梗死。

【诊断要点】

1.症状和体征　脑梗死临床表现较为复杂,取决于脑损害的部位和大小,常见的临床表现如下:

(1)神经系统功能障碍:主要表现有头晕、头痛,部分患者有呕吐及精神症状,一般在最初 24 小时达高峰,可有不同程度的昏迷。

(2)受累血管分布区脑部损害:如"三偏征"、失语、抽搐、共济失调等,较重的可表现为意识丧失、二便失禁、呼吸不规则。

2.脑血管造影　可直接显示血管闭塞,但不能显示脑梗死。

3.CT 检查　CT 平扫表现为边界不清的低密度灶,多在 24 小时后出现,密度可不均匀,其部位及范围与闭塞血管供血区一致,可同时累及皮质与髓质,多呈底在外的三角形或楔形。可出现不同程度的脑水肿和占位性改变。后期梗死灶的密度逐渐下降,最后可形成囊腔。梗死灶可出现脑回状或斑点状、团块状强化。出血性脑梗死表现为低密度梗死区内出现不规则斑片状高密度出血灶。

【MRI 表现】

(1)常规 MRI 可在梗死发生后 12 小时显示病灶,T_1WI 呈低信号,T_2WI 和 FLAIR 均呈高信号,脑回肿胀,脑沟变窄、消失,灰白质同时受累,呈扇形分布,与血管供血区一致;分水岭梗死则位于血管供血交界区。

(2)出血性脑梗死在 T_1WI 上表现为梗死区内斑片状高信号。

(3)腔隙性脑梗死表现为基底节、丘脑、脑干、小脑等部位斑片状病灶,T_1WI 呈低信号,T_2WI 呈高信号,大小一般为 5～15mm。

(4)慢性期病灶,在各序列加权像上均与脑脊液信号相似,小病灶可完全吸收消失,大病灶残留一囊腔即卒中囊,周边胶质增生在 FLAIR 上呈高信号,并出现负占位效应。

(5)DWI:超急性期,梗死区发生细胞毒性水肿,水分子扩散受限,在 DWI 上呈高信号,ADC 值降低,在 ADC 图上呈低信号。急性期,DWI 上梗死区信号进一步升高。亚急性期,随着血管源性水肿的加重,细胞外间隙水分增多,扩散受限情况逐渐恢复,直到与脑组织相同(约梗死后 10 天),此时在 DWI 上梗死区可以表现为等信号,ADC 值与脑实质相同。慢性期,梗死区发生脑软化,其 ADC 值可逐渐接近脑脊液,在 DWI 上表现为低信号,ADC 图上类似于脑脊液样高信号。

(6)PWI:异常脑组织灌注区表现为 CBF 下降,CBV 正常或轻度升高,严重时 CBV 下降,MTT 基本正常或延长,TTP 延长或消失。

(7)MRA 能够显示狭窄或闭塞的动脉血管分支。

(刘继明)

第六节　烟雾病

烟雾病又称为脑底异常血管网症、脑底动脉环闭塞症。是以颈内动脉虹吸段至大脑前、中动脉近端狭窄或闭塞,同时伴有广泛侧支循环形成,导致颅底出现异常毛细血管网为特征的脑血管病。发病年龄呈双峰样,第一和第二高峰分别是 10 岁以下和 40～50 岁,在我国男女发病之比是 1.6∶1,在日本则是 1∶16。

【诊断要点】

1.症状和体征

(1)临床表现有脑缺血和颅内出血两大类。儿童绝大多数为颈内动脉系统缺血性改变,而成人多数表现为颅内出血。

(2)儿童患者主要为脑缺血症状,可引起多发性脑梗死且反复发作。表现有发作性肢体瘫痪、偏瘫、半身感觉障碍、精神障碍、痉挛发作等。

(3)成人患者主要为脑出血症状,可引起蛛网膜下隙出血或脑室积血、脑内血肿,表现有头痛、呕吐、偏瘫、意识障碍等。

2.血管造影检查　是确诊烟雾病的主要检查方法,可以显示狭窄或闭塞的动脉及异常扩张的血管网。

3.CT 检查　CT 平扫常表现为双侧额叶、顶叶及颞叶皮质或皮质下区多发脑梗死及脑萎缩改变,也可出现颅内出血。增强扫描有时可见到两侧颈内动脉及大脑前中动脉粗细明显不对称,或者充盈不良,甚至不显影。可显示基底池及基底节区的侧支循环网,大多表现为不规则的扭曲成团的强化血管影。

【MRI 表现】

(1)脑缺血引起的脑梗死,常为多发,以分水岭区常见,在 T_1WI 上呈低信号,T_2WI 上呈高信号。

(2)一侧或双侧颈内动脉、大脑中动脉主干的"流空现象"变弱或消失,异常血管网在 T_2WI 上表现为基底节区和鞍上池内多发细小血管影,呈网状低信号或无信号区。

(3)皮质血管侧支形成时,增强扫描皮质血管明显增多、扩张、强化,呈"常春藤征"。

(4)出血灶信号变化与脑出血信号变化相同。

(5)MRA 可直接显示颈内动脉、大脑前和中动脉狭窄或闭塞,于颅底见烟雾状异常血管网(图 11-6-1);常可见颈外动脉和椎-基底动脉分支代偿性增粗。

(6)本病的 MRI 表现有特征性,一般不需要与其他疾病鉴别。

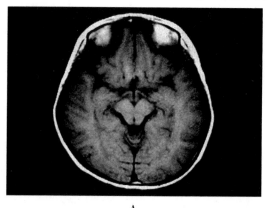
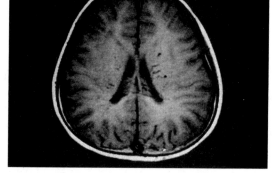

A　　　　　　　　　　　　　　　B

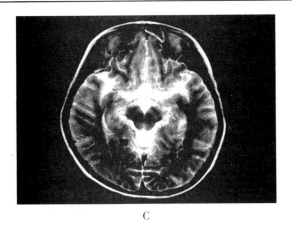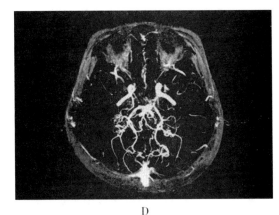

图 11-6-1　烟雾病

A.B.不同层面 T_1WI 示双侧侧脑室旁及颅底多处细小的异常流空血管影；C.T_2WI 示颅底多发细小血管流空信号，正常**双侧大脑前动脉和大脑中动脉未见显示**；D.MRA 示双侧颈内动脉末端闭塞，并见烟雾状异常血管.双侧大脑后动脉增粗、**分支增多**

（刘继明）

第七节　静脉窦和脑静脉闭塞

静脉窦和脑静脉闭塞多由血栓形成所致，常继发于面部或全身感染、严重脱水、脑外伤、产褥期、脑肿瘤侵犯及血液病等，常引起脑静脉回流障碍，所属引流区发生脑水肿、脑梗死和脑出血。

【诊断要点】

1.症状和体征　临床表现常不具特征性，可有头痛、呕吐、视乳头水肿等颅高压征象。严重者出现抽搐、昏迷和偏瘫。海绵窦闭塞时则表现为眼睑下垂、眼球突出、结膜充血和眼外肌麻痹。

2.腰椎穿刺　脑脊液压力多增高，脑脊液呈炎性反应，其内白细胞和蛋白增高。

3.颈动脉造影　可直接显示静脉窦和/或脑静脉闭塞的位置和范围，但无法显示血管外病变。

4.CT 表现　平扫见闭塞的静脉窦和/或脑静脉呈条带状高密度，称为"带征"的特征性表现。相应区域可见低密度水肿和梗死区。增强扫描见"空三角征"，CTA 可直接显示静脉窦和脑静脉闭塞的位置、范围及侧支静脉循环通路。

【MRI 表现】

(1)静脉窦流空消失，T_1WI 呈高信号，急性期 T_2WI 呈低信号，亚急性及慢性期为高信号。

(2)增强扫描闭塞的静脉窦壁强化，而管腔不强化，呈"空三角征"。

(3)闭塞静脉或静脉窦引流区可见出血性静脉性梗塞，呈片状 T_1WI 低信号、T_2WI 高信号区，其内的出血在 T_1WI 上呈高信号，常位于枕叶和顶叶、单侧或双侧，病灶范围与动脉供血区不一致。

(4)有时可见引流区皮质静脉扩张，增强后明显强化。

(5)MRV 可直接显示静脉窦和脑静脉闭塞的位置和范围，表现为病变静脉窦狭窄、不规则或闭塞。

（刘继明）

第八节　硬膜外血肿

硬膜外血肿是指外伤后积聚在硬膜外腔的血肿。硬膜外血肿占颅脑损伤的 2%～3%，占全部颅内血肿的 30%，成人多见，小儿较少发生。绝大多数是由于颅骨骨折引起脑膜中动脉撕裂，形成急性硬膜外血肿；少数为静脉源性，血肿形成晚，可呈亚急性或慢性病程。硬膜外血肿大多位于颞部，其次是额、顶部。由于硬脑膜与颅板紧密相贴，故血肿范围较局限。

【诊断要点】

1.症状和体征　硬膜外血肿多发生于头颅直接损伤部位，常为加速性头颅外伤所致。硬膜外血肿可继发于各种类型的颅脑损伤，由于原发性脑损伤程度不一，血肿部位又有不同，意识变化也有不同表现。

(1)伤后出现昏迷→意识清醒(好转)→再昏迷，为硬膜外血肿典型的意识表现。

(2)伤后无昏迷，至颅内血肿形成后，逐渐出现颅内压增高及意识障碍。

(3)伤后持续昏迷，且进行性加深。

(4)出现头痛、呕吐、躁动不安等颅内压增高表现，并可以出现血压升高、呼吸和心率减慢、体温上升是曲线的典型变化。

(5)单纯的硬膜外血肿，早期较少出现神经系统体征；当血肿增大压迫脑功能区时，可表现出相应的阳性体征；当血肿继续增大出现瞳孔散大、偏瘫等征象往往提示有脑疝形成。

2.CT检查　典型CT表现为颅骨内板下梭形高密度区，边缘光滑锐利，密度多较均匀。可伴有局部颅骨骨折，有时可见硬膜外积气。中线结构移位较轻。亚急性期或慢性期硬膜外血肿，可呈稍高、等或混杂密度，最后变为低密度。血肿包膜的钙化较常见。增强扫描可显示血肿包膜增强。

【MRI表现】

(1)颅骨内板下梭形异常信号，边缘光滑锐利，通常血肿较局限，一般不跨越颅缝。

(2)急性期硬膜外血肿在 T_1WI 信号与脑组织类似，血肿与脑组织间可见线样低信号的硬脑膜，在 T_2WI 血肿呈低信号。

(3)亚急性期硬膜外血肿在 T_1WI 和 T_2WI 均呈高信号(图11-8-1)。

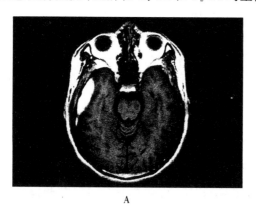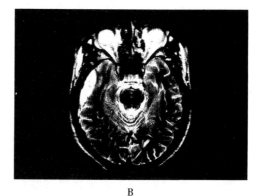

A　　　　　　　　　　　　　　　B

图11-8-1　亚急性期硬膜外血肿

A.T_1WI 示右颞部梭形高信号灶，边界清楚，邻近脑组织受压内移；

B.病灶在 T_2WI 亦呈高信号

(4)慢性期硬膜外血肿在 T_1WI 呈不均质等信号或低信号，T_2WI 呈高信号。

(5)增强扫描血肿不强化，包膜可强化。

(6)邻近脑组织受压内移，中线结构向对侧偏移。

（刘继明）

第十二章　脊髓的 MRI 诊断

第一节　脊柱脊髓正常 MR 影像

一、正常 MRI 信号特征

1.椎骨　椎体的信号强弱取决于骨髓的类型和红、黄髓的比例。红骨髓丰富的年轻人,椎体内骨髓在 T_1WI 显示与肌肉几乎同程度的低信号。随着年龄增长,黄骨髓增多,椎体信号开始不均匀,T_1WI 信号升高。椎体终板均呈低信号。附件一般亦呈低信号,松质丰富部位 T_1WI 可呈稍高信号。椎小关节间隙内的液体 T_2WI 呈高信号,退变时此高信号消失。在矢状面上可见椎体后缘的中间部位有短的条状凹陷,T_1WI 呈高信号,为正常椎-基底静脉。

2.椎间盘　椎间盘在 T_1WI 呈低信号,不能区分髓核与纤维环。在 T_2WI 除外侧纤维环呈低信号外,其余部分均呈高信号。随年龄增长,T_2WI 椎间盘信号有所降低。30 岁以后 T_2WI 椎间盘中央有一水平低信号影,为纤维组织造成,属正常表现。低信号的外侧纤维环与前纵韧带、后纵韧带不易区分。

3.韧带　主要是位于椎体前面和后面的前纵韧带和后纵韧带、椎管内背面两侧的黄韧带、棘突间的棘间韧带、棘突后方的棘上韧带等。这些韧带同椎体骨皮质、外侧纤维环及硬脊膜紧贴,在 T_1WI、T_2WI 均呈低信号。

4.脊髓和脊神经　脊髓位于脑脊液中,脊髓与神经根呈中等信号。脊髓上端与延髓相连,下端为脊髓圆锥,出生时圆锥位于第 3 腰椎水平,随年龄增长,逐渐上移,至成人的第 1 腰椎水平。脊髓圆锥以下,腰骶部神经根形成马尾。终丝是连接圆锥和硬膜囊最下端的线状结构,与马尾神经信号相等而难以区别。

5.蛛网膜下腔　蛛网膜下腔的脑脊液在 T_1WI 呈低信号,T_2WI 呈高信号。脊髓圆锥以下蛛网膜下腔逐渐扩张并形成终池。蛛网膜与硬脊膜紧密相贴,不能区分。在下颈段及上胸段蛛网膜下腔内常见脑脊液搏动所致的伪影,T_2WI 呈不均匀低信号,有时导致脊髓信号不均,需加以注意。

6.硬膜外间隙　硬膜外间隙为骨性椎管与硬脊膜间的狭窄腔隙,其间主要含有硬膜外脂肪、静脉、营养动脉、脊神经及韧带。脂肪组织在 T_1WI 呈极高信号,易于与其他组织区别。

二、主要层面的 MRI 解剖

脊柱脊髓 MRI 解剖,见图 12-1-1 至图 12-1-8。

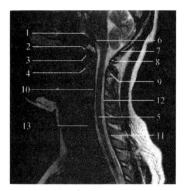

图 12-1-1　颈椎正中矢状位 T₂WI

1 斜坡；2.寰椎前弓；3.寰枢前关节；4.齿状突软骨结合部；5.脊髓；6.椎动脉颅内段；7.枕骨大孔后缘；8.寰椎后弓；9.枢椎棘突；10.后纵韧带；11.黄韧带；12.蛛网膜下腔；13.椎间盘

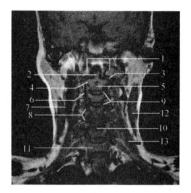

图 12-1-2　颈椎冠状位 T₁WI

1.寰椎侧块；2.齿状突；3.寰枢侧关节；4.枢椎侧块；5.枢椎椎体；6.椎动脉；7.颈内静脉；8.横突；9.钩椎关节，10.椎间盘；11.颈₇椎体；12.胸锁乳突肌；13.斜角肌群

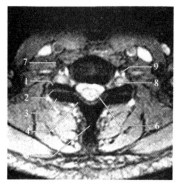

图 12-1-3　颈椎轴位 FS-T₂WI

1.颈₇上关节突；2.颈₆~₇椎小关节；3.颈₆下关节突；4.椎板；5.棘突；6.黄韧带；7.颈₆横突；8.颈₆脊神经节；9.椎动脉

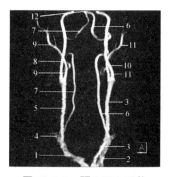

图 12-1-4　颈 MRA 正位

1.头臂干；2.左锁骨下动脉，3.左颈总动脉；4.右锁骨下动脉；5.右颈总动脉；6.左椎动脉；7.右椎动脉；8.右颈内动脉；9.右颈外动脉；10.左颈内动脉；11.左颈外动脉；12.基底动脉

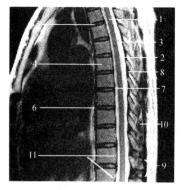

图 12-1-5　胸椎矢状位 T₂WI

1.脊髓；2.蛛网膜下腔，3.脑脊液搏动流空影；4.椎体；5.椎间盘；6.前纵韧带；7.后纵韧带；8.黄韧带；9.棘上韧带；10.棘间韧带；11.椎-基底静脉

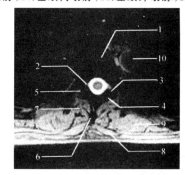

图 12-1-6　胸椎轴位 FS-T₂WI

1.椎体；2.黄韧带；3.下位椎骨上关节突；4.上位椎骨下关节突；5.椎间小关节；6.棘上韧带；7.胸棘肌；8.斜方肌；9.胸最长肌；10.降主动脉

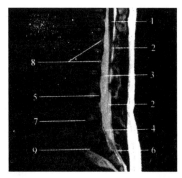

图 12-1-7　腰椎正中矢状位 T_2WI

1.脊髓圆锥；2.马尾神经；3.蛛网膜下腔；4.腹侧硬脊膜；
5.后纵韧带；6.终丝；7.腰$_{4/5}$椎间盘；8.椎-基底静脉；9.骶骨岬

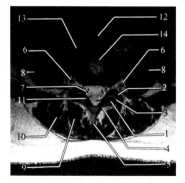

图 12-1-8　腰椎轴位 T_2WI

1.下关节突；2.上关节突；3.椎小关节；4.椎弓板；5.棘突；
6.腰$_5$脊神经；7.腰$_5$脊神经根；8.腰大肌；9.多裂肌；10.竖脊肌；11.黄韧带；12.腹主动脉；13.下腔静脉；14.椎间盘

（刘继明）

第二节　脊髓内占位性病变

椎管内肿瘤约占神经系统肿瘤的 15％，按生长的部位可分为脊髓内、脊髓外硬膜下和硬膜外肿瘤三种，其中以脊髓外硬膜下肿瘤为常见，占 60％～75％，其他两类各占 15％。脊髓内的肿瘤临床上较多见的有胶质瘤、神经纤维瘤及血管网状细胞瘤。胶质瘤是指来源于神经胶质细胞的肿瘤，即肿瘤起源于星形细胞、少突胶质细胞和室管膜细胞。临床上以室管膜瘤最常见，其次为星形细胞瘤。室管膜瘤以膨胀性生长为主，肿瘤与邻近脊髓组织分界清楚。星形细胞瘤、少突胶质细胞瘤以浸润性生长为主，病变多与正常组织分界不清。

一、室管膜瘤

脊髓内室管膜瘤好发于中央管以及终丝的室管膜细胞，以位于脊髓后部为多。占脊髓内肿瘤的 60％，发病年龄高峰为 20～60 岁，男性多见。绝大多数为良性，少数可恶变，好发部位为腰骶段、脊髓圆锥和终丝。肿瘤可发生种植转移和脊髓空洞改变。

【诊断要点】

(1)见于 20～60 岁成年人，男性居多。

(2)脊髓内室管膜瘤生长缓慢，早期可无症状。

(3)肢体出现渐进性麻痹、疼痛；压迫脊髓和神经根时可出现神经根痛；可出现不完全或完全性运动障碍症状和大小便障碍。

(4)脑脊液检查：脑脊液动力学测定即奎肯试验呈阳性者达 97％。脑脊液蛋白明显增高者达 88％。

(5)CT 表现：脊髓呈梭形肿大，周围蛛网膜下隙对称性狭窄。脊髓造影 CT 扫描(CTM)延迟扫描可见脊髓空洞的延迟充盈。

【MRI 表现】

(1)脊髓增粗，肿瘤多位于脊髓中央，边界清楚。

(2)瘤体 T_1WI 上多为等或低信号，T_2WI 上呈高信号；肿瘤内可见囊变、坏死、出血，呈现相应的信号改变。

(3)增强后，肿瘤多有强化且强化均匀(图 12-2-1)，少数为不均匀强化，囊变、坏死区无强化。

(4)20%～33%的病例在 T_2WI 上于肿瘤的上/下极见低信号，称为"帽征"，为出血引起的含铁血黄素沉积所致。

(5)多伴有瘤体上、下极邻近脊髓不同程度的水肿，呈明显长 T_1、长 T_2 信号，可伴有中央管扩张。

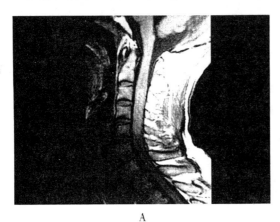 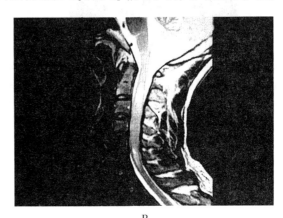

A   B

图 12-2-1   脊髓室管膜瘤

二、星形细胞瘤

脊髓内星形细胞瘤为儿童最常见的髓内肿瘤，在成人则仅次于室管膜瘤居第二位。多为纤维性星形细胞瘤，以浸润性生长为主，病变与正常脊髓分界不清，同时累及多个脊髓节段，肿瘤可发生坏死、囊变，可伴发脊髓空洞形成。

【诊断要点】

(1)好发于 30～60 岁，男女之比为 1.5：1，病情发展快，病程短。

(2)好发部位在颈胸交界处。

(3)可出现肢体渐进性麻痹、疼痛、神经根痛、不完全或完全性运动障碍症状和大小便障碍。

(4)X 线和脑脊液检查。

(5)CT 表现：病变段脊髓呈梭状增粗，增粗段与正常段之间分界不清。

【MRI 表现】

(1)脊髓内星形细胞瘤好发于颈胸段，累及范围较广，多个脊髓节段受累。

(2)病变段脊髓增粗，肿瘤位于脊髓内，多偏一侧，边界不清。

(3)瘤体平扫 T_1WI 上呈低或等信号，T_2WI 上呈高信号。

(4)肿瘤囊变常见，一般无"帽征"(图 12-2-2)。

(5)增强后病灶呈不均匀性强化。

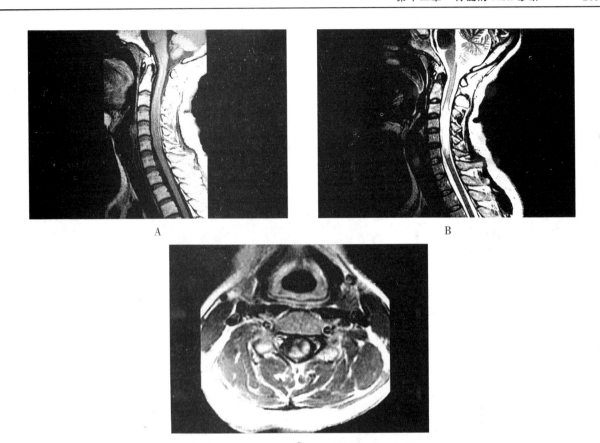

A　　　　　　　　　　　　　　B

C

图 12-2-2　脊髓星形细胞瘤

A.矢状面 T_1WI 示 $C_3 \sim C_6$ 节段脊髓增粗,呈稍低信号,边界不清;

B.T_2WI 示肿瘤呈高信号,瘤体上下极邻近脊髓见小片状水肿;

C.横断面增强扫描 T_1WI 示肿瘤片状不均匀明显强化

三、脊髓血管网状细胞瘤

脊髓血管网状细胞瘤占椎管内肿瘤的 $1\% \sim 7\%$,多数位于髓内,亦可位于硬膜内甚至硬膜外。无性别差异。多为单发,多发者亦不少见。$1/3$ 的脊髓血管网状细胞瘤患者为 Von Hippel-Lindau 综合征患者。病理上血管网状细胞瘤多为囊性,囊壁有附壁结节,肿瘤血管丰富,有较粗的引流静脉,有时可见囊壁钙化。

【诊断要点】

(1)发病年龄一般小于 40 岁。

(2)半数位于胸髓,其次为颈髓。

(3)临床表现主要为感觉、运动障碍和疼痛,病史多较长,平均为 3 年。

(4)CT 表现:脊髓增粗,肿瘤呈低密度,增强后明显强化。

【MRI 表现】

(1)肿瘤多位于脊髓背侧,实性或囊实性,部分呈典型的"大囊小结节"表现,结节常位于脊髓背侧。

(2)肿瘤实性部分 T_1WI 上多呈等或低信号,T_2WI 呈高信号,增强后明显强化(图 12-2-3)。

(3)肿瘤内及附近可见匍行性流空血管信号,此征象在诊断上具有特异性。

（4）肿瘤周围可见大片水肿，上下极可有"帽征"。

（5）可伴有很长的脊髓空洞，严重者可累及整个脊髓。

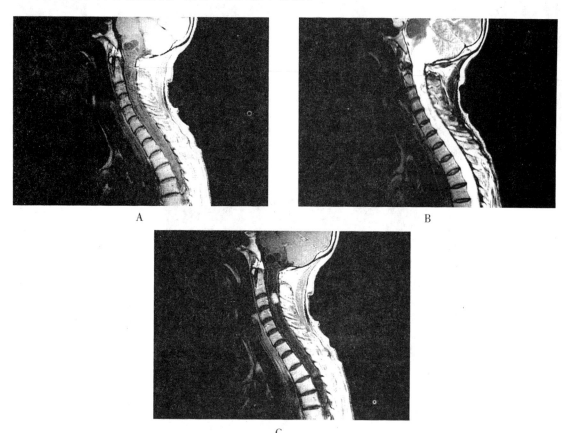

图 12-2-3　脊髓血管网状细胞瘤

A～C.矢状面 T_1WI、T_2WI 和增强扫描 T_1WI 示肿瘤呈"大囊小结节"型，实性结节呈等 T_1、长 T_2 信号，增强后明显且均匀强化

（闫　萌）

第三节　脊髓外硬膜下占位性病变

一、神经鞘瘤

神经鞘瘤起源于神经鞘膜的施万细胞，是椎管内最常见的肿瘤，属良性肿瘤，占所有椎管内肿瘤的29％。大多单发，也可多发，生长于髓外硬膜内的脊神经根及脊膜，呈哑铃状骑跨在脊膜内外，可发生于椎管内任何节段，以中上颈段和上胸段多见。肿瘤多为实质性，呈圆形或椭圆形，有分叶，有完整包膜，边缘清楚，较大时可发生囊变和出血。

【诊断要点】

（1）好发于 20～50 岁，病程进展较缓慢，女性略多。

（2）大多数患者早期有神经根痛，以后逐渐出现感觉异常。

（3）可出现四肢无力、运动障碍表现。晚期有括约肌功能紊乱症状。

（4）腰椎穿刺：检查见脑脊液蛋白含量明显增高，动力学检查有梗阻表现，而且都早于临床症状的出现。

（5）X 线检查：

1）脊柱平片：直接征象主要是神经鞘瘤钙化斑阴影，很少见。间接征象是指肿瘤压迫椎管及邻近骨结构而产生的相应改变。包括椎弓破坏、椎弓根间距加宽、椎间孔扩大等。椎间孔扩大虽在脊膜瘤也可以见到，但如扩大明显者或发现有 2～3 个椎体改变常提示本病的可能性大。

2）脊髓造影：脊髓外硬膜下肿瘤见肿瘤侧蛛网膜下隙增宽，对侧变狭，阻塞端呈杯口状。

（6）CT 表现：肿瘤呈圆形实质性肿块，与脊髓相比呈稍高密度，脊髓受压移位。沿椎间孔向外生长时呈哑铃状，局部椎管及椎间孔扩大，椎体骨质吸收破坏。

【MRI 表现】

（1）肿瘤最常见于颈段和腰段椎管内，一般位于脊髓的腹外侧方，境界清楚，边缘光滑。

（2）肿瘤在 T_1WI 上呈等信号，T_2WI 上呈高信号，信号多不均匀，囊变常见。

（3）增强后实质部明显强化，液化坏死区不强化，强化多不均匀，囊变明显时可呈环状强化，无"硬膜尾征"（图 12-3-1）。

（4）脊髓受压向对侧移位，肿瘤侧蛛网膜下隙增宽。

（5）肿瘤可由椎间孔延伸至椎管外而呈"哑铃状"。

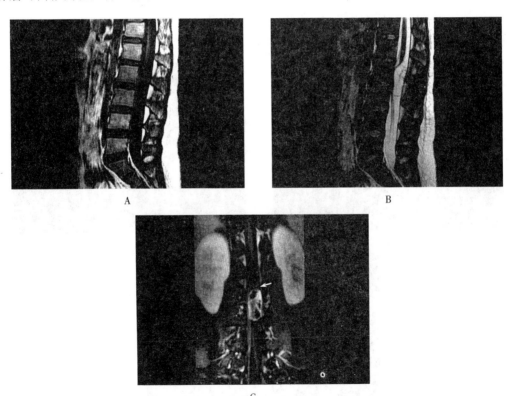

图 12-3-1　神经鞘瘤

A. 矢状面 T_1WI 示 $L_2～L_3$ 节段马尾后方见椭圆形肿块，呈低信号；B. T_2WI 示肿瘤呈明显囊变，囊壁及囊内间隔呈等信号；C. 冠状面增强扫描 T_1WI 示肿瘤呈环状及片状强化，马尾受压向右移位，肿瘤侧蛛网膜下隙增宽（↑）

二、神经纤维瘤

椎管内神经纤维瘤的起源、生长部位及形态与神经鞘瘤相似。可单发或多发。多发性神经纤维瘤称为神经纤维瘤病。

【诊断要点】

(1)好发于 20～40 岁,无性别差异。

(2)可于头颈部及全身出现多发性结节状肿块,皮肤有咖啡色素斑沉着。

(3)生长于椎管内的神经纤维瘤,其临床表现及症状与神经鞘瘤相同。

(4)CT 表现:CT 平扫表现与神经鞘瘤相似,但在椎管内神经纤维瘤发病数仅占两者总数的 1%;在椎管外两者发病率相似,神经鞘瘤略多。

【MRI 表现】

(1)肿瘤在 T_1WI 上呈等信号,典型者 T_2WI 上显示肿瘤周边部分因含水量高而呈高信号,同时可见病变中心的信号强度减低。

(2)发生于神经纤维瘤病 I 型者,常为多发,表现为多个大小不一的圆形或类圆形肿块,分布广泛(图12-3-2)。

(3)神经纤维瘤多呈梭形,境界清楚,一般无包膜,囊变、坏死少见。

(4)增强扫描肿瘤一般显著均匀强化。

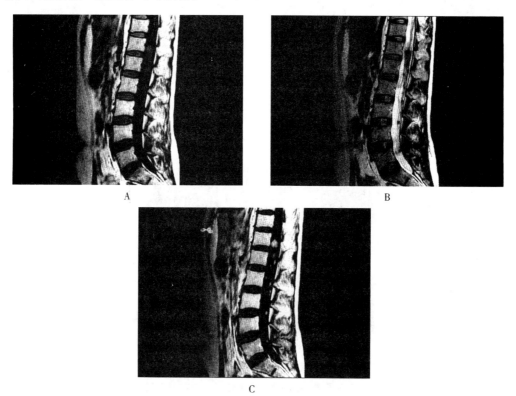

图 12-3-2 神经纤维瘤病(I 型)

A.矢状面 T_1WI 示胸腰段椎管内多个大小不一结节状等信号肿块;B.T_2WI 示肿瘤呈等信号;C.增强扫描 T_2WI 示肿瘤均匀明显强化

三、脊膜瘤

脊膜瘤约占所有椎管内肿瘤的 25%。2/3 以上发生于中年,发病年龄高峰为 30~50 岁,女性略多。起源于脊膜蛛网膜杯状细胞,少数生长在神经根。最常见于胸段(70%),其次为颈段(20%),腰段少见。颈段者肿瘤常位于脊髓前方,其他部位者则多位于脊髓侧后方。肿瘤常单发,较小,呈圆形,可钙化,生长缓慢。肿瘤绝大多数位于髓外硬膜内,少数可位于硬膜外。

【诊断要点】

(1)发病年龄高峰为 30~50 岁。肿瘤生长缓慢,病程长,女性略多见。

(2)肿瘤增大压迫神经根出现局部疼痛,有定位意义。感觉障碍为下肢远端感觉改变,逐渐向上发展。

(3)运动障碍,锥体束损害出现早而显著。括约肌障碍出现晚。

(4)CT 表现:CT 平扫可以显示脊髓外硬膜内软组织肿块,呈等密度或稍高密度表现,有时可见不规则钙化灶。侵入椎间孔者可致椎间孔扩大。增强扫描病灶呈中度强化。

【MRI 表现】

(1)平扫 T_1WI 瘤体呈等或稍低信号;T_2WI 呈稍高信号,钙化明显时呈低信号。

(2)增强后肿瘤明显强化,且强化均匀,极少囊变、出血。瘤体呈类圆形或宽基底与硬膜相连,可见"硬膜尾征"。

(3)肿瘤可由椎间孔延伸至椎管外而呈"哑铃状"。

(4)病灶水平蛛网膜下隙狭窄,其上下方的蛛网膜下隙增宽,脊髓不同程度受压(图 12-3-3)。

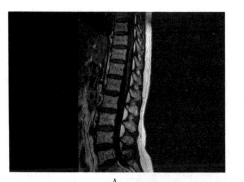
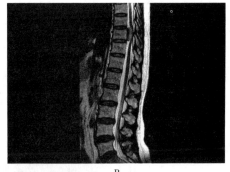

A

B

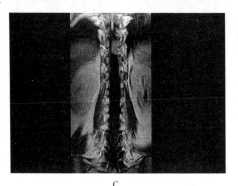

C

图 12-3-3 脊膜瘤

A.矢状面 T_1WI 示 T_{10} 椎体水平脊髓前方见椭圆形肿块,呈等信号;B.T_2WI 示肿瘤呈稍高信号;C.冠状面增强 T_1WI 示肿瘤均匀性强化,宽基底附着于硬脊膜,脊髓受压向右移位,肿瘤侧上下方蛛网膜下隙增宽

(闫 萌)

第十三章　乳腺的 MRI 诊断

第一节　正常乳腺解剖和 MR 影像

　　成年女性乳房为对称的圆锥形器官,位于胸骨两侧胸大肌前方。乳房的大体解剖由乳腺组织、Cooper 氏韧带、脂肪组织、导管系统、乳头和乳晕、皮肤构成。每侧乳腺含有 15~20 个腺叶,每一腺叶可分成许多腺小叶,后者由诸多腺泡及终末导管组成,是乳腺解剖结构的基本单位,乳腺的动脉血供主要由内乳动脉、腋动脉及肋间动脉供血,乳腺的静脉引流分浅层和深层,浅层注入内乳静脉、颈前静脉,深层注入无名静脉、腋静脉及肋间静脉;乳腺内淋巴管丰富,主要引流至腋窝淋巴结,内侧引流至内乳淋巴组,少数引流至锁骨上淋巴组。

　　乳腺 MR 检查序列一般包括 T_1WI、T_2WI、DWI 和动态增强,轴位为常规扫描方位,便于双侧对比。为避免高信号的脂肪组织掩盖病灶,T_1WI 常规进行脂肪抑制,DWI 时 b 值的选取尚无统一意见,一般选择 $800~1500s/mm^2$;对致密型乳腺,应选取高 b 值。目前普遍认为,注入对比剂后会对局部磁场产生影响,导致测量的 ADC 值降低,因此 DWI 应在注入对比剂前进行。乳腺癌在 T_1WI 和 T_2WI 上与正常腺体组织信号相似,不易分辨,因此乳腺 MR 检查时动态增强扫描是必不可少的,同时需行脂肪抑制,时间分辨率多为 1min 左右。

　　正常乳腺 MR 图像信号受扫描序列及参数不同而有所差异,正常乳头、乳腺导管及乳腺小叶 T_1WI 为低信号(图 13-1-1),T_2WI 为中低信号(图 13-1-2),乳腺内含有丰富的脂肪组织,表现为短 T_1、长 T_2 高信号。根据乳腺实质类型不同,MR 图像上表现不同,致密型乳腺腺体成分占乳房的大部分,T_1WI 和 T_2WI 上表现为均一的中等信号;脂肪型乳腺主要由脂肪组织构成,T_1WI 和 T_2WI 均呈高信号,其内散在索条状低信号小梁影;中间型介于致密型与脂肪型之间。DWI 上正常腺体组织呈中等信号,ADC 值的高低与场强、b 值等有关.动态增强时,脂肪组织不强化,乳腺实质腺体呈轻度、缓慢渐进强化(图 13-1-3,图 13-1-4),时间信号曲线(TIC)为缓慢上升型。

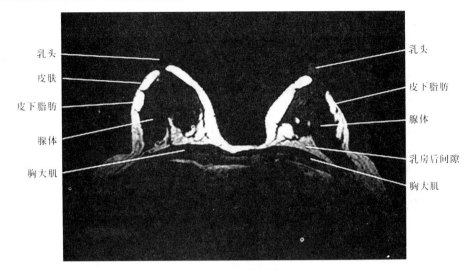

图 13-1-1 正常乳腺 T_1WI

中心腺体组织呈等信号,周围脂肪组织呈高信号

乳头　乳头
皮肤
皮下脂肪　皮下脂肪
腺体　腺体
胸大肌　乳房后间隙
胸大肌

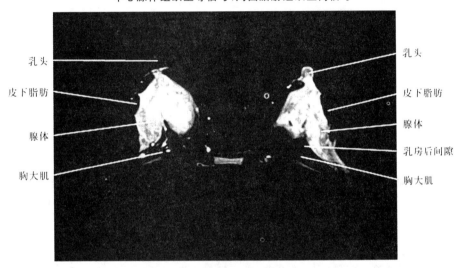

图 13-1-2 正常乳腺脂肪抑制 T_2WI

中心腺体组织呈中等信号,周围脂肪组织信号被抑制

乳头　乳头
皮下脂肪　皮下脂肪
腺体　腺体
胸大肌　乳房后间隙
胸大肌

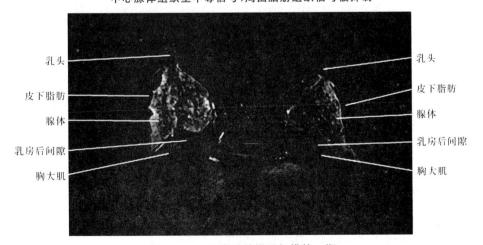

图 13-1-3 正常乳腺增强扫描第一期

正常腺体组织轻度强化,脂肪组织无强化

乳头　乳头
皮下脂肪　皮下脂肪
腺体　腺体
乳房后间隙　乳房后间隙
胸大肌　胸大肌

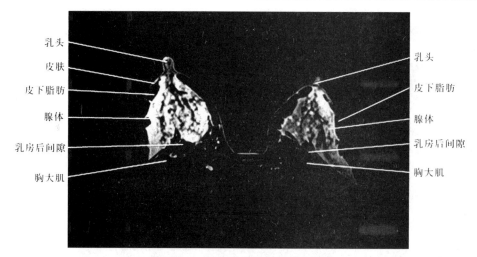

图 13-1-4　正常乳腺增强扫描延迟期

腺体组织强化明显,乳头表面的皮肤亦见强化

（郭　斌）

第二节　乳腺良性病变

一、乳腺腺病

乳腺腺病是指乳腺的腺泡和小导管明显的局灶性增生,并有不同程度的结缔组织增生,小叶结构基本失去正常形态,组织学上可分为微腺性腺病、纤维囊性腺病、硬化性腺病。本病与卵巢分泌功能紊乱有关,早期出现小叶间导管及末梢导管增生,后期形成纤维组织增生。

【诊断要点】

(1)临床上常见一侧乳腺局限性肿块伴疼痛,或与月经周期相关的乳房疼痛。

(2)触诊肿块体积较小,质地坚韧,与周围组织界限不清。

(3)钼靶表现:X 线表现可多样化,缺少特征性,早期出现乳腺密度增高,腺体结构紊乱,呈片状、团块状改变,腺病可出现钙化,其特点为均匀性分布的圆形、多形性或线性钙化。

【MRI 表现】

(1)T_1WI 及 T_2WI 对病灶的境界显示并不清晰,需结合其他序列观察。

(2)腺病的早期阶段,小叶内末梢导管数目明显增多,小叶扩大、融合成片,边缘模糊,病变呈多灶性、边界不规则的小结节,所有显示清晰边缘的病灶不应认为是腺病。

(3)增强后病灶可不强化或渐进性强化,早期病灶中心强化,随后逐步向周边扩展(图 13-2-1),病灶小而多,呈双乳内弥漫分布的多发小结节灶,直径多为 1cm 左右或小于 1cm,边缘凹凸不平,可为圆形或星芒状,时间信号曲线呈缓慢流入型。

(4)鉴别诊断:本病需与多发纤维腺瘤鉴别,后者分布不及腺病弥漫、均匀,直径一般较腺病结节大,边界清晰,增强后纤维腺瘤内可见到不强化分隔,而腺病为均匀强化小结节。

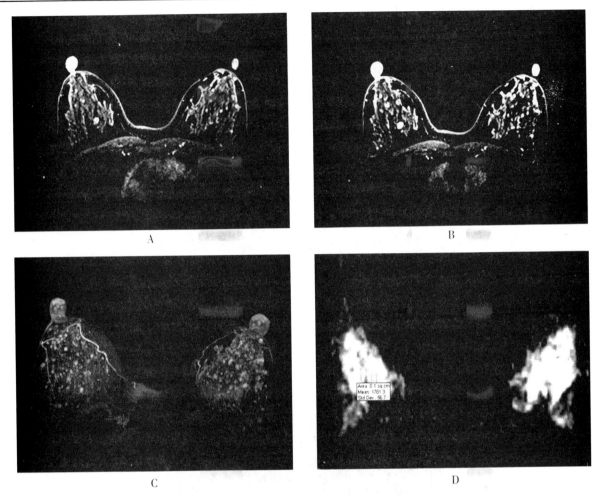

图 13-2-1　乳腺腺病

A.B.分别为动态增强早期及延迟期图像,双乳内多发小结节,增强早期病灶中心强化,延迟期向周边扩展增大;C.D.分别为动态增强晚期 MIP 图像和 ADC 图,MIP 图像显示双乳内多发弥漫分布的小结节,病变区 ADC 值为 $1.7 \times 10^{-3} \, mm^2/Ss$

二、乳腺纤维腺瘤

乳腺纤维腺瘤是乳腺疾病中最常见的良性肿瘤,是由于内分泌失调而产生全面或局部的乳腺组织增生形成的。乳腺纤维腺瘤含有不同比例增生的纤维及上皮成分,发病率仅次于小叶增生,多发生在青春期。其发生与雌激素刺激有关,很少发生在月经来潮前或绝经期后的妇女,少数可发生恶变。一般为单发,但有 15%～20% 的病例可以多发。单侧或双侧均可发生。

【诊断要点】

(1)最常见于青年女性,临床上可扪及质硬肿块,圆形或卵圆形,边界光滑,可活动,无压痛。

(2)病变多为无意中发现,少数轻度疼痛,在月经期为著,为钝痛、胀痛、隐痛或针刺样痛。

(3)少数病例有乳头溢液。

(4)钼靶表现:X 线表现随肿瘤部位、大小、病理特征、所处的背景及钙化情形而异。圆形、类圆形或浅分叶肿块,密度均匀,边缘清晰,无毛刺。若背景乳腺腺体致密,腺瘤密度又与腺体相仿的情况下易被遮盖呈假阴性。当周围腺体组织较少或脂肪组织较多时,易显示清晰边界。钼靶 X 线是显示腺瘤内钙化最好的检查方法。

【MRI 表现】

(1)形态表现为团块状、圆形、椭圆形、分叶状,边界清晰(图 13-2-2)。肿块大小不等;多为单发,少数多发。

(2)T_1WI 呈稍低或等信号,T_2WI 呈高或等信号,硬化性纤维腺瘤 T_2WI 为明显低信号。

(3)纤维腺瘤的动态增强变异大,与肿瘤的组织学亚型有关,强化程度与肿瘤基质纤维化程度有关,因此造成纤维腺瘤强化表现的多样性,可为无强化、缓慢强化、中等强化、快速强化,以缓慢强化和中等强化为典型表现,约占 80%,快速强化提示黏液性纤维腺瘤,约占 20%。

(4)强化后病灶信号强度持续增加,TIC 曲线多为 Ⅰ 型(流入型),病灶边缘信号持续性增加.纤维腺瘤内部信号多为均一性,有时可以看到特征性的低信号内部分隔,分隔不强化,这是和乳腺癌鉴别诊断的一个特征性的征象。

(5)青春期纤维腺瘤发生于月经初潮期,可单发或多发,可在短时间内迅速长大。

(6)DWI 序列 ADC 值以 $1.2 \times 10^{-3} mm^2/s$ 为诊断阈值,乳腺纤维腺瘤多高于此,但硬化性纤维腺瘤的 ADC 值明显低于此值。

(7)鉴别诊断:

1)乳腺癌:肿瘤形态不规则,强化不均匀,肿瘤向周围浸润,边界往往不清楚,多有毛刺、分叶,大部分乳腺癌早期快速强化,TIC 曲线呈 Ⅲ 型曲线,乳腺癌的 ADC 值要低于细胞密度相对较低的良性病变。

2)乳腺炎:多见于产后哺乳期妇女,急性乳腺炎有典型的症状和体征,常有红、肿、热、痛病史,T_1WI 表现为片状低信号,T_1WI 呈高信号,信号不均匀,边缘模糊,皮肤水肿增厚,增强以延迟强化为主。

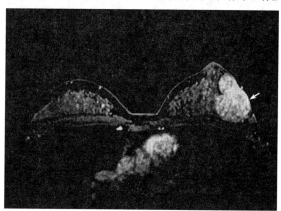

图 13-2-2　左乳纤维腺瘤

T_1WI 增强示左外侧分叶状肿块,均匀性中等强化(↑)

三、乳腺单纯囊肿

乳腺单纯囊肿主要发生于中年妇女,是乳腺结构不良的常见类型,与雌激素水平有关。雌激素可刺激乳腺上皮增生,引起终末乳管的分泌和吸收的不平衡,最终导致导管扩张形成囊肿,临床上并不少见,患者多以触及肿块而就诊。

【诊断要点】

(1)临床可触及边界光滑的活动性肿块。

(2)多发,偶单发,质地软。

(3)钼靶 X 线上表现为圆形或椭圆形肿块,边界清晰,均质,有晕环。

【MRI 表现】

(1)圆形、椭圆形长 T_1、长 T_2 信号,边界清晰,常多发(图 13-2-3)。

(2)当囊肿内伴有出血时表现为短 T_1 信号。

(3)囊肿大小不等,最大者直径可达数厘米。

(4)增强后不强化,DWI 上呈高信号,ADC 值较高。

(5)鉴别诊断:乳腺单纯囊肿主要与乳腺的良性肿瘤相鉴别,单纯囊肿常多发,在 T_2WI 上呈明显高信号,边界清晰,增强后不强化,在 DWI 上呈低信号,而良性肿瘤因肿瘤实质成分有强化,易与囊肿鉴别。

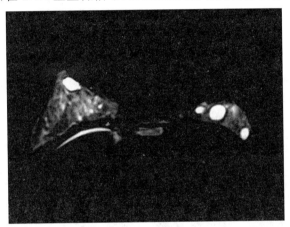

图 13-2-3　双乳多发囊肿

T_2WI 示双乳多发类圆形高信号囊肿,边界清晰

四、积乳囊肿

积乳囊肿,亦称乳汁潴留囊肿或乳汁郁积症。它的形成与妊娠及哺乳有关,其内容物为乳汁或乳酪样物质。患者常为 40 岁以下曾生育过的妇女,多在产后 1～5 年发现,偶可 10 余年后发现。发病机制为哺乳期时,若同时患乳腺增生症、炎症或肿瘤,压迫造成乳腺的一个腺叶或小叶导管堵塞,使乳汁积聚在导管内;也可因哺乳习惯不良(未定时哺乳,乳汁未排空),乳汁淤滞于导管内,致使导管扩张形成囊肿。

【诊断要点】

(1)有哺乳史。

(2)早期囊肿柔软,临床上可摸不到而由 X 线意外发现,或触及一光滑、活动肿块。

(3)囊内潴留的乳汁,可引起继发感染,从而导致急性乳腺炎或乳腺脓肿。如无细菌侵入感染,囊肿可长久地存在于乳腺中。

(4)钼靶表现:表现为圆形或椭圆形致密结节影,密度可均匀。当囊内含有大量脂肪,或晚期囊内水分被吸收,则囊肿表现为完全或部分低密度区,囊壁可发生钙化。囊肿若继发感染,可边缘不清,邻近皮肤增厚。

【MRI 表现】

(1)形态表现为圆形、椭圆形,边界清晰,可发生于乳腺任何位置,肿块大小不等,一般为 3～5cm(图 13-2-4A)。

(2)T_1WI 呈稍低或高信号,T_2WI 呈高或等信号,因残存乳汁内的脂肪成分,抑脂序列囊肿内高信号被抑制(图 13-2-4B)。

（3）增强后病灶不强化，若合并感染，灶周可见炎性强化表现（图 13-2-4C）。

（4）积乳囊肿早期，囊壁薄，囊肿内部乳汁稀薄，水分偏多。随着积乳时间的延长，囊肿内的水分开始被吸收并逐渐减少，这时囊内容物以稍稠的乳汁为主，DWI 病灶内为脂肪成分，呈低信号（图 13-2-4D）。

（5）鉴别诊断：

1）与乳腺单纯囊肿鉴别，单纯囊肿呈圆形、椭圆形，表面光滑有张力，囊壁薄，囊内无脂肪信号。积乳囊肿是由于炎症或其他原因引起乳腺导管阻塞，继而乳汁潴留，局部导管扩张而形成囊肿。病灶多位于乳腺周围区，早期有囊性感，晚期则变硬。

2）晚期积乳囊肿应注意与其他实质性肿物如乳腺癌、纤维腺瘤等相鉴别：乳腺癌包块内血流供应丰富明显强化，肿块型乳腺癌边界不规则，有坏死和毛刺，非肿块型乳腺癌呈段样强化；纤维腺瘤边界清晰，增强后病灶呈渐进性强化，边缘持续锐利。

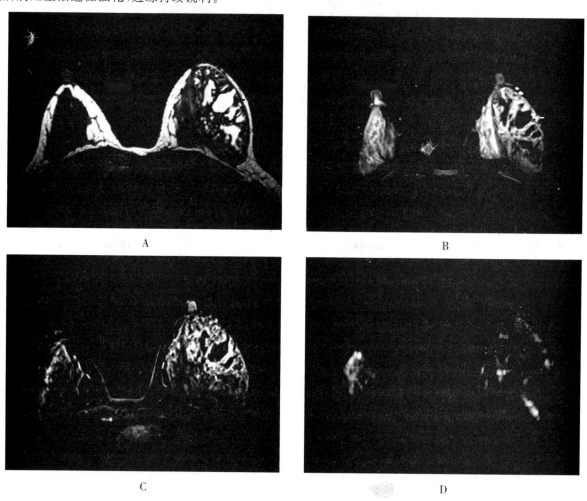

图 13-2-4　左乳积乳囊肿

A、B.分别为轴位 T_1WI 及 T_2WI，左乳增大，左乳外侧象限椭圆形占位，病灶内脂肪在 T_1WI 上呈散在片状高信号，抑脂 T_2WI 为低信号（↑），病灶边界清晰；C.增强扫描病灶呈环状强化；D.DWI 示病变区为低信号

五、乳腺导管内乳头状瘤

乳腺导管内乳头状瘤是常见的女性乳腺溢液性良性肿瘤，乳腺上皮源性肿瘤之一，发生于乳腺大、中、

小导管的上皮细胞,导管内膜增生突入导管内,呈乳头状。可发生于任何年龄,以 40～50 岁女性多见,本病恶变率达 6%～8%,被称为癌前病变。

【诊断要点】

(1)中青年女性多见,导管内乳头状瘤最突出的临床表现为单个乳孔溢液,可为血性、浆液性或血性浆液性,以血性溢液为主,与病理上乳头状瘤内含丰富的薄壁血管有关,且多为单侧单个乳孔溢液;单侧多个或双侧多个乳孔同时有溢液,提示病变多发;也有患者无乳头溢液表现。

(2)大多数病灶体积小.很少能触及肿块。

(3)双乳钼靶摄片和彩超检查确诊率低。

(4)乳腺导管造影显示导管突然中断,断端呈光滑杯口状;明显扩张,并见圆形或卵圆形充盈缺损,导管柔软、光整。

【MRI 表现】

(1)典型表现为导管系统内单发或聚集排列的边界清晰的小圆形肿瘤,导管内的新生物可阻塞导管,引起导管扩张。

(2)T_1WI 呈低信号,T_2WI 呈高信号,有时可表现为低信号(图 13-2-5A,B)。

(3)增强后病灶呈明显强化(图 13-2-5C,D),TIC 曲线呈上升型,但有 15% 病灶不强化。DWI 上因肿瘤细胞排列密集呈高信号,ADC 值降低。

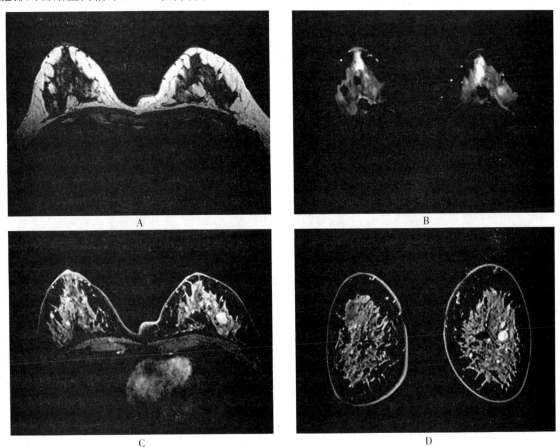

图 13-2-5　左乳单发乳头状瘤

A、B.分别为 T_1WI 及 T_2WI,左乳外侧象限病灶呈长 T_1、长 T_2 信号;C.增强后病灶呈明显强化;D.冠状位病灶位于左乳 2 点钟位置,边界清晰

（4）多发小的导管内乳头状瘤簇状分布，可表现为"黑莓征"，即一簇小的边界清晰、圆形的强化结节，形似黑莓。

（5）鉴别诊断：

1）纤维腺瘤：相对于导管内乳头状瘤，纤维腺瘤乳头溢液发生率少，病灶大多较导管内乳头状瘤大，无导管扩张。

2）乳头状癌：乳腺导管内乳头状瘤与乳腺导管内乳头状癌鉴别较困难，两者的临床表现及形态学特征都非常相似，乳头状癌肿块边缘不规则，有浸润性表现，ADC 值较良性病变低。

六、乳腺炎

乳腺炎的分类较多，按发生时期分为哺乳期和非哺乳期乳腺炎，按疾病缓急可分为急性和慢性乳腺炎，按病因分为感染性、非感染性和恶性炎症，按病理分为非特异性感染、特异性感染、浆细胞性乳腺炎。

【诊断要点】

（1）急性乳腺炎起病急，好发于年轻女性，尤其是哺乳期妇女，常有典型症状。

（2）慢性乳腺炎起病慢，病程长，经久难愈。

（3）浆细胞性乳腺炎不是细菌感染所致，是由于导管扩张引起脂肪性物质堆积、外溢，引起导管周围的化学性刺激和免疫性反应，导致大量浆细胞浸润，与妊娠哺乳无关。

（4）慢性肉芽肿型乳腺炎乳房内多可触及肿块，肿块质地较硬，边界不清或清楚，有压痛，可与皮肤粘连，肿块可以发生破溃，当临床炎症表现不明显时易与乳腺癌发生混淆。

（5）急性乳腺炎症状较轻时可行钼靶检查，但应注意挤压程度，常表现为片状不对称性致密影，密度不均，边缘模糊，皮下脂肪浑浊，邻近皮肤增厚。

【MRI 表现】

（1）急性乳腺炎表现为 T_1WI 稍低、T_2WI 稍高信号，且信号不均匀，乳头或皮肤内陷，腋窝淋巴结肿大。

（2）慢性化脓性乳腺炎可见等信号包膜影，邻近腺体呈受压改变。腺体结构紊乱，内可见多个大小不等囊腔。

（3）慢性乳腺炎可表现为不规则肿块，边缘增强，形态学及血流动力学与恶性表现相似。

（4）急性乳腺炎增强表现为弥散分布的圆形或类圆形、斑点状、结节状强化，边缘模糊。浆细胞性乳腺炎表现为局灶条索、斑块状强化，边缘模糊。慢性化脓性乳腺炎表现为明显"花环状"强化，边缘毛糙。

（5）炎性病变伴肉芽组织形成时（图 13-2-6），增强可以表现为可疑恶性，但 ADC 值明显高于恶性病变。

（6）鉴别诊断：乳腺炎主要与乳腺癌鉴别。乳腺炎腺体水肿明显，结构紊乱，患乳内可见大小不等的化脓灶，病灶弥散，患乳多可见粗大血管影，如病灶邻近皮下，皮肤以水肿为主。而乳腺癌以单发结节或肿块多见，病灶局限，形态不规则，强化不均匀，肿瘤向周围浸润，边界往往不清楚，多有毛刺、分叶，TIC 曲线大部分乳腺癌早期快速强化，呈Ⅲ型曲线，乳腺癌的 ADC 值要低于细胞密度相对较低的炎性病变。

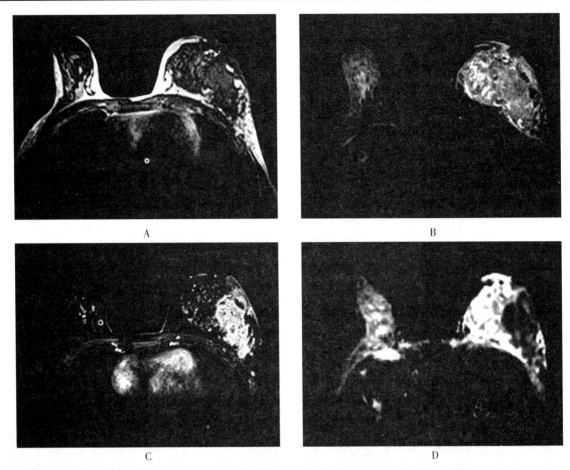

图 13-2-6　左乳肉芽肿性乳腺炎

A、B.分别为轴位 T_1WI 及 T_2WI,示左乳外侧病灶呈长 T_1、等 T_2 肿块信号;C.为增强横轴位,病灶呈明显不均匀强化,邻近皮肤增厚;D.ADC 图示病灶区为低信号

（郭　斌）

第三节　乳腺癌

女性恶性肿瘤的首位是乳腺癌,乳腺癌在女性中的发病率随着年龄的增长而上升,多发于 45～50 岁的女性,近年来发病年龄有年轻化的趋势,好发于生活水平和文化水平较高的妇女,并有明显的家族遗传倾向,与雌激素分泌过多,长期慢性刺激有关。WHO 将乳腺癌在组织学上分为三类:非浸润型癌(导管原位癌和小叶原位癌)、浸润型癌、乳头 Paget 病。

一、导管原位癌

导管原位癌(DCIS)是一组具有恶性生物学特征的非浸润性肿瘤,起源于终末导管小叶单位,尚未突破基底膜,组织学上可分为 5 型:微乳头型、乳头型、实体型、筛状型和粉刺型。

【诊断要点】

(1)临床症状主要是乳房肿块,其次为乳头溢液或溢血、乳房刺痛、腋下肿块、乳头破溃等。

（2）可表现为乳房肿块或增厚、乳头回缩等，DCIS 很少发生淋巴结或血行转移；如若发生，则可能由于合并了微小浸润。

（3）典型表现为受累导管钙化，多呈簇状、段状分布或导管状分布。

（4）钼靶上 90% 的 DCIS 表现为成簇的微钙化，10%～20% 的 DCIS 表现为肿块或结构扭曲伴或不伴钙化。钙化主要由于恶性肿瘤生长速度较快，大量癌细胞坏死、钙盐沉积及癌细胞对矿物质亲和力强所致。

【MRI 表现】

（1）发病部位多在乳头下、乳晕周围和乳房外上象限，T_1WI 为低信号，T_2WI 信号根据病理类型不同而不同。T_2WI 呈高信号，低度恶性，与良性肿瘤难以区别；中、高度恶性者边界不清，形状不规则，T_2WI 均呈低或等信号（图 13-3-1A，B）。

（2）非肿块样强化中的段样强化和导管样强化被认为是 DCIS 的 MR 增强后的特征性表现（图 13-3-1C，D，E），其中又以段样点状强化最多见（图 13-3-2）。DCIS 可以呈多灶性病变，增强扫描肿瘤呈均匀或不均匀强化。

（3）依据病理等级不同，低度恶性者边界清楚，脂肪层清晰；中、高度恶性者，病灶呈扁平状，易发生坏死、囊变及出现周围淋巴结转移。

（4）不同病理类型的 ADC 值存在差异，与病变的细胞密度呈负相关，肿瘤微血管密度及灌注效应也存在差异，DCIS 的 ADC 值较浸润性导管癌高，较良性肿瘤低（图 13-3-1F）。

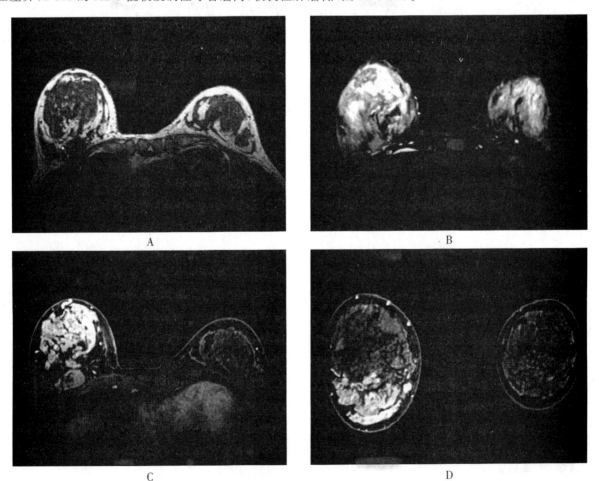

A

B

C

D

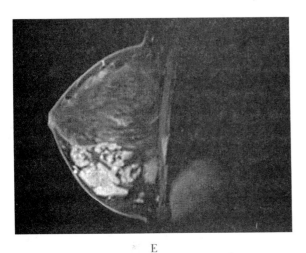

E

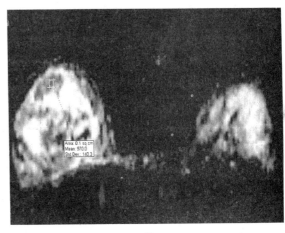

F

图 13-3-1　右乳导管原位癌

A、B.T$_1$WI 及 T$_2$WI 示右乳下象限片状长 T$_1$、长 T$_2$ 信号,脂肪层未累及;C～E.分别为增强横断面、冠状面、矢状位图像,示病灶沿导管分布,非肿块样强化,病灶边界清晰;F.ADC 图示病变区 ADC 值为 $0.9×10^{-3}mm^2/s$

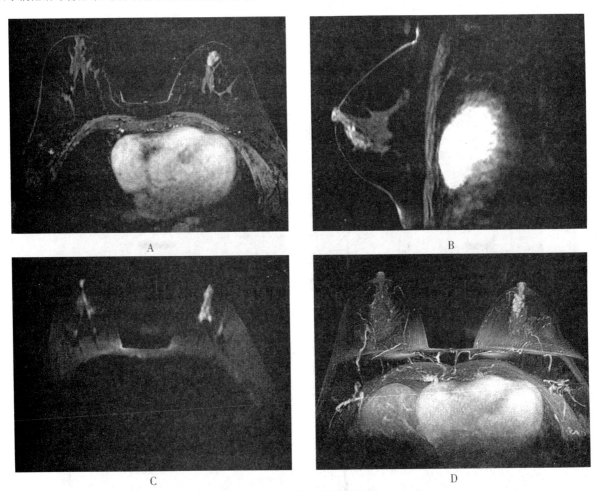

A

B

C

D

图 13-3-2　左乳内导管原位癌

A.T$_1$WI 抑脂增强横轴位图示左乳晕区点条形强化灶,边界清晰;B.矢状位增强图像病灶沿导管走行条形强化灶;C.DWI 示病灶为高信号;D.MIP 图示左乳头后方明显强化迂曲条状病灶

（5）鉴别诊断：

1）乳腺腺病：临床表现为单侧或双侧乳腺疼痛，与月经周期有关，乳腺内多发结节，乳腺的腺体及导管增生，乳腺腺病形成的肿块边界清楚，不与皮肤及深部组织粘连。

2）浸润性癌：肿块有分叶，外形不规则，有毛刺，质地硬，癌灶位置表浅时乳房皮肤可出现橘皮样外观和乳头回缩表现。

二、浸润性导管癌

浸润性导管癌（IDC），是乳腺癌最常见的类型，占乳腺癌的75％，起源于腺小叶和导管内的实质性肿瘤，最初从小叶或导管内生长，当癌灶突破基底膜向外扩散，就形成浸润性导管癌。所有的浸润性导管癌都来自DCIS，但并不是所有的DCIS都发展为浸润性导管癌。MR对IDC诊断灵敏度高，但特异性相对较低。

【诊断要点】

（1）最常见的临床表现为乳房无痛性肿块。

（2）隐匿性浸润性导管癌缺乏典型临床症状，表现为无肿块。

（3）IDC肿瘤组织成分多样，临床和生物学特征也多样，因此有不同的形态和增强表现。

【MRI表现】

（1）IDC表现为不规则、毛刺肿块，具有浸润性，很少表现为光滑的分叶状肿块，可引起乳头及皮肤回缩（图13-3-3和图13-3-4）。

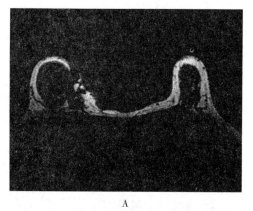

A

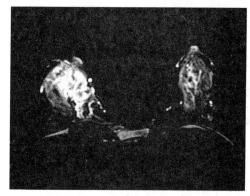

B

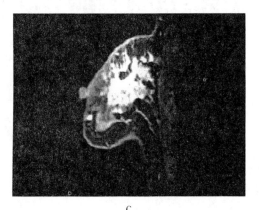

C

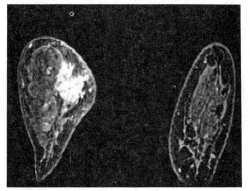

D

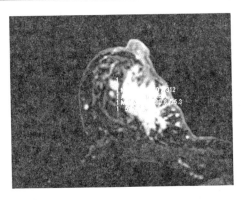

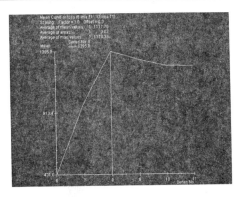

E

F

图 13-3-3　右乳浸润性导管癌

A、B.T$_1$WI 及 T$_2$WI 示右乳内象限长 T$_1$、长 T$_2$ 信号,边界不清,内侧皮下脂肪层受累;C～E.分别为增强后矢状位、冠状位、横轴位图像,病灶呈明显不均匀强化,边界不清晰,呈浸润性生长,乳头及内侧皮肤回缩;F.TIC 曲线呈下降型

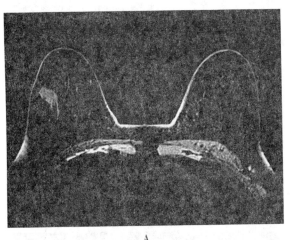

A

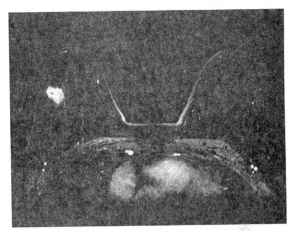

B

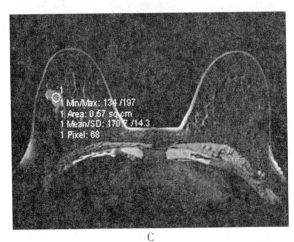

C

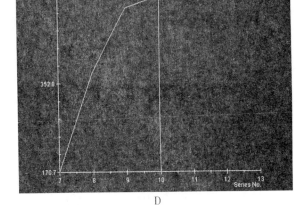

D

图 13-3-4　右乳浸润性导管癌

A、B.分别为增强前后横轴位图像,病灶呈结节状强化,边界不规则;C、D.为增强 TIC 曲线,呈平台型

(2)典型表现为肿块样强化,血供丰富(图 13-3-5)。

(3)少数表现为局限性、弥散性强化。

(4)动态增强倾向于快速强化,TIC呈下降型曲线,但从增强信号强度上,恶性与良性病变有一定的重叠,特别是与纤维腺瘤。

(5)IDC具有较低的ADC值(图13-3-6C),ADC值诊断阈值设为$1.2×10^{-3}$ mm^2/s时,检出乳腺癌的敏感性达96%,特异性达97%。

(6)妊娠期乳腺癌,激素分泌旺盛,癌细胞增殖活跃,故肿瘤体积较大,淋巴结转移率高(图13-3-6)。

(7)鉴别诊断:

1)乳腺腺病:乳腺内出现单发或多发结节,边界清楚,导管增生还可出现条索状影,MR增强呈渐进强化、离心性强化。

2)乳腺良性肿瘤:病变呈圆形或卵圆形,边界光滑,强化方式多为中等流入或缓慢流入,时间信号曲线多为持续上升型或平台型,ADC值$>1.2×10^{-3}$ mm^2/s。

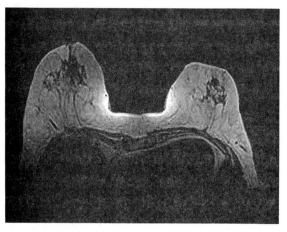

A

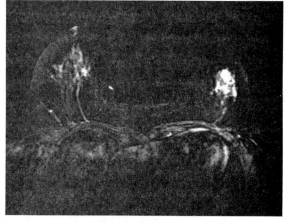

B

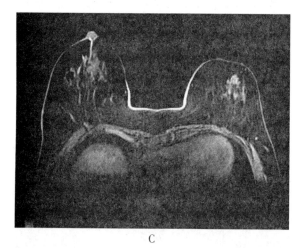

C

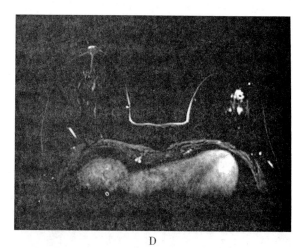

D

图13-3-5 左乳浸润性导管癌

A、B.T_1WI及T_2WI示左乳内长T_1、长T_2信号,边界不清,左乳皮肤稍凹陷;C、D.分别为增强前后横轴位图像,病灶呈散在的结节状强化,边界不规则

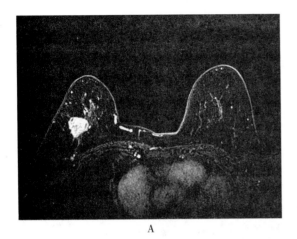
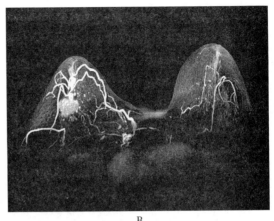

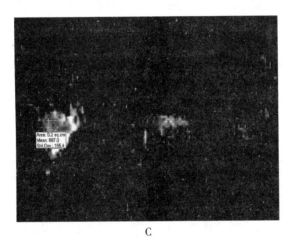

图 13-3-6　右乳浸润性导管癌

A.右乳肿块增强后明显强化,边界不规则,有毛刺;B.MIP 图像示肿块血供丰富;C.ADC 图示病灶区为低信号,ADC **值**为 $0.9 \times 10^{-3} \mathrm{mm^2/s}$

三、乳腺 Paget 病

乳腺 Paget 病又称乳腺湿疹样癌,发病率占所有乳腺癌的 2%,可发生于各年龄组,发病高峰为 50~60 岁,多为单侧发病,因乳腺癌沿输乳管累及乳头所致。

【诊断要点】

(1)乳头及乳晕湿疹,常不伴有瘙痒、发红、结痂、脱屑,还可伴溃疡发生。

(2)一般无明显肿块。

(3)病检乳晕区皮下可检出恶性肿瘤细胞。

(4)预后与乳腺内肿瘤分型有关。

【MRI 表现】

(1)乳晕区皮肤增厚、水肿(图 13-3-7A,B)。

(2)大导管呈索条状增粗,僵直,与乳腺内肿瘤相连(图 13-3-7C)。

(3)乳腺内肿瘤形态及动态增强表现为恶性特征(图 13-3-7D,E,F)。

(4)鉴别诊断:主要与湿疹性皮炎相鉴别,湿疹经过治疗后可痊愈,解除过敏源能自愈。Paget 病伴有乳腺内肿块,乳头常有血性溢液。

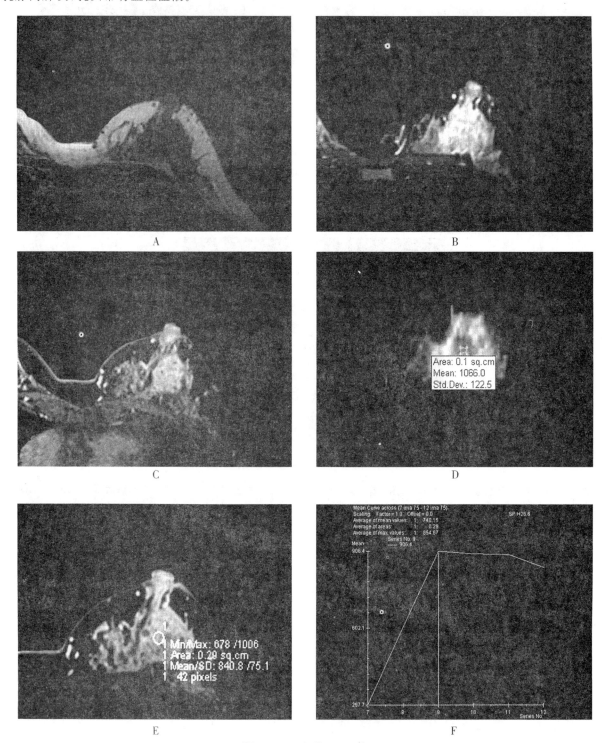

图 13-3-7   左乳 Paget 病

A、B.T$_1$WI 及 T$_2$WI 示乳晕区皮肤受累,大导管增粗;C～F.分别为增强、ADC 图及 TIC 曲线,增强后左乳大导管增粗、僵直并与左乳内肿块相连,ADC 值为 1.0×10^{-3} mm^2/s TIC 曲线为下降型,表现为恶性特征

四、炎性乳腺癌

炎性乳腺癌是乳腺癌发病过程中的一个特殊病变,可发生于各种类型的乳腺癌中,无病理组织类型的特殊性。有病理组织学研究认为,这种乳腺癌的继发炎性病变是由于癌细胞浸润到真皮下淋巴管,引发淋巴管阻塞和继发炎症。炎性乳腺癌以侵犯淋巴管道为主要表现,转移概率高。

【诊断要点】

(1)患乳皮肤明显红肿、皮温高,乳腺质硬。

(2)一般无明显疼痛。

(3)抗感染治疗后症状无改善。

(4)预后差。

(5)腋下淋巴结多肿大。

【MRI 表现】

(1)弥漫性乳腺皮肤增厚,皮下组织水肿,患乳腺体肿胀(图 13-3-8A)。

(2)乳腺内可见局限性肿块(图 13-3-8C),肿块具有恶性征象,患乳血供丰富(图 13-3-8D)。

(3)T_2WI 上可见患乳弥漫性炎性水肿高信号(图 13-3-8B)。

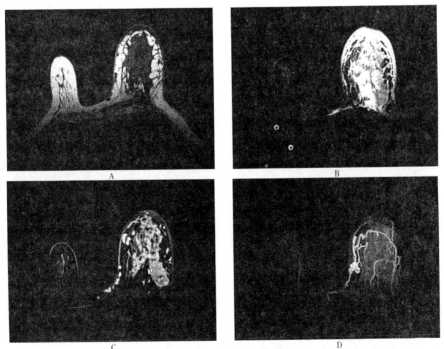

图 13-3-8　左乳炎性乳腺癌

A、B.T_1WI 及 T_2WI 示左乳弥漫性乳腺皮肤增厚,皮下组织水肿,左乳腺体明显肿胀;C.增强图像示左乳外侧腺体内肿块;D.MIP 图像示左乳腺体血供丰富

(4)鉴别诊断:

1)乳腺炎:急性乳腺炎好发于哺乳期女性,乳腺触痛,皮肤发红,压之有韧性感,发热。炎性乳腺癌临床炎症体征不明显,乳腺内无实质性肿块,乳腺癌的病程较乳腺炎长。

2)放疗后乳腺改变:有明确的放疗病史。

(郭　斌)

第十四章 子宫与卵巢的MRI诊断

第一节 子宫常见疾病

一、子宫肌瘤

子宫肌瘤又称子宫平滑肌瘤,是成年女性常见的良性肿瘤,多见于 30～50 岁,绝经期前妇女 20％～60％可发生子宫肌瘤。病理上子宫肌瘤主要由致密的梭形平滑肌细胞和少量纤维组织构成,周围有完整的包膜或假包膜。肌瘤内常有玻璃样变,可伴有出血、坏死、囊变和钙化,绝经期后肌瘤可萎缩。肌瘤可单发或多发,根据其生长部位不同而分为三类:①肌壁间肌瘤:最为常见,位于肌壁内。②浆膜下肌瘤:突出于子宫表面,紧邻浆膜层;位于子宫侧壁的浆膜下肌瘤可沿阔韧带生长延伸,又称阔韧带肌瘤。③黏膜下肌瘤:突出于子宫腔内,紧邻子宫内膜层。

【诊断要点】

1.症状

(1)较小肌瘤或浆膜下肌瘤多无自觉症状。

(2)月经过多、经期延长和不规则阴道出血为子宫肌瘤的典型症状,月经过多可导致贫血。

(3)不孕和反复流产。

(4)压迫症状:较大的子宫肌瘤可引起尿频、尿潴留及便秘。

(5)浆膜下肌瘤发生蒂扭转时可引起急性腹痛。

2.体征

(1)下腹部可扪及包块,质较硬,晨起膀胱充盈时易扪及。

(2)妇科检查:子宫呈对称性或不对称性增大,质硬,表面触及多个球形隆起。

3.超声检查　瘤体呈网形低或等同声区,或呈分布不均的强回声区。

4.CT 表现

(1)瘤体一般密度均匀,呈等或低密度,伴有液化坏死和囊变时可见不规则低密度区,约 10％的病例可见斑片状或条状高密度钙化灶:

(2)子宫分叶状增大伴钙化对本病诊断具有特征性。

(3)增强扫描肿瘤实性部分显著强化,强化程度与周围正常子宫肌层类似。

【MRI 表现】

(1)子宫肌瘤在 T_1WI 和 T_2WI 一般均呈低信号,在 T_2WI 信号更低,信号均匀或不均匀,边缘光整,境界清晰,增强扫描肌瘤信号与正常子宫肌层类似。肌瘤伴有变性时,信号亦发生改变,肿瘤内囊变区呈 T_1WI 低信号、T_2WI 高信号。

不同种类子宫肌瘤的主要表现:

1)肌壁间肌瘤:子宫体积增大及轮廓变形,这是子宫肌瘤最常见的表现,肌壁间肌瘤使子宫轮廓呈分叶状增大。

2)浆膜下肌瘤:向子宫外突出的肿块,带蒂肿瘤可在某层面与子宫分离,应注意追踪其起源。

3)黏膜下肌瘤:易导致宫腔变形或消失。

(2)出血区的信号改变与出血时间及MR扫描序列相关,信号变化与颅内血肿基本一致。

(3)常规MR扫描难以识别钙化灶。

(4)鉴别诊断:黏膜下型和阔韧带肌瘤有时要与子宫内膜癌及盆腔内其他肿瘤相鉴别,主要鉴别点在于子宫肌瘤 T_1WI 和 T_2WI 信号均低,病灶境界清晰,强化程度与子宫肌层基本一致。

二、子宫内膜异位症

当子宫功能性内膜组织出现在子宫腔以外时,称为子宫内膜异位症。子宫内膜异位症是良性病变,但具有远处转移和种植能力。最常累及卵巢(约占80%),其次是子宫韧带、直肠阴道隔、子宫直肠隐窝、输卵管等处,当子宫内膜异位到子宫肌层时,则称为子宫腺肌症。发病年龄多在 30～40 岁,近年来,子宫腺肌症发病率有明显上升趋势。病理变化主要有两个方面:受雌激素影响而周期性的出血和其周围组织纤维化。卵巢组织因周期性出血而形成单个或多个囊肿,周围组织纤维化,直径一般在 5～6cm,囊内含暗褐色糊状陈旧血液,因此常被称为巧克力囊肿。在绝经后异位的内膜组织可逐渐萎缩吸收。

【诊断要点】

1.症状和体征

(1)一般呈周期性发作,少数患者无自觉症状。

(2)痛经:常为继发性和渐进性,疼痛多位于下腹部和腰骶部。于经前 1～2 天开始,持续至月经干净。巧克力囊肿破裂可引起急性腹痛和腹膜刺激症状。

(3)月经失调:以经量增多或经期延长为主。

(4)不孕:约 50% 的患者有不孕史。

(5)腹泻、便秘或便血:为肠道子宫内膜异位所引起。

(6)妇科检查:子宫后倾固定是典型表现,子宫附件处可有粘连包块,子宫后壁、子宫骶韧带或后穹隆有触痛性结节。

2.子宫输卵管造影

(1)子宫不规则增大,宫体边缘有小囊状阴影。

(2)子宫内树枝状或火炬状阴影,宫体及宫底两侧缘有毛刷状改变。

(3)子宫受压移位,输卵管移位、扭曲、狭窄,其边缘呈锯齿状或结节状,也可因黏膜肿胀而增宽。

3.超声检查 表现为卵巢部位圆形或不规则形无回声区,壁厚,内壁欠光整,其内可出现不均匀的回声。

4.CT表现 平扫病灶多呈圆形、卵圆形或多房性薄壁囊性低密度影,有新鲜出血时病灶呈高密度,密度一般欠均匀,有时可见分层现象。

【MRI表现】

(1)子宫内膜异位症多位于单侧或双侧卵巢,也可累及盆腔其他组织和器官,如膀胱、直肠或阴道等,甚至异位于盆腔外组织。表现各异,形态多样。

(2)由于囊肿的反复出血,囊肿穿破后新的出血又被包裹,在大的囊肿周围伴有多个小的囊肿,呈"卫星囊"样表现。增强扫描囊壁呈中等度强化(图 14-1-1)。

(3)MR 信号随出血时期不同而改变。有的表现为 T_1WI 高信号,T_2WI 低信号,也有 T_1WI 和 T_2WI 均呈高信号,大多表现为 T_1WI 和 T_2WI 高低混杂信号:在 T_1WI 高信号的背景中可见相对低信号的暗影,甚至呈分层表现。

(4)病灶境界可光滑或模糊,常与周围结构粘连,有时可见粘连导致的肠袢固定或屈曲成角。

(5)子宫腺肌症可分为弥漫性和局限性,可表现为子宫体部弥漫性或局限性增大,结合带增厚与外肌层界限不清,T_2WI 可见病变内散在、多发 1~2mm 的点状高信号灶,有时 T_1WI 也可见点状高信号,强烈提示子宫腺肌症。

(6)鉴别诊断:

1)卵巢囊肿:与子宫内膜异位症的主要不同点在于卵巢囊肿多较小,囊液一般呈水样信号,无粘连,且无痛经。

2)卵巢囊腺瘤:呈单房或多房,囊壁及分隔薄而均匀,与周围结构无粘连,临床上无痛经史。

3)卵巢癌:多呈囊实性肿块,囊壁及分隔厚薄不均、边界不清,常有腹腔及淋巴结转移。

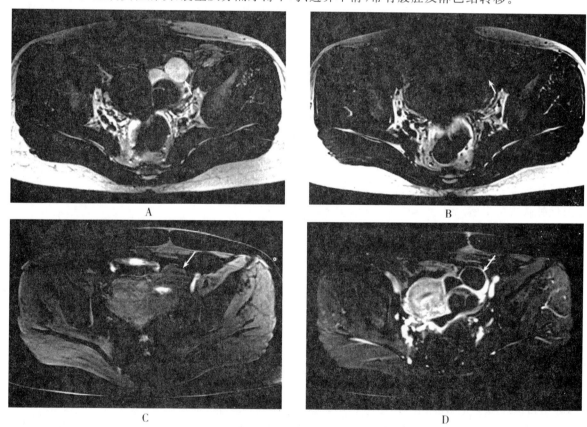

图 14-1-1　卵巢子宫内膜异位症(巧克力囊肿)

A~D.分别为轴位 T_2WI、轴位 T_1WI、轴位抑脂 T_1WI 和轴位增强抑脂 T_1WI,左侧附件区多发囊状病灶(↑),囊内信号在 T_2WI 有高有低,T_1WI 囊内呈等信号伴斑片状高信号,代表不同时期的出血,增强扫描囊内容物无强化,囊壁增厚并明显强化,内壁光滑

三、宫颈癌

宫颈癌居我国女性生殖器官恶性肿瘤之首,45～55 岁多见。宫颈癌起源于子宫颈黏膜柱状细胞和鳞状上皮的移行区,90％为鳞癌,5％～10％为腺癌,极少数为腺鳞癌或其他。大体病理可分为三个类型:①外生型:癌组织向表面生长,凸向宫腔内,呈巨大菜花样肿块,易出血。②内生型:癌组织向宫颈深部组织浸润,宫颈表面可光滑。③溃疡型:上述两型肿瘤进一步发展,癌组织坏死脱落,在表面形成较深的溃疡。

直接蔓延和淋巴转移是宫颈癌的主要转移途径,血行转移少见。直接蔓延向两侧侵犯宫旁组织并进一步累及盆壁,向前、后分别侵犯膀胱和直肠。淋巴结转移依次累及宫颈旁、闭孔内及髂内、髂外、髂总、腹主动脉组淋巴结等。宫颈癌晚期可经血循环转移至肺、肾等处。

【诊断要点】

1.症状和体征

(1)阴道流血:开始为接触性出血,后来可出现经间期或绝经后间断性不规则出血,甚至大出血。

(2)阴道排液:开始时量少,晚期为大量脓性或米汤样恶臭白带。

(3)疼痛:癌肿晚期出现腰骶部持续性痛或坐骨神经痛。

(4)妇科检查:子宫颈表面糜烂、质硬,触之易出血,部分患者宫颈表面可光滑。

2.宫颈细胞涂片检查　是发现癌前期病变和早期宫颈癌的主要方法。

3.阴道镜检查　可协助诊断早期宫颈癌,阴道镜下取样活检的诊断正确率接近 100％。

4.超声检查　宫颈增大,肿瘤回声较正常宫颈回声减低,与周围组织分界不清。

5.CT 表现

(1)子宫颈增大呈肿块状,轮廓不规则。早期边缘光整,晚期边缘多较模糊。

(2)肿瘤多为等密度,其内坏死区呈不规则低密度。

(3)阻塞宫颈口可导致宫腔积液。

(4)肿瘤直接蔓延表现:

1)阴道受累:最为常见。

2)宫旁三角形或分叶状肿块与宫颈肿块相延续。

3)直肠周围脂肪层消失。

4)输尿管受侵:表现为输尿管末端周围脂肪间隙不清和肾积水。

5)膀胱和直肠受侵:膀胱或直肠壁不规则,或腔内结节状突出。

(5)增强扫描:有利于显示血管和宫旁组织受侵情况。

(6)盆腔淋巴结肿大。

【MRI 表现】

(1)MR 检查的主要作用是对肿瘤进行分期,观察肿瘤的范围和侵犯程度。

(2)主要表现为宫颈增大,不对称增厚或呈结节状突起;T_1WI 一般呈等信号,T_1WI 呈不均匀较高信号。

(3)宫颈基质的低信号环是否完整是宫颈癌Ⅰ期与Ⅱ期的分界标志。完整的低信号环说明癌灶局限在宫颈,属Ⅰ期,可排除有宫旁组织的侵犯。如低信号基质环被高信号的肿瘤破坏,出现中断甚至突破,提示肿瘤已侵犯宫旁组织,属Ⅱ期。肿瘤累及阴道下 1/3、盆腔、直肠等周围脏器为Ⅲ、Ⅳ期。

（4）MR在评估宫颈癌术后或放疗后复发优于超声及CT，通常复发的部位在原肿瘤处或阴道残端。复发的肿瘤信号与原发肿瘤的信号相同，但较原发肿瘤更易侵犯直肠、膀胱和盆壁肌肉，远处转移电较常见。

（5）鉴别诊断：子宫颈平滑肌瘤表现为子宫颈增大、变形、边缘清晰、规则，无腹盆腔淋巴结肿大。

四、子宫内膜癌

子宫内膜癌又称子宫体癌，为常见的侵袭性妇科恶性肿瘤。好发于更年期及绝经后的妇女，55～65岁为发病高峰，近年来发病率有上升趋势。生长方式主要为局限型和弥漫型。前者癌灶局限，呈菜花状或息肉状突入宫腔内；后者肿瘤弥漫分布于大部分子宫内膜。病理上子宫内膜癌主要为腺癌，少部分可为鳞癌或腺鳞癌。

【诊断要点】

（1）症状和体征

1）阴道流血：为常见症状。绝经前为经量增多、经期延长；绝经后为阴道持续性出血或间歇性出血。

2）异常分泌物：白带增多，晚期合并感染，可有脓性白带伴臭味。

3）疼痛：因宫腔积液、宫腔积脓可引起下腹痛。晚期癌浸润周围组织而出现相应部位的疼痛。

4）腹部触及包块，大量腹腔积液，恶病质等。

（2）无排卵性功能性出血、多囊卵巢综合征、功能性卵巢肿瘤等雌激素水平相关疾病常与子宫内膜癌并存。

（3）肥胖、高血压、糖尿病、不孕、未婚、绝经期延迟等为诱发子宫内膜癌的高危因素。

（4）分段刮宫是诊断子宫内膜癌最常用的方法。

（5）超声检查：子宫内膜增厚，失去线形结构，可见不规则回声增强光团，内膜与基层边界模糊，伴有出血与溃疡，内部回声不均。

（6）CT表现：CT对子宫内膜癌的诊断和分期不如MR，平扫由于病灶与子宫肌层密度相近而很难发现。

【MRI表现】

（1）子宫内膜不均匀增厚，信号不均匀，宫腔增大、增宽。

（2）病灶较小有时难以发现，尤其是行诊断性刮宫术后检查，部分较表浅小病灶易被完全刮除。T_1WI病灶与正常子宫肌层信号相似而不易被发现。T_2WI病灶呈中等偏高或高信号，正常高信号的子宫内膜部分或完全消失，增强扫描呈中等强化，强化程度低于子宫肌层。

（3）子宫内膜癌MR分期应结合T_2WI和T_1WI增强图像，T_1WI低信号结合带完整性是评估肌层是否受侵的重要标志。对于绝经后妇女，由于结合带变薄难以显示时，可通过T_1WI动态增强扫描来观察子宫内膜与子宫肌层之间的界面。正常情况下，增强图像上在子宫内膜与肌层之间可见一完整的强化带，该强化带的完整与否可作为肌层是否受侵犯的标志。Ⅰ期、Ⅱ期的子宫内膜癌MR分期准确率较高，而Ⅲ期、Ⅳ期的子宫内膜癌MR分期价值受限。MR对邻近脏器的侵犯还是粘连难以区分，另外盆腔淋巴结的肿大是属于良性还是恶性有时也难以确定。有学者曾遇到1例患者，术前诊断性刮宫提示子宫内膜癌，术后病理未能再找到癌灶.但卵巢已经出现了转移灶。

（魏明湘）

第二节　卵巢常见疾病

一、卵巢囊肿

卵巢囊肿种类较多,是生育期妇女常见的良性非肿瘤性囊肿,部分囊肿为功能性,如卵泡囊肿和卵泡膜黄素囊肿可分泌雌激素,黄体囊肿分泌孕激素。①卵泡囊肿:成熟的卵泡一般直径在 1cm 左右,如直径为 1～2cm 时可称为囊状卵泡,直径超过 2cm 时为卵泡囊肿,主要是由不成熟卵泡或未能排出的成熟卵泡内潴留液体而形成囊肿。②黄体囊肿:囊性黄体是正常黄体的一种类型,其直径一般不超过 2cm。由于黄体发育过程中的中央腔隙部分扩大而形成黄体囊肿,直径超过 3cm,黄体囊肿常为孤立性囊肿。③黄素囊肿:又称黄素化卵泡囊肿,形成机制与黄体生成素有关。患者常伴有葡萄胎或绒毛膜癌,由滋养层细胞所分泌的绒毛膜促性腺激素刺激黄素细胞,使卵泡囊肿壁上的卵泡膜细胞出现黄素化而形成的囊肿,常为多房性和双侧性。④多囊卵巢病:指卵巢具有多发性小型囊肿,是由于内分泌紊乱导致双侧卵巢均匀性增大,卵巢包膜下有一圈大小基本一致的囊性卵泡,呈串珠状,直径为 0.2～0.5cm,囊性卵泡可处于不同程度的发育阶段。⑤单纯性囊肿:是指一类来源难以确定、以单房为特征的囊肿,体积中等偏小,其部分来自于退化的卵泡囊肿,部分由卵巢上皮向卵巢实质内凹并潴留液体而形成。

上述各类卵巢囊肿大多可自行消失,囊壁薄而边缘光滑,多为单房性,直径很少超过 5cm,黄素囊肿和多囊卵巢病为多房性。

【诊断要点】

(1)大多数卵巢囊肿无症状。

(2)当囊肿较大时可出现坠胀感和压迫症状,如大小便困难等。

(3)少数功能性卵巢囊肿可引起月经过多、过频。

(4)多囊卵巢病会引起不孕、继发性闭经、多毛和肥胖。

(5)超声检查:表现为卵巢部位圆形或多房性无回声区,壁薄,边缘光滑。

(6)CT 表现:呈圆形、类圆形的均匀水样低密度区,边缘光滑,囊壁薄而均匀。

【MRI 表现】

(1)平扫病灶多呈单发或多发性小囊肿,边缘光滑,囊壁薄而均匀,一般 T_1WI 呈低信号,T_2WI 呈高信号(图 14-2-1,图 14-2-2),伴出血时,信号多变。少数不典型囊肿可表现为多房性结构,囊壁厚薄不均。增强扫描囊腔不强化,部分病灶囊壁呈线样强化。

(2)鉴别诊断:

1)卵巢囊腺瘤:常为多房性,体积较大,不会自行消失。

2)子宫内膜异位症:其体积较大,T_1WI 和 T_2WI 常可见不均匀的高信号,边缘不规则,与周围结构有粘连,临床上有痛经史。

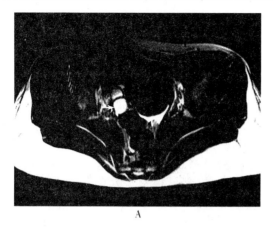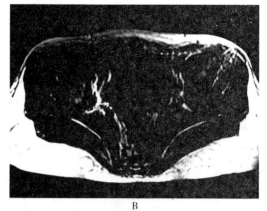

图 14-2-1 卵巢囊肿

A、B.分别为轴位 T_2WI、轴位 T_1WI,右侧附件区见 2 枚类圆形囊样灶,边界清晰,囊壁较薄,囊内容物呈 T_1WI 低信号、T_2WI 高信号(↑)

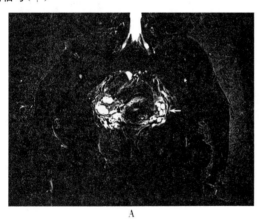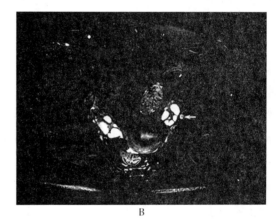

图 14-2-2 多囊卵巢病

A、B.分别为冠状位脂肪抑制 T_2WI、轴位脂肪抑制 T_2WI,双侧卵巢均匀性增大,卵巢包膜下有一圈大小基本一致的囊性卵泡,呈串珠状(↑)

二、卵巢囊腺瘤

卵巢囊腺瘤属卵巢表面上皮一间质肿瘤,是卵巢最常见的良性肿瘤,约占 45%,有浆液性囊腺瘤和黏液性囊腺瘤之分,发病年龄以 20～50 岁居多。浆液性囊腺瘤的囊壁由单层纤毛上皮细胞构成,可分为单纯性和乳头状两种,前者囊壁薄而光滑,后者囊壁较厚,有乳头状突起,囊液为稀薄浆液,恶变率为 35%～50%。黏液性囊腺瘤一般为单侧多房,比较大,囊壁由单层高柱状细胞构成,囊内含胶冻样黏液,也可含有清液,其恶变率为 5%～10%。

【诊断要点】

1.症状和体征

(1)肿瘤较小时多无症状,肿瘤长至一定大小时才可产生自觉症状。

(2)有时主诉腹部增大,腰围增粗。

(3)下腹部不适或坠胀感。

(4)肿瘤压迫症状:气急、心悸、尿频、排尿困难和便秘等。

(5)腹痛:肿瘤破裂可引起不同程度的腹痛。

(6)妇科检查:往往能在子宫一侧或双侧触及肿块,界限清楚,表面光滑,与周围无粘连,有蒂者活动度大。

2.超声检查 肿瘤呈圆形或类圆形无回声区,单房或多房,少数可见局限性光团呈乳头状自囊壁突向腔内。

3.CT 表现 浆液性囊腺瘤一般囊液呈水样密度,密度较均匀,壁薄而均匀一致,少数伴囊壁钙化。黏液性囊腺瘤多表现为多房结构,囊壁薄但不均匀,囊液密度呈水样或略高于水样密度。

【MRI 表现】

1.浆液性囊腺瘤

(1)多为单房结构,少数为多房结构。呈圆形或卵圆形,一般体积较大(图 14-2-3)。

(2)囊液呈均匀水样信号,T_1WI 呈低信号,T_2WI 呈高信号,壁薄而均匀一致,边缘清晰、锐利。增强扫描囊壁可强化。

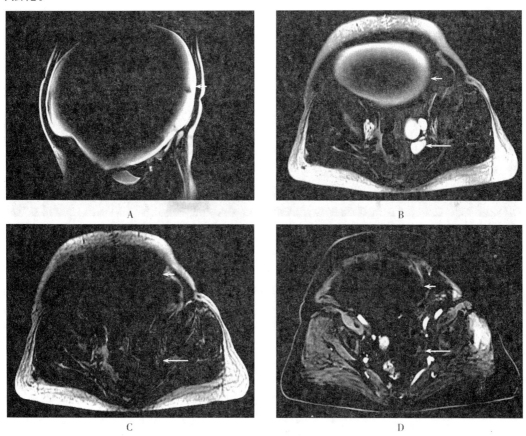

图 14-2-3 卵巢浆液性囊腺瘤

A~D.分别为冠状位 T_2WI、轴位 T_2WI、轴位 T_1WI、轴位增强抑脂 T_1WI,子宫萎缩,盆腔内巨大单房囊性占位(↑),左侧附件区多个小囊样占位(长↑),均为浆液性囊腺瘤,囊壁较薄,囊壁强化不明显,囊内容物在 T_1WI 呈低信号,T_1WI 呈高信号

2.黏液性囊腺瘤

(1)常为单侧多房结构,肿瘤较浆液性囊腺瘤更大。

(2)囊液内蛋白含量较高,信号在 T_1WI 多高于浆液性囊腺瘤的信号,T_2WI 呈高信号,各囊之间的信号也不一致,壁薄可不均匀,边缘清晰。增强扫描囊壁可强化(图 14-2-4)。囊壁厚、有乳头状突起时,提示有恶变可能。

3.鉴别诊断　主要与卵巢癌相鉴别,卵巢癌多呈囊实性,囊壁及分隔厚薄不均,可见壁结节,周围结构有受侵表现,常有腹腔积液和腹膜后淋巴结肿大。

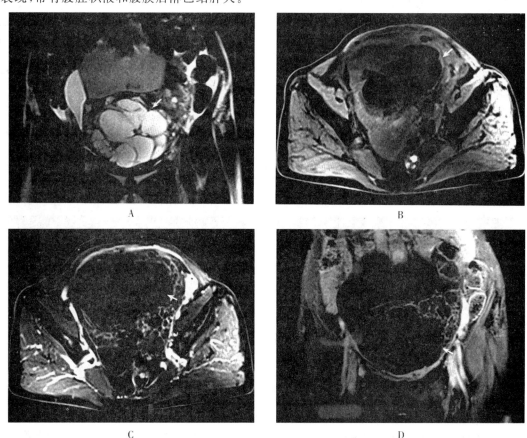

图 14-2-4　卵巢黏液性囊腺瘤

A～D.分别为冠状位 T_1WI、轴位抑脂 T_1WI、轴位增强抑脂 T_1WI 和冠状位增强抑脂 T_1WI,盆腔内多房性囊样病灶(↑), T_1WI 呈中等、低信号, T_2WI 呈中等、高信号,部分囊内容物信号不一致,囊壁较薄、光滑,增强扫描囊壁有强化

三、卵巢畸胎瘤

卵巢畸胎瘤属生殖细胞肿瘤,是卵巢常见的肿瘤,占全部卵巢肿瘤的 20%～30%,多发生于生育期妇女,绝大多数为良性,恶性极少。通常由 2～3 个胚层组织构成,以外胚层为主,肿瘤可为囊性、实性或囊实性,内含牙齿、骨骼、脂肪、皮肤、毛发和蛋白样液体等。

【诊断要点】

(1)大多无自觉症状,肿瘤较大时可引起腹部膨大,坠胀感,甚至产生压迫症状,如大小便困难等。

(2)少数患者因肿瘤发生蒂扭转而出现腹痛。

(3)妇科检查:肿块一般与子宫不连,表面光滑,可活动。

(4)超声检查:

1)囊性畸胎瘤:其特异性征象为脂肪液体分层,即肿瘤内有一强回声水平分界线,上层为均质密集的细小光点,水平线以下为液性无回声区。

2)实性畸胎瘤:表现为粗颗粒样强回声区,其中夹杂强光团光斑。

（5）X 线表现：约 50％ 的病例可见到富有特征性的牙齿和不规则形骨骼影。

（6）CT 表现：肿瘤密度多种多样。

1）单纯软组织密度。

2）单纯水样密度、脂肪密度或"脂-液"平面。

3）囊实性混杂密度，实性部分内有时可见钙化或骨骼影，囊壁可呈弧线形钙化。

【MRI 表现】

（1）病灶常为单侧单发，少数可为双侧性。大多数为囊性或囊实性，呈圆形或类圆形的肿块，单房或多房，囊壁可厚薄不一。

（2）典型囊性畸胎瘤表现为含脂肪或"脂-液"平面的囊状肿块（图 14-2-5），T_1WI、T_2WI 均呈高信号，脂肪抑制技术可进行鉴别；对于只含少量脂肪的病灶，可采用化学位移成像来鉴别是否含有脂肪成分，如病灶内不含脂肪成分，正相位和反相位信号不变。

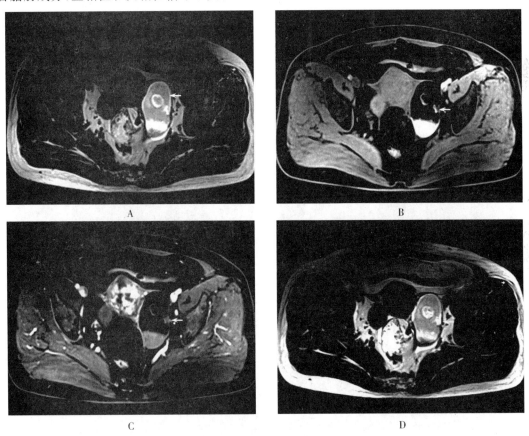

图 14-2-5　卵巢成熟畸胎瘤

A～D.分别为轴位 T_1WI、轴位抑脂 T_1WI、轴位增强抑脂 T_1WI 和 T_2WI，子宫左后方类圆形占位（↑），信号高低混杂，内见液平面，抑脂 T_1WI 大部分呈低信号，增强扫描病灶无明显强化，T_2WI 呈混杂信号

（3）"脂-液"平面上层为脂液，下层为液体和下沉的细胞碎屑，在 T_1WI 上方呈高信号，下方呈较低信号；在 T_1WI 虽整体呈高信号，但表现为上方信号低于下方。当囊内含有毛发、骨、软骨和软组织等成分时，则信号不均，改变体位扫描，其内容物可随重力改变位置。钙化在 T_1WI 和 T_2WI 均可表现为低信号。

（4）恶性畸胎瘤常侵及邻近组织，致使肿瘤与周围脏器间的脂肪界面消失和肿块侵犯膀胱、骨盆肌肉或肠管等。

四、卵巢纤维瘤

卵巢纤维瘤来自卵巢包膜或卵巢间质,属卵巢性索-间质肿瘤,约占全部卵巢肿瘤的 4%。往往发生于 40 岁以上妇女,平均发病年龄为 48 岁。约 1% 的病例伴 Meigs 综合征(即卵巢肿瘤伴有胸腹腔积液),当肿块直径在 10cm 以上时,约 40% 伴有腹腔积液,该肿瘤为良性肿瘤,可分为均质型、变性型和出血型。

【诊断要点】

(1)下腹可触及肿块,多为单侧,质地硬,活动度好,是所有卵巢肿瘤中质地最硬的肿瘤。

(2)下腹疼痛,当肿瘤发生扭转时可出现急腹症。

(3)肿瘤较大压迫膀胱时可产生尿频、尿急等症状。

(4)可合并胸、腹腔积液。肿瘤切除后胸、腹腔积液在 2 周内迅速消退且不再复发,被定义为 Meigs 综合征。

(5)CT 表现:均质型平扫一般 CT 值为 50～70Hu,密度较均匀,增强扫描可轻度强化或几乎不强化,当有囊变、坏死及出血时,密度不均。

【MRI 表现】

(1)盆腔内类圆形、椭圆形肿块,边界清晰,可呈分叶状。

(2)均质型病灶在 T_1WI、T_2WI 均为低信号,增强扫描早期病灶几乎不强化,延迟期出现轻到中度强化(图 14-2-6)。

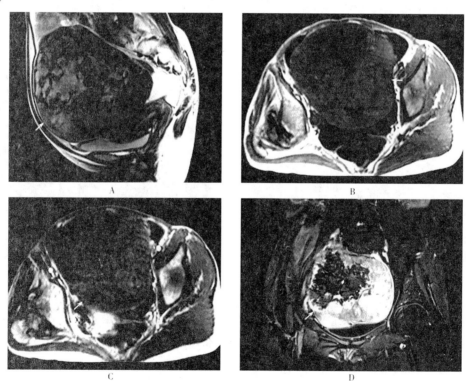

A   B

C   D

图 14-2-6   卵巢纤维瘤伴 Meigs 综合征

A～D.分别为矢状位 T_2WI、轴位 T_1WI、轴位增强 T_1WI、冠状位增强抑脂 T_1WI,图 C 为增强扫描早期,图 D 为增强扫描延迟期。盆腔内巨大肿块(↑),T_1WI 呈较低信号伴斑片状较高信号,T_2WI 呈高低混杂信号,提示伴囊变及小出血灶。增强扫描早期病灶轻度强化,延迟期呈不均匀强化。腹腔内明显积液。

（3）当病灶内出现不同程度黏液囊变时，可见形态、大小不一的长 T_1、T_2 信号区；肿瘤内有出血时，T_1WI 可见高信号。

（4）鉴别诊断：病变首先需与子宫浆膜下肌瘤、阔韧带肌瘤等鉴别，纤维瘤与子宫间存在脂肪间隙，动态增强扫描早期强化程度明显低于子宫肌层，这是与平滑肌瘤鉴别的要点。卵巢纤维瘤伴有胸腹腔积液时应与卵巢恶性肿瘤鉴别，卵巢纤维瘤一般包膜完整，实性部分在 T_2WI 呈明显低信号，增强扫描仅轻中度强化等表现可以与卵巢恶性肿瘤相鉴别。

五、卵巢癌

卵巢癌属于卵巢上皮—间质组织恶性肿瘤，占卵巢恶性肿瘤的 90%，多发生于 40 岁以上妇女。其中浆液性囊腺癌最为常见，约占所有卵巢恶性肿瘤的 50%，双侧者约为 50%，主要来源于浆液性囊腺瘤的恶变，黏液性囊腺癌和子宫内膜样癌次之。卵巢癌的瘤体多为囊实性，也可为单纯囊性或实性，其内常有出血、坏死。

卵巢癌的转移方式主要是直接侵犯包膜，破坏包膜后侵犯邻近组织和器官，并向全腹腔扩散、种植；也可经淋巴转移，血行转移较少见。

【诊断要点】

1.症状和体征

（1）腹部不适感：腹部发胀，感觉裤腰紧小，尤其在进食后胃胀。

（2）卵巢功能障碍：月经量增多或月经紊乱、不规则出血等。

（3）腹痛：多不严重，一旦出现急腹症多提示有并发症产生（如肿瘤破裂、出血或蒂扭转）。

（4）梗阻症状：肿瘤直接侵犯或转移所致，引起肠梗阻和输尿管梗阻。

（5）妇科检查：①宫旁肿物：呈囊性或实性，不规则，活动度差。②绝经后触及卵巢征：绝经 3 年后如仍能触及卵巢，即非正常现象。

2.肿瘤标记物检测　主要有癌抗原 125(CA125)、甲胎蛋白(AFP)、绒毛膜促性腺激素(HCG)、癌胚抗原(CEA)，检测呈阳性者对定性诊断有帮助，多项肿瘤标记物联合应用则价值更大。

3.超声检查　囊性者表现为附件区圆形或不规则形无同声区，囊壁不均匀增厚，实性或囊实性者回声不均，肿瘤边缘多较模糊，常伴有无回声的腹腔积液。

4.CT 表现　平扫呈低密度、等密度，大多呈低等混杂密度，形态不规则，与周围结构分界不清；增强扫描实性成分强化或呈不规则环形强化。

【MRI 表现】

（1）盆腔内呈圆形、分叶或不规则形软组织肿块，部分病例为双侧卵巢发病。

（2）肿瘤可为囊性、实性或囊实性。囊性和囊实性病灶囊壁厚薄不均，囊壁有大小不一的乳头状或结节样突起（图 14-2-7）。

（3）瘤体大小不一，大者可占据盆腔、下腹部，黏液性囊腺癌往往比浆液性囊腺癌大。轮廓大多不规则，边缘较模糊。

（4）囊液信号一般在 T_1WI 呈低信号、T_2WI 呈高信号，如有出血其信号强度随出血时期而异。增强扫描肿瘤实性部分、囊壁及乳头状突起等不同程度强化，囊变或坏死区不强化。

（5）转移征象：

1）多数伴腹腔积液，部分卵巢癌以腹腔积液为主要表现，而原发病灶很小。

2)瘤体与周围结构分界不清,主要累及宫旁组织、子宫、直肠和盆壁。

3)腹腔内转移灶表现为腹腔内不规则软组织结节,或呈大小不等的囊性或囊实性肿块。大网膜转移可表现为横结肠与前腹壁之间出现如饼状的软组织肿块,称为"网膜饼"。淋巴转移主要见于腹主动脉旁、髂内和髂外动脉旁淋巴结。

(6)鉴别诊断:

1)子宫内膜异位症(卵巢巧克力囊肿):呈较大囊性灶,典型表现为 T_1WI、T_2WI 均呈高信号,增强扫描不强化。临床上有痛经史。

2)卵巢囊腺瘤:囊壁薄而均匀,一般无乳头状或结节状突起,如局部有乳头状突起时应考虑恶变可能。

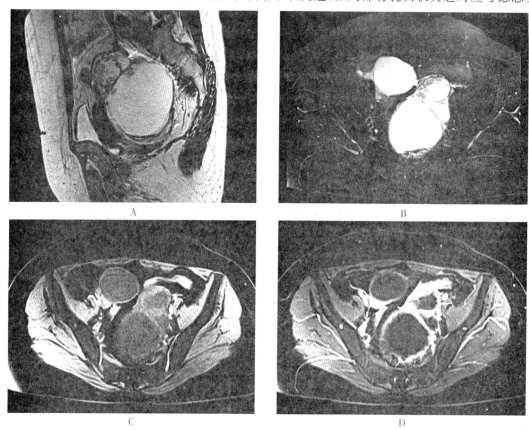

图 14-2-7 双侧卵巢浆液性乳头状囊腺癌

A～D.分别为矢状位 T_2WI、轴位抑脂 T_2WI、轴位抑脂 T_1WI 和轴位增强抑脂 T_1WI,双侧多发囊性、囊实性肿块(↑),其中左侧多个囊实性病灶囊壁厚薄不均,局部呈结节状、乳头状突起,增强扫描囊壁明显强化。病灶边缘较毛糙,伴少量腹腔积液

六、卵巢转移性肿瘤

卵巢转移性肿瘤主要来自胃肠道,也可来自乳腺、胰腺、胆道及泌尿系统等。卵巢转移性肿瘤占卵巢恶性肿瘤的 4%～10%,以中年为主,双侧多发。

【诊断要点】

1.症状和体征

(1)卵巢转移性肿瘤多见于绝经前妇女,早期一般无症状。

（2）转移性肿瘤症状往往较原发肿瘤症状更明显，表现为下腹部包块，生长迅速。

（3）盆腔症状以腹痛、腹部肿块和腹腔积液最为常见。

2.超声检查　卵巢增大，边界清晰、光滑，内部回声不均匀，常有腹腔积液，CDFI 显示瘤内及周边血供丰富。

3.CT 表现　平扫病灶表现为单发或多发实性或囊实性肿块，密度不均，囊壁厚薄不均，增强扫描实性成分强化。

【MRI 表现】

（1）双侧或单侧卵巢肿块，呈圆形、卵圆形，绝大多数边缘清楚（图 14-2-8）。

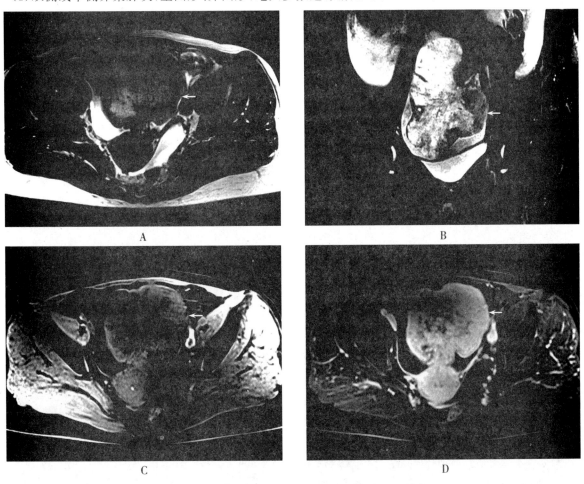

图 14-2-8　双侧卵巢 Krukenberg 瘤（原发肿瘤为胃癌）

A~D.分别为轴位 T_2WI、冠状位抑脂 T_2WI、轴位抑脂 T_1WI、轴位增强抑脂 T_1WI，盆腔内以实性为主的较大肿块（↑），与子宫肌层相比 T_1WI 呈中等信号伴较低信号，T_2WI 呈稍高及较高信号，增强抑脂 T_1WI 显示病灶明显不均匀强化；伴大量腹腔积液

（2）以囊实混合性或实性肿块为主，增强扫描实性成分有强化。囊实混合性肿块中以实性成分中间夹杂小囊或多个分房小囊为主要表现。

（3）腹腔积液或伴有其他脏器转移，卵巢转移性肿瘤常伴有腹膜转移。

（4）有明确恶性肿瘤病史，特别是胃肠道或乳腺的恶性肿瘤，若 CT、MR 或超声发现双侧卵巢肿块并有腹腔积液，应考虑卵巢转移性肿瘤。但如果原发肿瘤不明确，卵巢转移性肿瘤不易与其他卵巢恶性肿瘤相鉴别。

七、卵巢恶性生殖细胞肿瘤

生殖细胞肿瘤约占卵巢肿瘤的30%,其中1/7为恶性,卵巢恶性生殖细胞肿瘤中以无性细胞瘤和内胚窦瘤为多,分别约占卵巢恶性生殖细胞肿瘤的50%和20%,均好发于青年女性,无性细胞瘤以右侧多见,系右侧性腺分化及发育较左侧慢之故。无性细胞瘤是原始生殖细胞肿瘤,原始生殖细胞获得分化潜能后可发生胚胎性癌,这是一种全能生殖细胞肿瘤,如向胚胎内结构分化可形成成熟或不成熟畸胎瘤,以及多胚瘤;如向胚胎外结构分化可形成内胚窦瘤和绒癌。单纯无性细胞瘤为低度至中度恶性,当混合内胚窦瘤或绒癌等成分时恶性程度升高。

【诊断要点】

(1)腹部肿块,腹部不适,腹痛、腹胀。

(2)实验室检查:多数无性细胞瘤患者血清乳酸脱氢酶(LDH)和碱性磷酸酶升高,而内胚窦瘤患者血清甲胎蛋白(AFP)升高是其特点。

(3)CT表现:肿块多呈低等混杂密度,以实性或囊实性肿块为主,增强扫描不均匀强化。

【MRI表现】

(1)附件区圆形、椭圆形或分叶状肿块(图14-2-9)。

(2)多以实性或囊实性肿块为主,平扫T_1WI呈较低或中等信号,T_2WI呈较高信号,信号欠均,增强扫描呈不均匀强化。

(3)可累及对侧卵巢、盆腔、主动脉旁淋巴结和腹膜。

(4)鉴别诊断:

1)卵巢癌:好发于40岁以上女性,双侧多发,表现为双侧卵巢囊实性、实性肿块,恶性征象明显。

2)盆腔炎性肿块:多有盆腔炎病史,或经急性或亚急性盆腔炎后,形成炎性肿块甚至脓肿。

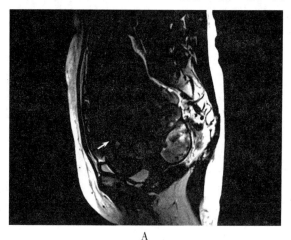
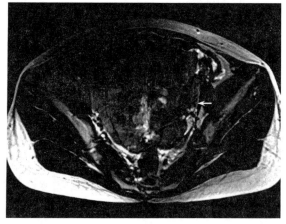

A　　　　　　　　　　　　B

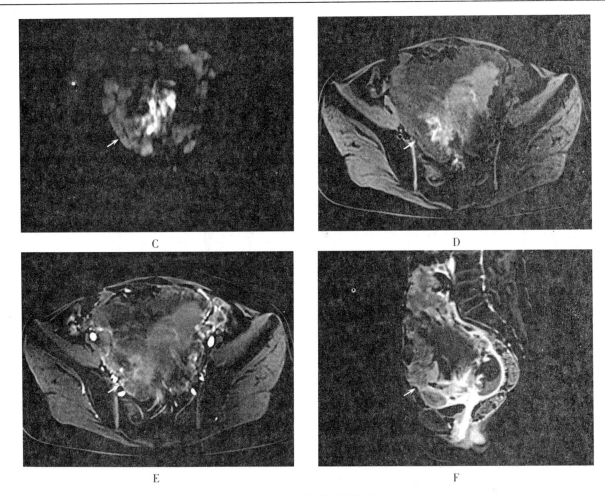

图 14-2-9　卵巢内胚窦瘤

A~F.分别为矢状位 T_2WI、轴位 T_2WI、轴位 DWI(b 值＝800)、轴位抑脂 T_1WI、轴位增强抑脂 T_1WI 和矢状位增强抑脂 T_1WI,盆腔内巨大占位(↑),T_1WI 呈高、低混杂信号,T_2WI 呈较高信号,伴条片状高低混杂信号,增强扫描呈不均匀强化。网膜明显受累,子宫明显受压与病灶分界欠清

（郭　　斌）

第十五章　儿科影像学

第一节　儿科消化系统疾病

一、胎粪栓塞综合征

(一)定义
1.流行病学　常见于早产儿,足月新生儿次之,与母亲患糖尿病和应用硫酸镁有关。

2.病因、病理生理及发病机制　降结肠壁内神经丛发育不成熟,导致功能性结肠梗阻和暂时性结肠功能障碍,与囊性纤维化无关。

(二)影像学征象
1.腹部平片表现　低位肠梗阻征象,见多个扩张肠袢,升结肠、横结肠充满胎粪。

2.超声表现　小肠扩张,右半结肠充满胎粪,肠管正常蠕动与逆蠕动交替或蠕动消失。

3.对比灌肠表现　胎粪阴影呈多个充盈缺损,左半结肠细小,脾曲处结肠管径突然变窄,梗阻近端结肠正常或扩张。

4.CT　无需 CT 检查。

(三)临床方面
1.典型表现　出生 3 天内不排胎便或胎便少,低位肠梗阻症状,腹胀,肠蠕动增强,呕吐。

2.治疗选择　洗肠清除胎粪阻塞,对比灌肠应选用水溶性非离子型对比剂。

3.病程与预后　清除胎粪阻塞即可治愈。

4.并发症　结肠穿孔引起胎粪性腹膜炎,胎粪性囊肿。

(四)鉴别诊断
1.胎粪性肠梗阻

(1)细小结肠。

(2)梗阻常位于末段回肠。

(3)与囊性纤维化相关。

2.先天性巨结肠

(1)直肠乙状结肠典型的节段性狭窄。

(2)结肠管径变化突然,近端结肠扩张。

3.回肠闭锁

(1)细小结肠。

（2）闭锁远端小肠狭窄。

（五）要点与盲点

对比灌肠前应先做直肠指检和超声检查以除外肛门直肠畸形。新生儿的结肠袋不典型,腹部平片上难以明确区分小肠与结肠。当胎粪栓塞混有气体时应与肠壁囊样积气症相鉴别。

二、坏死性小肠结肠炎（NEC）

（一）定义

1.流行病学 坏死性小肠结肠炎（NEC）主要发生于胎龄小、出生体重低的早产儿,偶见于患有先天性巨结肠、其他肠梗阻性疾病,如:肠闭锁或先天性心脏病的足月新生儿。

2.病因、病理生理及发病机制 与应激、窒息、缺氧诸因素有关。胃肠道暂时性血供减少,导致黏膜破坏、致病微生物和内毒素入侵。病变主要累及末段回肠和升结肠,十二指肠因血供不同一般不受累。发育不成熟的肠管易受摄入食物的损害,应用吲哚美辛也能使肠道血液灌注减少,增加患坏死性小肠结肠炎的危险。

（二）影像学征象

1.腹部平片表现 建议行仰卧位或左侧卧位水平摄片（图 15-1-1）。分为四期:

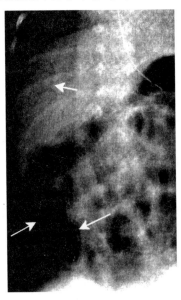

图 15-1-1

早产儿,坏死性小肠结肠炎。仰卧位腹部平片（放大）示明显的线状肠壁积气,特别是右半结肠（大箭头）,门静脉积气（小箭头）

第一期:肠管普遍扩张,70％仅有小肠不规则扩张,低位肠梗阻,肠壁水肿引起肠袢分离。

第二期:肠壁积气（见于 2/3 病例）,最先出现和常见的部位是末段回肠,浆膜下呈线状,黏膜下呈串珠状。

第三期:门静脉积气,典型者呈离心分布。

第四期:肠袢分离表示有腹水和肠壁增厚,肠壁的正常轮廓消失,肠管扩张及气液平面代表腹膜炎,腹腔游离气体。

2.超声表现 肠壁增厚,腹腔游离积液,肠壁积气,门静脉积气。

3.多普勒超声表现 具有特征性多普勒波谱,门静脉内多个棘状波峰(气泡伪影),肠系膜上动脉最大血流速度降低。

4.CT 无需CT检查。

(三)临床方面

1.典型表现 生后5～10天发病,心动过速、气促、贫血、腹胀,随后出现严重的肠梗阻、血便、胆汁性呕吐。

2.治疗选择 静脉营养,抗生素。肠穿孔或临床症状加重者需手术治疗。

坏死性小肠结肠炎的预防:未成熟儿即将分娩时预防性应用倍他米松、口服免疫球蛋白、奶中加入盐酸。

3.病程与预后 肠穿孔并败血症,术后短肠综合征,死亡率为20％～30％。

4.并发症 小肠瘘,12％～32％的病例发生肠穿孔,10％～30％在4～12周后出现肠狭窄(30％多发、80％位于降结肠),淋巴管增生和肠囊肿罕见。

(四)鉴别诊断

1.其他原因的肠壁囊样积气症

(1)可发生于所有缺血性肠病。

(2)也见于气压损伤或化疗所致的肠道病变。

2.胎粪性肠梗阻

(1)胎便减少或不排胎便。

(2)无肠壁积气。

3.其他原因的门静脉内气体 继发于脐静脉插管术。

4.肠扭转 导致肠缺血并肠壁囊样积气症。

5.肠神经元发育异常(A型和B型)

(1)黏膜下神经丛发育畸形。

(2)交感神经、肠壁肌间神经从和动脉发育不成熟。

(五)要点与盲点

对于坏死性小肠结肠炎患者,即便是非离子型对比剂造影检查也是禁忌证。肠壁积气不应误认为是重症坏死性小肠结肠炎的征象。肠壁积气和肝内积气只是暂时表现,有可疑临床表现者应在短时间内随诊。

三、肠不转位和肠旋转不良

(一)定义

1.流行病学 发病率为0.2％,出生2个月内为发病高峰。

2.病因、病理生理及发病机制 胚胎发育过程中的先天性肠旋转缺陷,可导致急性或慢性、不完全或完全性肠梗阻。肠旋转不良还见于结肠和系膜根部未附着于后腹壁,使肠系膜血管受压。

正常肠旋转:原始肠祥以肠系膜上动脉为轴心逆时针旋转3个90°(270°)。

肠不转位:是最常见的肠管位置异常,肠旋转方向正常但仅旋转1个90°,小肠和结肠共用肠系膜。

Ⅰ型肠旋转不良:肠旋转方向正常但仅旋转2个90°,十二指肠水平部位于肠系膜血管后方,肠系膜根部狭窄且不固定,可见腹膜束带。

Ⅱ型肠旋转不良:肠旋转方向改变,先正常旋转90°,然后反向旋转90°或180°,十二指肠位于肠系膜上动脉前方,盲肠和横结肠位于肠系膜根部附着处的后方。

合并畸形:先天性膈疝、脐膨出、腹裂畸形、十二指肠狭窄或闭锁,罕见的有小肠闭锁、先天性心脏病、无脾或多脾综合征、内脏转位。

(二)影像学征象

1.腹部平片表现　可无异常发现。功能性肠梗阻可见"双泡征"(应与十二指肠狭窄相鉴别),肠蠕动失调,肠胀气时可见肠管位置异常。

2.肠道运输功能检查表现

肠不转位:十二指肠空肠曲位于脊柱右侧、十二指肠球部的远端,小肠位于右侧腹,呈螺旋状排列。

Ⅰ型肠旋转不良:盲肠、升结肠位置升高,可压迫十二指肠,盲肠可被腹膜束带固定于后腹壁而导致十二指肠功能性狭窄。

Ⅱ型肠旋转不良:通常十二指肠无受压,依肠管逆向旋转的严重程度而有不同表现。

3.对比灌肠表现

肠不转位:盲肠位于脊柱前方或左侧,结肠位于左侧腹。

Ⅰ型肠旋转不良:盲肠和升结肠位置升高,位于中线稍右侧。

Ⅱ型肠旋转不良:横结肠位置相反,见肠系膜根部压迫的充盈缺损,近端结肠位置不固定。

4.彩色多普勒超声表现(图15-1-2)

Ⅰ型肠旋转不良:十二指肠水平部位于肠系膜血管后方。

Ⅱ型肠旋转不良:十二指肠水平部位于肠系膜血管前方,肠系膜上静脉走行异常,位于伴随动脉的前方或左侧(该征象不一定出现)。

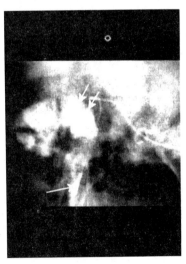

图 15-1-2

肠不转位。上消化道造影、通过经皮内镜导管向十二指肠注入水溶性非离子型对比剂(箭头)示十二指肠空肠曲(双箭头)位于脊柱右侧,Vater壶腹在其上方

5.CT表现　尤其适用于急腹症,显示有无肠扭转、肠缺血征象。

(三)临床方面

1.典型表现　腹痛,胆汁性呕吐,营养不良,肠系膜血管淤血导致的吸收不良。25%～50%青少年无症状。

2.治疗选择　肠扭转需急诊手术。Ladd手术:分离腹膜束带,松解十二指肠。根治术包括松解肠系膜、使血管和肠管复位。

3.病程与预后　生后数周内常发生小肠扭转并缺血坏死。

4.并发症　肠套叠。由于阑尾位置异常,慢性阑尾炎不易发现。腹膜束带能加重十二指肠狭窄。

(四)鉴别诊断

1.盲肠位于右上腹

(1)新生儿盲肠的生理位置。

(2)上消化道造影可确诊。

2.胃食管反流

(1)可由头低位引起。

(2)呕吐物无胆汁。

3.十二指肠闭锁　十二指肠远端无肠气。

4.十二指肠狭窄

(1)上消化道造影可显示狭窄,其他肠管位置正常。

(2)Ⅰ型肠旋转不良可发生功能性十二指肠狭窄。

5.环形胰腺

(1)建议行 ERCP 或 MRCP。

(2)横断面影像可证实诊断。

(3)小肠和结肠位置正常。

(五)要点与盲点

胆汁性呕吐应考虑有肠旋转不良的可能。有不典型肠梗阻症状时应仔细检查十二指肠,确定十二指肠空肠曲的位置。若怀疑肠旋转不良,建议做彩色多普勒超声观察十二指肠与肠系膜血管的相对位置。完全性肠梗阻时上消化道造影为禁忌证。

四、肠扭转(小肠和结肠扭转)

(一)定义

1.流行病学

小肠扭转:常见于新生儿和幼儿,约 20% 合并其他胃肠道畸形,如:十二指肠闭锁、十二指肠狭窄或环形胰腺。

结肠扭转:在肠扭转中最常见,40% 发生于盲肠,发病高峰为 20~40 岁,占结肠梗阻的 10%。

2.病因、病理生理及发病机制　急性肠系膜扭转并肠系膜血管绞窄,导致肠管缺血和梗死。

(二)影像学征象

1.腹部平片表现　肠梗阻表现依梗阻水平而不同,受累肠段大量积气,结肠扭转表现为典型的"咖啡豆"征(充气扩张的肠段以系膜附着处为中心扭转而形成)。肠穿孔见游离气体。小肠扭转时盲肠位于右上腹。

2.超声表现　肠管扩张依梗阻水平而不同,典型者表现为"漩涡"征伴肠管螺旋状走行,肠壁水肿、增厚,腹腔游离积液。

3.彩色多普勒超声表现　肠旋转不良时,肠系膜上静脉位于肠系膜上动脉的左侧。小肠扭转时,系膜血管随肠系膜顺时针扭转。

4.对比灌肠表现　仅用于观察结肠扭转的梗阻水平和确定盲肠的位置。

5.CT表现　一般无需CT检查。可见肠管扩张，受累肠管螺旋状排列(中肠扭转的螺旋征)，系膜脂肪在扭转点变窄。CT可显示血管解剖(同彩色多普勒超声)，肠系膜淋巴管受压形成淋巴管囊肿。

(三)临床方面

1.典型表现　既往健康的婴儿突发胆汁性呕吐伴休克症状("致命呕吐")，间歇性肠梗阻症状，血便，肠系膜血管淤血引起的小肠吸收不良。

2.治疗选择　急诊手术。

3.病程与预后　取决于是否及早诊断，肠缺血可引起短肠综合征。

4.并发症　肠穿孔合并腹膜炎，短肠综合征。

(四)鉴别诊断

1.胎粪性肠梗阻

(1)细小结肠。

(2)梗阻部位通常在小肠。

2.先天性巨结肠

(1)典型的节段性直肠乙状结肠狭窄。

(2)结肠管径变化突然，近端结肠扩张。

3.回肠闭锁

(1)细小结肠。

(2)闭锁远端小肠变窄。

4.肠旋转不良　表现取决于肠旋转不良的类型。

(五)要点与盲点

症状不典型或有变化时可被误诊为单纯性胃肠炎。

五、食管闭锁

(一)定义

1.流行病学　新生儿发病率1∶(3000～4000)，有家族史者发病率增高，可合并Down综合征。

2.病因、病理生理及发病机制　胚胎3～6周原始前肠向食管、气管和肺分化的缺欠。食管气管分隔过程缺欠，食管形成盲端，90%以上伴有食管气管瘘，闭锁远端瘘管始于气管分叉稍上方，H型瘘管是食管闭锁的特殊类型，食管的连续性未真正中断。

3.食管闭锁的Vogt分型：

Ⅰ型:食管发育不全，食管大部分缺如(罕见)；

Ⅱ型:食管闭锁，无食管气管瘘(7%)；

Ⅲa型:食管闭锁，闭锁近端与气管间瘘管(1%)；

Ⅲb型:食管闭锁，闭锁远端与气管间瘘管(87%)；

Ⅲc型:食管闭锁，闭锁近端、远端与气管间均有瘘管(2%)；

Ⅳ型:H型食管气管瘘，食管无闭锁(3%)。

VACTERL:其他伴随畸形

V＝椎体:骨骼肌肉畸形，如:椎体畸形(24%)；

A＝肛门直肠畸形（20％）；

C＝心脏畸形，如房间隔或室间隔缺损、主动脉弓畸形（15％～39％）；

TE＝气管食管畸形；

R＝肾脏畸形，如：肾不发育（12％）；

L＝肢体，如四肢的畸形。

（二）影像学征象

1.胸部、腹部和骨骼 X 线平片表现

经胃管造影：将食管近端分泌物吸出，注入 1～2ml 气体以显示增宽、充气的食管近端，或注入约 0.5ml 水溶性对比剂，显影后立即将对比剂吸出。闭锁远端无瘘管的病例（Ⅰ、Ⅱ、Ⅲa 型）腹部无肠气。肠管异常积气见于闭锁远端食管气管瘘的病例（Ⅲb、Ⅲc、Ⅳ 型）。胃内气体反流入食管可显示闭锁远端食管盲端（Ⅲb 型和Ⅲc 型以及 Ⅱ 型、Ⅲa 型胃造口术后）。其他征象包括肺不张、吸入性肺炎、脊柱和四肢的伴随畸形。

2.吞咽对比造影表现　用于不典型和Ⅳ型的病例，应选择水溶性非离子型对比剂。见瘘管自食管前壁斜行向上连于气管，有时不易显示，以侧位观察最佳。

3.超声表现　Ⅰ型、Ⅱ型和Ⅲa 型胃内无液体充盈，Ⅲb、Ⅲc 型肠管充盈减少。

4.CT 表现　显示瘘管一般无需做 CT 检查（图 15-1-3）。

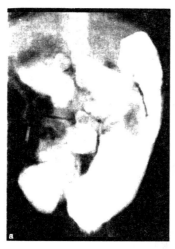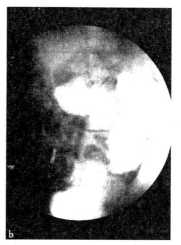

图 15-1-3　食管闭锁的 Vogt 分型：箭头代表气体经食管气管瘘进入胃内的路径

（三）临床方面

1.典型表现　食管闭锁胎儿不能吞咽羊水而造成羊水过多，呼吸困难，闭锁近端食管内唾液进入气管引起青紫，口内泡沫，咳嗽，闭锁远端无瘘管者腹部扁平，闭锁远端有瘘管者腹部膨隆，哺乳时咳嗽发作，下胃管时有阻力，经胃管无胃液吸出。

胃管探查假阳性见于：胃管过分柔软、卷曲在食管盲端内而无阻力；从食管盲端内吸出分泌物；胃管经气管插入胃内。

对上述病例应选择气管和食管内镜检查。

2.治疗选择　手术切除瘘管，食管重建。

3.病程与预后　吸入性肺炎（死亡率 25％），常合并气管软化。

4.并发症　胃管有引起食管穿孔的危险，食管吻合失败，食管狭窄，食管舒缩不良，胃食管反流，瘘管复发（10％）。

（四）鉴别诊断

1.胃管引起的咽部穿孔　气体吸入导致纵隔积气。

2.其他原因的吸入性肺炎

（1）无食管气管瘘。

（2）可见于胃食管反流。

（3）可见于异物吸入。

（4）可见于肺囊性纤维化。

（5）为肺部的继发感染。

（五）要点与盲点

必须在首次哺乳之前明确诊断。闭锁远端食管气管瘘时，应在生后约12小时延迟摄片以显示有无消化道其他部位闭锁。胃管插入无阻力能延误H形瘘管的诊断。

六、小肠闭锁

（一）定义

1.流行病学　发病率为1:（400～1500），回肠较空肠常见。

2.病因、病理生理及发病机制　推测是胚胎发育过程中缺血所致，15％为多发闭锁，15％合并肠旋转不良，心脏、脊柱的其他伴随畸形罕见。气液平面的位置越低则梗阻水平越低，高位闭锁表现为"三泡征"，闭锁远端无肠气。肠闭锁可能与宫内肠扭转或胎粪性肠梗阻有关。

肠闭锁的外科分型：

Ⅰ型：膜状闭锁；

Ⅱ型：肠管两端不连续，其间有纤维索带相连；

Ⅲa型：肠系膜V型缺损，相应肠段缺如（最常见，占45％）；

Ⅲb型："苹果皮"样畸形，即肠系膜上动脉和大部分回肠缺如，小肠系膜发育不良，小肠围绕右结肠动脉呈螺旋状排列。

Ⅳ型：多发闭锁。

（二）影像学征象

1.胸部、腹部X线平片表现　闭锁水平越低，平片显示的气液平面越多，闭锁近端小肠扩张、积气。患儿长时间头低位可使小肠内气体下移接近梗阻点。结肠内无肠气。可见吸入性肺炎和其他畸形。

2.肠道运输功能检查　一般不需要。有助于显示是否合并肠旋转不良。

3.对比灌肠表现　依闭锁位置的高低，结肠可细小或正常。结肠发育越好，说明胚胎期发生闭锁的时间越晚。

4.超声表现　闭锁近端肠管扩张，至闭锁处管径突然变窄，可见其他畸形和（或）并发症。近端肠管蠕动增强或正常蠕动与逆蠕动交替。

（三）临床方面

1.典型表现　羊水过多。小肠闭锁患儿可有胎便，但无正常排便。肠梗阻症状，胆汁性呕吐，腹胀，症状出现早晚与闭锁水平有关。

2.治疗选择　切除病变肠段。

3.病程与预后　死亡率为10％。

4.并发症 2%合并肠穿孔后胎粪性腹膜炎(囊状改变及钙化),术后短肠综合征和肠蠕动异常,绞窄性肠梗阻,吻合口狭窄。

(四)鉴别诊断

1.十二指肠闭锁

(1)发生率 1∶(9000～40000)(常见于 21-三体)。

(2)分三型——膜状、索状有或无肠系膜缺损、完全不连续并肠系膜缺损。

(3)典型的"双泡征"(胃和十二指肠近端气液平面)。

(4)建议吸出胃液、注入气体后左侧卧位摄片。

2.小肠扭转

(1)通常最初排便正常。

(2)休克症状。

3.肠旋转不良 上消化道造影、对比灌肠和超声检查有典型表现。

4.胎粪性肠梗阻

(1)小肠扩张、充满胎粪。

(2)末段回肠常变细。

(3)10%胎粪性肠梗阻并肠闭锁。

5.胎粪栓塞综合征

(1)对比灌肠显示胎粪充盈缺损。

(2)左半结肠细小。

(3)近侧结肠扩张而非细小。

6.先天性巨结肠

(1)典型的直肠乙状结肠段管径突然变窄。

(2)结肠扩张。

(五)要点与盲点

应在出生至少 12 小时后延迟摄片,若摄片过早,所显示的闭锁位置要比实际水平高。由于新生儿缺乏典型的结肠袋,不易区分小肠和结肠。灌肠检查后闭锁远端肠管内可见气体影。胃肠道充气延迟还可见于以下情况:体弱的早产儿、吞咽困难、呼吸功能障碍、呕吐胃内容物和气体、静脉营养。

七、肛门闭锁

(一)定义

1.流行病学 发病率 1∶(2500～5000),男性常合并直肠尿道瘘,女性合并直肠前庭瘘。

2.病因、病理生理及发病机制 胚胎初期形成泄殖腔,后被尿直肠隔分开。肛门闭锁患儿的尿直肠隔未发育,90%伴有瘘管,少数有阴道、阴囊或阴茎瘘。可合并其他畸形(VACTERL),其中泌尿生殖道畸形约占 60%、脊柱畸形 40%、胃肠道畸形(5%合并食管闭锁)。高位闭锁合并畸形的概率是低位闭锁的两倍。

(二)影像学征象

1.Wangensteen 法倒置位摄片表现

摄片要求:无可见的瘘口,阴道或尿液中无胎便,因气体自瘘口逸出可使闭锁位置难以确定。最早于生后 12 小时摄片。

摄片技术:患儿倒立位,骨盆抬高,肛窝处放置不透 X 线标记(如铅珠),侧位摄片,观察直肠盲端与标记间的距离。应分别在腹部收缩、舒张时点片,腹压增加或盆底肌肉松弛可使直肠盲端下移。

判断标准:用定位线鉴别 Wingspread 三种主要类型:

PC 线:骶 5 椎体下缘至耻骨联合连线;

I 线:通过坐骨最远点、平行于 PC 线;

M 线:位于 PC 线和 I 线之间,与之平行,代表盆底(肛提肌悬带)。

闭锁类型判断:

高位:直肠盲端位于 PC 线以上;

中位:直肠盲端位于平行线之间、PC 线以下;

低位:直肠盲端位于 I 线以下。

摄片表现:结肠扩张、充满胎粪,肠腔内可见钙化。膀胱或阴道内见气体,骶骨升高(椎体缺如)。

2.对比灌肠表现　有可探查的瘘口时能显示直肠远端。

3.腹部超声表现

下腹部纵切面:显示直肠盲端与膀胱底部(肛提肌悬带)的关系。

会阴部矢状面:不加压显示直肠盲端与肛窝间的距离:

>1.5cm、直肠盲端位于膀胱底之上为高位闭锁。

1.0~1.5cm、直肠盲端平膀胱底部水平者可能难以确定高位或低位。

<1.0cm、直肠盲端位于膀胱底之下为低位闭锁。

超声的优势:生后可立即检查,能直接显示瘘管或膀胱内气体,除外泌尿生殖系统畸形,如:肾盂积水或阴道积液。

4.脊柱超声表现　显示尾骨结构、脊柱和椎管,除外骶前肿物。

5.排尿式膀胱尿道造影(VCUG)　高位闭锁时能除外直肠盲端与膀胱、尿道或阴道间瘘管。

6.MRI 表现　SE 序列 T_1WI、TSE 序列 T_2WI 盆底横断面、冠状面和矢状面影像,显示盆底、括约肌、直肠盲端位置。TSE-SPIR 序列 T_2WI 和 T_1WI 增强扫描对发现瘘管敏感。显示伴随畸形,除外脊髓、脊柱和泌尿生殖道畸形。

7.瘘管造影　可经瘘管口造影。

(三)临床方面

1.典型表现　无正常胎便。可经瘘管、尿道和(或)阴道排出胎便。

2.治疗选择

低位闭锁:直肠会阴成形术,括约肌和肛门直肠敏感组织重建。

其他类型和合并前庭瘘病例:结肠造口术后择期行"pullthrough"法直肠肛门吻合术。

3.病程与预后　大便失禁,尤其是两节以上骶骨缺如者。

4.并发症　继发于肠穿孔的胎粪性腹膜炎(囊状改变、钙化),便秘。

(四)鉴别诊断

1.胎粪性肠梗阻　直肠探条可自肛门插入,造影剂可注入。

2.胎粪栓塞综合征

(1)直肠探条可自肛门插入,造影剂可注入。

(2)对比灌肠显示胎粪充盈缺损。

(3)左半结肠细小,近端结肠扩张。

3.先天性巨结肠

(1)直肠探条可自肛门插入,造影剂可注入。

(2)直肠乙状结肠段管径突然变窄。

(3)结肠扩张。

(五)要点与盲点

诊断性倒置位摄片至少应延至生后 12 小时,否则显示的闭锁位置会比实际水平高,这将影响手术方式的选择并可导致特殊的术后并发症,如:终生大便失禁。超声检查可生后就做。做会阴超声时探头加压能使测量结果不准确。高位和中位闭锁应做排尿式膀胱尿道造影以除外直肠泌尿生殖瘘。

八、肥厚性幽门狭窄(HPS)

(一)定义

1.流行病学   肥厚性幽门狭窄(HPS)的发病率高达 3∶1000,多见于男性,男女比例为 5∶1,发病高峰为生后 4～7 周,12 周后罕见。

2.病因、病理生理及发病机制   幽门环肌纤维的特发性增生和肥大,常见于男性第一胎,推测与遗传因素有关。

(二)影像学征象

1.腹部平片   非必需。能除外肠梗阻或腹腔游离气体。

2.超声表现

纵切面:幽门管长度超过 16mm,狭窄的幽门使食物、气体不能通过,"肩样征"为增厚的幽门环肌呈垫圈样突向胃腔,胃扩张、充满液体、蠕动亢进。

横切面:单侧幽门肌层厚度超过 3～4mm,幽门直径大于 8mm。

(三)临床方面

1.典型表现   哺乳后即刻喷射性、非胆汁性呕吐,营养不良,可触及膨大的幽门,"茶试验"阳性(给婴儿喂茶水后胃蠕动增强)。实验室检查:代谢性(低氯性)碱中毒,血钾和血钠降低。

2.治疗选择   幽门肌切开术。

3.病程与预后   手术可治愈。

4.并发症   代谢紊乱,皮肤干燥,营养不良。

(四)鉴别诊断

1.功能性呕吐   见于感染。

2.十二指肠近端狭窄

(1)超声示十二指肠球增宽。

(2)无"肩样征"。

(3)呕吐可含胆汁。

3.Roviralta 综合征

(1)肥厚性幽门狭窄伴胃食管反流。

(2)食管裂孔疝。

4.幽门痉挛

(1)无明显幽门增厚(肌层厚度1.5～2mm)。

(2)胃窦宽度可变。

(3)胃排空延迟。

(4)精神因素。

(5)无需治疗。

(五)要点与盲点

若有典型的临床和超声表现则无需考虑鉴别诊断。

九、赫什朋病(先天性巨结肠)

(一)定义

1.流行病学 发病率约为1∶5000,女性是男性的4倍,常为散发。

2.病因、病理生理及发病机制 为胚胎发育12周前神经母细胞自头侧向尾侧移行的缺陷,结肠壁内副交感神经丛发育不全,短段(占80％)或长段无神经节,通常发生于直肠乙状结肠段,个别病例全结肠受累。继发性副交感神经壁外神经纤维增生,乙酰胆碱释放增加,环肌收缩。可合并21-三体。组织学和组织化学检查可确诊。

罕见类型:短段神经节细胞缺失症、神经节细胞不成熟、神经源性肠发育不良、未分类神经节病。

(二)影像学征象

1.腹部平片表现 低位结肠梗阻征象,年长儿结肠扩张伴严重的粪便嵌塞。直肠内极少量气粪影。

2.超声表现 结肠扩张,大量粪便嵌塞,结肠管径变化突然,未扩张段结肠内极少量肠气和粪便。可见典型的肠梗阻表现,如:小肠扩张、正常蠕动与逆蠕动交替。

3.对比灌肠表现 直接显示结肠管径的突然变化。检查前不做肠道准备,狭窄段近端粪便嵌塞有助于诊断。延迟24小时摄片可见肠道内对比剂未完全排空(图15-1-4)。

(三)临床方面

1.典型表现 胎粪栓塞综合征治疗无效,新生儿低位肠梗阻,年长儿慢性便秘,小肠结肠炎罕见,80％病例生后数周内出现首发症状。

2.治疗选择

保守疗法:饮食疗法,服用泻剂。

外科治疗:切除无神经节肠段。

3.病程与预后 清洁灌肠越彻底,巨结肠发生越晚。完全切除可治愈。

4.并发症 坏死性小肠结肠炎,粪便嵌塞引起的盲肠穿孔,巨结肠压迫输尿管引起的阻塞性尿路疾患,术后吻合口狭窄,无神经节肠段次全切除后症状复发。

(四)鉴别诊断

1.肛门狭窄 活检和压力测定无法确诊。

2.习惯性便秘

(1)灌肠后对比剂完全排空。

(2)为巨结肠最常见的原因。

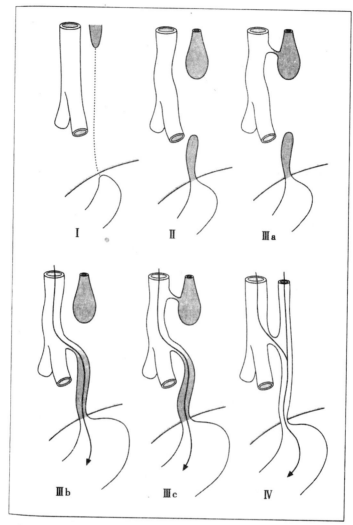

图 15-1-4 **先天性巨结肠**。对比灌肠侧位片示乙状结肠明显扩张(巨结肠),直肠乙状结肠交界处管径突然变窄

3.胎粪栓塞综合征

(1)对比灌肠后症状消失。

(2)可见胎粪栓塞。

(3)左半结肠细小。

4.细小结肠

(1)需组织学检查,尚可与全结肠先天性巨结肠相鉴别。

(2)应除外低位小肠梗阻,如回肠闭锁。

(五)要点与盲点

接近肛门括约肌处的超短段无神经节症经排便造影检查也常易漏诊,需做肛门测压或肠壁组织活检确诊。对比灌肠前 24 小时禁止洗肠和直肠检查。

十、肠套叠

(一)定义

1.流行病学　肠套叠是婴儿机械性肠梗阻最常见的原因,发病高峰为 3～12 个月。

2.病因、病理生理及发病机制 近端肠管包括肠系膜及血管套入远端肠腔内,90%累及回盲部,6%仅位于小肠,4%仅位于结肠。婴儿通常为特发性,年长儿常继发于其他疾病(病理性套头),如:感染性淋巴结肿大、梅克尔憩室、淋巴瘤、息肉、肠重复畸形、血肿或囊性纤维化。

(二)影像学征象

1.**超声表现**(图 15-1-5) 敏感性 100%,特异性 88%。横切面呈同心圆征或牛眼征,小肠套叠的牛眼征直径<15mm,通常无梗阻征象,纵切面上增厚的肠壁相互平行表现为假肾征。套入段无蠕动、无肠气、肠壁增厚,淋巴结肿大,腹腔游离积液。可显示肿瘤或其他导致肠套叠的原因。套叠近端肠管扩张符合肠梗阻表现。

治疗后肠套叠复位的表现:回盲瓣游离,见液体逆流入末段回肠,无残余牛眼征。可见肠壁增厚和回盲瓣肿胀。

2.**多普勒超声表现** 套入段肠管由于肠壁坏死而无血流信号。

3.**腹部平片表现** 适用于全身状况差的患者,以除外肠穿孔(游离气体)利肠梗阻。腹部肠气减少,可见等密度软组织肿块,25%无异常。

4.**对比灌肠表现** 套叠头部表现为充盈缺损,液体的压力可使肠套叠复位(图 15-1-6)。

5.**CT 表现** 一般不需要。可见牛眼征和肠缺血,可显示肠套叠的病因。

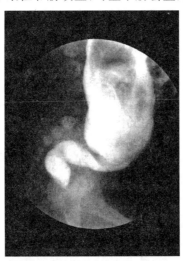

图 15-1-5 上腹部超声示肝下缘回肠-盲肠套叠呈典型的牛眼征,淋巴结包含在套叠内(箭头),嵌入的低回声肠系膜脂肪显示清晰

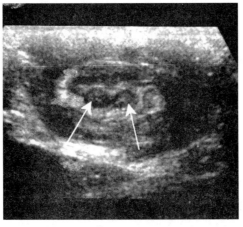

图 15-1-6 肠套叠。对比灌肠于结肠肝曲处见套叠头部(箭头)

（三）临床方面

1.典型表现　腹痛,呕吐,血便,休克,腹部触及肿块,症状可间歇性发作并自动缓解,特别是小肠套叠。

2.治疗选择　液压复位术(经验表明复位尝试最多不超过3次):

透视下向结肠内注入不透X线、水溶性非离子型对比剂(压力90～120cmH$_2$O)。

超声引导下生理盐水灌肠(压力90～120cmH2O)。

透视下控制压力注入气体(80～120mmHg)。

液压复位的绝对禁忌证:

肠穿孔;

腹膜炎征象;

休克、脱水;

大量腹腔积液。

液压复位的相对禁忌证:

多次复发;

病史较长(超过24小时);

血便;

回-回型肠套叠;

可疑肿瘤;

年龄大于3岁;

肠梗阻征象。

外科手术治疗:适用于液压复位失败或有禁忌证的病例。

3.病程与预后　复发率高达10%,常发生于复位72小时内。24小时内复位的肠套叠死亡率小于1%。

4.并发症　自发性肠穿孔或复位中肠穿孔(0.5%～3%),肠梗阻,肠坏死。

（四）鉴别诊断

1.正常的胃窦部　胃窦部轻度充盈时类似牛眼征。

2.阑尾炎

(1)牛眼征直径较小。

(2)位于右下腹。

(3)周围组织炎性反应。

(4)盲肠周围脓肿。

3.胃肠炎

(1)胃肠炎可并发小肠套叠,常可自行缓解。

(2)小肠内充满液体。

(3)定向性肠蠕动亢进。

(4)通常无肠壁增厚。

(5)肠系膜淋巴结炎。

（五）要点与盲点

肠壁显著增厚和淋巴结肿大时应做超声除外恶性淋巴瘤。勿将肠套叠的牛眼征与重症小肠结肠炎的牛眼征相混淆。建议复位后行超声随诊以明确肠套叠的病因。小肠套叠易误诊为回盲肠套叠。

十一、阑尾炎

(一)定义

1.流行病学　儿童急腹症最常见的原因,12～14岁为发病高峰。

2.病因、病理生理及发病机制　由阑尾腔阻塞(如阑尾粪石)并分泌物积聚、继发感染所引起的阑尾炎症。

(二)影像学征象

1.超声表现　为首选方法,敏感性90%,特异性95%。纵切面显示壁增厚的管状结构,腔内偶有液体。横切面上见异常的牛眼征,直径超过6mm(囊性纤维化患者该征象不可靠),探头压迫时疼痛明显。相邻的肠系膜脂肪因水肿而回声增强。阑尾旁积液(早期渗出)或Douglas腔内积液(阑尾穿孔后)。可见阑尾粪石。肠系膜淋巴结肿大。阑尾穿孔可仅表现为不规则软组织肿块。

盲肠周围脓肿:常见部位是右结肠旁区、回盲部、膀胱后、肝下区(Morrison囊)、右膈下区以及肠袢之间。

2.彩色多普勒超声表现　炎性充血引起血管增多。

3.腹部平片表现　一般不需要。可除外腹腔游离气体。可见腰椎向右侧弯曲,形成脓肿时下腹部见气液平面,右侧腰大肌影消失,腹膜炎时见麻痹性肠梗阻征象。

4.CT表现　CT在其他检查表现不典型时有帮助。静脉、口服和直肠内应用对比剂。可见阑尾壁增厚,周围脂肪和相邻肠管(小肠和乙状结肠)可受累,淋巴结肿大,可见脓肿。

(三)临床方面

1.典型表现　腹痛,恶心,呕吐,非特异性胃肠道症状,右下腹压痛、叩痛和反跳痛,发热,白细胞增多,C反应蛋白升高。患者年龄越小,症状越不典型。

2.治疗选择　阑尾切除术。穿孔者应用抗生素,经皮脓肿引流,延期手术治疗。

3.病程与预后　手术可治愈。

4.并发症　包裹性阑尾穿孔(盲肠周围脓肿),麻痹性肠梗阻,腹膜炎。

(四)鉴别诊断

1.肠系膜淋巴结炎

(1)淋巴结肿大。

(2)小肠壁增厚可能与肠袢间和Douglas腔少量积液有关。

2.克罗恩病

(1)常有典型病史。

(2)相应的临床表现。

(3)好发于末段回肠。

3.淋巴瘤

(1)可原发于肠壁(黏膜相关淋巴组织淋巴瘤)。

(2)肠系膜和腹膜后淋巴结肿大

4.卵巢囊肿扭转

(1)有出血和典型的分层。

(2)紧邻附件区。

（3）肠管一般正常。

5.肠套叠   典型的超声形态和临床表现。

6.梅克尔憩室炎

（1）临床上不能区别。

（2）由于肠气的掩盖超声通常不能发现。

（五）要点与盲点

不能仅在典型的部位（右下腹）寻找阑尾，阑尾有可能位于肝下、盲肠或膀胱的后方。超声无异常发现不能除外阑尾炎。

十二、克罗恩病（节段性肠炎）

（一）定义

1.流行病学   常发生于青年，25％于儿童期或青春期起病，无性别差异。

2.病因、病理生理及发病机制   病因不清，为肠管全层的肉芽肿性炎症，可累及全消化道，胃占 2％～20％、十二指肠 4％～10％、小肠 80％、结肠 22％～55％、直肠 35％～50％。合并结节性红斑和坏疽性脓皮症。

肠外表现：肝脏脂肪变性、胆石症、硬化性胆管炎、淀粉样变性、骶髂关节炎、强直性脊柱炎。

（二）影像学征象

1.内镜检查   食管、胃、十二指肠镜检查、回肠结肠镜检查和组织学活检。

2.超声表现   受累段肠壁增厚，层次消失，可见牛眼征、簇状炎性肿块。肠管节段性受累，末段回肠最常见。邻近肠系膜脂肪水肿呈高回声，反应性淋巴结肿大，肠系膜炎性反应和脂肪增生（匍匐脂肪）导致肠袢分离。肠蠕动消失、呈管状改变。病情复杂者可有脓肿。

3.彩色多普勒超声表现   肠壁血管增多。

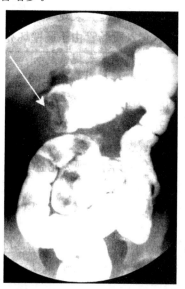

图 15-1-7   克罗恩病。腹部增强 CT 冠状面重建示回肠长段肠壁广泛炎性增厚（箭头），肠系膜瘘管（小箭头）

4.小肠造影表现   动态检查显示肠黏膜皱襞增粗呈鹅卵石样外观，有溃疡形成，肠腔炎性狭窄，狭窄近端肠管扩张，肠管系膜缘对侧假性憩室，跳跃性病变，瘘管形成。

5.CT 表现   有助于显示瘘管和脓肿，在 CT 引导下脓肿引流（图 15-1-7）。

6.MRI 基本上取代小肠造影。

准备:1小时内口服1000ml 2.5%甘露醇,按体重应用丁基东莨菪碱。

检查序列:True FISP(balanced FFE)、TSE-SPI RT$_2$WI、SE序列脂肪抑制增强 T$_1$WI(gadolinium-DTPA 0.1mmol/kg)。

MR表现:病变肠管相邻肠系膜血管炎性增生呈"梳样征",淋巴结增大,肠系膜脂肪增生(匍匐脂肪)并肠袢分离,瘘管和脓肿形成,肠腔炎性狭窄。必要时 MR引导下脓肿引流。

(三)临床方面

1.典型表现 腹泻,腹部绞痛,体重减轻,血便,贫血,肛周脓肿并瘘管(40%),吸收不良(30%)。

2.治疗选择

保守疗法:饮食疗法,口服铁剂,叶酸,维生素 B$_{12}$替代疗法,5-氨基水杨酸(磺胺吡啶),糖皮质激素,硫唑嘌呤,英夫利昔单抗,抗生素(甲硝唑)。

手术绝对适应证:肠穿孔,腹腔和肛周脓肿,严重肠梗阻反复发作,急性阑尾炎,急性尿潴留,中毒性巨结肠(罕见)。

3.病程与预后 手术切除后复发率高达40%,通常发生于术后2年内,死亡率为7%,外科手术不能治愈。

4.并发症 下肢和盆腔深静脉血栓,瘘管(占33%,小肠结肠间、肠管与腹壁间、会阴部),腹膜后和腹腔脓肿,肉眼可见的肠穿孔,中毒性巨结肠,肠梗阻,输尿管受压所致的肾盂积水,发育障碍,青春期延迟。

(四)鉴别诊断

1.耶尔森菌病

(1)局限了末段回肠。

(2)肠系膜淋巴结明显肿大。

(3)3~4个月内消退。

(4)可行粪便检查确诊。

2.沙门菌病

(1)典型者结肠受累。

(2)可行粪便检查确诊。

(3)急性起病、水样泻。

3.肠结核

(1)通常累及盲肠。

(2)有肺部病变。

(3)结核菌素试验阳性。

4.溃疡性结肠炎

(1)肠管连续受累。

(2)结肠受累。

(3)逆行性回肠炎。

5.放射治疗 结合病史。

6.淋巴瘤

(1)肠腔狭窄不典型。

(2)邻近组织无炎性反应。

（3）无脓肿或瘘管。

（4）其他部位淋巴结肿大。

7.假膜性结肠炎　应用抗生素病史。

（五）要点与盲点

影像检查正常者不能除外慢性肠道炎性病变。克罗恩病累及阑尾者易误诊为阑尾炎。

十三、梅克尔憩室（Meckel憩室）

（一）定义

1.流行病学　发病率为2%～3%，男性是女性的3倍。通常在2岁前出现症状，仅25%～50%的病例临床症状明显。

2.病因、病理生理及发病机制　卵黄管近端残留，是最常见的导管残留。60%有症状儿童的憩室壁含有异位的胃肠道黏膜（胃黏膜最常见），其中95%有胃肠道出血。憩室位于末段回肠的系膜缘对侧。

（二）影像学征象

1.超声表现　形态上与阑尾炎不易鉴别，病变易被肠气掩盖。

2.彩色多普勒超声表现　炎症时血管增多。

3.CT表现　用于其他检查表现不典型时。CT增强血管造影可显示出血（在大量出血时十分重要）。口服对比剂有利于定位。表现为末段回肠有盲端的囊袋，囊壁增厚、液体潴留，位于右下腹和中腹部近中线处，邻近肠系膜炎症。

4.核医学成像表现　^{99m}Tc显像可明确诊断，异位的胃黏膜见核素浓聚。无异位胃黏膜或胃黏膜较少以及肠扭转或肠套叠导致肠缺血时可出现假阴性。

（三）临床方面

1.典型表现　通常临床表现隐匿。腹部绞痛反复发作，血便，黑便，肠梗阻。

2.治疗选择　手术切除。

3.病程与预后　手术可治愈。

4.并发症　由异位胃黏膜消化性溃疡引起的憩室出血，穿孔，肠套叠，复发性憩室炎，恶变（罕见）。

（四）鉴别诊断

1.阑尾炎　临床和形态学表现常难以鉴别。

2.脐尿管囊肿

（1）可与膀胱顶相连。

（2）位于中线，紧邻前腹壁。

（3）排尿困难。

3.肠系膜囊肿

（1）与肠管无直接关系。

（2）通常较憩室大。

（3）邻近组织无炎性反应。

4.有异位胃黏膜的肠重复畸形　核医学成像阳性。

（五）要点与盲点

超声的假阴性结果可延误诊断。

十四、腹股沟疝

（一）定义

1.流行病学　发病率为 $1\%\sim2\%$，是小儿最常见的手术指征，多发生于 1 岁内，早产儿发病率高达 30%，男性是女性的 5 倍。

2.病因、病理生理及发病机制　为腹部结构通过先天性或后天性缺损的移位。

疝囊为壁层腹膜的突出部分。疝内容物由皮下组织、皮肤或阴囊壁包绕。90%新生儿的腹膜鞘状突开放（无临床意义）。儿童腹股沟疝几乎全部是先天性腹股沟斜疝（沿腹股沟管），病因是腹膜鞘状突未闭或腹股沟管入口肌肉薄弱，右侧多见（占 60%），推测因右侧睾丸下降较晚所致。双侧疝见于 $10\%\sim20\%$的病例。

（二）影像学征象

超声表现：腹股沟管内见肠气或肠蠕动，有管状结构与腹腔相连。未成熟女婴卵巢可疝出。腹膜鞘状突内积液，可伴鞘膜积液。

（三）临床方面

1.典型表现　无症状、持续或间歇出现的腹股沟区可还纳的柔软包块，位于腹股沟韧带内侧，可坠入阴囊（阴囊疝）。

2.治疗选择　嵌顿疝或卵巢疝为急诊手术指征。肺发育不全的极早产儿在无嵌顿的情况下可观察。

3.病程与预后　嵌顿疝发生于 12%的病例，其中 70%发生于 1 岁内。

4.并发症　嵌顿疝并肠坏死，肠梗阻，腹膜炎，睾丸或卵巢丧失。

（四）鉴别诊断

1.睾丸或精索鞘膜积液

(1)阴囊或腹膜鞘状突（腹腔侧已闭合）内积液

(2)阴囊内无气体或肠蠕动

2.腹股沟区睾丸未降　腹股沟区见未降的睾丸，同侧阴囊空虚。

3.淋巴结炎　腹股沟区肿大的淋巴结具有典型的超声表现（中心脐样脂肪征）。

4.精索静脉曲张

(1)彩色多普勒超声显示丛状血管扩张。

(2)Valsalva 试验见逆流征阳性。

（五）要点与盲点

仅含有肠系膜脂肪的腹股沟疝有可能漏诊。

十五、胆道闭锁

（一）定义

1.流行病学　发病率为 1：12000，女性较男性多见。

2.病因、病理生理及发病机制　推测胆道闭锁与感染有关，类似新生儿肝炎。硬化性胆管炎导致门静脉周围肝内胆管增生，肝外胆管未发育。15%合并多脾或 18 号染色体三体。可合并十二指肠前门静脉、下腔静脉中断和先天性心脏病。

（二）影像学征象

1.超声表现　敏感性92%。胆囊小，长径小于20mm，进食后30～60分钟胆囊大小无变化。禁食患者胆囊长径超过3cm可除外胆道闭锁。75%病例胆囊不显示。肝内胆管无扩张，肝外胆管缺如。三角绳征：为肝门区门静脉前方三角形高回声影（纤维化的肝管残余）。肝脏增大，肝实质回声可改变或正常。

2.MRI表现　磁共振胆胰管造影（MRCP）显示胆管树畸形。

3.核医学闪烁成像　敏感性高达97%，特异性为85%。^{99m}Tc-BrIDA或^{99m}Tc核医学肝胆管成像显示肝脏吸收正常，24小时后肠道无吸收可确诊，肾脏排泄增多。

（三）临床方面

1.典型表现　黄疸延长，胆红素>2mg/dl（34.2μmol/L），出生18天后结合胆红素占总胆红素的30%以上。活检可确诊。

2.治疗选择　肝门-肠吻合术，若近端肝管存在则重新吻合，肝移植。

3.病程与预后　出生2个月内手术的成功率约90%。手术时年龄越大，成功概率越小。根治需要肝移植。

4.并发症　胆汁性肝硬化并门脉高压。

（四）鉴别诊断

1.新生儿肝炎

(1)胆囊大小正常，餐后生理性收缩。

(2)无三角绳征。

(3)核医学成像表现为功能性肝胆管分泌延迟。

2.半乳糖血症

(1)胆囊大小正常，餐后生理性收缩。

(2)无三角绳征。

(3)核医学成像正常。

(4)新生儿筛查可发现。

3.胆总管囊肿

(1)超声显示清晰。

(2)通常于儿童期出现症状。

4.Alagille综合征

(1)肝内胆管发育不良和（或）不发育。

(2)典型面容。

(3)心血管畸形。

(4)蝶形椎体。

(5)角膜后胚胎环。

（五）要点与盲点

餐后检查易误认为胆囊缺如，禁食状态下观察胆囊十分必要。

（郭士军）

第二节　儿科泌尿生殖系统疾病

一、泌尿系统胚胎发育

人胚第 4 周末,第 7 至第 14 体节外侧的间介中胚层与原椎分离,形成生肾索。生肾索位于原椎两侧,是肾及男性生殖器官发生的原基。

1.**肾脏发生**　人类肾脏的发生经历前肾、中肾和后肾三个阶段(图 15-2-1):

①前肾:自胚胎第 4 周于生肾索的头端处形成前肾,约 30 天消失。

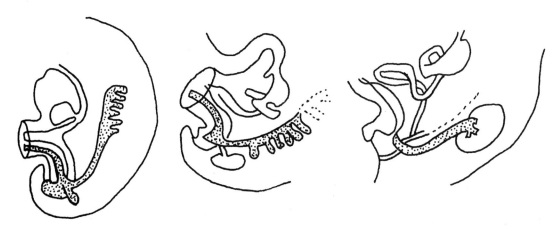

图 15-2-1

②中肾:在胚胎第 4 周末,于生肾索内发生中肾小管,逐渐向尾侧延长至泄殖腔。中肾管在男性演变为附睾和输精管,在女性大部分消失。

③后肾:胚胎第 5 周后肾开始发生,输尿管芽发自中肾管,输尿管芽不断向上方生长并反复分支达 12 级以上,起始的两级分支以后扩大合并形成肾盂,第 3～5 级扩大形成肾盏,其余分支为集合管。第 12 周肾脏由前后各 7 个肾小叶以纤维沟分隔。第 28 周肾小叶间的分隔变得不明显。

2.**输尿管的发生**　自胚胎第 5 周起输尿管起自中肾管,逐渐伸长呈空管样上升直达肾盂。初起输尿管与泄殖腔相连,但有隔膜分隔,以后该隔膜被吸收,使输尿管与膀胱相通。如该膜吸收不完全,则形成膀胱输尿管交界部狭窄。

3.**膀胱及尿道的发生**　膀胱为胚胎第 6～8 周时由尿囊根部与泄殖腔侧上方扩大而成。其顶部有脐尿管与尿囊相通,在胎儿出生前闭锁成脐尿管索。随着膀胱逐渐扩大,中肾管末端被膀胱壁吸收,使中肾管分别开口于膀胱。

4.**生殖器的发生**　尿生殖窦中段呈管状,构成男性尿道的前列腺部及膜部或女性尿道。尿生殖窦的下段在女性扩大为阴道前庭,男性则参与构成尿道的海绵体部。

二、先天发育异常

（一）肾脏畸形

1.位置异常

（1）旋转异常：包括不旋转、旋转不足或过度、反向旋转。

（2）异位肾：通常位于盆腔。大多数异位肾无症状，可能引起外伤或感染。当静脉肾盂造影仅发现一侧肾脏，应仔细在盆腔内寻找对侧集合系统，它可能被盆腔骨骼掩盖。如肾脏过度上升，经横膈侧后方Bochdalek孔处或膈肌薄弱处伸入胸内，形成胸内异位肾。

2.形态异常

（1）马蹄肾：为最常见的肾脏形态异常。马蹄肾下极融合横过中线。50％伴发其他畸形，其中输尿管膀胱交界部梗阻30％，重复输尿管10％，其他如生殖系统畸形、Turner综合征及胃肠道、心血管、骨骼系统畸形。影像学表现：下极融合峡部横过中线、肾轴异常。常有异常供血血管。

（2）饼形肾。

（3）横过异位肾：横过异位指肾脏位于一侧而分别注入两侧输尿管和膀胱，下位肾脏通常异位，异常旋转很常见。

（4）肾发育不全：肾叶数目和每叶所含肾单元数量减少而肾单元及导管分化正常，肾脏外形正常而体积不足正常肾的1/2，但肾功能正常。要与肾发育不良相区分，后者为妊娠早中期不同水平尿路梗阻引起，常导致肾脏外形异常。节段性发育不全通常位于肾上极并有很深的横沟。常伴有严重的低血压。病因不清（先天或后天原因尚有争议）。

3.数量异常   单侧肾未生成（发生率1：1000）、双侧肾未生成、额外肾（罕见）。

4.肾脏先天畸形并发症

感染、梗阻、钙化、外伤等。

异位肾。

（二）重复输尿管

重复输尿管为胚胎期输尿管芽过度分支异常，为常见的泌尿系先天畸形之一，尸检中每125人中有1例。

1.分型   双输尿管分为两型。①双肾盂单输尿管和"Y"型输尿管，为不完全型双输尿管畸形；②完全型双输尿管。

2.并发症   常有积水和发育不良，其所连接的输尿管常有开口异位、输尿管囊肿和膀胱输尿管返流。

3.影像学表现（图15-2-2）   ①从肾上极到显影的集尿系统间距离增宽（上位不显影肾脏占位效应所致）；②肾轴旋转异常；③下肾盏数目减少且位置偏向下外侧；④同侧肾盂、输尿管位置异常；⑤输尿管迂曲；⑥有输尿管囊肿时膀胱内可见充盈缺损影。

（三）输尿管囊肿

输尿管囊肿指膀胱内黏膜下段输尿管末端的囊性扩张，病因尚不清楚。80％单侧发生，可发生全尿路梗阻。女性尿淋漓通常无输尿管囊肿而仅见输尿管开口异位（图15-2-3）。

1.分型   可分为两型。①单纯型25％，输尿管口位置正常；②异位型75％，输尿管口开口异常，几乎均伴有重复输尿管。

2.影像学表现   ①静脉肾盂造影，可显示膀胱内充盈缺损或与轻度扩张的输尿管相连呈蛇头状改变。

②超声表现为典型的囊状结构。

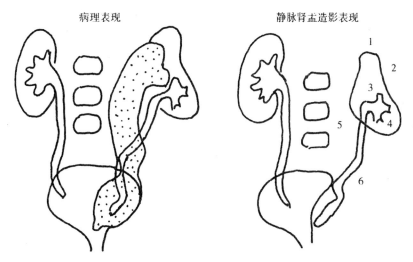

病理表现　　　　　静脉肾盂造影表现

图 15-2-2

3.并发症 输尿管囊肿内可有钙化,当囊肿很大时可能引起膀胱流出道梗阻。

(四)肾盂输尿管连接部梗阻

新生儿最常见的泌尿系先天畸形,可单侧或双侧发病,后者约占20%。治疗采用肾盂成型术。依病因分内源性和外源性两种。内源性约占80%,局部肌纤维减少致节段性失动力,先天性管腔狭窄,局部黏膜和肌层折叠,形成瓣膜和纤维索带。外源性占20%,肾迷走血管(肾下极动静脉)压迫等。

影像学表现:静脉肾盂造影所见因尿路梗阻程度而异。严重梗阻肾脏常不显影,如有肾功能存在则肾实质期延长,延迟肾盂肾盏积水扩张,俯卧位摄片可见肾盂输尿管连接部狭窄、扭曲,造影剂排空延迟。

(五)巨输尿管

巨输尿管包括一组功能性及梗阻性输尿管扩张疾病。1976年,国际小儿泌尿外科会议将巨输尿管分为返流性、梗阻性、非返流性非梗阻性三大类,每一类中根据不同病因又分为原发性和继发性两类。其中20%为双侧性,多见于产前诊断。临床症状:多数无症状,可有疼痛、尿路感染、血尿和肿块等。

影像学表现:无功能远端输尿管以上管腔扩张,扩张输尿管无推进性蠕动或蠕动减弱。

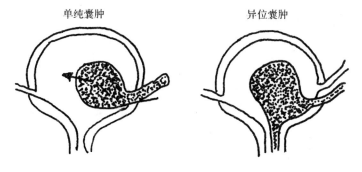

单纯囊肿　　　　　异位囊肿

图 15-2-3

(六)膀胱外翻

由于脐下腹壁及膀胱前壁缺损,使膀胱后壁黏膜外露。自输尿管口不断有尿液漏出,常因上行性感染而死亡。常有尿道上裂及其他生殖系统畸形。影像学表现:耻骨联合分离;脐疝;腹股沟疝;未治病例可有继发性输尿管膀胱连接部梗阻;外科修补后可有小膀胱及返流;其他并发畸形有直肠脱垂、双角子宫及脊柱畸形。

(七)干梅腹(满腹)综合征

三大主要表现是:腹部肌肉缺陷、泌尿系统异常和隐睾。发病机制不清,发生率为 1:40000 活婴。产前超声检查能发现此病,但难以确诊。

影像学表现:肾脏通常较小,常合并肾脏发育不良。输尿管扩张、延长、迂曲,膀胱扩张并向脐部延伸,边缘光滑,常以脐尿管残余与脐相连或为开放的脐尿管。常有膀胱输尿管返流。

(八)后部尿道瓣膜

本病由中肾管最远端的残留或异常附着所致,来自精阜下方的黏膜襞附于尿道前壁且沿中线融合,而在其后方留下一小孔。分两型:Young Ⅰ 型——后部尿道瓣;Young Ⅱ 型——后部尿道隔膜。临床最典型表现为排尿异常,包括尿流细、不连续、排尿无力、尿淋漓和排尿困难。

影像学表现:排泄性膀胱尿道造影是确诊本病的首选检查方法。在排尿过程中可见尿道管径以瓣膜或隔膜所在的精阜下方为界形成鲜明对比,近侧的后部尿道及膀胱颈显著扩张,远侧的尿道管径正常,粗细两段之间可见典型的横行透亮线。可有膀胱憩室和膀胱输尿管返流。

(九)尿道下裂

本病为尿道重复畸形伴有尿道下裂,副尿道可起自膀胱、少数起自尿道海绵体部,经阴茎腹侧流向尿道下裂处。诊断通常由 VUCG 或导管进行,可凭显示双尿道确诊。

三、肾囊性疾病

(一)常染色体遗传性肾疾病

肾囊性疾病基本病理改变为远端肾小管和集合管呈梭形囊状扩张,胆小管增生、扩张,门静脉周围纤维化可合并门静脉高压。肾囊性病变的程度常与先天性肝门静脉周围纤维化程度成反比。

分型:可分为下列几型。①新生儿型,60% 肾小管扩张,肝纤维化轻微。通常在生后 1 个月内发生肾衰,多于 1 岁内死亡。②婴儿型,20% 肾小管扩张,肝纤维化中度,在 3~6 个月出现症状,多因肾功能衰竭、门静脉高压和高血压而死亡。③青少年型,10% 肾小管扩张,重度肝纤维化,通常 1~5 岁发病,死于门静脉高压。肝纤维化常并发成人多囊性肾病、多囊性发育不良肾、Carolis 病和胆总管囊肿。

影像学表现:①肾脏,明显增大,回声普遍增强;1~2mm 小囊肿仅能通过高分辨率超声才能发现。由于肾小管扩张,可见微弱的、条纹状阴影(无数扩张的肾小管界面)。超声表现:肾脏增大,回声增强,远端输尿管不显示,胎儿羊水过多等。②肺,肺发育不良、气胸。③肝脏,肝纤维化、门静脉高压。

(二)多囊性肾发育不良

多囊性肾发育不良(MCDK)肾形态失常,由成簇大小不等、数目不同的囊肿所取代,囊间由纤维组织连接,此部分肾实质无正常功能,为肾生成后胚胎晚期肾盂输尿管交界部闭锁的结果。可并发对侧肾脏输尿管膀胱交界部梗阻和马蹄肾。

影像学表现:无排泌功能的囊性肾肿物,对侧肾功能代偿,囊间可见薄壁间隔,成人可见囊壁钙化。并可见远端输尿管闭锁和肾动脉缺如。

四、感染

(一)泌尿系感染

泌尿系感染(UTI)定义为每毫升尿液中病原微生物数量大于 10 万个,泌尿系任何结构均可被侵袭,如膀胱炎、前列腺炎、肾炎、肾盂肾炎、输尿管炎症等。泌尿系感染/膀胱输尿管返流影像诊断模式如下：

(1)有无引起尿路梗阻存在的解剖学异常？超声为首选检查方法，解剖结构异常通常于产前可检测到，如怀疑异常应进一步进行检查，所有以泌尿系感染来诊患儿应常规行超声检查，除外解剖异常。

(2)有无膀胱输尿管返流？膀胱排尿造影和核素检查是首选，对于4岁以下、有泌尿系感染的患儿或较大儿童，超声检查正常而膀胱功能不良、反复泌尿系感染患儿，应行膀胱排尿造影。

(3)有无急性肾盂肾炎？肾脏皮质核素显像是具有高度敏感性和特异性的检查方法，超声和静脉肾盂造影敏感性和特异性较低。

(4)有无肾实质瘢痕形成？肾脏皮质核素对于小瘢痕检出极其敏感，较大瘢痕可通过超声或静脉肾盂造影检出，通常要在泌尿系感染4个月后来评价肾实质瘢痕情况，因为许多早期病人肾脏异常并不是恒定的。

(二)膀胱输尿管返流

膀胱输尿管返流的原因有原发性和继发性。原发性返流：由于先天性膀胱输尿管连接部发育不良或防返流机制减弱所致。继发性原因：输尿管开口旁憩室、输尿管囊肿、重复输尿管、膀胱流出道梗阻等。

影像学表现：根据返流的程度分5级：

Ⅰ级：返流至输尿管远端，通常无临床意义；

Ⅱ级：返流进入肾盂肾盏但无扩张，临床可有肾盂肾炎；

Ⅲ级：返流进入肾盂肾盏并有轻度扩张，肾小盏穹窿部钝；

Ⅳ级：肾盂肾盏中度扩张，穹窿部消失但乳头压迹可见，输尿管扩张、迂曲；

Ⅴ级：肾盂肾盏重度扩张，呈球囊状，肾实质明显变薄，输尿管扩张、迂曲较重。

五、肿瘤

(一)肾母细胞瘤

肾母细胞瘤为婴幼儿最常见的腹部恶性肿瘤，系恶性胚胎性混合瘤。50%<2岁，75%<5岁，新生儿罕见发病。肾母细胞瘤5%～10%双侧发生，双侧肿瘤可同时或先后发病。

1.临床表现　90%可触及腹部巨大包块，平均直径12cm，可有高血压、疼痛，少数有血尿、贫血、发烧等症状。先天性虹膜缺如、偏侧肥大、Drash综合征、Beckwith-Wiedemann综合征、泌尿生殖系统畸形的患儿易得本病。

2.病理　肿瘤大多起源于肾包膜下肾皮质，肾外型罕见，可起源于异位的肾胚细胞，多发生于肾脏附近如腰椎旁、腹股沟。组织学见未分化的肾胚组织，由胚芽、间叶、上皮三种成分构成，预后与组织分型明显相关。

3.影像学表现　从肾脏皮质起源的大肿块，呈膨胀性生长，有假包膜，可有出血、坏死而呈囊性区，钙化出现率低于15%，由于肾内肿物占位效应而使肾盂肾盏移位、伸长、分离、变形、旋转和扩张等改变。增强扫描肿瘤实体部分强化较轻，与明显强化的肾实质形成鲜明对比，使得肿物边界较清楚。5%肿瘤侵犯肾静脉、下腔静脉和右心房。

4.肾母细胞瘤分期

Ⅰ期：肿瘤局限于肾内，2年生存率95%；

Ⅱ期：肿瘤侵及肾外但可完整切除；

Ⅲ期：有淋巴结转移；

Ⅳ期：远端转移至肺、肝；

Ⅴ期：双侧肾脏受累。

（二）肾母细胞增生症

肾脏胚胎生成在妊娠 34～36 周完成，如出生后持续有后肾胚基（生肾残余）较多且有汇合者，称之为肾母细胞增生症。本身非恶性表现，但具有潜在向肾母细胞瘤发展倾向，单侧肾母细胞瘤 30％存在肾母细胞增生症，双侧肾母细胞瘤 100％存在本病。

影像学表现：多发实质性肾被膜下肿块，病灶少血供，故 CT 很少强化，超声表现为低回声。与肾母细胞瘤难以鉴别。CT 增强注射造影剂后，肿瘤表现为低密度稍不均匀肿块，周边部可有增强，延迟图像中可见有少量造影剂排泄（因陷在基质内的肾小球、肾小管分泌造影剂的缘故），此种情况罕见于其他肾内原发肿瘤，具有一定的特征性。需密切随访，以除外肾母细胞瘤。

（三）神经母细胞瘤

神经母细胞瘤是 5 岁以下小儿常见的实体肿瘤，发病率为 1∶30000。起源于形成交感神经系统及肾上腺髓质的神经嵴细胞。据 Bousvaros 统计，原发瘤位于腹部者占 60％～75％，其中 2/3 发生在肾上腺髓质，余起自脊柱旁交感链或嗜铬体，胸部占 15％，盆腔和颈部交感神经丛占 5％。少数肿瘤广泛转移而原发瘤很小难以发现。

临床表现：尿 VMA 阳性，常引起伴癌综合征。

影像学表现：为实质性肿块，85％可见细沙状、粗颗粒状、小块状或混合形状的钙化。肿瘤较大可跨越中线生长，经常侵袭血管。超声为中等偏强回声。65％以转移为首发症状，通常侵犯骨、淋巴结、肝、肺等器官。

（四）中胚叶肾瘤

中胚叶肾瘤为新生儿最常见的实质性肾脏肿块，儿童少见，成人罕见。病理为良性，亦称胎儿或间叶性错构瘤，由片状或螺旋状排列的间质性结缔组织构成，切面苍白、质韧或呈鱼肉样。治疗主张外科手术切除，因为常含有少量恶性肉瘤样细胞。

影像学表现：静脉肾盂造影表现为肾内大的实质性肿块，可有钙化及少量造影剂聚集，正常肾实质及集合系统受压移位、变形。超声肿瘤呈混杂回声，常伴低或无回声囊变区。CT 平扫肾内低密度肿块，增强强化不均匀，周边部可有强化。

六、卵巢肿瘤

常见的有卵巢囊肿、畸胎瘤。

卵巢囊肿：相当常见，常以腹部巨大肿块而就诊，如大于 3cm 需超声随诊复查变化。

卵巢畸胎瘤：是儿童最常见的卵巢肿物，最常发生于青春期。影像学表现：平片腹部或盆腔肿块，65％可见钙化。超声以混合性回声为主。CT 密度不均匀，有软组织密度、脂肪密度及钙化高密度混杂存在，肿瘤边界清楚。

七、其他

新生儿肾上腺出血：新生儿肾上腺相对较大而易受外伤，围产期缺氧、败血症、凝血机制障碍均可引起肾上腺出血。70％发生于右侧，20％发生于左侧，10％双侧同时发生。影像学表现：血肿使得肾上腺增大，可液化出现囊变区,囊壁可钙化。需与神经母细胞瘤鉴别。

八、鉴别诊断

1.囊性肾脏肿物　常染色体隐性囊性肾疾病、多囊性肾发育不良及其他囊性病变。肿瘤如囊性肾母细胞瘤、囊性腺癌。

2.肾积水　肾盂输尿管交界部梗阻、膀胱输尿管交界部梗阻、异位输尿管、后部尿道瓣膜及梅干腹综合征。

3.实质性肾肿瘤　肾母细胞瘤、中胚叶肾瘤、神经母细胞瘤、血管平滑肌脂肪瘤,继发性肿瘤如淋巴瘤、白血病等,其他肾脏少见肿瘤如透明细胞瘤、横纹肌肉瘤、肾细胞癌。

肾上腺肿物:新生儿肾上腺出血、神经母细胞瘤,其他少见的肾上腺肿瘤如畸胎瘤、腺瘤、癌、嗜铬细胞瘤。

4.其他腹膜后肿瘤　如肾母细胞瘤、肝母细胞瘤及脾脏肿物等。

5.膀胱内或膀胱附近囊性结构　膀胱内 Hunch 憩室、正常膀胱耳。输尿管:异位输尿管开口、输尿管囊肿、巨输尿管。其他卵巢囊肿、肠系膜或大网膜囊肿。

6.骶前肿物　直肠重复畸形、脊膜膨出、畸胎瘤、神经母细胞瘤。

7.会阴部肿物　异位输尿管囊肿、输尿管旁囊肿、阴道横纹肌肉瘤、尿道脱垂等。

(郭士军)

第十六章　CT 检查护理

第一节　CT 检查患者的护理技术

CT 作为临床上常用于放射诊断的一种技术,对诊断患者病情具有重要的临床意义。医院的 CT 室作为重要窗口之一,直接影响着医院的社会形象,因为 CT 检查具有流程复杂、病症类型多样化的特点,故护理人员要对检查患者给予贴心服务并进行登记记录,并给予相应的护理准备,护理工作内容包含有预约、登记、碘过敏检测等。

一、检查前期护理技术

(1)护士在接到 CT 检查的医嘱后,应立即与 CT 检查室预约好检查时间,详细地告知患者及其亲属该项检查的目的、检查时间、检查前的准备和检查费用等事项。

(2)对于初次进行 CT 检查的患者,普遍存有一定程度的紧张、担忧和恐惧心理。担心检查的程序复杂,检查的时间较长,自己的病体能否适应;害怕 X 射线辐射对健康状况带来不良影响;担忧检查费过高;经济上难以承受等等。必须针对病人的心理特点做好检查前的心理护理,使病人明白目前的 CT 检查设备已经非常先进,检查速度很快,X 射线辐射剂量被控制在安全范围,由于 CT 检查的普及,检查费用已有较大幅度下降等等。

(3)根据不同的检查部位和检查要求,认真地做好检查前的准备工作。如根据检查需要是否禁食、禁水。对于需作腹部检查的病人,检查前 1 周内不能做胃肠钡餐检查,以免肠腔内遗留的钡剂在 CT 扫描时形成伪影而影响 CT 检查。CT 检查时常常采用人工的方法将对比剂注入体内进行增强扫描,其作用是增强体内需观察的物体对比度和某些病变组织的血液供应情况,使用的对比剂有时会引起碘过敏反应,因此,对于需要作增强扫描的病人,应详细询问有无药物过敏史,有无不宜使用对比剂的身心疾病。如果采用离子型对比剂(泛影萄胺、异泛影葡胺等)则必须做碘过敏试验,采用非离子型对比剂(优维显、欧乃派克、碘必乐、碘海醇等)可不做碘过敏试验。当患者或家属于检查前从药房领取对比剂后,护士应明确的告知此药是在检查时由 CT 室护士从静脉注入,患者切不可误服入肚。为确保安全,有学者建议对比剂由 CT 室统一从药房领取、保存和使用。

(4)护士应提醒病人不可穿有金属纽扣、金属拉链的衣服进行 CT 检查,进入 CT 室前应除去发夹、钥匙、金属挂件、硬币、手表、钢笔等金属物品,以免在 CT 图像上产生金属伪影;告诉病人不要将手术带进 CT 室。注意提醒和协助病人收集 CT 检查所需相关的临床检查资料,如 B 超、X 射线检查、MR 检查等资料,带入 CT 室以备检查时参考。如遇危重病人,必须准备好担架、推车等运送器械和足够的运送人员,在送往

CT 检查室的途中应注意对患者生命体征的观察,保持输液、输氧的通畅。

二、检查中期护理技术

(1)病人进入 CT 检查室按不同扫描部位的要求摆好体位后,应嘱咐患者心情放松,不必害怕检查中机器发出的声响,保持肢体的静状态,以免运动产生伪影而影响图像质量;胸、腹部 CT 检查扫描前应辅导病人进行呼吸训练,避免因呼吸运动产生伪影。对老年患者和儿童可允许 1～2 名家属陪伴,以稳定其情绪。病人的制动可采用头、胸部固定带等机械方法,婴幼儿或不合作的病人可事先给予镇静剂,成人一般检查前要用肌肉或静脉注射 10mg 安定;小儿口服水合氯醛最为安全,按每 kg 体重 50～75mg(总量不超过 2g)于扫描前口服。

(2)对于脊柱外伤病人在进行 CT 检查时应注意采用正确的搬运方法。脊柱外伤时要将伤员平抬平放在硬板上并给予固定,千万不能用帆布、绳索等软担架运送,一定要保持脊柱挺直位置,更不能扶持伤员试图行走。对脊柱骨折的伤员,应顺伤员躯干轴线,滚动移至 CT 检查床上,或由 3～4 人,共同把病人抬到检查床上,伤员应取仰卧位,严禁 1 人抱或 2 人抬肢体搬动伤员。如果处理不当,可造成脊髓神经损伤,导致截瘫,后果不堪设想。

(3)由于 CT 检查时检查就要在扫描孔中做进出运动,应注意病人的安全,以防机械夹伤,尤其应注意对昏迷和使用镇静剂患者的保护,也应注意对输液器械等的观察以防其倾覆。在 CT 扫描时,应重视患者、陪伴家属和护理人员自身的辐射防护。

三、检查后期护理技术

(1)检查完毕,应护送病人离开 CT 检查室,告知病人取检查结果的具体时间。对危重病人,检查结束应立即送回病房或抢救室,并向医师反馈 CT 检查的临时结果。

(2)做好增强扫描的病人,还应继续对其进行观察,警惕迟发性过敏反应的发生。

(3)为适应现代护理模式的要求,护理工作者应主动地将护理技术渗透到医技检查中去,认真其中的护理规律,使患者得到全面的护理,从而提高整体护理水平。

(刘爱丽)

第二节　急症患者 CT 检查护理

急症患者多是突发疾病或意外伤害,病情紧急或危重,须争分夺秒检查和救治,稍有急慢或疏忽,就会贻误最佳治疗时机,甚至危及患者生命。作为医院,平时不仅要接收地方急危重症患者,还要承担处置突发事件等紧急伤害的救治。因此,医务工作者要有扎实的专业知识和过硬的技能。针对急危重症患者临床常选择 CT 检查作为协助诊断的首选方法,因此 CT 检查中的急诊护理尤为重要。要求 CT 室护理人员能有效地进行急救护理工作,确保急危重症患者能安全、顺利、快速地完成 CT 检查,最大限度降低伤情及死亡。

一、准确预见患者病情

(1)迅速对急症患者进行评估,病情较危重的,需备齐抢救物品,随时做好抢救准备工作。如需紧急抢救,护理人员应迅速开放气道,建立静脉通道,实施急救,并做好抢救记录。

(2)对于意识不清或无意识的患者,要用约束带将患者固定在检查床上,防止坠床。

(3)患者有恶心、呕吐症状或意识不清的,应将头偏向一侧,防止呕吐物或舌后坠导致的窒息。

(4)护理人员应快速全面的检查患者,去除金属等阻挡射线穿透的物品,防止 CT 检查的中断。

(5)对重症患者应与家属做好沟通,尽量让家属陪同检查(做好家属的防护,穿铅衣等),防止医疗纠纷。

二、密切观察患者情况

(1)认真核对患者的申请单信息,如:姓名、年龄、性别、检查部位等,防止紧急时左、右混淆,检查部位不符,张冠李戴,忙中出错。

(2)仔细观察患者伤势、部位、生命体征等;意识清醒的患者要询问病史、疼痛部位等;观察患者伤情程度,为 CT 室医生提供准确的信息,协助医生正确诊断。

(3)检查患者体腔的各种管路是否通畅,有无扭曲、脱出等,重视安全转运流程管理,确保 CT 检查顺利完成。

三、具备快速应变处置能力

(1)鼻出血。护理人员应迅速处置,采取鼻腔有效填塞止血,或按压鼻翼两侧止血。

(2)胃部疼痛。对于不配合检查的患者时,护理人员应及时按压患者"内关穴"和"合谷穴"1～2min 能迅速缓解疼痛。

(3)恶心、欲吐。护理人员应将患者头偏向一侧,嘱其深呼吸,大口喘气,能迅速缓解症状。

(4)憋喘。如患者憋喘,有痰液排不出,护理人员应协助患者呈端坐体位,"空心掌"从患者后背由下向上拍背,协助患者将痰液排出。

四、适宜的心理护理

(1)急症患者病情危重,病情发展迅速,多数患者及家属情绪不稳定,有焦虑和恐惧心理,检查前一定要对其进行耐心细致的解释说明工作,使患者及家属消除紧张恐惧心理,配合检查。

(2)部分患者对 CT 检查不了解,对大型机器存在恐惧心理,护理人员应先安慰患者,告知患者检查的目的,并告知检查的本身没有痛苦,话语简要并通俗易懂,取得患者的配合。

(3)CT 护理人员自身要有良好的心理素质,面对急症患者检查时的大声吵闹、拒绝检查、甚至辱骂等,要有同情心和爱心,主动接近患者,尊重患者人格,采取既不迁就又不回避的态度,从患者的角度予以理解,重视患者,用真诚打动患者,有利于配合检查。

五、对急危重症患者有针对性的护理

(1)脊柱损伤的患者行 CT 检查时,护理人员应高度重视患者搬运过程,从担架搬到检查床时始终保持患者的头部及躯干在同一水平位置,防止扭曲、旋转,防止错误搬运加重病情。

(2)大面积烧伤患者行 CT 检查时,护理人员应严格执行无菌操作,防止患者感染,应更换检查床的一次性床单,必要时搬运患者戴无菌手套。

(3)癫痫患者行 CT 检查时,防止其咬伤舌头,检查时应将患者头偏向一侧,用纱布置于患者上、下牙之间。如患者癫痫发作,护理人员应按压人中、合谷等穴位,帮助患者苏醒。

(4)颅脑挫裂伤的患者行 CT 检查时,应观察患者的意识状况,特别是瞳孔的变化,防止患者在检查中出现脑疝的发生等。

六、部队官兵急危重症伤员行 CT 检查的护理

(1)应迅速建立医院紧急绿色通道:优先部队伤员检查,立即启动部队伤员检查应急预案。

(2)实行资源共享:对于病情复杂危急的官兵患者,在 CT 检查不能确诊的情况下,为了能达到诊断疾病的目的,可采用 DR、MRI 以及彩超等多种影像共同检查的方法,甚至 CT 增强检查的方法达到诊断的目的。

(3)及时救治:护理人员应及时将急症官兵的影像资料通过医院影像系统传达到医院会诊中心,确保及时得到医院专家的救治。

(4)心理护理:针对意识清醒的官兵,护理人员要稳定患者的情绪、消除突如其来的疾病给患者带来的各种压力和恐惧心理。告知患者积极配合医护人员检查可以有利于疾病的救治。对于意识不清的官兵,护理人员要做好陪同人员的宣教,根据伤情有的放矢,详细告知疾病的护理知识和注意事项,防止在 CT 检查过程中发生意外。

(5)实行"一站式"服务:从 CT 室接诊到护送去病区都有 CT 室护理人员陪同,确保部队伤员的安全。CT 室护理人员将患者的影像资料及其病情详细交接给病区医护人员,以便病区医护人员迅速掌握官兵的伤情,及时给予救治。

目前,临床 CT 检查已经成为急危重症患者常用的检查手段。护理人员的应急能力、专科理论与操作技能的提高,为医院应对急危重事件提供了护理保障。为了能快速、准确的为临床提供影像诊断图像,要求 CT 室护理人员除了具备丰富的医学影像知识外还要掌握急救护理和临床专科护理知识,达到提前预见、仔细观察、有效应变处置,有针对性的稳、快、准的抢救患者。作为部队医院的医护人员更应该具备过硬的医疗护理技能,不仅要保障一般急危重患者的救治,同时还肩负着保障部队伤病员的救治任务,因此安全措施应落到实处。部队医护人员积极落实为基层官兵服务,是"官兵满意,保障有力"的具体体现。

(刘爱丽)

第三节　CT 检查中患者不良反应的临床护理

CT 增强扫描是在静脉注射非离子型对比剂后的放射扫描。高压注射器注射对比剂后正常组织与病

变组织由于血供方式不同,形成显著的密度差,而有助于病变的诊断。随着临床 CT 增强扫描应用的开展,因其安全可靠、成像速度快、病变部位显示清晰以及定位准确,已成为疾病诊断的重要手段。在注射对比剂前医护人员根据对比剂的药理特点,选择优质对比剂,并有效应对增强 CT 检查中患者出现的各种不良反应。由于增强 CT 患者自身的个体差异,尤其是在认知度等方面的差异会引起焦虑恐惧、自疑自虑等异常心理变化,进而诱发或加重不良反应的出现,导致影响 CT 检查。

一、对比剂的使用

在保证显影效果的同时,要尽量减少对比剂用量。有研究表明,在对比剂反应中物理—化学反应的发生和所用对比剂的用量成正比关系,适量的对比剂可以减轻对比剂的副反应发生。使用非离子型对比剂碘佛醇(安射力)350。对比剂剂量为:头颅 50ml,肝脏、胆和胰腺 70ml,肾及肾上腺 70ml,肺部 65ml,盆腔 70ml。

二、不良反应评价与有效评价标准

(1)不良反应参照说明书中药物反应程度标准判断:①轻度反应。恶心、呕吐、全身皮肤瘙痒、头晕、咳嗽、结膜充血以及局部荨麻疹等;②中度反应。注射后 5～10min 全身皮疹、水肿、轻度支气管痉挛、血压下降和胸痛、腹痛等;③重度反应。重度支气管痉挛、呼吸困难、肺水肿、惊厥、室扑室颤、休克以及心脏停搏等。

(2)对于增强 CT 检查的患者,进行专科护理干预能够提高患者应对不良反应的能力,通过观察组和对照组检查结果的评价,其有效标准为:①患者检查后平均不良反应发生率降低;②检查后患者心理评估值达到满意。

三、心理护理

良好的护患关系是实施护理干预所必须具备的条件。为患者进行 CT 强化扫描检查时,患者的检查状况一般多为 CT 平扫中发现占位或疑似病变而不能明确其性质,再次行 CT 检查。贯穿于检查前、后整个阶段的护理措施是有效及时的,特别针对焦虑不安的患者,医务工作者必须为患者树立良好的第一印象,对建立和谐的护患关系起事半功倍的作用。医务人员对待患者所进行的心理干预措施必须到位。在谈话与沟通中,要仔细认真,依据患者的心理行为实施个性化心理干预。需要具备严格的职业素质,善于倾听患者的陈述,耐心细致、及时了解患者的需求,并满足患者的医疗需求,心理评估满意。

(一)检查前护理干预

(1)检查前做碘过敏试验可以筛查出高危人群,避免检查时发生不良反应。碘过敏试验阴性的患者可以进行增强 CT 检查,阳性者禁止检查。

(2)患者需禁食、水 6h,目的是防止注射对比剂后出现过敏反应,引起呕吐导致误咽呛咳甚至窒息。

(3)盆腔增强 CT 患者需在检查前饮水 400ml,检查后嘱所有患者多饮水,以便于对比剂尽快排出体外,减轻不良反应的发生。

(4)患者检查前需填写知情同意书,使患者及家属了解增强 CT 检查的相关知识及风险,也是为了规避医务工作者的风险。

（5）糖尿病患者服用二甲双胍，需停止服药 48h 后进行检查。

（6）根据检查部位不同选择合适的血管留置套管针，CT 增强扫描前一般用地塞米松 5mg 加入生理盐水 4ml 静脉推注，可以减轻对比剂的不良反应。

（二）检查中的护理干预

（1）生命体征的监测和护理。密切观察患者呼吸状况，加强对患者面色、出汗情况及血压的监测。同时还需密切观察患者皮肤黏膜是否存在瘙痒、发红和荨麻疹及有无胃肠道反应。

（2）急救及器材应准备齐全，置急救车和氧气设备于检查机房内，如遇过敏反应立即停止注射，并可迅速及时地进行抢救。急救物品与药品要专人管理，定期检查。

（三）检查后的护理干预

（1）检查后对患者进行 30min 的临床观察，特别注意观察有无过敏反应的发生，嘱患者 24h 内多饮水，以促进对比剂快速排出体外，减少不良反应的发生。

（2）若出现对比剂外渗可用喜疗妥软膏轻涂于渗出处，再用马铃薯切片敷于患处，抬高患肢。每日换药为 1～2 次/d，连续 3d，对于一般外渗即可治愈。

（3）对于发生过敏反应的患者在急救及抢救时，应登记在册，做特护记录，记录基本信息及抢救过程，总结过敏反应的抢救经验。

（四）不良反应的抢救措施

（1）轻度不良反应的处理。恶心、呕吐多为一过性，轻度荨麻疹或瘙痒多为散发、自限性，需注意观察。

（2）中度不良反应的处理。对于出现全身荨麻疹，眼睑、嘴唇等皮肤薄弱部位水肿，胸闷心慌等中度不良反应患者，须静脉滴注地塞米松注射液，缓慢静推葡萄糖酸钙注射液，紧急时可使用氢化可的松静脉滴入，同时特别注意保暖、氧气吸入等进行治疗。

（3）重度不良反应的处理。

①散发的、持续时间长的荨麻疹，应考虑适当的组胺 H_1 受体阻滞剂肌肉注射，严重的荨麻疹考虑使用 1/1000 肾上腺素肌肉注射，必要时重复给药；

②支气管痉挛采用氧气面罩吸氧 6～10L/min，β 受体激动剂吸入剂深吸 2～3 次，肌注肾上腺素；

③喉头水肿采用氧气面罩吸氧 6～10L/min，使用 1/1000 肾上腺素肌肉注射，必要时重复给药；

④单纯性低血压抬高患者的双腿，氧气面罩吸氧 6～10L/min，静脉快速补液（生理盐水或林格氏液），如无效肌注 1/1000 肾上腺素 0.5mg，必要时重复给药；

⑤低血压性休克、呼吸骤停、心跳骤停以及惊厥，采取求助、复苏、畅通气道、维持呼吸给氧、心脏按压、建立静脉通路、快速补液、维持循环、肌注肾上腺素及组胺 H_1 受体拮抗剂等。

依照心理干预理论，不良的心理因素对人群状况的研究显示，不健康的心理因素会抑制人体免疫系统，使其免疫功能下降。当注射对比剂通过静脉系统进入人体后可刺激靶细胞，释放组织胺，人体系统开始表现为组织血管收缩，进而组织血管发生扩张、淤血等状态，人体各器官开始出现不同程度的组织反应。此时机体产生一系列生理和心理的变化，严重者发生过敏性休克。患者的认知程度及文化水平会影响增强 CT 的检查，护士良好的专业素质尤为重要，个人形象和肢体语言都会对患者产生情绪影响。不良心理因素对患者本身的影响比较严重，尤其是对于心理素质较差的患者更加突出明显。

随着 CT 仪器的改进和完善，CT 检查对临床疾病的诊断和鉴别诊断具有重要的意义，为了取得满意的 CT 增强扫描效果，降低药物不良反应的发生率，护理干预在其中起着非常重要的作用。严格掌握使用对比剂的适应证、禁忌证和高危因素，掌握常规的静脉碘过敏试验，是预防过敏反应发生的根本之一。在检查前认真询问患者是否有过敏史以及对食用鱼虾、海带等碘含量高的食物是否有过敏现象尤为重要，可有效筛选出致敏人群。对有不确定因素又必须进行增强检查的患者,可以在使用对比剂的同时合并应用皮质类激素,以预防特异性反应的发生。控制对比剂剂量,根据检查部位类型的不同选择注射速度,严格掌握对比剂的用法及注意事项。仔细做好解释工作,简单介绍强化扫描过程,解除患者恐惧心理,讲明注入药后可能出现的发热、瘙痒及轻度恶心等不良反应,鼓励患者消除紧张情绪,配合扫描。同时叮嘱患者扫描前禁食 6h,要求家属陪护。即使过敏试验阴性,也有极个别可能在增强扫描中发生严重过敏反应。因此,注射对比剂前应向患者及家属交代清楚以获得同意,并在知情同意书上签字后方可进行增强检查,以规避医务人员的风险。急救措施的准备,包括急救物品、急救药品等准备。一旦发生意外必须争分夺秒,确保患者的生命安全,高质量的专科护理干预是保证增强扫描顺利进行并获得满意结果的必要条件,对有效地完成 CT 增强检查具有重要意义。

有研究表明,实施专科护理干预对增强 CT 检查患者具有积极的影响。而护理干预的实施涉及多学科理论和业务技能,专科护士必须具备心理学理论知识及相关医学理论知识,针对不同患者选择适合不同检查人群的护理干预方法,有针对性地为患者构筑护理干预平台。异常的心理状态在检查中会干扰患者心理活动,支配患者出现异常的行为。不良的心理状态可以给强化 CT 检查患者带来不利影响,使患者诱发或加重不良反应的发生。有针对性地给予患者专科护理干预,努力消除患者的紧张心理,可以有效减轻患者对增强 CT 检查产生的心理应激反应,使患者保持一种轻松的心境,从而最大限度地降低不良反应的发生。

综上所述,在增强 CT 检查全程中实施专科护理干预,并进行心理健康指导,对于此类患者人群具有积极的影响,能够有效地减轻患者焦虑心理,降低患者心理不稳定因素,可缓解患者对于增强 CT 检查的不安心理,有效地减少对比剂注射后的不良反应发生率,并增加 CT 强化后的影像资料的准确度。实施全程护理干预,适合于增强 CT 患者的检查,值得推广。

(刘爱丽)

第四节　儿科患者 CT 检查的心理护理

随着影像医学的发展,CT 扫描检查作为临床辅助检查越来越普及,但因体内实质器官本身的自然对应对诊断来说仍然是不够的,特别是在正常组织与病变组织界限不明显时,因此需要静脉注入造影剂增强对比,提高诊断率,亦称增强扫描,为此,增强 CT 扫描在 CT 检查中亦越为广泛应用,而鉴于多数患者对 CT 增强扫描缺乏足够的了解与认识,加上患者备受疾病折磨,往往会产生不必要的心理压力,特别是小儿患者有其特殊的心理特点,其 CT 增强扫描能否得到满意的检查结果,与检查过程中的心理护理有着非常密切的关系。因此,有效的患儿心理护理,积极主动地稳定患儿的思想情绪,消除其紧张恐惧心理,是做好小儿 CT 增强扫描的必要工作。

一、心理护理分析

不同年龄的小儿对事物的认知程度、分析能力不同,因此,对检查的感受也不同。但恐惧不安是所有小儿共有的心理特点。即使是有一定认知能力的患儿,感知环境的变迁也会害怕生人。较大的小儿虽能理解必须做检查,但当探视时无亲人协助,检查治疗时也会表现心绪不宁,不安情绪的持续可延伸演变出不同的心态反应。如:恐惧、反抗、失望、孤独等,因此造成患儿恐惧不安而伤心哭泣不止,并且只要母亲,拒绝所有医护人员的关怀,拒绝接受检查,逃避检查治疗。因此,应根据患儿的不同心理特性,施行切实可行的心理护理,帮助患儿尽快地适应环境,消除顾虑。

二、心理护理措施

(一)扫描前的心理护理

应向患儿及其家长介绍 CT 增强检查的方法、优点及安全性和对疾病诊断与治疗的重要性,解除家长心中的疑问和紧张心理,积极指导家长主动配合,消除患儿对陌生环境和陌生人的恐惧感。而对于不易合作患儿在镇静后可顺利完成扫描。精神因素是影响过敏反应发生的重要因素,故通过耐心的解释工作可使患儿及家长心情放松,以达到预防和减轻造影剂反应发生的目的。对 4～6 岁学龄前患儿,绝大多数能主动配合检查,但少数患儿因为对检查环境和医护人员感到陌生,产生恐惧心理,拒绝检查,此时必须以亲切的语言、和蔼的态度,安慰和鼓励患儿,取得患儿的信赖,或挑选一位比较精明、大胆的患儿作带头人,上床摆位表演,或观看 CT 室护技人员做示范动作,以解除患儿的恐惧心理,取得合作来完成检查。因此做好检查前的心理护理,使患儿及家长情绪较稳定,且减少对造影剂的不良反应,起到良好的效果。

(二)扫描中的心理护理

注射造影剂前一定询问有无过敏史及患儿的一般情况。测呼吸、脉搏、做碘过敏试验,试验阴性才能进行检查,并按照检查部位摆好体位,尽量使患儿舒适。鼓励家长选用非离子型造影剂,不良反应相对少些。在静脉穿刺时,由于儿童静脉较细嫩,应仔细看好静脉的走行、深浅,动作轻柔,尽可能一次成功,以减少患儿不必要的痛苦。使患儿家长放心,同时观察患儿有无身体不适,及患儿一般情况及面部表情,直至检查完毕。通过对家长的心理护理和心理支持,消除了家长对检查护理工作中存在的疑问,能够主动地配合检查和护理,并主动影响患儿的心理,使患儿易于接受护士的护理,愿与护士进行配合,既有利于患儿检查顺利进行,也有利于患儿良好心理素质的形成起到了一定的帮助,增强了护患间的关系,对患儿适应能力起到了很好的作用,使检查工作顺利进行。

(三)扫描后的心理护理

注射完造影剂并检查结束后,患儿应在家长陪同下在候诊室留观 30 分钟左右,静脉留针 15～30 分钟,以便出现迟发性过敏反应时及时用药。对于在增强检查应用镇静剂药物的患儿需留下观察 1～2 小时,同时告知检查后的一些注意事项。如将患儿头侧向一边,防止呕吐物误入气管引起窒息,并随时注意呼吸、脉搏的变化,确认无过敏反应,待患儿完全清醒后,才能离开 CT 室。并叮嘱家长检查后患儿应多饮水,以利造影剂从肾脏排出。如有异常现象,立即找住院医生或门诊儿科医生反映情况,随时诊治,防止迟发性过敏反应发生。做到及时发现、及时处理,防止意外,确保患儿的生命安全。

(刘爱丽)

第五节　肺栓塞患者 CT 血管造影检查的心理护理

肺血栓栓塞(PET)又叫肺栓塞,是外源性栓子或血栓阻塞肺动脉分支导致的肺组织出现供血障碍的一种疾病,严重者会导致病患死亡。在临床上多层螺旋肺动脉 CT 血管成像(CTA)是一种诊断肺栓塞的有效、安全、无创的方法。同时在检查时要给予病患综合护理干预措施,确保顺利得出检查结果。

心理护理:因为病患的病情比较严重,出现胸痛、呼吸困难、气急、咳嗽、昏厥等临床症状,所以病患常常会出现焦虑、恐惧等不良心理,此时护理人员要积极与病患进行有效的交流沟通,采取有效心理护理措施,缓解病患的不良心理,并详细向病患说明检查过程、注意事项及时间,耐心询问病患的过敏史及药物史,消除病患的顾虑,促进病患积极配合较差。

（刘爱丽）

第六节　冠脉粥样硬化患者冠脉造影与冠脉 CT 血管造影的心理护理

冠脉血管狭窄和闭塞,导致患者心肌供血不良,引起患者心肌梗死、心绞痛,甚至猝死,使患者生命安全受到严重的威胁。只有及早诊断和治疗才能改善患者病情,临床多应用冠脉造影或冠脉 CT 血管造影进行临床诊断和病情评价。造影成功诊断由原始图像决定,患者检查中的配合也直接影响造影图像的质量,而患者配合程度和患者心理因素有着密切的关系,可见护理人员做好患者的心理护理对于冠脉成像技术检查具有重要的作用。

一、方法

对照组给予冠脉造影与冠脉 CT 血管造影时实施常规护理,护理人员全面掌握患者病史与实验室检查结果,观察患者呼吸、心率等基本情况,指导患者检查前禁食,检查前做好相关准备,询问患者是否存在药物过敏史及严重肝肾功能不全等。

观察组给予冠脉造影与冠脉 CT 血管造影时在对照组护理基础上增加心理护理干预,具体干预措施包括:①检查前心理护理:冠心病患者病程较长,大多患者都了解心血管疾病危险性,在检查前,患者会存在不同程度忧虑,冠脉造影与冠脉 CT 血管造影检查都会受患者心率影响,患者心脏运动幅度大,心率过快或慢,都会使图像质量受到影响。CT 室家属不能入内,在陌生环境下,患者会有陌生感,出现紧张、恐惧等不良情绪,导致患者交感神经兴奋性增强,患者呼吸、心率等过快会使检查结果受到影响。所以,在接受检查前,护理人员要主动与患者沟通,为患者讲解检查时间和检查步骤等内容,使患者了解检查中可能会发生的不适反应,例如:患者使用造影剂后可能会有喉部热感与恶心等,患者要清楚这是正常反应,消除患者的恐慌。护理人员为患者进行有针对性的心理护理,可以消除患者紧张心理,使患者的神经放松,可以使其更顺利的配合检查,保证造影成功。②检查中心理护理:护理人员要把高压注射器调整到备用的状态,检查患者身上是否有硬币或挂件等异物,护理人员要帮助患者摆放体位,指导患者放松,根据护理人员指令进行屏气配合,身体要避免移动,若未按照护理人员要求屏气就会导致检查失败。当启动高压注射器以后,要观察患者的临床情况,若有异常要及时上报医生处理。③检查后心理护理:完成检查以后,护理人员要咨询患者是否有不适感,指导患者多喝水,利于造影剂排出,安慰患者不要着急,在病房或回家中休息,等待家属取回检查结果。

二、影像质量评价标准

根据冠脉诊断相关标准,将图像质量分成Ⅰ级、Ⅱ级、Ⅲ级、Ⅳ级四级。Ⅰ级:患者检查影像清晰,血管充盈且无伪影;Ⅱ级:患者检查影像质量满意,在单段血管边缘有轻度的模糊且无阶梯状伪影;Ⅲ级:患者检查影像基本满意,血管壁模糊且无阶梯状伪影;Ⅳ级:患者检查影像图像质量差,有多处血管壁模糊且部分血管有错层伪影。

三、小结

患者心理因素和配合情况会直接影响检查结果,所以,要使患者更好的配合检查,护理人员要掌握心理沟通技巧,能够主动积极的与患者沟通,才能帮助患者顺利完成诊断,保障造影质量。冠脉造影与冠脉 CT 血管造影患者的心理护理干预贯穿于造影全程中意义重大。总之,冠脉造影与冠脉 CT 血管造影患者实施心理护理干预可以保障患者造影质量,提高临床诊断效果,值得推广应用。

(刘爱丽)

第七节　肝硬化患者 CT 检查的心理护理

由于腹部脏器结构比较复杂,腹部脏器 CT 检查仅行平扫时发生漏诊的概率很高。尤其对肝硬化患者而言,在腹部 CT 平扫基础上同时行增强扫描,能更好的区分正常组织与病变组织,分析和了解病变组织供血情况、病变范围、病变定性、病变组织与周围组织关系,从而提高诊断的准确性。

一、检查前准备方法

(1)对行腹部实质脏器 CT 检查的患者禁食＞4 小时,且一周内不得服用重金属的药物及没做过消化道钡剂检查。

(2)检查前检测患者的心率、呼吸和血压,并作相应记录;并予以地塞米松 5mg 静推,预防过敏反应。

(3)并于检查前 15 分钟口服 2％浓度的对比剂 800～1000ML,如果确诊或疑有胆囊结石、输尿管结石病史,则口服 800～1000ML 温水,以患者口服后无明显不适为宜,使胃及十二指肠充分扩张以减少胃肠蠕动,防止产生伪影。

(4)结肠及直肠检查前需做好肠道准备,且于扫描前为肠道充气,使肠道充分扩张。胃部检查,需空腹＞8 小时,检查前肌注 654-2;口服温开水 1500～2000ML。

(5)备好氧气、地塞米松等抢救药物。

二、心理疏导

(一)检查前的心理疏导

在检查前,要进行腹部 CT 增强扫描的患者由于对 X 线的辐射与碘剂过敏的顾虑及对 CT 增强扫描检查技术不了解,加之对机器设备陌生而产生恐惧紧张心理,护理人员应及时了解患者的心理,因人施护,营造一个平静舒适的环境,与患者说话的语气要温和,对待患者的态度要诚恳热情,对患者提出的问题要认真细致的解答,使患者对医护人员有一种亲切感,从而解除患者的心理顾虑,在平扫时,要及时告知患者检查的注意事项、扫描目的、大概时间及扫描时环境情况等;增强扫描时,告知患者 CT 扫描检查是一种无痛无创的检查手段,并向患者介绍造影剂的特性,使患者了解造影剂的安全性及可靠性,与此同时,了解患者以前的不良反应,有无中度的(如荨麻疹、支气管痉挛、中度的低血压),有无重度的(如惊厥、严重的支气管痉挛、肺水肿、心功能衰竭)等类过敏性的反应。切勿忘记询问病人有无药物过敏史,哮喘和需要医学治疗的过敏症。是否有肌酐水平升高(特别是继发于糖尿病肾病)、有无充血性心力衰竭、是否正在服用肾毒性药物(如非甾体类抗炎药)。

(二)扫描中的心理疏导

在检查时,患者体位摆放应舒适,双臂上举。一般取仰卧位,特殊情况取俯卧位,或直接按需要变换体位,定位准确即可保证扫描图像的质量,检查时嘱患者不可随意移动体位,扫描时要求病人呼吸均匀,吸气后屏气进行扫描,以确保每次扫描图像呈同一呼吸相。在推药过程中密切观察病人有无胸闷、恶心、呕吐等不良反应。并仔细观察患者的面部表情及眼神等特点,及时了解患者的心理变化。

(三)扫描后的心理疏导

护理人员应对患者的积极主动配合表示感谢和鼓励,并随时关注患者在检查过程中的感受,拔针后要详细讲解注意事项。如按压穿刺点5—10分钟,防止出血;若有轻微反应,体质较差者,休息的时间要稍长些;高危者则需留置观察一段时间;嘱患者回家后一定要多饮水,以便于造影剂能尽快代谢排出。

三、体会

腹部 CT 增强扫描可以提供平扫不能达到的诊断信息,但往往由于心理因素及其他原因造成了腹部CT 增强扫描的患者产生很多顾虑和心理紧张,如对增强造影检查的认识不足而产生不必要的紧张,抑郁等不良情绪常影响检查进行。因此护理人员可根据患者不同心理变化和需求,在进行检查前、中、后的全过程中采取积极有效的心理疏导,能很大程度的降低病人的紧张情绪顺利完成检查。这就需要 CT 增强扫描的相关护理人员不仅要有娴熟的操作技术,还要耐心地做好患者心理疏导工作,使患者在平静状态下进行腹部 CT 增强扫描检查,从而获得满意的检查结果,为临床提供高清晰的影像资料,为临床诊断提供有效地诊断依据。

（刘爱丽）

第十七章　放射治疗

第一节　概述

一、肿瘤放射治疗学的概念

是指应用放射性核素所产生的 α、β、γ 射线，或 X 射线治疗机和各类加速器所产生的不同能量的 X 射线以及各类加速器所产生的电子束、质子束、中子束、负 π 介子束以及其他重粒子束等治疗恶性肿瘤的一门学科，又称之为放射肿瘤学。

它是建立在放射物理学、临床放射生物学、临床放射肿瘤学基础之上。放射物理学主要研究各种放射源的性能、特点、剂量和防护；放射生物学主要研究机体正常组织和肿瘤组织对射线的反应及如何人为地改变这些反应量和质；临床放射肿瘤学研究肿瘤的生物特点、转移规律、诊断要点、放射原则、放疗原则、放疗原理和方法等。

二、放射治疗的优缺点

1.优点　①很多肿瘤患者通过放疗得到治愈，获得更长的生存；②部分患者的放疗疗效与手术相当；③有些肿瘤患者不能进行手术或手术切除困难，经过术前放疗多数患者肿瘤缩小、术中肿瘤播散机会减少、切除率增高；④对术后残余及广泛淋巴结转移、局部外侵等患者具有良好的疗效；⑤部分体制较差，或有合并不能耐受手术的肿瘤患者，放疗也具有良好的疗效；⑥对于病期较晚及肿瘤引起的骨痛、呼吸困难、颅内压增高、上腔静脉压迫和癌症出血等，放疗能减轻患者症状，提高生活质量，延长生命。

2.缺点　①治疗费用较高；②治疗周期较长，一般 1～2 个月；③同手术一样放疗也属于局部治疗，对多数中晚期肿瘤患者，单用放疗效果不够理想。

（李晓春）

第二节 放射治疗学的发展简史

一、放射物理学的形成与发展

放射线应用于科学研究和医学领域已有 100 多年历史,1895 年伦琴发现了 X 线,1898 年居里夫妇发现了镭,它的生物学效应很快就得到认识。1902 年放射治疗治愈了第一例皮肤癌患者。1920 年研制出深部 X 线机。1922 年,在巴黎召开的国际肿瘤大会上 Coutayd 和 Hautant 报告了放射线治愈晚期喉癌的病例,且无严重并发症,肯定了放射治疗的疗效。

1951 年加拿大生产了世界上第一台远距离 ^{60} 钴治疗机,使放射治疗后的患者的生存质量发生了根本性的改观,从而奠定了现代放射肿瘤学的基础和地位。20 世纪 60 年代出现了医用电子直线加速器。1951 年瑞典外科医生 Leksell 提出了立体定向放射外科(SRS)的概念,1968 年他和他的助手 Larsson 等研制成功了世界首台颅脑 γ 刀,1983 年 Couiumbo 等将改造的医用直线加速器引入到立体定向放射外科领域内,发明了颅脑 X 刀,1996 年瑞典 Karoliska 医院研制成功了世界首台体部 X 刀,由此创立了立体定向放射治疗(SRT)的新技术体系。20 世纪 50 年代日本 Takahashi 提出了适形放射治疗的概念,并在 1965 年提出用多叶准直器的方法实现适形放射治疗,即当时所谓的"原体照射"。20 世纪 70 年代瑞典学者 Brahme 进一步提出了适形调强放射治疗(IMRT)的概念,20 世纪 90 年代 3D-CRT、IMRT 技术在国内得到推广和应用。至 20 世纪 80 年代末,由于 CT、模拟定位机、TPS 等放射治疗设施相继投入使用和不断更新,形成了放射治疗的完整体系,标志着放射治疗剂量的计算进入了三维计划的时代,极大地提高了常规放射治疗剂量计算的精确性。

总之,放射物理学随着放射治疗设备、影像设备和计算机技术的发展而发展,并在临床工作中得以广泛应用,使放射治疗逐步进入到了精确放射治疗的时代。

二、放射生物学的形成与发展

放射生物学的形成与放射物理学的发展并驾齐驱。1906 年 Bergopniehe 和 Tribondeau 发表了有关放射敏感性的著名法则"B-T 定律"。放射可以破坏肿瘤细胞而很小损伤正常组织。1930 年英国 Paterson 和 Parker 建立了曼彻斯特系统。描述了组织间插植的剂量分布规律,推动了近距离放射治疗的发展。1932 年由 Coutard 奠定的每日照射 1 次、每周 5 天分割照射的方法学基础,至今仍被认为是外照射剂量分割的经典模式。1953 年英国学者研究发现了放射中氧效应的问题,阐明了乏氧环境的存在具有增加细胞放射抗拒能力的作用。1956 年 Puck 和 Marcus 绘制出了历史第一条离体的细胞存活率曲线,并在此基础上发现了细胞杀灭比例与放射线剂量之间的函数关系细胞生存曲线,该研究方法已成为现代放射生物学研究的标准模式,并对放射生物科学的发展产生了深远的影响。1965 年 Ellis 提出 NSD 概念。1973 年 Or-ton 提出简便可行的 TDF 体系,把"部分耐受量"的概念引入到 NSD 的体系中,使之更加具体和切实可行。20 世纪 70 年代 Withers 系统的提出了放射治疗中需要考虑的生物因素,建立了放射生物学所谓的"4R"概念。即放射损伤的再修复(repair)、肿瘤细胞的再增生(repopulation)、乏氧细胞的再氧化(reoxygenation)和细胞周期的再分布(redis-tribution),"4R"理论至今仍是指导临床放射生物学研究的基础。同时,以英国

Gray 研究所 Fowler 等为代表的放射生物学家们提出了著名的 L-Q 模式,这一理论直接推动了非常规分割放射治疗技术的开展。20 世纪 80 年代,Steel 提出第 5 个"R",即放射敏感性(radiosensitivity)的概念,认识到了细胞内在的放射敏感性现象,为放疗的个体化打下了基础。

综上所述,放射生物学发展的历史表明:它一方面随着放射治疗新技术的出现不断开拓出其新的研究领域和研究层次;另一方面它更加贴近临床并企图解释或解决临床肿瘤放疗中所面临的一系列问题,为改善肿瘤放射治疗的疗效提供了有力工具。

(李晓春)

第三节　放射治疗的基础

一、一般临床知识

肿瘤患者还常常伴有其他疾病,放疗医师必须具有一般的临床知识,并能处理放射治疗前的临床问题。

二、临床肿瘤学

临床肿瘤学是研究肿瘤的发生、发展和预防的学科,主要研究各种有效的肿瘤治疗手段,通过综合的治疗提高肿瘤的治愈率。放疗医师应了解肿瘤流行病学、病因、发病机制、肿瘤病理学,以及肿瘤分子生物学。

三、临床放射物理学

放射物理学是研究放射治疗设备的结构、性能、各种射线的特点及其应用,治疗计划设计、剂量计算、质量保证和质量控制的学科。

四、肿瘤放射生物学

放射生物学是肿瘤放射治疗的学科之一,主要研究放射线与生物组织细胞的相互作用、放射线对肿瘤组织细胞和正常组织细胞照射后所发生的细胞生物学效应及其机制,探讨如何提高肿瘤放射治疗后的疗效和降低正常组织细胞放射性损伤等方面的问题。

五、放射治疗学

放射治疗医师应通过对肿瘤放射治疗学的有关知识的学习,系统地掌握临床常见肿瘤放射治疗的适应证和禁忌证,以及治疗原则、射野、剂量等,对肿瘤放射治疗前的预处理和放射治疗的不良反应也应有全面的了解,为肿瘤患者选择最为适当的治疗方案。

六、医学影像学

医学影像学是放射治疗学的基础,尤其是当今国际上应用比较广泛的放疗设备,均采用 CT 图像引导的三维适形和调强放射治疗技术,所以医学影像学在放射治疗计划设计中占有极其重要的地位。

七、医学心理学

随着医学模式的转变,社会心理因素在肿瘤的发病、治疗及预后过程的作用被越来越多的人所认识。

八、医学伦理学

主要研究医学职业道德和医学中的伦理问题,包括医学伦理关系、医学道德规范体系等,处理好医患关系、医医关系、医社关系。

（李晓春）

第四节　放射治疗学的常用概念

1.百分深度剂量(PDD)　照射野内射线中心轴上某一深度处吸收剂量(Dd)与某一固定参考点的吸收剂量(Dm)之比,称为百分深度剂量。

2.组织空气比(TAR)　体模中射线中心轴上任意一点的吸收剂量(Dd)与同一空间位置空气中的剂量(Da)之比。

3.组织体模比(TPR)　体模中射野中心轴任意一点的剂量与空间同一点体模中射野中心轴上参考深度(to)处同一射野的剂量之比。

4.组织最大剂量比(TMR)　体模内照射野中心轴上任意一点的吸收剂量率(Dt)与同一空间位置体模中最大剂量处的吸收剂量率(Dm)之比。

5.等剂量曲线　将体模中深度剂量相同的点连接起来形成的曲线称为等剂量曲线。

6.半影　照射野边缘剂量随离开射线束中心轴距离的增加而发生急剧变化的范围,一般用 20%～80%表示,主要有几何半影、穿射半影和散射半影。

7.早反应组织　细胞更新快,损伤之后是以活跃增生来维持组织中细胞数量的稳定并进而使组织损伤得到修复,这类组织 α/β 比值高(如口腔黏膜、消化道黏膜组织和造血系统等)。

8.晚反应组织　细胞更新很慢,增生层次的细胞在数周甚至一年或更长时间也不进行自我更新,因此损伤很晚才表现出来。这类组织 α/β 比值低(如肺、肾、中枢神经系统)。

9.适形放射治疗　是一种提高治疗增益的较为有效的物理措施。适形治疗为一种治疗技术,使得高剂量区分布的形状在三维方向上与病变(靶区)的形状一致。因此将它称为三维适形放射治疗(3DCRT),或称之为经典(或狭义)适形治疗(CCRT)。

10.调强适形放射治疗(IMRT)　即广义适形放射治疗。是在三维适形放射治疗基础上的不断完善和发展,不仅在照射方向上照射野的形状必须与病变(靶区)的形状一致,而且使靶区内及表面的剂量处处相等,要求每一个射野内诸点的输出剂量率能按要求的方式进行调整。调强放疗(IMRT)将是 21 世纪放射治疗技术的主流。

11.多叶准直器(MLC)静态调强 此类调强是将射野要求的强度分布进行分级,利用计算机控制的治疗计划系统,设计成多叶准直器(MLC)可以实现的多个子野进行分步照射。其特征是每个子野照射完毕后,照射切断,MLC 调到另一个野,再继续照射,直到所有子野照射完毕。所有子野的流强相加,形成要求的强度分布。多叶准直器(MLC)静态调强可分为叶片收缩式和叶片扫描式。

12.多叶准直器(MLC)动态调强 是指利用计算机控制准直器的每一对叶片向一个方向连续移动,实现对射野强度的调节,叶片之间构成一个连续变化的照射野,各部照射叠加则形成所要求的剂量分布,属于此类方法有:动态叶片、调强旋转(IMAT)动态 MLC 扫描等方法。其特征是叶片运动过程中,射线一直处于"ON"的位置。

13.肿瘤区(GTV) 指肿瘤的临床灶,为一般的诊疗手段(包括 CT 和 MRI)能够诊断出的可见的具有一定形状和大小的恶性病变的范围,包括转移的淋巴结和其他转移的病变。

14.临床靶区(CTV) 按一定的时间剂量模式给予一定剂量的肿瘤的临床灶(肿瘤区)亚临床灶以及肿瘤可能侵犯的范围。

15.内靶区(ITV) 在患者坐标系中,由于呼吸和器官运动引起的 CTV 外边界运动的范围。ITV 范围的确定应使得 CTV 在其内出现的概率最高,以保证 CTV 在分次照射中,得到最大可能的处方剂量的照射。

16.计划靶区(PTV) 指包括临床靶区(CTV)本身、照射中患者器官运动(由 ITV 表示)和由于日常摆位、治疗中靶位置和靶体积变化等因素引起的扩大照射的组织范围,以确保临床靶区(CTV)得到规定的治疗剂量。计划靶区将决定照射野的大小,是联系患者坐标系和机器坐标系的几何概念,专用于治疗计划设计与执行。

17.治疗区(TV) 对一定的照射技术及射野安排,某一条等剂量线面所包括的范围。该等剂量线面原则上要由主管医生选定,但通常选择 90% 等剂量线作为治疗区范围的下限。

18.照射区(IV) 对一定的照射技术及射野安排,50% 等剂量线面所包括的范围。照射区的大小直接反映了治疗方案设计引起的体积积分剂量,即正常组织剂量的大小。

19.冷剂量区 内靶区(ITV)内接受的剂量低于临床靶区(CTV)规定的处方剂量的允许水平的剂量范围,即在 ITV 内剂量低于 CTV 处方剂量的下限(−5%)的范围。冷剂量区的体积应根据靶区内的剂量分布精确计算。

20.热剂量区 在患者坐标系中,组织接受的剂量高于临床靶区(CTV)规定的处方剂量的允许水平的剂量范围,即高于 CTV 处方剂量的上限(5%)的范围。热剂量区的体积亦应根据靶区内、外剂量分布精确计算。

21.靶区最大剂量 计划靶区内最高剂量。当面积 $\geqslant 2cm^2$(直径 1.5cm)时,临床上才认为有意义;当面积 $< 2cm^2$ 时,临床上不考虑其影响。

22.靶区最小剂量 计划靶区内最低剂量。靶区最小剂量不能低于治疗区的剂量。

23.靶区平均剂量(MTD) 计划靶区内均匀分割的剂量矩阵内的剂量的平均值。

24.靶区中位剂量 计划靶区内最大剂量和最小剂量的平均值剂量。

25.靶区模拟值 计划靶区内频率出现最多的剂量。

26.剂量热点 指内靶区(ITV)外大于规定的靶剂量的热剂量区的范围。与靶区最大剂量一样,当剂量热点的面积 $\geqslant 2cm^2$(直径 1.5cm)时临床上才考虑,但对较小器官如眼、视神经、喉等,小面积也必须给予注意。

27.危机器官(OAR)　指可能卷入射野内的重要器官或组织,他们的放射敏感性(耐受剂量)将显著地影响治疗方案的设计靶区或靶区处方剂量的大小。

(李晓春)

第五节　大肠肿瘤的放射治疗

近年来,多学科综合治疗的理念在大肠癌的治疗中越来越受到重视。在根治性手术的基础上,辅助化放疗已成为局部晚期大肠癌不可或缺的治疗部分。而随着多项大型临床Ⅲ期大肠癌术前放疗研究结果的报道,局部进展期大肠癌的规范化治疗指南已由术前新辅助化放疗取代术后辅助化放疗。

一、术后放疗

20 世纪 90 年代,美国国家癌症研究所(NCI)对于术后病理分期为 $pT_{3\sim4}$ 和(或)$N_{1\sim2}$ 患者的术后辅助化放疗达成了共识,将术后化放疗纳入局部晚期大肠癌的标准治疗模式,这主要基于 GITSG 和 NCCTG 的随机临床试验结果。在这两项随机临床试验的方案设计中,放化疗的顺序有所不同。前者接受的是术后全盆腔放疗加 5-FU 增敏,然后 5-FU＋司莫司汀方案化疗。后者则是首先给予两个疗程的 5-FU＋司莫司汀化疗,然后全盆腔放疗＋5-FU。在两项研究中,辅助放疗都显著提高了患者的生存,而远处转移在 NCCTG 研究中显著下降,但在 GITSG 中并不明显。NCCTG 的研究者认为,这或许归因于足够剂量化疗的早期使用。因此,在随后设计的术后化放疗的研究,绝大多数研究都将术后放疗放在两个疗程的足量化疗之后进行。1996 年大肠癌治疗委员会推荐对于 Ⅱ/Ⅲ 期大肠癌,当手术后进行 6 个疗程的氟尿嘧啶类药物化疗时,同期的全盆腔照射应在化疗的第 3～4 疗程同期进行。

然而,这样的比较是基于两项临床研究各自的结果得出的,其结论不可避免具有明显的偏倚性。为了证实术后放疗的最佳介入时机,韩国的研究者们进行了一项随机对照研究,对大肠癌术后辅助放疗与辅助化疗配合的时机进行研究,这也是目前报道的唯一一项头对头比较术后辅助早放疗和晚放疗的临床Ⅲ期研究。该研究共纳入 308 例大肠癌患者,根治性手术后,进行 5-FU/LV 方案辅助化疗共 6 个疗程,每 4 周重复。根据放疗介入形式随机分为早放疗组(与第一程化疗同时开始)和晚放疗组(与第三程化疗同时开始)。单次剂量 1.8Gy,总剂量 45Gy/25Fx。通过随访发现,两组均未出现 4 度非血液学毒性反应,血液学Ⅳ度以上毒性反应发生率也低于 1%。在局部复发方面,早放疗组和晚放疗组复发率分别为 17% 和 27%($P=0.047$),4 年无病生存期(DFS)分别为 81% 和 70%($P=0.043$),而在 4 年总生存率(OS)方面,两组分别为 84% 和 82%($P=0.387$)。该研究显示,大肠癌术后尽早进行放疗虽然不能提高总生存期,但对于局部控制和无病生存方面,却有明显的改善。因此,Lee 等推荐 Ⅱ/Ⅲ 期大肠癌患者在接受了根治性手术后,应尽早进行放疗。

二、术前放疗

进入 20 世纪,随着一系列临床Ⅲ期研究结果的报道,术前化放疗取代了术后化放疗,成为局部晚期直肠癌的标准治疗模式。

相对于术后化放疗,术前放疗有其临床和生物学上的优点。主要包括:放疗后肿瘤降期退缩,可提高切除率;对低位直肠肿瘤,肿瘤的退缩可能增加保留肛门括约肌机会;降低术中播散的概率;肿瘤乏氧细胞少,对术前放疗较术后放疗敏感;小肠的蠕动度较术后大,未坠入盆腔,治疗的毒性反应较低。

但术前放疗也有其不足之处是放疗后产生的肿瘤退缩可能会影响疾病的最初分期,而分期又是预测判断治疗疗效的主要预后指标。但瑞典的多中心试验结果提示,术前放疗与单纯手术比较,对所有期别的肿瘤均有好处,因此可能肿瘤的最初分期重要性没有以往所认为的高。另一缺点是,术前分期不准确性造成治疗过度或治疗不足。虽然目前影像学的发展,使得对术前肿瘤分期确定较以往容易且准确,但仍有分期过高或过低的可能性。德国 Sauer 的研究中,直接手术组中,18％经腔内超声诊断为 T_3 和(或)淋巴结阳性(LN^+)的病例,在术后的病理诊断为 $T_{1～2}$,术前分期过高;而 Guillem 的报道则显示,22％术前被诊断为 T_3N_0 的患者直接手术显示 LN^+。

(一)术前放疗的方式

术前放疗的方式主要有两种,一为短程快速大分割放疗,多采用 5Gy/Fx,共 25Gy/5Fx,放疗结束后一周内手术。另一种为常规分割,45～50.4Gy,1.8Gy/Fx,手术在放疗结束后 6～8 周进行。

北欧进行的多项随机临床研究中,多数采用短程快速放疗。以瑞典斯德哥尔摩研究为代表的一系列研究,确立了术前放疗、短程放疗方式的有效性。其中斯德哥尔摩研究Ⅰ,比较了单纯手术与 25.5Gy/5Fx 术前放疗,手术在一周内进行。研究显示术前放疗明显提高了无病生存率和局控率,但未观察到有生存率的差异。

瑞典斯德哥尔摩研究Ⅱ中,纳入 1168 例直肠癌患者,重复了斯德哥尔摩Ⅰ的随机分组,为 25Gy/5Fx,主要的不同是放疗范围缩小,不包括腹主动脉旁淋巴引流区,采用多野照射技术。研究证实了术前放疗可明显提高局控率(12％ vs 27％),以及无病生存率,最重要的是显示有总生存率(58％ vs 48％)的提高。分层分析显示各期的大肠癌,包括Ⅰ期的局控均有提高。此研究是目前唯一证实有生存提高的术前放疗的临床研究。但此研究中,并非所有手术为大肠癌全系膜切除术(TME),直接手术组复发率高达 27％。

以上的研究是在 TME 广泛开展前进行的,由此存在对手术质控的质疑。荷兰的术前放疗随机研究(CKVO 95-04),是比较有手术质控的 TME 的情况下术前放疗的作用。患者被随机分成 TME 或术前快速短程放疗(25Gy/5Fx)＋TME 两组。在 TME 组,术后如切缘阳性,则接受 50Gy/25Fx 的术后放疗。2 年的局部失控率 TME 组为 8％,术前放疗＋TME 为 2％。在Ⅲ期切缘阴性的患者中 2 年的局部复发率 TME 为 15％,术前放疗＋TME 为 4％($P<0.001$)。结果显示了 TME 仍需联合辅助放疗的必要性,尤其对于Ⅲ期和直肠中下段的肿瘤,可从放疗中有较大的得益。

在长程放疗方面,里程碑研究是德国 CAO/ARO/AIO-94 研究,799 例局部进展期直肠癌患者被随机分为术后化放疗组和术前化放疗组。结果显示,术前化放疗组获得了 8％的病理完全缓解(pCR),具有更好的局部控制(6％ vs 13％,$P=0.006$)和更低的 3/4 度毒性反应(27％ vs 40％,$P=0.001$),但未能提高 DFS 和 OS。局控率的获益一直延续到 11 年的长期随访,10 年局部复发率分别为 7.1％和 10.1％,而 DFS 和 OS 无差异。

波兰 Bujko 报道了术前采用不同分割剂量的随机研究。316 例临床 T_3 患者被随机分成两组,术前 25Gy/5Fx 的短程放疗组(与手术间隔平均 8 天)和术前常规分割 50.4Gy 放疗联合 5.FU/四氢叶酸的放化疗组。此研究的结果显示常规分割放化疗组的病理完全缓解率明显高于短程放疗组,分别为 16％和 1％($P<0.001$)。环切缘的阳性率也低于短程放疗组,分别为 4％和 13％($P=0.017$)。但未显示有保肛率的提高,可能的原因是在此研究中,外科医生手术的方式并未随放化疗/化疗后肿瘤退缩的情况而调整。在长期随访中,两组也未显示出差异。

另一项比较术前短程放疗和长程化放疗的头对头临床Ⅲ期研究中,澳大利亚 Trans Tasman Radiation Oncology GroupTrial 01.04 研究报道,326 例 $T_3N_{0\sim2}M_0$ 的直肠腺癌患者进入研究,随机分为短程组(25Gy/5Fx,1 周内手术,术后 6 个疗程的化疗)和长程组(50.4Gy/28Fx,同期 5-FU 持续输注给药,放疗后 4~6 周手术,术后行 4 个疗程的化疗)。3 年局部复发率在两组分别为 7.5% 和 4.4%($P=0.24$)。5 年远处转移率、总生存率以及毒性反应在两组中均未显示出差异。

总体来看,短程放疗和长程化放疗在局部控制、长期生存方面并未显示出明显的差异,但在长程放疗由于放疗与化疗联合,并且放疗与手术的间隔时间较长,肿瘤可获得足够的退缩时间,近期疗效相对更好。对低位直肠,初始不可切除,推荐常规分割放化疗,可有更多的肿瘤降期,提高 R_0 切除率,降低局部复发,提高保肛率。短程大分割放疗由于其放疗费用低、治疗时间短,能够较好地节省卫生资源,因此,对于患者年龄较大,期望寿命较短或初始病灶可切除时可考虑。

(二)术前化放疗中同期化疗方案的选择

术前长程放疗结合同期化疗的早期临床Ⅲ期随机对照研究主要有以下两项,即 EORTC 22921 和 FFCD 9203 研究,对比术前放疗加或不加氟尿嘧啶是否能提高疗效。

EORTC 22921 研究是一项 2×2 设计的临床Ⅲ期研究,共入组了 1011 例临床分期为 $T_{3\sim4}/N_xM_0$ 的直肠癌患者。根据术前接受单纯放疗还是联合化放疗、术后是否接受辅助化疗分为四组:术前放疗＋手术;术前放化疗＋手术;术前放疗＋手术＋术后化疗;术前放化疗＋手术＋术后化疗。结果显示,接受术前放化疗的患者,病理完全消退较术前放疗多,分别是 14% 和 5.3%($P<0.0001$);术前放化疗较术前放疗者急性毒性反应有所增加,主要是 2 度及以上腹泻的发生率,分别是 34.3% 和 17.3%($P<0.005$)。单纯放疗未加用任何化疗组复发率为 17.1%,而只要加用了化疗,无论术前化疗还是术后化疗,复发率都下降至 8% 左右。对于无病生存期和总生存率,四组之间均未显示出差异。进一步的亚组分析显示,术前化放疗中肿瘤退缩理想的病例能够从术后化疗中得到更好的生存获益。

FFCD 9203 研究共入组 762 例 $T_3._4$ 患者,随机分为术前单纯放疗组和术前联合化放疗组。化放疗剂量选择与 EORTC 22921 相同。两组病理完全缓解率分别为 3.6% 和 11.4%($P<0.05$),3 度以上毒性反应分别为 2.7% 和 14.6%($P<0.05$),5 年局部复发率为 16.5% 和 8.1%($P=0.004$),而在无病生存期和总生存率方面,同样未能观察到两组的差异。

在氟尿嘧啶的基础上,奥沙利铂曾被寄予厚望来提高新辅助化放疗疗效,在早期的临床Ⅱ期研究中,奥沙利铂＋氟尿嘧啶用于新辅助化放疗取得了理想的病理完全缓解率。为了进一步证实奥沙利铂的新辅助治疗价值,目前共有 5 项临床Ⅲ期研究对新辅助治疗中加用奥沙利铂是否提高疗效进行了分析。但遗憾的是,除了德国 CAO/ARO/AIO-04 研究外,其余 4 项研究均认为奥沙利铂显著增加了毒性反应尤其是腹泻的发生,而近期疗效病理完全缓解率没有明显提高。远期疗效上,目前有 4 项研究报道了 3 年局控率、无病生存期和总生存率的结果,从数据上看,局部复发率和 DFS 似乎有提高的趋势,而 OS 获益则不明显。但局控率和无病生存期的改善应归因于新辅助治疗阶段加用奥沙利铂,还是归因于其他因素,如辅助化疗方案的差异,尚没有足够的证据来说明(在 CAO/ARO/AIO-04 研究和 PETACC-6 研究中,均明确规定了对照组采用氟尿嘧啶类药物单药化疗,而研究组加用奥沙利铂。其他研究未对辅助化疗方案做明确要求)。但也应看到,奥沙利铂在局部晚期直肠癌的新辅助治疗阶段并非完全没有价值,临床实践显示在加用奥沙利铂后,肿瘤的退缩程度更明显,在 STAR-01 和 ACCORD12/0405 研究中也有类似的结果。因此,有必要在下一步的研究中寻找有价值的预测指标来富集真正能够从奥沙利铂中获益的人群,实现个体化治疗。

(三)辅助化疗前移的探索

有两种模式,一种是诱导化疗,一种是间隔期化疗。诱导化疗又称为"新辅助化疗",是指在局部治疗

(手术或放疗)开始之前先使用的化疗,目的是希望化疗后局部肿瘤缩小,减小手术范围及清除或抑制可能存在的微小转移灶,目前已有一些小样本研究结果报道。在西班牙进行的一项临床Ⅱ期随机对照研究中,108 例局部进展期直肠癌患者被随机分为两组:一组患者在术前化、放疗(放疗＋卡培他滨＋奥沙利铂),手术后接受 4 个疗程的 Capox(卡培他滨＋奥沙利铂)方案的辅助化疗;另一组将 4 个疗程的辅助化疗提前到诱导化疗阶段,完成后再进行化、放疗和手术。结果显示两组的病理完全缓解率分别为 13.5% 和 14.3%,在降期、肿瘤退缩和 R。切除方面,两组都没有统计学差异;但在毒性反应方面,诱导化疗组的 3 度以上毒性反应发生率为 19%,远低于辅助化疗组的 54%($P=0.0004$),方案完成度也显著领先(91% vs 54%,$P<0.0001$)。

另一项 MSKCC 的单中心回顾性研究显示,61 例患者首先接受 FOLFOX4 方案诱导化疗,57 例完成了此后的化放疗,另有 4 例因化疗敏感拒绝行化放疗而直接手术。12 例患者没有接受手术,其中 9 例获得完全临床缓解(cCR)而没有手术,1 例拒绝手术,1 例由于并发症延迟手术,1 例在手术之前发展为远处转移。49 例患者接受了 TME 手术,全部实现 RO 切除,23 例(47%)肿瘤存在缓解,13 例(27%)实现了病理完全缓解。没有出现因诱导化疗所致严重毒副作用引发的治疗延迟。因此推断,FOLFOX 方案诱导化疗可以降期,提高病理完全缓解率,提高治疗的完成率。

在长程化放疗后,有 6～8 周的手术间隔期,某医院在间隔期尝试加入化疗从而提高疗效。系列研究共分为三个阶段:第一阶段,放疗采用三维适形技术(3DCRT),全盆腔 45Gy/25Fx,同期联合奥沙利铂＋卡培他滨;第二阶段放疗改为束流调强技术(IMRT),全盆腔 44Gy/20Fx.同期联合奥沙利铂＋卡培他滨,放疗结束 2 周后加用一疗程希罗达单药口服;第三阶段 IMRT 技术,全盆腔 50Gy/25Fx,可见病灶同期增量至 55Gy,联合奥沙利铂＋卡培他滨,放疗结束 2 周后加用一疗程奥沙利铂＋希罗达联合化疗。病理完全缓解率在三个阶段分别为 10%、18% 和 23%,而放疗期间的毒性反应并未明显增高。

将辅助治疗前移,可期待更好的肿瘤退缩和病理完全缓解;同时,毒性更低,患者耐受性好,整体治疗的完成度更高。全身系统治疗的强化也有利于早期控制潜在的远处转移灶。

(四)延长放疗-手术间隔期的摸索

术前放疗除局控外,另一个主要目标为肿瘤的退缩和降期,从而增加保肛的机会。术前快速短程放疗,手术与放疗间隔时间短,未给予肿瘤足够的时间产生退缩。斯德哥尔摩的两项研究分析了 1316 例患者,肿瘤的退缩和降期主要发生在手术与放疗结束后的间期大于 10 天的病例中。荷兰 CKV095-04 研究应用短程术前放疗,并没有观察到有肿瘤的降期。里昂 R90-01 研究发现,当术前放疗与手术的间隔时间大于 2 周时,可增加肿瘤降期的机会。

因此,为了弥补短程放疗在肿瘤降期上的不足,近年来对短程放疗的模式也有一定的优化,包括短程 5×5Gy 放疗后延期手术(6～8 周)或在其中进一步加入化疗来强化治疗。Bujko 的一项系统综述显示,短程放疗后延期手术相对于立即手术,严重放疗并发症减少,病理完全缓解率明显提高约 10%,但在保肛率和 R。切除率方面,延期手术未能显示优势。

在接受长程化放疗的患者中,同样观察到了间隔期延长带来的肿瘤退缩。Tulchinsky 的一项回顾性研究显示,化放疗一手术间隔期≤7 周的患者其病理完全缓解率为 16.7%,而>7 周的患者,病理完全缓解率达到 34.5%。Kalady 的研究得到了类似的结果,间隔期以 8 周为界,病理完全缓解率分别为 16% 和 31%。另一项非随机对照前瞻性研究中,手术前加两周期 mFOLFOX6 化疗,治疗组(SG2)间隔 11 周,对照组(SG1)间隔 6 周。治疗组显著提高了病理完全缓解率(25% vs 18%,$P=0.02$),且未增加手术并发症,接受治疗的累积剂量显著高于对照组。

由此可见,无论术前放疗采用长程还是短程,若至手术的间隔期被延长,都有增加肿瘤退缩的机会,减轻毒性反应,从而使患者能够更好地完成全程治疗。

三、小结

当前,对于局部晚期大肠癌,术前化放疗采用氟尿嘧啶类药物联合化放疗,完成后6~8周接受手术治疗是推荐的治疗模式。但对于新辅助治疗模式的摸索也在不断进行,既包括剂量的提升,也包括顺序的调整。通过种种努力,在毒性控制和疗效提高中寻找最佳配伍,从而使使者得到最佳的治疗选择。

（李晓春）

第六节　甲状腺癌的外放射治疗

一、外放射治疗的常规

放射治疗(即外照射治疗)利用高能射线如钴衰变释放的射线或直线加速器产生的高能电子和光子对病灶区照射,对控制甲状腺癌的残留病灶及某些转移灶有一定疗效,特别是对一些不摄取核素碘的病灶,如梭形细胞及巨细胞癌更是理想治疗方法。可与核素碘治疗联合应用。

1.指征　放射治疗的最佳指征是经过手术但残留了不摄碘的病灶,但对完全不能手术切除的病灶疗效较差。以下情况是放射治疗的常用指征:①以局部姑息治疗为目的;②有肉眼可见的肿瘤残留,无法手术或^{131}I治疗;③疼痛性骨转移性;④位于关键部位、无法手术或^{131}I治疗(如脊转移、中枢神经系统转移、某些纵隔或隆突下淋巴结转移、骨盆转移等);⑤为减轻软组织压迫所致致命症状者,如上腔静脉受压综合征;⑥对某些巨大甲状腺癌为增加切除率及提高疗效的某些术前治疗;⑦作为贯序或联合化学疗法的一部分,如甲状腺淋巴瘤,特别是甲状腺未分化癌。

2.治疗剂量及疗程　对甲状腺淋巴瘤的放射剂量为4~5周内45Gy,对其他甲状腺癌的治疗剂量均较大,多在7.5周内应用70Gy以上。

3.疗效　放射治疗的疗效与病理类型有关。分化型甲状腺癌的预后较好,10年生存率达94.5%;而滤泡状癌为75.2%,这类患者术后无须放射治疗。因DTC通常能摄碘,故放射治疗的指征仅为不能摄碘的复发转移,放射治疗不应在核素治疗前进行,因为这样将有损核素碘的疗效。

二、髓样癌的放射治疗

局部放射治疗对髓样癌的疗效尚有争议,10年局部无复发的无瘤生存率达86.5%,仅对有骨转移者,放射治疗较好,能延长75%患者的生存期,5例肿块缩小>50%,一例获完全缓解,生存期达6年,另一例生存4年,5例3年后死亡。放射治疗对骨转移所致的疼痛及区域转移所致的症状有一定的缓解作用。

三、未分化癌的放射治疗

甲状腺未分化癌的预后极差,1年生存率仅0~20%,单独放射治疗的疗效也不满意,中位生存期约3

～7个月,部分病例甚至在6周内应用60Gy仍无效,1年生存率仅6％,以维持治疗期间的气道通畅,有生存期延长数年的报道,但治疗的并发症甚多,而且能手术切除,特别是未侵及甲状腺包膜者,能明显延长生存期,对局限于腺体内的未分化癌仍以手术为主,放射作为辅助治疗,不延长生存期。

四、原发性甲状腺淋巴瘤的放射治疗

原发性甲状腺淋巴瘤较少见,仅占甲状腺肿瘤的4％～8％,占淋巴瘤的1.3％,几乎均为B细胞淋巴瘤,常伴慢性淋巴细胞性甲状腺炎,早期患者术后宜辅以放射治疗,在4～5周内总剂量40～50Gy,可控制局部病灶,疗效良好,应联合化学治疗,以增强局部疗效及预防远处转移。

（李晓春）

第七节　乳腺癌的放射治疗

放射治疗在乳腺癌的治疗中一直发挥着重要的作用,近20多年来的研究使人们对乳腺癌的生物学行为有了更为深入的认识,临床研究资料及经验的积累使疗效有了进一步提高,目前对几种主要治疗手段(手术、放疗、化疗、内分泌治疗)在乳腺癌治疗中如何合理地综合应用,以期达到最好的生存率和生存质量是临床工作者最为关注的课题。乳腺癌的放射治疗可分为以下几个方面:①乳腺癌根治术和改良根治术后放射治疗;②早期乳腺癌功能保全性手术和根治性放疗;③局部晚期乳腺癌的放射治疗;④根治术或改良根治术后局部复发病例的放疗。

一、乳腺癌改良根治术后放疗

术后放疗是乳腺癌局部治疗手段之一。其主要目的是通过消灭术后可能残留的亚临床病灶,降低局部和区域淋巴结复发率;另外,对于术后无远处转移的病人,这些残存的亚临床病灶可能会成为以后远处转移的根源,对其进行放疗,理论上可以提高生存率。

大量临床资料证实,早期乳癌术后放疗可使局部和区域淋巴结复发率降低2/3,但对生存率无明显提高。国际早期乳癌试验协作组(EBCTCG)1995年对36组随机试验的综合分析表明,乳腺癌改良根治术后放疗和未放疗组局部和区域淋巴结复发率分别为6.7％和19.6％,有显著差异;总生存率分别为40.3％和49.4％,差异无显著意义。

近年来,随着化疗和内分泌治疗的发展,其应用日益广泛。目前一致认为全身治疗不但可以提高总生存率,还能一定程度降低局部和区域淋巴结复发率。化疗或内分泌治疗对局部和区域淋巴结复发率的作用与腋窝淋巴结转移程度及肿瘤的大小有关:腋窝淋巴结阴性或1～3个阳性或T1～2病变术后、化疗后复发率≤10％,再给予术后放疗,对降低局部和区域淋巴结复发率意义不大;腋窝淋巴结≥4个阳性和/或T3,辅以化疗或内分泌治疗后复发率仍高达14％～36％,与单纯手术相似,化疗或内分泌治疗未能明显降低这部分患者的局部和区域淋巴结复发率。

以往大多数文献认为术后放疗对提高生存无益,其原因可能与下列因素有关:①放疗剂量偏低,照射范围不够,影响疗效;②研究对象包含太多局部和区域淋巴结复发低危病人;③照射技术不当使心肺疾病死亡率上升,抵消了放疗带来的生存率提高。

总之,术后化疗或内分泌治疗,可以减少远处转移的发生率,为术后放疗提高生存率创造前提条件。但是术后放疗是否可以提高生存率,还需更严格的随机分组试验进一步证实。

1.适应证　对术后全身治疗包括化疗或/和内分泌治疗者,具有下列高危因素之一,需术后放疗:①原发肿瘤最大直径≤5cm,或肿瘤侵及乳腺皮肤、胸壁;②腋淋巴结转移≥4 个。对于腋淋巴结检出总数≤10个,且腋淋巴结转移1～3 个者也可考虑放疗。

2.术后放疗照射部位及剂量

(1)锁骨上/腋顶野。

上界:环甲膜水平。

下界:与胸壁野上界相接,即第一肋骨下缘水平。

内界:体中线至胸骨切迹水平沿胸锁乳突肌的内缘。

外界:肱骨头内缘。

照射剂量:DT50Gy/(5w·25 次),可应用电子线和 X 线混合线照射以减少肺尖的照射剂量。

(2)胸壁野。

上界:锁骨头下缘,即第一肋骨下缘。

下界:对侧乳腺皮肤皱折下 2cm。

内界:体中线。

外界:腋中线或腋后线。

照射剂量:应用电子线照射,全胸壁 DT50Gy/(5w·25 次)。

常规全胸壁垫补偿物 DT20Gy/(2w·10 次),以提高胸壁表面剂量。对胸壁较厚或胸壁厚度明显不均的病人,采用 X 线切线野照射,照射时胸壁垫补偿物同电子线照射。常规应用 B 超测定胸壁厚度,并根据胸壁厚度调整填充物(组织补偿物)的厚度,并确定所选用电子线的能量,减少对肺组织和心脏大血管的照射剂量,尽量避免产生放射性肺损伤。

(3)腋窝照射。对未作腋窝淋巴结清扫,或腋窝淋巴结清扫不彻底者,需做腋窝照射。

1)锁骨上和腋窝联合野。

照射野范围:锁骨上和腋窝区,与胸壁野衔接。

照射剂量:6MV-X 线,锁骨上区 DT50Gy/(5w·25 次)。锁骨上区深度以皮下 3cm 计算。腋窝深度根据实际测量结果计算,欠缺的剂量采用腋后野补量至 DT50Gy。

2)腋后野。

上界:锁骨下缘。

下界:腋窝下界。

内界:胸廓内侧缘。

外界:肱骨内缘。

照射剂量:6MV-X 线,补量至 DT50Gy。

二、乳腺癌保乳术后放射治疗

保留乳房的功能保全性手术和放疗的综合治疗已成为早期乳腺癌的主要治疗方法之一,国外大量临床研究资料证实保乳术和根治性放疗在长期生存率和局部控制率方面均已达到与根治术或改良根治术相同的疗效。国内也有报道证明保乳术和根治性放疗的治疗结果与同期根治术相同。

1.保乳术和根治性放疗的适应证

(1)乳腺癌为单发病灶,最大径<3cm。

(2)乳腺与肿块相比要有足够大小,肿块切除术或区段切除术后乳腺外形无明显畸形。

(3)乳腺肿瘤位于乳晕区以外的部位。

(4)腋窝无肿大淋巴结或有单个可活动的肿大淋巴结。

(5)病人愿意接受保留乳房的治疗方法。

(6)无胶原性血管病史。

对有高复发危险性的肿瘤,如伴有广泛的导管内癌成分且切缘不净、乳腺内有多发病灶或有弥漫性的显微钙化,有胶原血管病史,定期随诊困难的病例仍宜做根治术。

2.保乳术后放射治疗　保乳手术后的患者需进一步放疗。手术切口愈合后尽早开始放疗,放疗应在有放疗设备和技术的医院进行。放疗可选择常规放疗或调强适形放疗。

(1)照射部位选择。①腋窝未作解剖或前哨淋巴结阳性而未做腋窝淋巴结清扫者,需照射乳腺/胸壁、同侧腋窝、同侧锁骨上和腋顶。②腋窝作解剖者,如果腋窝淋巴结阴性,或腋窝淋巴结转移1~3个且腋窝清扫彻底(腋窝淋巴结检出数≥10个),不必做腋窝淋巴引流区的照射,只照射乳腺/胸壁;③腋窝淋巴结转移≤4个,或腋窝淋巴结转移1~3个但腋窝清扫不彻底(腋窝淋巴结检出数<10个),需照射乳腺/胸壁、同侧锁骨上和腋顶。

(2)照射野设计。

1)常规放疗乳腺/胸壁野:采用内切野和外切野照射全乳腺。

上界:锁骨头下缘,即第一肋骨下缘。

下界:乳腺皮肤皱折下 2cm。

内界:体中线。

外界:腋中线或腋后线。

照射剂量:6MV-X 线,全乳 DT 50Gy/(5w·25 次),不加填充物或组织补偿物,然后原发灶瘤床补量。

原发灶瘤床补量:乳腺导管内癌可不作原发灶补量。浸润性癌或原位癌微小浸润均应给予原发灶瘤床补量。

在模拟机下根据术中银夹标记定位或手术疤痕周围外放 2~3cm,用合适能量的电子线或 X 线小切线野。

补量总剂量,DT 10~16Gy/(1~1.5w·5~8 次),或后装组织间插植补量,DT 7Gy/次,共两次。

2)常规放疗锁骨上/腋顶野。

上界:环甲膜水平。

下界:与乳腺/胸壁野上界相接,即第一肋骨下缘水平。

内界:体中线至胸骨切迹水平沿胸锁乳突肌的内缘。

外界:肱骨头内缘。

照射剂量:DT50 Gy/(5w·25 次),可应用电子线和 X 线混合线照射以减少肺尖的照射剂量。最好与乳腺切线野半野衔接。

3)调强适形放疗。

需在 CT 图像上逐层勾画靶区和危及器官,其目的是:①乳腺内照射剂量梯度小,剂量分布均匀,提高美容效果;②降低正常组织如肺、心血管和对侧乳腺的照射剂量,降低近期和远期毒副作用。

方法:采用正向或逆向调强放疗计划设计(仍以内切野和外切野为主)。年轻、乳腺大的病人可能受益更大。注意 CT 扫描前要用铅丝标记全乳腺和手术疤痕,以辅助 CT 确定全乳腺照射和瘤床补量的靶区。

(3)疗效与并发症的观察。应重视美容效果的观察与记录。①双乳及双上肢彩色照片:放疗前和结束时各 1 次,随访时每半年 1 次。②病程记录及随访记录中应详细描写乳腺的外形、皮肤改变、手感柔软程度等。③双上肢臂围测量:测量参考点在尺骨鹰嘴上下各 15cm 处之臂围周径。放疗前、疗毕时各测量 1 次,随诊时每半年 1 次。④双乳 X 线平片及乳腺及区域淋巴结区 B 超:放疗前及疗毕时各 1 次,随诊时,每半年 1 次。

三、局部晚期乳腺癌的放疗

局部晚期乳腺癌单纯手术后有很高的局部复发率和远处转移率。手术、化疗、放疗的综合治疗已成为局部晚期乳腺癌的临床治疗模式。有关术后放疗、化疗的顺序安排,临床上倾向于先化疗后放疗。近年来趋向于采用新辅助化疗。新辅助化疗不仅能有效地杀灭亚临床转移灶,降低远处转移率,还能使原发灶缩小,使部分病例能够选择保留乳房的手术。

大量文献报道显示,不能手术的局部晚期乳腺癌,单纯放疗 5 年生存率为 10％～25％,局部控制率为 25％～65％,约 80％的病例发生远地转移。非随机临床研究和随机临床研究均显示放疗合并化疗能够提高无复发生存率,但对生存率的影响尚不确定。目前认为 3 种治疗方法(化疗、放疗、手术)的综合治疗是不能手术的局部晚期乳腺癌的临床治疗模式。治疗结果优于单一治疗或两种治疗方法的结合。对于放疗、化疗和手术三者的最佳结合方式及治疗顺序尚需进一步的临床研究。放射治疗的范围应包括乳腺、胸壁和淋巴引流区,术前或术后照射剂量为 50Gy/(5～6w)。

四、根治术或改良根治术后胸壁和区域淋巴结复发的放射治疗

局部和/或区域淋巴结复发的治疗需要放疗、手术、化疗的综合治疗。有时可以合并热疗。手术切除病灶能够减轻肿瘤负荷,提高局部控制率。

局部和/或区域淋巴结复发放射治疗的照射范围需要包括胸壁和淋巴引流区。若仅给予局部小野照射,第二次复发率高。照射剂量决定于复发病灶是否已切除和病灶的大小。病灶完全切除者给予预防照射剂量 50Gy。未做手术切除,病灶<3cm 者照射剂量 60Gy;病灶更大者,照射剂量 65～70Gy。放射治疗的疗效,文献报道局部控制率为 30％～75％,5 年生存率 20％～50％。合并应用热疗能够提高局部控制率。

局部复发治疗的疗效受以下因素的影响:①根治术至复发的间隔期的长短是影响预后的重要因素,无瘤生存期≥2 年者优于 2 年内复发者;②复发部位、单发或多发病灶,有学者报道单独胸壁复发 5 年生存率为 20.5％,单独腋窝淋巴结复发为 40％,单独锁骨上复发为 22.7％。多区复发 5 年生存率为 6.1％;③治疗后的近期疗效,完全缓解者明显优于局部未控者。根治术或改良根治术后复发者放疗后均需做化疗。

五、乳腺癌放射治疗常见的放射损伤

1.心血管放射损伤　放疗后心血管毒性作用是造成非乳腺癌病死率增加的最主要的因素,病理方面的改变为放射导致的冠状动脉内皮损伤,使得冠状动脉粥样硬化的发生年龄提前和程度加重。

蒽环类化疗联合放射治疗时降低心脏放射耐受性。当多柔比星累积剂量达 450mg/m² 时,接受左侧

乳房或胸壁照射的患者心血管疾病发病率是接受右侧照射和未接受放疗患者的 3～4 倍。

可以说,心血管后期损伤是制约术后放疗改善生存率的首要原因,换言之,生存率优势必须在心脏毒性控制在合理范围内的前提下才能体现。随着照射技术日益合理化,降低心脏长期毒性是完全可能的。目前已有一系列的治疗计划研究利用三维技术探讨降低心脏受量的可能性。

2.肺部放射损伤 肺部并发症主要表现为症状性放射性肺炎,发生率在 1%～6%。它的影响因素包括照射容积、总剂量、分次剂量和化疗。放射性肺炎的发生率在单纯切线野治疗患者中为 0.5%,在同时接受锁骨上或锁骨上及腋淋巴结区放疗的患者中则为 3%。其中接受序贯化疗者发病率为 1.3%,而同时化疗则为 8.8%。肺功能的变化,尤其是通气功能的影响在一定程度内是可逆的。

3.臂丛神经损伤 臂丛神经走向基本沿腋静脉上缘,于锁骨上与腋淋巴引流区紧邻,当锁骨上野和腋—锁骨上联合野及腋后野照射时,它均受到不同程度的剂量。放射性臂丛神经损伤的发生率为 0.5%～5%,临床表现为同侧上臂和肩膀的疼痛、麻木和麻刺感以及上肢无力,可在放疗结束后数月至数年才出现。放射性臂丛神经损伤发生率与锁骨上和腋淋巴结照射剂量有关,50Gy 以下和 50Gy 以上者发生比例分别为 1% 和 5.6%;接受化疗者与单纯放疗者的比例分别为 0.6% 和 4.5%;剂量超过 50Gy 并接受化疗者发生率达 7.9%。单次剂量可能也有影响,比较两组分割方案:45Gy/15 次和 54Gy/30 次,臂丛损伤的比例分别为 6% 和 1%。

4.上肢淋巴水肿 上肢淋巴水肿的发生率在不同系列中差异很大,为 2%～37%,与它的诊断标准及手术程度有关。单纯手术或单纯放疗,其发生率都在 6% 左右。但如果完整腋清扫以后做腋下照射,发生率就会明显上升至将近 40%,所以必须严格控制腋下照射的指征。

(李晓春)

第八节 食管癌的放疗

一、放疗前检查

(一)血液生化检查

对于食管癌,目前无特异性血液生化检查。食管癌患者血液碱性磷酸酶或血钙升高考虑骨转移的可能,血液碱性磷酸酶、谷草转氨酶、乳酸脱氢酶或胆红素升高考虑肝转移的可能。

(二)影像学检查

1.食管造影检查 是可疑食管癌患者影像学诊断的首选检查,应尽可能采用低张双对比方法。对隐伏型等早期食管癌无明确食管造影阳性征象者应进行食管镜检查,对食管造影提示有外侵可能者应进行胸部 CT 检查,食管造影是食管癌患者定期复查的重要项目。

2.CT 检查 胸部 CT 检查目前主要用于食管癌临床分期、确定治疗方案和治疗后随访,增强扫描有利于提高诊断准确率。CT 能够观察肿瘤外侵范围,T 分期的准确率较高,CT 片以食管壁厚≥0.5cm 为病变存在,可以帮助临床判断肿瘤切除的可能性及制订放疗计划;对有远处转移者,可以避免不必要的探查术。

1981 年 Moss 首先提出食管癌 CT 的 T 分期标准,与临床分期对照,一致性较差。1989 年 Tio 分期:T1,食管壁厚 5～10mm,无明显纵隔侵犯;T2,食管壁厚>10mm;T3,食管壁厚>15mm;T4,明显侵犯纵隔和邻近结构如主动脉、气管。CT 诊断食管癌 T 分期的敏感性为 25%～87%.特异性为 60%～94%。术前 CT 分期与手术标本的 TNM 分期相比,局部晚期病变(T3~T4)的符合率高达 54%~94%,表浅病变(T1~T2)的准确率低于 33%。CT 对评估食管旁淋巴结有无转移并无太多意义:①因为淋巴结即使已有转移直径也不太大,部分转移淋巴结直径≤10mm(正常一般≤7mm)。②食管旁区域淋巴结转移并不是手术禁忌。CT 预测食管癌患者气管支气管受侵的准确率高达 85%~100%;CT 对 N 分期与手术标本的病理结果相比:准确率为 40%~86%,敏感性为 55%~77%,特异性为 79%~97%。CT 诊断远处转移:准确率为 63%~90%,敏感性为 8%~53%,特异性为 86%~100%,腹腔淋巴结的准确率为 67%~81%。

有学者提出改良 T 分期标准,与术后病理 T 分期有较好的一致性:T1,壁厚 5~10mm;T2,壁厚 10~20mm;T3,>10mm,与周围组织间隙消失,溃疡型>5mm;T4,包括任何 T,和周围组织、淋巴结融合。许多学者分析 472 例的 X 线造影和 CT 片,长度 0~15cm,平均 5.897cm,中位数 6.0cm;浸润深度 0~7.0cm,平均 2.0551cm,中位数 2.0cm;食管癌病变长度与浸润深度两者关系呈正相关,相关系数 R=0.459(P<0.001)但不呈直线关系。

3.PET/CT 不作为常规应用,PET 诊断肿瘤的基础是利用肿瘤与正常组织之间生理、代谢和功能结构的差异。肿瘤细胞增殖速度快,葡萄糖酵解和氧化代谢均增加,所以葡萄糖利用率增高,并发现恶性程度越高的肿瘤,糖利用率增高越明显;肿瘤细胞能浓聚[18]FDG 是其表面转运葡萄糖的分子表达增加,且己糖激酶的表达增高,活性增强。由于肿瘤细胞内酶异常导致糖代谢不能继续进行,使肿瘤细胞内被标记的 FDG 聚集而得以显示。PET 预测淋巴结转移:准确率 48%~92%,敏感性 42%~52%,特异性 79%~100%。PET 对 T 的分期:PET 的局限性表现为不能评估 T 分期,原因是 PET 无法显示食管壁的解剖层次。

PET/CT 有助于鉴别放化疗后肿瘤未控制、复发和瘢痕组织。PET 检查还能发现胸部以外更多的远处转移。FDG/PET 检查,有人研究发现,和 CT + EUS 比较,FDG/PET 特异性较高(98%~90%,P=0.025),而敏感性相似(43% 比 46%,NS);最新研究,对探测食管癌原发瘤的敏感性高达 95%,而对探测淋巴结的敏感性只有 33%~46%。有一研究,共纳入 30 例病例,10% 的病例因扫描阳性,照射野要改变,有的要加锁骨上野,有的要加腹腔淋巴引流区照射野,提示了 FDG/PET 在食管癌放疗计划中的潜在作用。FDG/PET 还可以用来判断放化疗后原发瘤和淋巴结对治疗的反应,敏感性分别达 78% 和 75%。现在市场上已经有 PET/CT,二者的图像可以融合,更有助于放疗计划的制订。

4.EUS 即超声内镜检查,正常食管在 EUS 时管壁从内向外显示高低回声 5 层结构,即黏膜、黏膜肌层、黏膜下层、固有肌层、外膜或浆膜层。

EUS 是目前食管癌治疗前临床分期的金标准:T 分期准确率 81%~92%,敏感性 82%~85%,特异性 82%~91%。其中准确率 T1 83%~100%,T2 61%~81%,T3 89%~95%,T4 82%~100%;EUS 诊断早期食管癌(Tis,T1)的准确率高达 97%。EUS 诊断的淋巴结转移与手术标本或活检结果相比,准确率 71%~88%,敏感性 31%~68%,特异性 75%~89%;准确率 N0 64%~75%,N1 68%~97%。EUS 诊断食管癌 T、N 期的关系:Rice 分析了 359 例食管癌治疗结果,黏膜内癌区域淋巴结转移 2.8%,黏膜下癌区域淋巴结转移 20.8%,P=0.033。按浸润深度分为:T1 期,侵及 1、2、3 层,4 层完整无增厚;T2 期,侵及第 4 层,不规则增厚,第 5 层完整光滑;T3 期,第 4 层断裂,第 5 层向外突出,断裂不规则;T4 期,侵及邻近脏器组织,与其分界不清。判断转移淋巴结的标准为:直径大于 1cm,形态呈类圆形或圆形,边界清楚,低回声,内部回声均质。EUS 诊断食管癌 T、N 期的关系:原位癌区域淋巴结转移率为 0,T1 期区域淋巴结转移率为 11%,T2 期淋巴结转移率为 43%,T3 期淋巴结转移率为 77%,T4 期淋巴结转移率为 67%(P=0.001)。EUS 用于诊断食管癌 T 分期存在局限性:①食管癌病变梗阻严重时,超声探头无法通过管腔;②探头频率低,一般为 5.0~7.5MHz,超声图像分辨率低,清晰度差,区别 T1a 与 T1b 病变困难;③裸体探头易受肿瘤组织挤压，形成图像伪影。EUS 诊断食管癌分期（TNM）总的准确率仅达 60%，其中 II、III、IV 期的准确率分别为 70%、95%、71%；EUS 准确性与肿瘤大小有关：原发肿瘤大于 5cm 的准确率为 82%，原发肿瘤小于 5cm 的准确率为 52%，P＝0.05；EUS 对 N 的分期：原发肿瘤大于 5cm 的淋巴结准确率为 88%，原发肿瘤小于 5cm 的淋巴结准确率为 59%，P＝0.05；对 M 的分期：分别为 92% 和 56%，P＝0.001。

5.MRI　正常食管壁的 MRI 表现，尤其是 $FSET_2WI$ 的观察结果，拟定的食管癌 T 分期判断标准如下：T1～2 期，病灶周边肌层线状低至中等信号影完整；T3 期，病灶周边肌层线状低至中等信号影中断或消失；T4 期，病灶与邻近结构间脂肪间隙消失并伴邻近结构受侵征象；MRI 对癌肿浸润至黏膜层及黏膜下层，即 T1 期和 T2 期的区分尚有一定困难；正常食管壁为 3 层不同信号：T_2WI 上最内层高信号影为黏膜层和黏膜下层，中间层低至中等信号影为肌层，最外层高信号影即外膜。

越顺磁性氧化铁（SPIO）增强 MRI 检查为新型的检查技术，成像原理为利用正常淋巴结内有巨噬细胞，而转移淋巴结内巨噬细胞数量明显减少，吞噬 SPIO 能力减弱，在 T2 上表现为高信号，其为功能成像。Nishimura 等指出，SPIO 增强 MRI 诊断食管癌淋巴结转移的灵敏度、特异度、准确率分别为 100%、95.4%、96.2%；Will 等综合分析 MRI 增强扫描和 MRI 平扫对各种肿瘤淋巴结转移的诊断准确性指出，SPIO 增强 MRI 检查诊断淋巴结转移的整体灵敏度、特异度为 88%、96%，而 MRI 平扫的灵敏度、特异度则为 63%、93%；Choi 等用兔子髂淋巴结转移作为研究对象，研究结果表明，SPIO 增强 MRI 对淋巴结转移诊断的灵敏度比 PET/CT 高，对直径＜5mm 的淋巴结尤其显著，而二者特异性差别不大，整体准确性则 SPIU 增强 MRI 比 PET/CT 高；但是 SPIO 增强 MRI 也有一定的假阳性，原因可能为造影剂所给的剂量不足及炎性反应淋巴结。由于炎性增大的淋巴结巨噬细胞仍存在于髓窦内，因此其对造影剂的吸收会相对正常大小淋巴结有所减少。

6.内镜检查　是食管癌诊断中最重要的手段之一，对于食管癌的定性定位诊断和手术方案的选择有重要的作用：是对拟行手术治疗的患者必需的常规检查项目。此外，内镜检查前必须充分准备，建议应用去泡剂和去黏液剂，仔细观察各部位，采集图片，对可疑部位应用碘染色和放大技术进一步观察，进行指示性活检，这是提高早期食管癌检出率的关键。提高食管癌的发现率，是现阶段降低食管癌死亡率的重要手段之一。

7.超声检查　主要用于发现腹部脏器、腹部及颈部淋巴结有无转移。

二、根治性放疗及同步放化疗

根治性放疗的适应证：患者一般情况在中等以上（KPS 评分＞70）；病变长度以不超过 8cm 为宜：没有穿孔或窦道瘘管形成，没有穿孔前兆或胸背剧痛；可以进半流食或普食；无锁骨上和腹腔淋巴结转移，无声带麻痹，无远处转移；初次治疗（仅指放射治疗）；争取有细胞学或病理学诊断依据（特别是表浅癌）。食管癌根治性放疗的照射剂量为 60～70Gy/6～7 周。食管癌后程加速超分割放疗国内外已有许多报道，其方法为放射治疗总剂量开始的 2/3（40Gy 左右）采用常规分割照射，后 1/3 剂量改用加速超分割照射。与常规分割相比，分割次数增加，总疗程缩短，总剂量相同。荟萃分析表明，后程加速超分割放疗比常规分割放疗提高了食管癌的 3 年生存率。

（一）照射野的设计

根据食管钡餐造影和 CT 检查结果，在模拟定位机上吞钡定位；有条件者采用 TPS 计划优化照射野；近年来 CT 模拟定位计划系统的应用，可以使食管癌放疗设野更加精确，对颈段及胸廓入口处食管肿瘤尤为适用。照射野的长度，在模拟机下观察，一般超出病变上下端各 3～4cm，宽度根据 CT 检查结果而定，如无明显外侵一般为 5～6cm;如果外侵明显或伴淋巴转移,照射野适当放宽至 6～8cm。常规采用三野照射,即前一个垂直野,后两个角度野;患者仰卧位,机架角正负 120°～130°,根据二维 TPS 显示,此种方法剂量分布比较合理,使脊髓和肺的照射量在正常耐受范围内;颈和胸上段食管由于与脊柱距离近,采用常规三野照射时往往脊髓难以避开,此时可以采用两个前野角度照射,机架角正负 45°～50°。或用左后右前斜野以避开脊髓为原则;有时上段食管癌患者由于脊柱弯曲,上端几乎靠近脊柱,两后斜野照射时上端脊髓无法避开,如遇这种病例可以采用不规则野,将上端靠脊柱侧用铅块遮挡。若用 CT 模拟定位、采取三维CRT 技术,会取得优化的放疗计划,治疗更理想。

(二)照射剂量

有关食管癌的根治性放射剂量,根据多年研究认为,适宜剂量为 60～70Gy,研究者分别以 4 个剂量组进行统计发现:41～50Gy 组,5 年生存率为 3.5%,10 年生存率为 0;51～60Gy 组,5 年生存率为 9.2%,10 年生存率为 5%～6%;61～70Gy 组,5 年和 10 年生存率分别为 15.9% 和 6.6%;大于 70Gy 剂量组,5 年和 10 年生存率各为 4.6% 和 1.1%。

曾有医院总结经放疗手术切除标本的病理检查结果发现,无癌率在 40Gy 以上为 24%,50Gy 以上为 33.3%,60Gy 以上为 31.8%,70Gy 以上为 33%。可见食管癌放射治疗局部切除标本的无癌率与剂量增加并不完全成正比。60Gy 以上再增加剂量并未明显提高生存率。

(三)较早期食管癌(临床Ⅰ～ⅡA 期)

1.适应证

(1)拒绝手术或因心肺疾患等不能手术患者。

(2)CT 显示没有明显肿大/转移淋巴结者。

2.勾画靶区的标准

GTV:以影像学(如食管造影片)和内镜(食管镜和/或腔内超声)可见的肿瘤长度,CT 片(纵隔窗和肺窗)显示原发肿瘤的(左右前后)大小为 GTV。

CTV1:在 GTV 左右前后方向均放 0.5～0.8cm(平面),外放后将解剖屏障,包括做调整。

PTV1:CTV1+0.5cm。

CTV2:包括预防照射的淋巴引流区。

上段:锁骨上淋巴引流区、食管旁、2 区、4 区、5 区、7 区。

中段:食管旁、2 区、4 区、5 区、7 区的淋巴引流区。

下段:食管旁、4 区、5 区、7 区和胃左、贲门周围的淋巴引流区。

病变上下(在 GTV 上下方向)各外放 3～5cm。

PTV2:在 CTV2 基础上各外放 0.5～0.7cm。

3.放疗剂量　95% PTV 60Gy/30 次(2Gy/次)+选择性腔内放疗,或 95% PTV 250Gy/25 次/5 周+95% PTV 120Gy/10 次。

(四)中晚期食管癌[原发肿瘤较大(≥T3)和/或 CT 扫描片显示肿大淋巴结(Ⅱb～Ⅳ期)]

1.勾画靶区的标准

GTV:以影像学(如食管造影片)和内镜(食管镜和/或腔内超声)可见的肿瘤长度。CT 片(纵隔窗和肺窗)显示原发肿瘤的(左右前后)大小为 GTV 和 CT 片显示肿大淋巴结(如肿大淋巴结远离原发病灶)和/或触诊可确定的转移淋巴结部位如锁骨上淋巴结,气管旁淋巴结为 GTVnd。

CTV:包括 GTV 和 GTVnd+预防照射的淋巴引流区(各段食管癌靶区勾画的标准与 CTV2 相同)。

PTV：在 CTV 基础上各外放 0.5cm。

2.单一放疗剂量　95％ PTV 60～70Gy/30～35 次(2Gy/次)。

推荐中晚期食管癌进行同步放化疗。建议方案:PDD 25～30mg/m² × 3～5 天;

5-FU 450～500mg/m² × 5 天(推荐静脉连续输注),28 天为 1 个周期 × 2 个周期。1～3 个月后巩固化疗 3～4 个周期。

同步放化疗时的放疗剂量:95％ PTV 60Gy/30 次(2Gy/次)。

三、术后放疗及术后同步放化疗

(一)完全切除手术后(根治性手术)Ⅱa(T2～3N0M0-淋巴结阴性组)患者推荐进行术后预防性放疗

1.勾画靶区的标准

胸上段(CTV):上界为环甲膜水平;下界为隆嵴下 3cm,包括吻合口、食管旁、气管旁、下颈、锁骨上、2 区、4 区、5 区、7 区等相应淋巴引流区。

胸中段(CTV):上界为胸 1 椎体的上缘,包括锁骨头水平气管周围的淋巴结,包括相应纵隔的淋巴引流区(如食管旁、气管旁、下颈、锁骨上、2 区、4 区、5 区、7 区等相应淋巴引流区),下界为瘤床下缘 2～3cm。

PTV:在 CTV 基础上均放 0.5cm。

2.处方剂量　95％ PTV 54～60Gy/27～30 次/5.4～6 周。

(二)Ⅱb～Ⅲ期患者推荐放化疗同时进行(同步放化疗)

1.上段食管癌患者的照射范围(CTV)与淋巴结阴性组相同

上界:环甲膜水平。

下界:隆嵴下 3～4cm。

包括吻合口、食管旁、气管旁、锁骨上、2 区、4 区、5 区、7 区等相应淋巴引流区。

2.中下段食管癌(CTV)

CTV:原发病变的长度＋病变上下各外放 5cm＋相应淋巴引流区(按此标准勾画靶区时,中段食管癌患者的上界建议设在 T₁ 上缘,便于包括 2 区的淋巴引流区)。

PTV:在 CTV 基础上均放 0.5cm。

3.处方剂量　95％ PTV 54～60Gy/27～30 次(2Gy/次)。靶体积内的剂量均匀度为 95％～105％的等剂量线范围内,PTV 93％～107％。

4.推荐化疗方案　PDD＋5-FU,化疗剂量同单一放疗,28 天为 1 个周期,共 2 个周期。1～3 个月后,进行 3～4 个周期的巩固化疗。

四、术前放疗及新辅助放化疗

(一)勾画靶区的标准

GTV:以影像学(如食管造影片)和内镜(食管镜和/或腔内超声)可见的肿瘤长度,CT 片(纵隔窗和肺窗)显示原发肿瘤的(左右前后)大小为 GTV。

CTV:在 GTV 左右前后方向均放 0.5～0.8cm(平面)。

包括预防照射的淋巴引流区:上段,锁骨上淋巴引流区、食管旁、2 区、4 区、5 区、7 区;中段,食管旁、2

区、4区、5区、7区的淋巴引流区；下段，食管旁、4区、5区、7区和胃左、贲门周围的淋巴引流区。病变上下（在 GTV 上下方向）各外放 3～5cm。

PTV：在 CTV 基础上各外放 0.5～0.7cm。

（二）处方剂量

95% PTV 40Gy/20 次（2Gy/次）。靶体积内的剂量均匀度为 95%～105% 的等剂量线范围内，PTV 93%～107%。

曾有医院胸外科及放疗科于 1977 年 6 月—1989 年 4 月进行了食管癌术前放疗随机分组研究，得出结论：术前放疗＋手术减少淋巴结转移率，肿瘤明显缩小，降期显著，降低局部和区域复发，提高手术切除率，提高生存率，不增加手术合并症；其入组条件为：食管癌病变长 5～8cm，胸中段，能进半流质以上食物，无手术禁忌证，信封法随机分组，随诊至 1996 年 2 月。术前放疗：8MVX 线，照射范围为全纵隔及左胃动脉淋巴结，采用前、后野对穿照射，剂量为 40Gy（20 次/4 周），放疗后 2～4 周手术。418 例入组，其中术前放疗＋手术组 195 例，单一手术组 223 例；结果：切除率在单一手术组为 85.8%，术前放疗＋手术组为 90.3%，P=0.0857。手术术式：根治术组为单一手术组 66.4%，术前放疗＋手术组为 73.3%；术后病理分期可见降期；病理淋巴结阳性率：术前放疗＋手术组 22.2%，单一手术组 40.8%，P<0.0001，1、3、5 年生存率，术前放疗组分别为 72.10%、47.6% 和 42.8%，单一手术组 62.4%、40.0% 和 33.1%（P=0.042）；局部加（或）区域复发，单一手术组 41.4%，术前放疗组为 22.7%（P<0.01）；手术并发症，如手术死亡、吻合口瘘两组无明显差异。RTOG0246 试验（2003 年 9 月 5 日—2006 年 3 月 17 日）开展的一项多中心前瞻性 Ⅱ 期试验，采用以紫杉醇为基础的同步放化疗联合选择性手术治疗可以切除的局部晚期食管癌。该研究纳入 43 例无转移食管癌患者，其中 40 例可分析，治疗前分期为 T3～4N1。结果显示，根治性放化疗联合选择性外科手术挽救治疗局部晚期食管癌是可行的，今后的 Ⅲ 期研究将随机比较放化疗后选择性手术与必需性手术。美国马里兰医学中心报告了一项同步放化疗后手术的研究结果。术前采用同步放化疗（放疗剂量为 50.4Gy，化疗方案为顺铂＋5-FU，放疗中进行 2 个周期的化疗），中位时间间隔 7 周后手术。多因素分析显示，T 分期、病变长度、组织学及手术时间间隔对 OS 率没有影响，只有术后病理完全缓解（pCR）是唯一可以提高生存率的因素。而组织学是唯一可以预测术后病理结果的因素，鳞状细胞癌比腺癌有更高的术后 pCR 率（56% 比 35%）。腺癌中，淋巴结阴性者和阳性者的 pCR 率分别为 45% 和 28%（P=0.049），因此，淋巴结状态也是预测术后病理结果的指标之一。此外，在这组患者中，术后病理残存肿瘤组的 3 年 OS 率也达到了 36%（RTOG 8501 试验的 3 年 OS 率为 30%）。此外，该中心又进一步对 Ⅳ 期食管癌进行了分层研究，Ⅳ 期包括 M1a（有腹腔淋巴结转移）和 M1b（有其他部位淋巴结转移，但不包括结外转移）。Ⅳ 期（27 例）和 Ⅲ 期的 OS 相比，无显著差异（25.2 个月比 27 个月）。此外，这组 Ⅳ 期病例中，61% 的受累淋巴结没有在术前通过 PET 或 CT 检测出来，因此，术前精确辨别 M1a 和 M1b 的淋巴结病变将会进一步指导放疗，提高可手术、无结外转移的 Ⅳa 和 Ⅳb 患者的疗效。

有学者对新辅助放化疗后手术治疗及手术治疗后辅助放化疗的作用进行了比较研究。研究共纳入 42 名患者。23 名随机分配接受放化疗及之后的手术治疗，19 名接受手术治疗及术后辅助放化疗。化疗方案为卡铂（AUC=2）及紫杉醇（50mg/m²）每周一次治疗 6 周。研究发现，42 名患者中，最常见血液系统不良反应为白细胞减少（9.5%）、中性粒细胞减少（11.9%）、血小板减少（14.3%）和贫血（16.6%）。最常见非血液系统不良反应为食欲缺乏（14.3%）、乏力（11.9%）和颈部吻合口瘘（19.1%）。新辅助组 100% 患者达到肿瘤切缘干净的完全切除（R0），辅助组为 90.4%。放化疗后进行切除手术的 23 名患者 8 名（34.8%）达到病理完全缓解。两组术后并发症和治疗相关死亡率相当。新辅助组 18 个月时病情无进展生存率为 78.7%，辅助组为 63.6%，超出本研究的设计目标。初步研究结果表明，可切除的局部进展期 ESCC 患者中术前新辅助放化疗优于术后辅助放化疗,治疗的不良反应发生率尚可接受。

加拿大 Sunnybrook 医学中心的研究人员对此进行了荟萃分析与系统综述。研究人员通过对 2013 年 6 月份前 Mesline、Embase 和 Cochrane 中心注册的相关试验研究及文献进行系统性的荟萃分析与综述,比较食管癌患者中不同治疗方案的疗效,包括单纯手术、新辅助化疗(N-CT)、新辅助放疗(N-RT)和新辅助放化疗(N-CRT)等方案,纳入的均为随机性对照研究(RCTs)。最终,13 项随机试验纳入研究,共包含 6710 例患者。直接配对荟萃分析提示,N-CRT 较 N-CT 方案或可更好地改善患者 OS,但并没有达到显著的统计学差异,HR 为 0.83,95% 可信区间为 0.59~1.18。当采用 MTM 方法进一步结合直接和间接证据后,N-CRT 显著优于 N-CT 方案,HR 为 0.84,95% 可信区间为 0.71~0.97。本次研究得出证据,相对于 N-CT 及 N-RT,N-CRT 方案是治疗局部可切除食管癌的最理想模式,其可显著改善 OS.同时并没有带来术后死亡率的增加。

五、超分割照射

分割技术包括超分割(HF)、加速超分割(AF)和低分割技术,目前已在临床上应用。

以往学者们常用常规分割,即每周 5 天,休息 2 天,每天一次,每次剂量约 2Gy,这已用了几十年的方法称为常规分割。其原理在于 5 天放射,2 天休息,每周共 5 次是较为合适的治疗,它使肿瘤受损达到较高程度,但又使靶区内的正常细胞有可能得到部分修复,利用正常细胞与肿瘤细胞"受量耐受性差"作为治疗根据,但这种常规分割(CF),24h 重复一次,不论剂量调到 3Gy/次也好或更高,但有一定限度,连续 4Gy/d 高剂量则正常组织修复乏力,从临床动物试验结果看到,肿瘤细胞经过照射之后约 4h 即已开始进行修复,因此每天一次照射至第二天再开始则受打击之肿瘤细胞,它通过 4R(修复,再氧化、再分布和再增殖)已经达到了一定水平的恢复。如果在其修复周期 3~24h,再给予一定的辐射打击,则可以加重其损伤程度和减少修复百分比,使致死性损伤更多,双链断裂(DS)更多,使阻于 G_1 期的细胞减少。基于此近十几年来在国内外开展了超分割(HF)治疗,其基本条件为每天照射 2 次,每次间隔 4~6h,次剂量在 1.1~1.4Gy,其余条件为:总剂量、每周 5 次均与 CF 无差别。经过十几年试验和临床观察已看到了局部控制、复发率、生存率比 CF 有显著意义提高,其近期副作用比常规分割明显大,长期损伤和迟发反应、明显后遗症和常规分割无显著性差别。这些结果国内外经过双盲随机、单盲随机、非随机回顾性对比均取得同一临床结果,动物实际结果也得到确认:加速超分割其原理和基本出发点和规定与分割相同,但在每天放疗次数、每次剂量则有区别。它每天至少 3 次以上(偶有应用 4 次的报道),间隔 3~4h,3 次剂量总和达 3Gy 以上(一般在 4.5Gy 以下),自 20 世纪 80 年代至开展 AF 以来,其近期疗效和远期疗效均优于 CF。其近期、远期并发症与 HF 相同,近期反应略大于 HF。但无论是超分割还是加速超分割,都是建立在肿瘤细胞和正常细胞组织间的放射生物学特点差异基础上的,放射治疗剂量的提高,局部控制的好坏完全离不开这些基本条件,因此这种方法仍是有一定限度。在美国 Anderson 医院和一部分地区试用辅助野超分割治疗,其方法为全程采用每天 2 次,治疗中首次使用较大剂量,间隔 4~6h 后加入辅助小野,抛开该大野中之淋巴预防区,其效果在于增加对原发灶打击,对淋巴区照射则限于常规分割剂量,增加原发灶的损伤。几年来试验结果显示其优点明显,原发灶控制与 HF 和 AF 很接近,但近期反应较轻,很受临床欢迎。

六、其他放疗方法

(一)腔内照射

近年来由于使用了后装技术、放射源的微型化、微机控制及计算机计算剂量,因而腔内照射又有了较快的发展。腔内照射的特点是放射源的表面剂量高,随着深度增加剂量急剧下降,剂量分布很不均一。其优点是周围组织及器官受量小;缺点是肿瘤深部剂量不足。因而,腔内治疗主要是用于辅助治疗或姑息治疗。曾有医院在河南林县单纯用腔内照射了 203 例食管癌,当时该地不具有体外照射条件,只单纯用腔内放射治疗,1 年生存率为 70/203(34.5%),3 年生存率为 28/203(13.8%),5 年生存率为 17/203(8.4%)。初步看来其结果不低于外照射,但本组早期病例较多,病变长度小于 3cm 占 45 例(22.2%),病变长度 3.1～5cm 占 92 例(45.3%)。

(二)体外照射加腔内照射

从放射治疗失败原因来看,88.9% 是局部未控、复发或穿孔,因此通过腔内照射提高局部剂量有可能提高生存率,但这方面工作报道不多,曾有医院采用前瞻性随机分组研究发现,单纯外照射,采用 10MVX 线,肿瘤剂量 70Gy/7 周,外照射加腔内照射组,外照射 50Gy/5 周,然后每周做腔内照射一次,为铯-137 源,151.5mCi(5.5×107Bq)照射 3～4 次,剂量为 1962～3616cGy。外照射加腔内照射组优于单纯外照射组,但无统计学意义,值得进一步研究。

(三)术中放疗

日本神户大学医学院回顾性研究了 127 例根治性食管切除术加或不加术中放疗(IORT)病例。其中 94% 为鳞状细胞癌/腺癌,49% 为Ⅲ期患者。IORT 组和非 IORT 组患者分别占 64% 和 36%,两组患者除了 IORT 外还接受术前或术后放化疗。IORT 的靶区定义为上腹部淋巴结区,包括左右贲门淋巴结、胃左动脉淋巴结和腹腔动脉淋巴结。单次剂量为 22～25Gy,能量为 9～12MeV 电子线。结果显示,IORT 组和非 IORT 组的 5 年 OS 率分别为 45% 和 37%(P=0.34)。在Ⅲ期患者中,IORT 组和非 IORT 组的 5 年区域淋巴结控制率分别为 88% 和 58%(P=0.01)。两组的治疗后严重合并症无明显差异,IORT 组没有 2 级以上的晚期或急性反应。因此,IORT 对于Ⅲ期食管癌,特别是在控制腹部淋巴结方面是一种安全有效的方法。

七、放疗不良反应及处理

(一)全身反应

由于肿瘤组织崩解、毒素被吸收,在照射数小时或 1～2 天后,患者可出现全身反应,表现为虚弱、乏力、头晕、头痛、厌食,个别有恶心、呕吐等,特别是腹部照射和大面积照射时,反应较重。

注意事项:

(1)照射前不宜进食,以免形成条件反射性厌食。

(2)照射后完全静卧休息 30min。

(3)进清淡饮食,多食蔬菜和水果,并鼓励多饮水,促进毒素排出。

(4)参加集体文娱活动或气功,以转移注意力。此外,每周检查血象一次,当白细胞下降至 $4×10^9/L$ 以下时,需给升白细胞药物,如血象明显下降需暂停放疗。

(二)皮肤反应

皮肤对射线的耐受量与所用放射源、照射面积和部位有关。钴-60 治疗机和直线加速器产生的 γ 射线和高能 X 线透力强,皮肤受量小,反应轻;X 线治疗机产生的低能 X 线和感应加速器产生的电子束皮肤受量大,反应重。临床上大面积照射时或照射皮肤的皱褶及潮湿处,可出现一定程度的皮肤反应,皮肤反应分为三度:

Ⅰ度反应:红斑、有烧灼和刺痒感,继续照射时皮肤由鲜红渐变为暗红色,以后有脱屑,称干反应。

Ⅱ度反应：高度充血，水肿、水疱形成，有渗出液、糜烂，称湿反应。

Ⅲ度反应：溃疡形成或坏死，侵犯至真皮，造成放射性损伤，难以愈合。

放疗后数日或更长时间，照射部位可出现皮肤萎缩，毛细血管扩张、淋巴引流障碍、水肿及深棕色斑点、色素沉着，称后期反应。

照射野皮肤保护措施：

(1)内衣宜柔软、宽大，吸湿性强。

(2)保持乳房下、腋窝、腹股沟及会阴部皮肤清洁干燥，防止干反应发展为湿反应。

(3)照射野皮肤应用温水和柔软的毛巾轻轻蘸洗，忌用肥皂，不可涂酒精、碘酒、红汞、油膏，并避免冷热刺激(如热水袋)。

(4)照射野不可贴胶布，以免所含氧化锌(重金属)产生二次射线，加重皮肤损伤。

(三)放射性食管炎

常于放疗开始后2周出现，表现为吞咽困难加重或进食疼痛，主要由于放疗引起的食管黏膜充血、水肿所致。多数患者随水肿和肿瘤的消退上述症状逐渐好转，不需特殊处理，仅注意调节饮食即可。少数患者症状持续时间长，疼痛明显，严重影响进食，医务人员应给患者做细致的解释工作，减轻患者的思想负担，同时给予静脉补液，以加强支持疗法，并辅以口服黏膜表面麻醉剂和黏膜保护剂，如氢氧化铝凝胶等对食管黏膜有保护作用。亦可用普鲁卡因加庆大霉素配以生理盐水口服，以起到黏膜麻醉和消炎的效果。

(四)放射性气管损伤

较少见，一般发生于放疗后3~4周，主要症状为干咳，轻者不需处理，咳嗽严重时影响正常休息生活，应给予对症处理。

(五)食管穿孔

食管穿孔是食管癌的严重并发症之一。放疗期间出现胸骨后持续疼痛、体温升高、脉搏增快、呼吸困难时，均应考虑食管穿孔。此时应立即通知医生进行必要的检查，以确定诊断。一旦确诊，应立即中断放疗，并积极采用相应的治疗措施，如输液、禁食、大量应用抗生素等，必要时插鼻饲管或行胃造瘘。

(六)食管气管瘘

当放疗达到一定剂量时，患者若出现进食时呛咳、体温升高、胸骨后疼痛、憋气、呼吸困难等应高度警惕发生食管气管瘘的可能，一经确认应立即中止放疗、禁食，并行胃造瘘或插鼻饲管，防止其他继发症的发生。

(七)出血

出血多见于溃疡型食管癌，主要因溃疡形成导致黏膜破坏、血管暴露、肿瘤侵蚀或放疗中肿瘤脱落造成。若发生出血，应中断放疗，让患者绝对卧床休息，保持侧卧位，保持镇静(必要时应用镇静剂)，及时清除口腔内血液和分泌物，保持呼吸道通畅，防止误吸造成窒息。尽量使患者免受各种刺激，定时测定血、脉搏等生命体征，及时选用氨甲苯酸、酚磺乙胺、垂体后叶素、巴曲酶等止血药物，补液和输血，并保留静脉通道。

八、放疗前准备及随访

(一)放疗前准备工作

1.患者及家属的思想准备　多数患者得知患癌症后有较多的顾虑和恐惧，心情不愉快，思想负担重，要帮助患者解决思想上的问题，争取患者的合作、理解。与患者家属交代病情，放疗中可能出现的问题和不良反应,如有不适,应及时向医师汇报,争取早作处理。

2.医师的准备 ①对诊断进行核实,要有病理和细胞学的诊断,最近的食管 X 线、胸部 CT、B 超声检查,或 CT 检查颈部/锁骨上和腹腔淋巴结以明确分期和治疗性质,食管腔内超声的检查。②做食管的定位CT:全面了解肿瘤的大小和肿瘤的范围,以明确治疗性质,照射范围的大小,照射野的设计,放疗剂量,放疗次数等。③放疗前的对症治疗:营养状态不良、脱水或有其他并发症者应及时积极处理;X 线片显示有尖刺、胸背痛或白细胞数升高者应积极抗感染治疗。

(二)食管癌患者随访

对于新发食管癌患者应建立完整的病案和相关资料档案,治疗后定期随访和进行相应的检查。所有患者应终身随诊。对于无症状的食管癌患者,第 1 年内每 4 个月一次,第 2~3 年每 6 个月一次,此后每年一次;随诊内容包括病史和体检,根据临床情况决定是否行血液常规、血液生化、内镜和影像学检查;对于接受内镜下黏膜切除(EMR)的患者,第 1 年内每 3 个月一次,此后每年一次;随诊内容包括病史、体检和内镜,其他根据情况决定是否行血液常规、血液生化和影像学检查。

(李晓春)

第九节　放射治疗后的第二癌症

一、简介

对于癌的产生以及因癌死亡的患者,年龄是最重要的因素。在随访中发现,从 18~40 岁的成年人发展成癌的危险性相差不大。女性比男性发生癌早,但两性在 60 岁以后发生癌的危险性大大增加。治疗后 5 年内发生第二癌症的危险性(即,对放射治疗后的患者常规随访年龄为 50、55、60、65、70 或 75 岁)。另外假设了正常人群在 50、55、60、65、70 或 75 岁时的癌发生率。由于没有充分的证据证实,一个癌的发展可以阻止另一个癌的发展,因此在根治性放射治疗(放疗)后的患者在常规的随访时间内有学者发现第二癌症的发生率相对高一些,其发生率在 1%~10%,这取决于患者的年龄与性别。以下描述的流行病学结果显示,在癌症患者中,根治性放疗后寿命的延长是目前发现第二癌症的最重要的因素,其发生率(对在注册中心登记过的癌症患者进行普查后确定)会因为个人的一些因素如暴露在特异性致癌环境中或有致癌倾向(家族史)等而增加。

目前大家普遍认为绝大多数癌症患者是与其本人和一些致癌因素接触较多有关,最主要的有饮食和吸烟,它们引起了>50%的癌症。绝大多数致癌因素与至少一种癌症有关,例如,吸烟可引起肺癌、膀胱癌以及头颈部肿瘤,这就意味着假如一个由于膀胱癌而治愈的患者将会有更高的危险性发展成另一癌症,如肺癌(与治疗方法无关),其危险性增加的程度很难评估。但是在定量评估治疗诱导的第二癌症的流行病学研究中,需要用一些方法来消除或减少由于特异性致癌因素造成的潜在误差,最好的方法是确定放射剂量对危险性的影响,或者比较相同、类似以及相同分期患者不同根治性治疗方案对危险性的影响。

发生特异性第二癌症也受基因倾向的影响,这种倾向的严重程度在不同的基因中表现不同。最著名的例子是 Rb 基因突变(对视网膜细胞癌和软骨肉瘤的倾向)和 BRCA1 基因突变(对早期乳腺癌和宫颈癌的倾向)对肿瘤生成的影响很大。这些(有可能是绝大多数)有癌基因倾向的与不止一种癌症有关的事实,意味着治愈的肿瘤患者发展成另一种与此基因突变有关的癌症的可能性很大。但是,目前的知识很难评估基因突变对第一种癌症根治后的患者发生第二种癌症的影响程度。最明显的例子就是视网膜细胞癌（眼癌）患者放疗后的再照射，野内发生骨肉瘤的危险性很高。

最近发表的许多研究有关不同的化疗、放疗和放化疗结合的治疗方案对第二癌症发病率影响的报道已证实，有一些用于治疗肿瘤的方法有致癌的可能。2005 年由 vanLeeuwan 和 Travis 对 2003 名患者的资料进行了最详细和全面的分析，并将结果发表。

特别是在小时候或年轻时患有 Hodgkin、非 Hodgkin 淋巴瘤、睾丸癌以及小儿恶性肿瘤并经过治疗的患儿，在长期存活者中最重要的死因是与初次治疗有关的第二癌症，放疗与化疗均可诱导这些癌症。总的来说，化疗主要是诱导白血病，特别是急性粒细胞性白血病（AML），绝大多数第二癌症发生在初次治疗后的 10 年内；放疗易引起实体瘤，大多有很长的潜伏期，持续十几年甚至终身。很有力的证据显示，放疗可增加第二（继发性）白血病的危险性；化疗也可增加放疗后第二种实体瘤的危险性。

通过与普通人群比较不同的治疗手段如外科与放疗，产生第二种癌症的发生率，得出了治疗（放疗或化疗）导致的第二种癌症的危险性。这里通过计算第二种癌症发生频率来说明某些治疗引起继发性肿瘤的相对危险性（RR），对同一原发性肿瘤在不同的继发性肿瘤中，它们 RR 值变化很大。在许多例子中如 Hodgkin 淋巴瘤治疗后，可以推测出白血病的 RR 值非常大。虽然 RR 值组成了流行病学和统计学分析的基础，但是它们在评估临床问题时还有可能被误导的，因为许多与治疗有关的继发性癌症（特别是那些 RR 值较高的）在一般人群中是很罕见的，因此高的 RR 值有可能绝对发生率很低。这样，绝对危险性（每年继发性恶性肿瘤数/10000 位患者）比 RR 值能更好地反映治疗后患者继发性恶性肿瘤的发病情况。

二、根治性放射治疗后评估成人患者放射诱导第二癌症的可能性

射线是众所周知的致癌剂，因此人们会想在某些例子中，除了年龄的因素外，成功的初次放疗（照射）有可能引起一个新的继发性肿瘤。在接触射线的工作人员中，遵循国际辐射防护委员会（ICRP）为预防而制定的有关射线诱导继发性肿瘤的评估方法，大多数是根据全身暴露在低剂量照射的人群中的，很多是从日本广岛原子弹爆炸幸存者寿命研究的流行病学调查中而来。危险性的评估包括三种计算（方法）：①计算不同危险器官（如肺、胃、结肠、骨髓等）的中位器官剂量。②然后乘以相关器官的权重因子（从上面所列器官的 0.12 到皮肤的 0.01）。③将所有危险器官权重后的中位器官剂量相加，这个权重后的总剂量就被称为"有效剂量"。然后用这个"有效剂量"乘以合适的危险因子（一般在 4%～10% Gy 之间，取决于年龄和照射的频率）来计算暴露于各种射线的终身致癌危险性。

近来用这种方法发表了几个研究结果，比较了放射治疗（放疗）中决定根治性放疗引起继发性肿瘤危险性不同的治疗方案。用这种方法产生的 RR 值较上面描述的流行病学方法产生的 RR 值高 2 个百分点，产生这种差异的原因是各个器官中剂量分布的极度不均匀性和器官之间的不均匀性所致。实际上，流行病学以及实验室的数据显示，在受照器官中随着剂量分布不均匀性的增加，产生继发性肿瘤的可能性会急剧下降。因此，主要由于这个原因，ICRP 强烈说明在"峰"剂量远远高于以上剂量时，可引起急性或慢性放射性效应（即大于 5Gy），见 ICRP60（1991）和 ICRP103（2007）中的例子——剂量高度不均匀的情况下不要使用有效剂量来评估射线诱导的继发性肿瘤的危险性；而且 ICRP 还推荐从放疗患者的第一手资料衍生而来的数据特别适合用于评估第一次放射治疗后诱导的肿瘤。

这种数据可以通过大批普查首次用放疗或手术治愈的肿瘤患者的继发性肿瘤危险性的结果进行比较而得出，适应的人群包括：①第一个癌症是常见肿瘤。②第一个癌症的治愈机会较大（≥50%）。③手术和根治性放疗对第一癌症的治愈率相似，选择哪种方法并不考虑产生第二种癌症的危险性。④大部分治愈

患者的寿命＞10年。

两种最适合这些条件的肿瘤是宫颈癌和前列腺癌。进行了大规模流行病学调查为老年患者放疗后继发性肿瘤危险性的研究提供了主要数据。

另外,由于可以对他们进行很长时间的随访,重要信息也可以从对称器官(特别是在原发肿瘤是乳腺癌,继发肿瘤是肺癌的患者中)中原发性肿瘤和继发性肿瘤的位置关系的研究中获得,另外也可以通过对年轻人放疗后继发性肿瘤的发病率与年龄相同健康人群中继发性肿瘤的发病率进行比较而获得。但是有时由于有一些很强的影响危险性的基因倾向的存在或者由于其他一些可以致癌的治疗方法如化疗的参与,不容易得出正确的结果,并且很容易被误导,因此很难辨别哪些是放射诱导的继发肿瘤。但是,在一些癌症中,特别是在 Hodgkin 淋巴瘤、睾丸癌以及小儿肿瘤中,还是可以辨别出哪些是放疗引起的第二肿瘤,哪些是化疗引起的第二肿瘤,哪些是它们共同引起的第二肿瘤。

2007 年 Suit 等就此问题进行了十分全面的分析,将根治性放疗后诱导的继发性肿瘤的内容列入了放射生物学研究的有关体外细胞转化的内容中,包括在动物(从小鼠到猴)、日本原子弹爆炸幸存者、放射线工作人员以及放疗过的良、恶性肿瘤患者中进行的射线诱导的继发性肿瘤的研究。通过比较一般人群以及非放射手段治疗过的患者的 RR 值,结果证实一些(不是全部)治愈患者比普通人群患继发性肿瘤的几率大,他们总结到:"射线可以诱导哺乳动物组织的恶性转化,很明显照射剂量与致癌危险性之间的关系很复杂,不能用一个简单的定义对所有的哺乳类动物、一个物种中的所有成员、甚至一个物种纯系株中所有器官进行概括,由于在研究的患者人数很多,存在不能确定的异质性,目前还没有一个很精确的定量方法对放射诱导的继发性肿瘤的危险性进行评估。但是在这个综述中,很明显的寓意是放疗治疗的基本原则是通过减少未受侵正常组织的照射剂量(至少＜0.05Gy)来减少射线诱导的继发性肿瘤,在剂量＜2Gy时这种危险因素最小"。

在 Suit 等的综述中将 14 个发表过的一系列数据放在一起,集中在 RR 值上,当然不可避免地会遗漏一些在临床评估中很重要的数据细节,如果想考虑个别危险器官诱导第二肿瘤的剂量反应时更是如此,因为在不同的研究中关键器官的范围不同。后来有学者采用了一个不同的方法,收集了根治性放疗后第二癌症的最广泛最详细的资料,从中获得了一些信息,但并不是完全用来评估危险性的,主要是用来对选择的治疗方案进行关键性评估和对放射治疗计划中剂量-体积直方图的评估的。

(一)宫颈癌

在研究根治性放疗后诱导的第二癌症中,第一个是对治疗后长期生存的宫颈癌患者的多中心研究。1995 年 Kleinermen 等在 5 个国家、13 个癌症普查注册中心对 66541 名患者进行了第二肿瘤发生率的大规模研究,其中 75％的患者(49828)接受了放疗;另外的 25％患者(16713)接受了外科手术;平均随访时间为 10.4 年。

在许多方面这个研究的结果非常著名。放射防护规则的形成是以一些研究为基础的,例如对原子弹爆炸幸存者的研究或强直性脊柱炎的研究(联合国原子辐射效应科学委员会:UNSCEAR,2000,2006),Boice 等的这个研究结果与委员会的研究结果不一样,最大的危险在于膀胱(虽然在原子弹爆炸幸存者中此器官与射线明显相关,但它的器官权重因子较小)和直肠(对射线诱导的癌症并不敏感)。结肠在宫颈癌的放疗中也接受了很大剂量,但第二肿瘤发生率并没有增加。除了处在高剂量区的膀胱与直肠外,发现在低剂量区还有两个器官的第二肿瘤的发生率有明显增加:一个是胃,接受的中位剂量为 2Gy;另一个是脊髓,接受的中位剂量是 4.5Gy。这些数据中统计出来的每 Gy 剂量的白血病发生率小于原子弹幸存者研究的 10％,证实了剂量不均匀性在第二癌症发生率中占有十分重要的地位。

(二)前列腺癌

一些有关前列腺癌根治性放疗后诱导第二癌症危险性的几个小研究并没有得出一致的结论,但在

120000多位前列腺癌患者参与的大型有对照组的研究中清楚地证实了临床放疗中这个问题的范围。此研究包括了在SEER(国立癌中心的监测、流行病学和最后结果)项目的122123名前列腺癌患者,其中一部分行放射治疗,另一部分行手术治疗。

在不同的随访时间比较放疗和手术后患第二癌症的发病率,计算它们第二癌症的发病率和它们对随访时间的依赖性。在17000位行根治性放疗后存活大于5年的前列腺癌患者中,1185(7%)位发生了第二癌症,其中大于85%(大于1000个)的患者发生继发性肿瘤是由于原发性肿瘤根治后寿命得以延长的结果;只有大约0.3%(51584位前列腺癌的患者中只有120~150个)第二肿瘤的发生与放疗有关:膀胱癌大约50例,直肠癌大约15例,肺癌大约50例,白血病大约12例。

正如在宫颈癌研究中所观察到的一样,在高剂量区中膀胱癌和直肠癌最常见,但是没有预计到的是肺癌的发病率也较高,大概是由于用较陈旧技术如^{60}Co设置的照射野较大,其散射线使大面积肺受到了中位剂量为0.5Gy的照射所致,这与原子弹爆炸幸存者的研究中所得出的结论一致。现代适形放疗模式减少了许多肺的受量,大约比Brenner等(2000)研究中估计的剂量减少了约10%。但是从另外一些技术如适形调强放疗(IMRT)对前列腺癌的照射中,其肺部受量与常规照射相似,引起的继发性肺癌的危险性也相似,这是由于在IMRT中用野较多和监控装置较多,大大地增加了准直器和模型的散射线以及加速器头部射线的泄漏所致。

这个前列腺癌研究最重要的结果是,在所有射线诱导的第二癌症中发现一半发生在高剂量区;另一半发生在通常被认为是与放疗致癌有关的区域。在高剂量区和低剂量区发生癌症很有可能包括两个完全不同的机制。在低剂量区,其分子和细胞机制与以前的报道一样,给膀胱和直肠的照射常常会导致慢性放射性损伤的发生,表现为渐进性的微血管损伤、实质萎缩和慢性炎症。这种情况100多年来一直被认为是一种癌前期病变,因此,人们有时将高剂量区射线诱导的第二肿瘤归结为慢性放射性损伤继发而引起的,这对剂量-危险关系和治疗方案的优化有着明显的作用。

(三)乳腺癌

在乳腺癌术后放疗患者中,其对侧乳房将接受大于5%靶剂量的照射。新的临床试验方案强调了这个问题,研究如IMPORTHigh试验(对高危患者进行部分乳腺照射),建议其对侧乳腺的限量为1Gy(中位剂量)。因为对侧乳腺发生第二癌症的频率远远大于预期,几乎占女性乳腺癌患者第二个肿瘤的一半,而且发现它与初期肿瘤放疗时对侧乳腺的受量有因果关系。但是,在Storm等(1992)的一个巢式病例对照研究中,此研究包括529位在第一肿瘤诊断≥8年后对侧乳腺发生癌症的患者(作为丹麦50000例乳腺癌分组中的一部分),其结果证实在术后放疗的患者中,射线诱导的乳腺癌发病率与对侧乳腺的受量即使有关系但关系也不大。但是在这个研究中绝大多数患者都处于45岁以上,在这个年龄段射线诱导癌症的敏感性特别低;相反在年龄小于45岁的患者中,Boice等(1992)估计大约1/10的继发性乳腺癌是由于以前放疗所致。现代的治疗手段较以上两个研究中的技术对对侧乳腺的照射少得多,它们的研究也表明特别是在年轻的乳腺癌患者中一定要注意对侧健康乳腺的受量。

乳腺癌术后放疗的患者同侧肺与对侧肺受到的照射剂量十分不同。Darby等(2005)报道了一组包括308861位妇女(包括在SEER项目中)的研究,在1973—2001年间对这些患者进行了治疗,其中115165个患者(37%)接受了放射治疗作为初次治疗方案中的一部分,这些患者中482位(0.4%)最后死于肺癌(受感染的一侧有很清楚的记录),主要观察指标为发生第二肿瘤的那一侧肺与原发性乳腺癌治疗侧的关系。大于1000例(0.5%)的肺癌发生在没有接受过放疗的患者中,两侧肺的癌症发病率没有区别。相反,在接受过放疗的妇女中482例发生了肺癌,其中283例(59%)是同侧的,199例(41%)是对侧的。从这些观察中可以评估射线诱导第二肺癌的情况,在接受放疗的妇女中同侧肺发生癌症的比率随着随访时间的延长而增加,从放疗后 10 年之内的 1.2 增加到 15 年的 2.7。在 1973—1980 年确诊为乳腺癌进行术后放疗的妇女中,有 112 例死于同侧肺癌;51 例死于对侧肺癌,其死亡比率大约为 2(112/51),主要是由于散射线使对侧肺受到了相当剂量的照射,乳腺癌术后放疗的患者继发性肺癌的 RR 值增加的更大,估计 RR 大约为 3,将它转化成由于术后放疗而引起的肺癌的绝对危险度为<6%。近几年来有一个建议,就是使用较先进的放疗技术与旧的技术相比,其乳腺癌术后放疗患者 10 年后继发性肺癌的危险性会降低。

三、年轻人放化疗后放射诱导的第二癌症

(一)Hodgkin 淋巴瘤

由于大规模放射治疗技术的引进(主要基于 20 世纪 50 年代 Stanford 大学的 Kaplan 以及 Freibury 和 Musshoff 的工作),使 Hodgkin 淋巴瘤的治疗效果有了明显的提高,因此,目前成千上万个 Hodgkin 淋巴瘤长期存活的患者面临着治疗后晚期毒副作用对他们的影响,包括继发性癌症。1998 年 Wolden 等报道了 697 位患者继发性(第二)肿瘤的情况,这些患者当时在 Stanford 治疗时还不足 21 岁,他们被随访了至少 35 年,其中 80 位患者(11%)发生了 85 个新的恶性肿瘤,其中 25 个(31%)为非黑色素瘤皮肤癌,其次为乳腺癌(16 个患者),然后为肉瘤(13 个患者)。继发性白血病为 8 位,7 位是 10 年内发生的,而且所有这 8 位患者均接受过含烷化剂的化疗。在 Hodgkin 淋巴瘤治疗后 20 年,中位年龄为 36 岁,其继发性肿瘤的实际危险性男性为 9.7%,女性为 16.8%(其中乳腺癌占 9.2%),乳腺癌的发病率在初次接受放化疗的患者与单纯放疗的患者中一样。在这个重要的研究中最著名的发现是在 48 个继发性实体瘤中,43 个(90%)发生在照射野中或半影区域,其中 40 个(83%)发生在剂量≥35Gy 的照射范围内。因此,有学者强调在过去的 30 年中 Hodgkin 淋巴瘤的治疗原则发生了根本的变化,现在更加强调多药联合化疗(大化疗)、减少放疗剂量和缩小照射野范围(小放疗)。所以这个研究中的继发性肿瘤的情况并不代表目前的情况,另外应注意到死于原发性 Hodgkin 淋巴瘤的患者是死于继发性肿瘤的 2 倍多(11%比 4%)。

2002 年 Dores 等报告了一个大型国际研究结果,此研究包含了 32591 个 Hodgkin 淋巴瘤患者,其中随访了 2861 位患者 20 多年;随访了 1111 位患者 25 年以上。治疗时的中位年龄是 37 岁。在 2153 个(7%)患者中发生了继发性肿瘤,比同性别同年龄的普通人群,增加了 2 个多百分点。放疗后发生继发性实体瘤的几率增加;而化疗后发生继发性白血病的几率增加。在随访了 25 年以后,对所有继发性肿瘤来说 RR 值都有所下降,从 20 年的 4.4 降低到 24 年的 2.4。发生继发性肿瘤的危险性最高的是肺癌和乳腺癌。所有继发性肿瘤的 RR 值随着诊断 Hodgkin 淋巴瘤时年龄的增加而减少,绝对危险性随着年龄的增加而增加,从 21 岁以下的 30 例 1100000 人年增加到 50～60 岁的 107 例/100000 人年。但在继发性乳腺癌中没有看到这种现象,其危险性在治疗时<30 岁的患者中最高。有学者计算了 11.7%的治一疗诱导的第二肿瘤的 25 年累积危险度,绝大多数与放疗有关。

在一个对英国患者进行有对照组的研究中,Swerdlow 等(2000 年)证实 MOPP 化疗可导致肺癌的危险性增加,且与剂量有关;但当 MOPP 与放疗联合使用时并没有增加其危险性。

在 Hodgkin 淋巴瘤治疗后晚期效应的综述中,Swerdlow 及 van Leeuwen(2005)总结到,随着时间的增加实体肿瘤的危险性将会大幅增加,所以对所有患者的诊断需要小心,而且要终身医学监控。由于在吸烟患者中,肺癌的危险性远远高于非吸烟者,因此医师应努力说服患者远离烟草。30 岁以前用斗篷野照射的妇女患继发性乳腺癌的危险性大大增加。在许多中心中,对放疗后 8 年的患者随访的项目中应包括每年一次的乳腺体检和乳腺摄片,但其效果怎样还未得到证实。

(二)睾丸肿瘤

在一个接近有 29,000 个睾丸肿瘤、生存时间大于 1 年的患者参与的大型国际研究中,Travis 等(1997)

分析了 1406 个发生继发性肿瘤的患者(总的发生率超出了 43%)对治疗后时间和治疗方法(特别强调了第一、二肿瘤的组织类型)的依赖性;对精原细胞瘤治疗后 25 年累计危险性与同龄正常人(为 6%)的比较为 18%,大于非精原细胞睾丸癌的危险性,后者为 11%。与普通人群相比,超出的肿瘤危险性呈直线上升至少 30 年。在存活大于 20 年的 3306 个患者中,增长最显著的继发性肿瘤是膀胱癌,在所有的危险器官中它受到的照射剂量最高,在这组的 276 个继发性肿瘤中,有 70 个是膀胱癌,绝大多数与放疗(RR>3)有关。在后来的一个 Travis 等(2000)的研究中发现,治疗诱导的白血病与治疗类型有关,放疗以及含有顺铂的化疗都可以增加白血病的发病率,而且与剂量有关;用含有顺铂方案化疗发生白血病的危险性几乎是放疗的 2 倍,但与治疗诱导的实体瘤(绝大多数由放疗引起)相比,这两种方法的绝对危险度很小(15 年的累积危险度大约为 0.1%)。

四、小儿恶性肿瘤治疗后放射诱导的第二癌症

目前恶性肿瘤治愈的患儿寿命已接近正常人的寿命水平,这是 30 年前无法想象的。但这种发展也有一定的代价,许多大型研究都证实放疗、化疗,特别是两者联合治疗时都有可能明显地增加患第二(继发性)肿瘤的危险性。在头 10 年中以白血病为主,以后以实体瘤为主;后者的危险性随着年龄的增加呈直线上升,因此应努力找出决定这些危险性的因素。对化疗,主要是药物的类型;对放疗主要是照射剂量、剂量分布和照射野的大小。

Neglia 等(2001)调查了一组 13581 名在美国儿童癌症存活研究注册中心的患儿,他们至少活了 5 年,中位随访时间为 15 年。在中位潜伏期为 12 年后发现有 298 例发生了继发性恶性肿瘤;在 5~9 年后,继发性白血病(24 例)的危险性达到了高峰,继发性实体瘤的危险性,特别是乳腺癌(60 例)、甲状腺癌(43 例)和中枢神经系统肿瘤(CNS,36 例)在整个随访过程中(30 年)呈明显的上升趋势。因此有学者总结,虽然初次治疗后继发性肿瘤很罕见,但是它们是十分严重的后遗症,特别是对存活的小女孩,其发生继发性乳腺癌的危险性明显增加。但是同时也警告,这并没有抵消第一次治疗的效果,因为在患者随访的每 1000 年中才有不到 2 例的患者患这种继发性肿瘤(0.2%)。

1999 年 deVathaire 等的研究是唯一的一个观察小儿实体肿瘤放疗后对第二癌症危险性影响的研究。他们分析了在法国和英国 8 个中心治疗过的 4400 个已活了 3 年的幸存患儿第二肿瘤的危险性,其中 71%(3109 个)患儿接受的是放疗,91%(2831)的患儿身体中 150 个点的放疗剂量是根据计算机模块的个体治疗计划计算而来的,共有 4%(113 个)患者发生了继发性实体瘤(除外非黑色素瘤的皮肤癌)。当患儿进入 30 岁以后,与治疗有关的继发性实体瘤的累积危险性剧增,在原发性恶性肿瘤治疗后 25 年,累积危险性大约为 5%,5 年后趋于 8%,在已经进入 30 岁后的 543 名患者中,发现了 16 个继发性肿瘤,比预期的 3.3 个多了 5 倍。在小儿放疗中最主要的继发性肿瘤(大于 80%)发生在乳腺、脑、骨、软组织和甲状腺中,年龄和放射剂量对继发性肿瘤的发病率也有影响:在高剂量区易发生软组织肉瘤和脑瘤;在中等剂量和低剂量区易发生癌。

Neglia 等报告了一个有对照组的研究,观察了 40 位从儿童癌症存活研究项目中来的发生了继发性神经胶质瘤的患儿,与第一次治疗后的中位间歇期为 9 年;在中位间歇期为 17 年时,有 66 位发生了脑膜瘤。在继发性脑部肿瘤的部位局部照射剂量是最重要的危险因素,在剂量<10Gy 时没有继发性肿瘤的发生;在中位剂量>30Gy 时,RR 最大>10。在年龄<5 岁时给予放疗,其发生继发性神经胶质瘤的危险性很高,使这个年龄段脑瘤发病率很高。在一组对儿童癌症存活者中 14372 名患者的研究发现,在第一个肿瘤诊断后 11 年(中间值),有 108 位患儿确诊为继发性软组织肉瘤,多变量分析显示继发性软组织肉瘤的危险性

与放疗(RR=3.1)和高剂量的蒽环类药物(RR=2.3)或者烷化剂(RR=2.2)的化疗明显相关。

随着放、化疗的发展,小儿肿瘤的治疗方案也日新月异,包括化疗中的药物种类、剂量和它们之间的组合;放疗中的靶体积和剂量的减小,因此有关继发性肿瘤危险性流行病学方面的数据有些是从过时的治疗方案或技术中而来的,目前的治疗方法是否能降低继发性肿瘤的危险性还没有正面的回答,任何结论还不成熟只是推测。能得到的最快的结论是对继发性白血病的调查,其潜伏期较短(<10年),主要与近期使用的化疗方案有关。因为实体瘤的潜伏期较长,因此识别主要决定因素较难。这些肿瘤发生的部位一般与患者初次照射的剂量分布有关,这一规律或许以后在临床中可以派上用处。

这里附带提醒大家一下,所有关于儿童恶性肿瘤放疗后引起继发性肿瘤的研究目前只是冰山一角,研究的对象绝大多数现在还在50岁以下。但是从日本原子弹爆炸幸存者的研究中可以得出一些结论:虽然RR值可以随着时间的增加而减少,但绝大多数放疗诱导的癌症只是在治愈的患者达到60岁以后才发生,由此对儿童放射肿瘤学来说,最重要的一点是应将这些研究再继续观察至少另外一个20年。

五、小结

毫无疑问原发性恶性肿瘤的根治性放疗在许多年后有可能引起第二(继发性)肿瘤。不同的原发性肿瘤类型(儿童恶性肿瘤危险性是最高的一种)、不同的治疗技术之间放疗诱导的继发性肿瘤的危险性大不相同;但是有必要提出的是,所有有关原发性肿瘤放疗后引起的继发性肿瘤危险性的数据均来源于20多年前的技术,大部分已过时。在制定治疗方案时,有两个十分重要的问题:

1.在制定原发性肿瘤的治疗计划时一定要考虑射线可能诱导的第二肿瘤的危险性是否太大、代价太大?

2.通过对治疗计划和直方图(剂量—体积分布图)的优化能否减少射线诱导的第二肿瘤?

先回答第一个问题,在绝大多数成年人的癌症中,如宫颈癌或前列腺癌的根治放疗后,一般放射诱导的第二肿瘤的几率小于1%,在放疗后几年内死于局部未控或复发的几率远远大于10年或20年后死于继发性肿瘤的几率,在乳腺癌术后放疗的患者中也是如此。对青少年和儿童恶性肿瘤,情况就需要谨慎一些,已确定在这些患者中放疗对他们的长期存活有很大影响,随访20年后发现原发性肿瘤的复发几率高于放射性诱导的继发性肿瘤的发生几率。但是如果患者在初次治疗十分成功而且预计在存活期间这个RR值一直维持上升的话,放射诱导的继发性肿瘤的危险性将会上升到大家十分关注的水平,当然这些考虑目前还完全建立在一种推测上,今后10年或20年的流行病学的研究结果将揭示真正的状况。

第二个问题是这样的,从目前所掌握的证据可以推断出不同的治疗技术产生的继发性肿瘤的危险性不同,这种不同是由于剂量,体积关系的不同而引起。近年来发表的许多研究把确定靶体积内外的照射剂量作为治疗计划优化的一部分。通过对治疗过的宫颈癌和前列腺癌的流行病学调查发现,有两种不同的机制导致了射线诱导的第二肿瘤,它们与照射剂量的关系不太相同。一种机制是与器官(如直肠、膀胱和皮肤)中的慢性放射性损伤有关,在高剂量和很高剂量的照射后会发生急性、慢性和继发性放射性损伤。高度增生紊乱的萎缩被认为是一种癌前期病变,特别是与慢性炎症有关时。在对放疗后宫颈癌和前列腺癌的患者进行继发性肿瘤的流行病学调查后发现,大约一半射线诱导的第二肿瘤是由这种机制引起的,因此以减少严重慢性放射性损伤为主要目的的优化治疗方案可以减少或最小化射线诱导的第二肿瘤。

在对儿童和青少年放疗后第二肿瘤流行病学的调查和研究后证实,绝大多数射线诱导的第二肿瘤是发生在没有放射防护但放射致癌危险性很大的组织和器官中的,如结缔组织和脑中。另外,几乎所有射线诱导的继发性肿瘤均发生在照射剂量刚大于>30Gy的高剂量照射时,此剂量还不能引起萎缩和慢性炎症,此时似乎是成年人高剂量照射后发生继发性肿瘤的机制。相反,在靶体积以外的器官受量一般较均匀,其中位剂量只有几个 Gy,在这些器官中低剂量放射致癌的机制又变成主要的机制。

有学者总结,放疗后致癌至少有三种不同的机制。在不同的照射剂量、不同的器官和不同的年龄组中其中一种是主要的。在所有的临床实践中,用一种简单的剂量—体积危险关系来描述所有与治疗有关的癌症是不可思议的。

由于脊髓具有相对较短的潜伏期和全身分布的特征,对脊髓的中位照射剂量似乎成了大多数治疗计划的关键因素;但是临床研究结果显示不应该不假思索地使用从原子弹爆炸幸存者来的数据,在大多数放疗计划中骨髓剂量分布的不均匀性确实使第二癌症的危险性比原子弹爆炸幸存者减少了 10 个百分点。

在低剂量区域射线诱导的第二癌症最主要的器官是肺和胃,与 ICRP 模式中提出的器官权重因子相反。显示在术后放疗研究中发生第二癌症最危险的器官十分不同,没有一个研究显示结肠是最危险的器官,而在许多研究中乳腺是最关键的器官。不同的有关根治性放疗后第二癌症的流行病学研究很明确地显示,任何优化手段均是以这些结果为依据的,而不是以普通大众或放射人员防护为目的而设计的数学模式为依据的。

中位器官剂量,甚至更糟糕的有效剂量都不能有效地预测第二肿瘤的危险性,因此必须认真评估不同器官的靶体积以及低剂量体积内的个别剂量—体积分布,应该将年龄、性别、器官的特殊解剖部位、生物学以及其他因素(如慢性炎症)都考虑进去,所有这些都将会潜在性地影响第二肿瘤的发生率。目前还没有发表一个优化剂量—体积分布的标准,可以将循证医学应用到现代肿瘤的治疗计划中。很显然,在这个过程中最关键的一步是在不同的关键器官,如骨髓、肺、直肠、乳腺,特别是在小孩的大脑和软组织中,对剂量分布的不均匀性进行评估。许多发表的不同治疗方案中对第二肿瘤危险性评估的假设,例如,适形放疗与适形调强放疗的比较不得不引起注意,因为它们的结果和上面呈现的临床结果不符。

有关长期存活患者第二肿瘤危险性的治疗计划优化方面的循证医学标准还没有产生,要等全面的有对照组的有关第二肿瘤危险性在特殊器官和治疗参数,特别是不同器官中剂量-体积分布之间关系研究的结果出来以后才能做出。目前做这方面研究的人不多,但是这些研究最能产生临床上有用的信息,特别是进行大型的、单研究机构的研究或合适的随机临床试验、包括在那些放疗治愈的、进行了终身随访的患者中进行时。

(李晓春)

参考文献

1.张龙江,卢光明.CT血管成像诊断手册.北京:人民军医出版社,2015.

2.程流泉,龙莉艳.乳腺MRI手册.北京:人民军医出版社,2013.

3.戴维斯.影像鉴别诊断手册.北京:人民军医出版社,2011.

4.姜恩海,王桂林,龚守良.放射性疾病诊疗手册.北京:中国原子能出版社,2012.

5.王书轩,范国光.CT读片指南.北京:化学工业出版社,2013.

6.刘兴第,边杰,程绍玲.全科腺体CT/MRI影像诊断学.沈阳:辽宁科学技术出版社,2013.

7.韩鸿宾.磁共振成像设备技术学.北京:北京大学医学出版社,2016.

8.张晓康,张卫萍.医学影像成像原理.北京:人民卫生出版社,2014.

9.吕滨,蒋世良.心血管病CT诊断.北京:人民军医出版社,2012.

10.孟庆学.实用放射诊断学.北京:中国医药科技出版社,2013.

11.潘中允.实用核医学.北京:人民卫生出版社,2013.

12.王兴义,罗娅红.胸部肿瘤CT诊断学.沈阳:辽宁科学技术出版社,2011.

13.王颖,刘金丰.肿瘤CT与MRI诊断.广州:广东科技出版社,2013.

14.杨丰才.医学影像基础与疾病诊断.昆明:云南科技出版社,2011.

15.伊某夫(德).脊柱影像学.北京:人民卫生出版社,2012.

16.张龙江,卢光明.全身CT血管成像诊断学.北京:人民军医出版社,2012.

17.张清媛.肿瘤学概论.北京:人民卫生出版社,2010.

18.章龙珍,徐凯,郑骏年.医用放射防护学.南京:江苏科学技术出版社,2012.

19.郑晓林,许达生.盆腔疾病CT、MRI鉴别诊断学(精).西安:世界图书出版社,2013.

20.曹群山.62例骨骼损伤的X线诊断与分析.河南职工医学院学报,2013,25(03):264-265.

21.曾苗雨,易旦冰,陈晓亮,梁韬,丁建林.CT、MRI诊断卵巢癌价值的临床研究.中华临床医师杂志(电子版),2016,10(09):1275-1278.

22.陈成华.食管癌X线诊断分析.临床合理用药杂志,2011,4(09):121-122.

23.郭贵平.骨肿瘤X线诊断中的"陷阱".医学信息(中旬刊),2011,24(02):785.

24.李金星,郭庆环,张林昌.CT、MRI在眼眶海绵状血管瘤与眼眶神经鞘瘤影像学鉴别诊断中的研究.中国实验诊断学,2017,21(11):1890-1893.

25.刘少欣.脑梗塞患者CT与MRI诊断价值研究.中国CT和MRI杂志,2016,14(01):40-41+65.

26.任庆国,滑炎卿,李剑颖.CT能谱成像的基本原理及临床应用.国际医学放射学杂志,2011,34(06):559-563.

27.苏是苍.放免检测与核素诊疗.湖北:湖北科学技术出版社,2013.

28.王斌,陶佳意.膀胱癌的CT及MRI临床诊断分析.中国CT和MRI杂志,2016,14(06):88-90+94.

29.王珂,吴红霞,罗民新,岑炳欣.CT 诊断中心型肺癌的准确性及 MRI 补充诊断的意义.中国 CT 和 MRI 杂志,2013,11(03):61-63.

30.魏健强,李健,马剑,薛婷婷.CT 和 MRI 在脑血管疾病中的诊断有效性及效果观察.中国 CT 和 MRI 杂志,2016,14(07):18-20.

31.徐艳峰.CT 诊断术前结肠癌以及术后结肠癌复发的临床价值.中外医疗,2016,35(06):171-172 +177.

32.张秋芳,连鹏.浸润性宫颈癌术前 CT 及 MRI 诊断的临床价值研究.中国 CT 和 MRI 杂志,2016,14 (04):104-106+113.